ABHANDLUNGEN
DER AKADEMIE DER WISSENSCHAFTEN DER DDR
Abteilung Mathematik — Naturwissenschaften — Technik

Jahrgang 1981 · Nr. 1 N

ARTERIELLE HYPERTONIE

3. Deutsch-Sowjetisches Symposium

veranstaltet von der Akademie der Wissenschaften der DDR,
Zentralinstitut für Herz- und Kreislauf-Regulationsforschung, Berlin
und
dem Allunionszentrum für Kardiologie
der Akademie der Medizinischen Wissenschaften der UdSSR, Moskau
und
dem Institut für Experimentelle Medizin
der Akademie der Medizinischen Wissenschaften der UdSSR, Leningrad
vom 22. bis 25. Januar 1980 in Berlin

Herausgegeben von
Horst Heine

Redaktion
Stefan Nitschkoff
Lothar Heinemann

AKADEMIE-VERLAG · BERLIN 1981

Herausgegeben im Auftrag des Präsidenten
der Akademie der Wissenschaften der DDR
von Vizepräsident Prof. Dr. Heinrich Scheel

Erschienen im Akademie-Verlag, DDR-1080 Berlin, Leipziger Straße 3—4

Lizenznummer: 202 · 100/504/81
Umschlag: Rolf Kunze
Gesamtherstellung: VEB Druckerei „Thomas Müntzer", 5820 Bad Langensalza
Bestellnummer: 762 901 7 (2001/81/1 N) · LSV 2115
Printed in GDR
DDR 86,— M

Inhalt

I. Eröffnung

Einleitung

Hiermit eröffne ich das Symposium zu aktuellen Fragen der arteriellen Hypertonie auch im Namen der übrigen Mitglieder der wissenschaftlichen Leitung.

Mit der Auswahl der Beiträge zum Syposium wollten wir uns, im Rahmen experimenteller und klinischer Aspekte der Hypertonieforschung, speziell auf Fragen der Entwicklung pathologischer Veränderungen des arteriellen Gefäßsystems bei der essentiellen Hypertonie, der zentral-nervösen Regulation - der Rolle pressorischer und depressorischer Regulationssysteme konzentrieren und gegenwärtig international offene Probleme diskutieren.

Die Beziehungen zwischen Hypertonie und Arteriosklerose bleiben sowohl aus epidemiologischer und klinischer Sicht, wie auch theoretische Arbeiten der letzten Jahre zeigen, Forschungsfragen der Zukunft. Richtungsweisend sind neue Resultate der Prostaglandinforschung und der Nachweis enger Beziehungen zwischen Lipid- und Kohlehydratstoffwechsel mit der Hypertonie und der ischämischen Herzkrankheit.

Neben der Hämodynamik - denken wir an die gestörte Gefäßregulation einschließlich des Niederdrucksystems - haben klinische Fragen zur kardialen Leistungsbreite im Verlauf der Hypertonie ebenso wie Fragen zur Therapie einen besonderen Stellenwert.

Für die Teilnehmer des 3. Symposiums wird ein besonderer Reiz darin bestehen, die Forschungsergebnisse von vor 7 Jahren (publiziert im Akademie-Verlag Berlin 1975) - mit den heutigen Resultaten zu vergleichen,

- bezüglich der zerebroviszeralen Regulation;
- der biochemischen und haemodynamischen Regulationsmechanismen der arteriellen Hypertonie einschließlich streßbedingter Reaktionen;

- der intrazellulären Regulationsmechanismen der Adaptation des Herzens an Belastung und andere Faktoren;
- diagnostischer und therapeutischer Probleme in der Frühphase der arteriellen Hypertonie.

Eine wichtige Aufgabe unseres jetzt durchzuführenden Symposiums ist die Frage nach der Möglichkeit der kooperativen Forschung unserer Einrichtung im Zeitraum 1981 - 1990 - damit tragen wir bei, zu der jetzt beginnenden Wissenschaftsplanung für diesen Zeitraum für unser spezielles Forschungsgebiet.

Im Verlauf dieses Symposiums werden u. a. Arbeiten zu folgenden Fragen vorgelegt und von den Wissenschaftlern der verschiedenen Fachgebiete diskutiert:

- Ist unsere Orientierung auf die Prävention der Herz-Kreislauferkrankungen richtig?
  Zu dieser Frage wird in den Vorträgen zur Epidemiologie, den Kinder- und Jugendstudien - und zur Rolle des Kohlehydrat- und Fettstoffwechsels bei der Hypertonieentstehung Stellung genommen.
- Ist die Orientierung auf experimentelle Untersuchungen zur Rolle des Zentralnervensystems und des emotionalen Streß richtig?

Zu all diesen Fragen ist eine Zahl von Beiträgen vorgesehen. Wir bedauern, daß die Resultate der Suchumier Arbeitsgruppe - zusammen mit den Ergebnissen der Arbeitsgruppe H. Baumann auf unserer Tagung infolge Krankheit nicht diskutiert werden können.

Die vorgesehenen Beiträge zum Kallikrein - Renin - Angiotensin-System, zur Wechselwirkung der Thrombozyten mit der Gefäßwand werden Hinweise für unsere zukünftige wissenschaftliche Kooperation innerhalb der DDR und mit Einrichtungen der Sowjetunion sowie den anderen sozialistischen Ländern geben.

Aus den Vorträgen zur Haemodynamik, zur Herzfunktion und zur Beziehung des arteriellen sowie venösen Kreislaufs in verschiedenen Stadien der Hypertonie werden neue Aspekte für die Forschungsarbeit erwartet.

Das Erkennen neuer Wirkprinzipien therapeutisch zu nutzender Substanzen und ihrer Entwicklung zu Medikamenten ist die Aufgabe der Pharmakologen. Erste Ansätze bieten zum Beispiel die Substanz P sowie die Beeinflussung der Dopamin - Beta - Hydroxylase. Zu diesem Problemkreis werden Vorträge gehalten und diskutiert werden.

Ich wünsche allen Vortragenden kritische und wertvolle Impulse und dem Verlauf des Symposiums einen guten Erfolg.

H. Heine

Zentralinstitut für Herz- und Kreislauf-Regulationsforschung der Akademie der Wissenschaften der DDR, Berlin-Buch (Direktor: MR Prof. Dr. sc. med. H. Heine)

Aktuelle Probleme der Forschung und Bekämpfung der Hypertonie in der DDR

H. Heine

Die Hypertonie hat infolge der hohen Morbidität und Mortalität eine besondere gesundheitspolitische Bedeutung.

In unserer Republik sterben jährlich über 220.000 Menschen an Herz-Kreislauferkrankungen, davon über 20 % an Folgen der Hypertonie. Unberücksichtigt bleibt hierbei die Vergesellschaftung von Hypertonie und ischämischer Herzkrankheit.

Jährlich werden 25.000 Bürger stationär wegen Hypertonie in den Krankenhäusern aufgenommen. Die mittlere Liegedauer beträgt durchschnittlich 3 Wochen.

110.000 Arbeitsunfähigkeits-Fälle werden pro Jahr registriert und der Anteil der Invaliditätsfälle liegt bei 7 % pro Jahr.

Aus epidemiologischen Untersuchungen in der Republik ergibt sich eine hohe Prävalenz und Inzidenz an Hypertonie. Bekannt sind die Resultate der Modellstudien Berlin -Pankow, Lichtenberg, Erfurt und Pasewalk, wobei eine Hypertoniehäufigkeit von 15 bis 20 % bei Erwachsenen festgestellt wurde.

In einer anderen Studie im Kreis Schleiz fanden wir in Abhängigkeit vom Alter, Blutdruckwerte über 160 mmHg in 12 - 61 % und diastolische Werte über 95 zwischen 12 und 37 %. (Abb. 1)

In der Studie Berlin-Pankow war bei 41 % der männlichen und 32 % der weiblichen Hypertoniker bei der Erstuntersuchung durch die Gruppe Faulhaber der Hochdruck nicht bekannt. Ähnlich wie in internationalen Studien liegt der Anteil der effektiv behandelten Hypertoniker nicht über 25 %.

Die WHO analysierte im vergangenen Jahr 148 internationale Studien, davon 38 % deskreptive und 21 Interventionsstudien. 7 % = 10 Studien, beschäftigten sich mit der primären Prävention. Die meisten epidemiologischen Studien beschäftigen sich mit der Häufigkeit der Hypertonie, 20 % mit der Hypertonie im Kindes- und Jugendalter. Weitere Fragestellungen sind Hypertoniescreening, Kochsalzaufnahme und Blutdruckverhalten und genetische Faktoren.

Die Planungsgruppe der WHO empfahl 1979 den Mitgliedsländern, die Hypertonieforschung zu drei Fragen zu intensivieren:

1. Zur primären Prävention (Effektivität verschiedener Programme zur Gewichtsreduktion, zur Änderung der Ernährungsgewohnheiten und ihre Beziehung zur Hypertonie).
2. Untersuchungen zum Einfluß von Gewicht, Kochsalzaufnahme, physische Aktivität, psychologische und soziale Faktoren auf die Blutdruckwerte und inwieweit Veränderungen dieser Faktoren positiv auf das Blutdruckverhalten wirken.
3. Untersuchungen zur sekundären Prävention.
   Durch Screening und Diagnostik auf Populationsebene unbehandelte Hypertoniker zu finden und den Einfluß von Maßnahmen zur Gesundheitserziehung auf das Blutdruckverhalten zu testen.
   Spezielle therapeutische Studien durchzuführen, z. B. ob ß-Blocker die Mortalität der Hypertoniker am Herzinfarkt senken und inwieweit die Häufigkeit des Auftretens von Apoplexien beeinflußt wird, ober ob Thiazide das Auftreten der Schlaganfälle reduziert und welcher Effekt auf die Infarktmortalität festzustellen ist.
4. Beeinflussung des individuellen Verhaltens, Stressverarbeitung u. a. und die Möglichkeit, durch physische und psychische Konditionierung das Blutdruckverhalten zu stabilisieren.

Vor uns steht die Frage, ob es möglich ist, durch Intensivierung der Forschung, durch Präventionsmaßnahmen auf Bevölkerungsebene, durch frühzeitiges Auffinden und wirksame Langzeitbetreuung Hochdruckkranker die Prognose der Hypertoniker bezüglich Lebenserwartung, Erkrankungshäufigkeit positiv zu beeinflussen bzw. inwieweit durch die Anwendung von Forschungsresultaten in der medizinischen Praxis das Auftreten schwerer Hypertoniestadien überhaupt verhindert werden kann.

Hieraus leiten sich dann Untersuchungen im Kindes- und Jugendalter, Untersuchungen genetischer Faktoren, Untersuchungen zur Beeinflussung von Risikofaktoren, Probleme der Therapie von Borderline-Hypertonie u. a. ab.

Zur primären Prävention der Hypertonie ist die gezielte Bekämpfung der Risikofaktoren in der Praxis unseres Gesundheitsschutzes besonders wichtig. Ebenso wie bei der ischämischen Herzkrankheit und der Arteriosklerose die Rolle primärer und sekundärer Risikofaktoren definiert ist, und deren Beeinflussung in einigen Ländern zur Senkung der Infarkt- und CVI-Sterblichkeit und Morbidität geführt hat, ist dies für die Hypertonie ebenso möglich.

Unter den individuellen und Umweltfaktoren, welche in epidemiologischen Untersuchungen mit der Hypertoniehäufigkeit verknüpft sind, steht die Adipositas an 1. Stelle. Bei stark Übergewichtigen ist die Hypertoniehäufigkeit fast 3mal so groß wie bei Normalgewichtigen. Wenn es gelänge, starkes Übergewicht bzw. Fettsucht zu verhüten, würde es wahrscheinlich rund 37 % weniger Hypertoniker geben.

Über die Rolle der Ernährung bei der Entstehung und Entwicklung der Hypertonie gibt es in der DDR keine größeren Untersuchungsserien. Bekannt sind die Untersuchungen über die Kochsalzzufuhr und Hypertonieentstehung über die Beziehung zwischen Kohlehydrat- und Fettstoffwechsel und Entstehung der Hypertonie.

Studien haben gezeigt, daß Aufgeben von Rauchen, medikamentöse Senkung erhöhter Lipidwerte (Cholesterin, LDL, VDL), Normalisierung des Kohlehydratstoffwechsels günstige Effekte auf die Langzeitprognose von Hypertonikern haben soll.

Liegt das nicht etwa auch daran, daß hier eine echte Beziehung zur Arteriosklerose vorliegt und die Elemination dieser Risikofaktoren positiv auf das Koronarrisiko wirken?

1979 erfolgte durch Faulhaber und unsere Arbeitsgruppe für Prävention die 5-Jahreskontrolle der in Berlin-Pankow am Hypertoniebekämpfungsprogramm erfaßten Hypertoniker. In der Gruppe 15 - 29 Jahre wurden 60 % medikamentös behandelt, 40 % sind ohne Medikamente. Bei ihnen wurde der Versuch einer Prävention durchgeführt (Reduktion des Übergewichts, Kochsalzreduktion, Therapie von Risikofaktoren). In beiden Gruppen wurde eine signifikante Blutdrucksenkung festgestellt, ebenso wie in unserer Kontrollserie Schleiz. Hier wurde nach 2 Jahren Prävention eine Blutdruckreduktion von 10 % erreicht.

In der internationalen Gemeinschaftsstudie zur Hypertonie im Kindes- und Jugendalter wurden bei 416 14 - 15jährigen Schulkindern des Stadtbezirks Berlin-Pankow in 4 % eine Erhöhung des Blutdrucks gegenüber der Altersnorm festgestellt und gleichzeitig die Eltern dieser Kinder untersucht.

In der Gruppe mit höheren Blutdruckwerten haben die Kinder ein signifikant höheres Körpergewicht sowie einen höheren Serum-Glukosespiegel nach oraler Belastung. Auch hier beginnt in beiden Kollektiven die oben erwähnte Prävention.

In der experimentellen und klinischen Hypertonieforschung der DDR wurden seit dem 2. Deutsch-Sowjetischen Symposium eine Reihe wichtiger Mechanismen der Hypertonieentstehung des klinischen Verlaufs und der Prognose untersucht.

Eine Vielzahl interessanter Forschungsresultate über die Rolle des ZNS, den emotiogenen Stresseinfluß für Initiierung und Perpetuierung der essentiellen Hypertonie der Beziehung Organismus • Umwelt stammen von Rudolf Baumann und seiner Schule. Er definierte die zwei zerebroviszeralen Regelkreise, den neokortikal-limbisch hypothalamisch-sympathischen und den neokortikal-limbisch-hypothalamisch-hypophysär-adrenokortikalen Regelkreis.

Er wies eine Entstehungsmöglichkeit der essentiellen Hypertonie durch die pathologische Verarbeitung von Umwelteinflüssen nach, ebenso die Beziehung ZNS - Kohlehydrat- und Fettstoffwechsel. So konnte nachgewiesen werden, daß die Stressantwort in Frühstadien der essentiellen Hypertonie im Sinne einer hyperreaktiven Maladaptation übersteigert, in späteren Stadien und im höheren Lebensalter im Sinne einer hyporeaktiven Maladaptation vermindert ist. Gleichzeitig wurden im Verlauf der Hypertonie phasenhafte Konstellationswandel hämodynamischer und biochemischer Parameter nachgewiesen.

Die Rolle des Stresseinflusses auf die Entstehung der Hypertonie wird auch von vielen sowjetischen Autoren bestätigt.

So berichtete TSCHASOW über eine Hypertonieepidemie während der faschistischen Blockade Leningrads, die nach der Befreiung und Entlastung von diesem chronischen Stress wieder völlig verschwand.

In diesem Zusammenhang - bei der Einschätzung zentralnervöser Regulationsmechanismen bei der Hypertonieentstehung, soll speziell auf die von R. und H. Baumann gegebene Übersicht über zerebroviszerale Aspekte der experimentellen und klinischen Hypertonieforschung in der neuen Hypertoniemonographie des Akademie-Verlages hingewiesen werden - da sie uns auch bei der weiteren Forschungsarbeit nützliche Anregungen geben kann.

In der zukünftigen experimentellen Hypertonieforschung wird auf Grund bisher vorliegender Resultate sicher die Erforschung biochemischer Prozesse, die neurophysiologischen Phänomenen zugrunde liegen, weitere Erkenntnisse liefern.

- Hierzu zählen experimentelle Studien über die Wirkung metabolischer und vasoaktiver Substanzen des Gehirns
- Aktivierung der Adenylzyklase durch Noradrenalin und ZNS, oder der Einfluß pressorischer Substanzen auf die Membran-ATPase der Hirnzellmembran, um einige zu nennen.

Weitere Untersuchungen beziehen sich auf die Mosaiktheorie, wobei multifaktorielle Störungen mit Veränderungen der neuralen, kardialen, vaskulären, chemischen u. a. Regulationen erfaßt wurden.

Nach GUYTON soll ein System vielfach vermaschter Regelkreise bestehen, bei denen die Veränderung eines Kreises alle anderen mitbetrifft.

Für die Entstehung der essentiellen Hypertonie werden außerdem Veränderungen im Elektrolythaushalt diskutiert, des weiteren Änderungen in der Reaktivität pressorischer und depressorischer Systeme.

Es ist noch ungeklärt, inwieweit Stoffwechselstörungen wie Hyperurikämie, Hyperglykämie oder Hyperlipidämie Ursache, Folge oder Begleiterscheinung einer essentiellen Hypertonie sind. Baumann fand bereits in den Frühstadien der Hypertonie bei Jugendlichen metabolische Veränderungen im Kohlehydrat- und Lipidstoffwechsel, für welche er einen ätiologischen und pathogenetischen Zusammenhang zur arteriellen

Hypertonie sieht. Diese Veränderungen verschlechtern die Prognose und sind für die Entstehung arteriosklerotischer Gefäßveränderungen mitverantwortlich.

Die Erhöhung des Blutdruckes wird entweder durch die Zunahme der Herzarbeit (Hyperkinese), eine periphere Engstellung der Arteriolen oder eine Zunahme des Blutvolumens bewirkt. Der erhöhte Blutdruck, führt zu einer verstärkten Druckbelastung des Herzens und der Gefäße.

Echokardiographische Untersuchungen an unserem Institut ergaben bei Zunahme der Muskelmasse des linken Ventrikels eine Tendenz zur Reduktion der Ventrikelfunktionsfähigkeit.

An den Blutgefäßen begünstigt die Druckbelastung die Entwicklung der Arteriosklerose und durch sie Organkomplikationen wie Apoplexie, Herzinfarkt und Einschränkung der Nierenfunktion.

In letzter Zeit ist die Rolle des Kallikrein-Systems wieder in den Mittelpunkt des Interesses gerückt.

Untersuchungen aus dem National Heart Institute, Bethesda 1978, ergaben bei erwachsenen Personen mit essentieller Hypertonie eine eingeschränkte Nieren - Kallikrein - Ausscheidung, bei Kindern und Jugendlichen zwischen 5 - 18 Jahren, in deren Familien gehäuft Hypertonie festzustellen war, fanden sich ebenso wie bei den erwachsenen Hypertonikern dieser Familien niedrige Werte. Gegenwärtig wird versucht, daraus einen biochemischen Screeningtest zu entwickeln.

Kinine werden von Kininase I und II abgebaut, Kininase II ist identisch mit dem converting enzyme des Renin-Angiotensin-Systems, welches Angiotensin I in das vasopressorisch wirkende Angiotensin II umwandelt.

Das converting enzyme fungiert als Bindeglied zwischen Kallikreis-Kinin und Renin-Angiotensin-System. Hinzu kommt, daß die Abbauprodukte der Kinine über Feedback die Aktivität des converting enzyme hemmen, also die Bildung von Angiotensin II drosseln.

Da die Kinine außerdem die Bildung von Prostaglandinen stimulieren, ist der Kreis zwischen wichtigen Regelkreisen bei der Hypertonie geschlossen.

Therapeutisch lassen sich verschiedene Effekte, z. B. der Kallidinogenase nutzen.

Prostaglandin E_2 und F_2 haben für die Hypertoniepathogenese einen interessanten Stellenwert.

Hierzu wurden eine Reihe Untersuchungen von Prof. Förster und unseren experimentellen Arbeitsgruppen durchgeführt.

Bei der spontanhypertensiven Ratte hat PGE (das normalerweise vasodilatatorisch wirkt, einen vasokonstriktorischen Effekt. Wahrscheinlich sind diese Prostaglandine bzw. PC-Endoperoxyde Thromboxan bzw. die Prostacykline verantwortlich für die

Entwicklung der Spontanhypertonie bei der genetisch hypertensiven Ratte. Hierbei scheint ein Enzymmangel vorzuliegen - eines Enzyms, das normalerweise Prostaglandine inaktiviert.

Weitere Untersuchungen beschäftigen sich mit der Rolle des Renin-Angiotensin-Aldosteron-Systems, worüber eine Vielzahl von Teilnehmern unseres Symposiums im einzelnen diskutieren wird.

- Unklar scheint, ob bei reninabhängigen Formen der menschlichen Hypertonie ein spezieller Reninfaktor für die Blutdruckerhöhung verantwortlich ist. Was bewirkt das "gis renin"?

- Was bewirken converting enzyme Inhibitoren oder Angiotensin II Inhibitoren? Sind Saralasin und ähnliche Entwicklungen ein neuer Schritt zur effektiven Diagnostik und Therapie?

Welche Ergebnisse bringen die Untersuchungen über die Rolle von Mineralcorticoiden (wie Aldosteron). Einige Arbeiten lassen darauf schließen, daß erhöhte Plasmakonzentrationen bei Patienten mit essentieller Hypertonie mehr Bedeutung haben als man bisher annahm.

Bei der hypertensiven Ratte - unserem Standardmodell - wurden erhöhte Mineralcorticoid-Aktivitäten im Urin in den Frühstadien der Hypertonie nachgewiesen. Die Hypertonie bei Frauen unter Ovulationshemmern scheint ebenfalls auf einer Funktionsstörung des RAA-Systems zu beruhen.

Normalerweise wird durch die Östrogenkomponente der Ovulationshemmer das RAA-System stimuliert, in den Fällen, in denen es zur Hypertonie kommt, wird diese Störung nicht ausreguliert. Ob dies über die Suppression von Reninsekretion durch das vermehrte Angiotensin II und Aldosteron, oder durch eine mangelhafte Natriumretention mit Reninverminderung geschieht, ist noch ungeklärt.

In der DDR werden gegenwärtig eine Reihe multizentrischer Studien zur Beurteilung der Wirkung verschiedener Antihypertensiva durchgeführt. Hierbei handelt es sich um den Vergleich von verschiedenen ß-Rezeptorenblockern, Vasodilatatoren, Diuretika u. a. In einzelnen Untersuchungen werden Neuentwicklungen von Tinenilinsäure, der converting enzyme Antagonist CAPTOPRIL und der postsynaptisch wirksame Alpha-Rezeptorenblocker PRAZOSIN getestet.

Für alle Formen der Langzeittherapie und Kontrolle ist die Compliance der Hochdruckkranken wichtig. Untersuchungen zeigen, daß mit steigender Dosis und zunehmender Dauer der Behandlung die Compliance nachläßt.

Eine gegenwärtig in der DDR in mehreren Einrichtungen laufende Untersuchung bezieht sich auf die Therapie der Borderline-Hypertonie. Es besteht die Hypothese, daß nur 20 % der Fälle mit labiler oder Borderline-Hypertonie später echte Hypertoniker werden, so daß 80 % der Patienten eventuell unnötig behandelt werden. Es wird eingeschätzt, daß bei ca. 5 % der Patienten mit Borderline-Hypertonie eine prophylaktische Behandlung die spätere Entwicklung der Hypertonie mit ihren Folgen verhindert, vorausgesetzt, daß die Patienten mindestens 5 Jahre lang konsequent kontrolliert oder behandelt werden. Sollte sich dies bestätigen, so ist diese Gruppe sowie der Schweregrad I besonders gut für psychotherapeutische Therapie oder Konditionstraining geeignet.

Untersuchungen von KATZENSTEIN, RICHTER-HEINRICH und PRIEBE aus unserem Institut ergaben dazu erste in der Praxis anwendbare Resultate.

DOYLE veröffentlichte 1978 eine Studie über den Effekt antihypertensiver Therapie bei schweren Hypertonieformen.

Die Prognose nach 5 Jahren Therapie war durch die Sterberate an Herzinfarkt, 6 % pro Jahr, eingeschränkt. Die tödlichen Infarkte traten unabhängig von der Blutdrucksenkung auf.

Bei milder Hypertonie scheint der Therapieeffekt wichtig für die Prognose. Die Veterans Administration Trial zeigte den günstigen Therapieeffekt und die Prävention vor Schlaganfall und Herzversagen - nicht jedoch bei Herzinfarkt bzw. Koronarthrombosen.

Eine Studie von McFate Smith (1977) die United States Public Health Services Study zeigte, daß unter antihypertensiver Therapie Komplikationen wie Schlaganfall, Herzversagen, Retinopathie seltener in der behandelten als in der Placebogruppe auftraten - aber die arteriosklerotischen Komplikationen waren auch hier nicht reduziert.

Offen bleibt hieraus, ob wir neue effektive Medikamente haben bzw. Kombinationstherapien durchführen können, die eine echte Prävention auch vor den Arterioskleroseфolgen bewirken. Erste Versuche mit ß-Blockern (BERGLUND 1978) scheinen erfolgversprechend, besonders bei milder Hypertonie.

Bei der Langzeittherapie sind Probleme der Auswahl der Patienten und die Effektivität der Therapiekombinationen, die regelmäßige Blutdruckkontrolle und die ständige Beobachtung durch den Hausarzt wichtig. Gleichzeitig müssen alle wichtigen Risikofaktoren für Hypertonie <u>und</u> Arteriosklerose beachtet werden.

- Vergegenwärtigen wir uns noch einmal: Nur 20 - 25 % der Hypertoniker werden effektiv behandelt.

- Die Zeit zwischen der Entdeckung eines Hochdrucks und seiner effektiven Therapie ist zu lang - auch ein internationales Problem!

Nach Untersuchungen von MENARD in Paris ist die Häufigkeit des Auftretens arterieller Läsionen in dieser Phase (unbehandelter oder nicht effektiv behandelter Hypertonus) besonders hoch. Unsere eigenen Untersuchungen bei 500 Patienten mit arteriellen Gefäßerkrankungen und Hypertonie zeigten, daß über 30 % eine einmal begonnene Therapie ambulant nicht mehr kontinuierlich fortsetzen.

Es gibt eine Reihe von Fragen zur Therapie die beantwortet werden müssen.
Ist es möglich, die Frühstadien der Hypertonie effektiv zu behandeln;

- Welche Behandlungsverfahren (medikamentös, nicht medikamentös) sind wann indiziert und effektiv;
- Wie erfassen wir Frühveränderungen der Herzfunktion, des Kreislaufs, des Stoffwechsels bei Hypertonie und können wir sie beeinflussen;
- Wie lassen sich Nebenwirkungen einer antihypertensiven Therapie reduzieren und gelingt es unseren Pharmakologen, auf neuen Wirkprinzipien beruhende Antihypertensiva zu entwickeln;
- Sollte nicht das Hypertoniebekämpfungsprogramm ausgebaut werden und mehr multizentrische (nationale) oder auch kooperative Studien mit unseren sowjetischen Partnern zu therapeutischen oder präventiven Fragen durchgeführt werden?

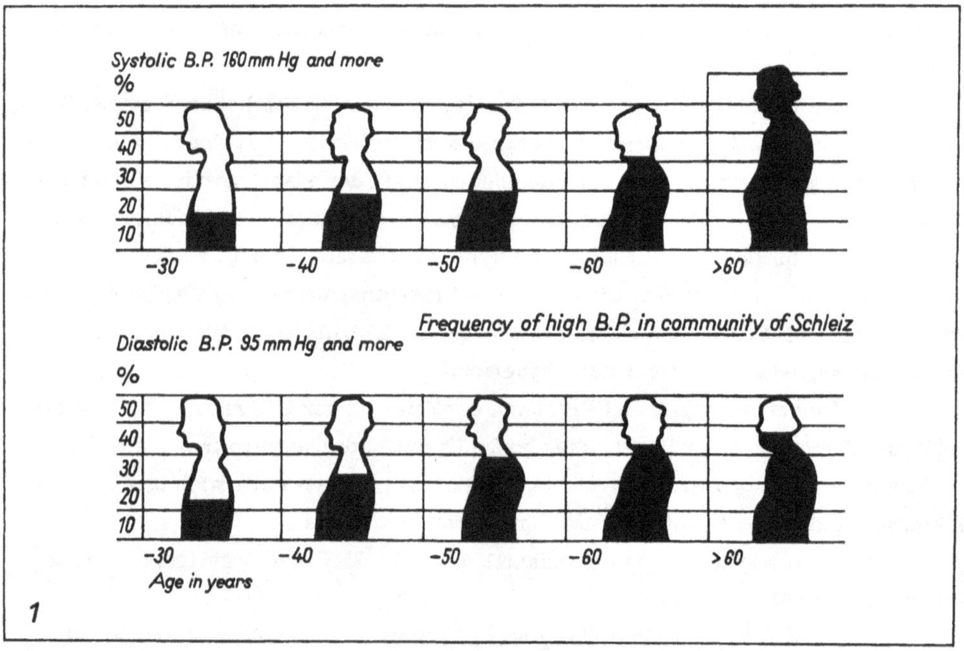

Abb. 1 Frequenz von erhöhten Blutdruck-Modelluntersuchungen - Schleiz

Всесоюзный кардиологический центр АМН СССР, Москва

Директор: проф. доктор Э.И.Часов

И.Г.Шхвацабая

Патофизиологические механизмы гипертонической болезни

Прежде всего позвольте выразить глубокую благодарность организаторам этого симпозиума за приглашение принять участие в работе данного симпозиума советских ученых, которые уже на протяжении ряда лет работают вместе с нашими друзьями в ГДР в области разработки наиболее важных проблем кардиологии. Мой доклад будет касаться вопросов, относящихся к проблеме артериальной гипертонии, в частности к проблеме гипертонической болезни.

Должен сказать, что в последние годы клиницисты получили возможность более основательно и детально исследовать такие механизмы, такие вопросы, которые раньше в значительной мере были прерогативой экспериментаторов: вопросы регуляции системы кровообращения, сосудистого тонуса, регуляции систем, определяющие гомеостазим как в области системы кровообращения в целом, так и в водно-солевом обмене, что представляет собой очень важный шаг в развитии исследований по проблеме гипертонической болезни. Сегодня мы уже получаем данные, которые прежде всего удается установить при исследовании в клинике у человека. И вот это преимущество, которое стало возможным буквально в последние годы в связи с развитием биохимических, функциональных и других методов исследований, позволяет более основательно представить себе вопросы патогенеза, особенности ряда патофизиологических механизмов артериальной гипертонии и, естественно, повысить эффективность лечения больных гипертонической болезнью. Исследования, которые проводятся в ВКНЦ, в частности в клиническом учреждении этого центра, в институте кардиологии им. Мясникова и в ряде лабораторий клинических отделений, позволяют сформулировать основные положения, относящиеся к патогенезу гипертонической болезни, которые строятся на признании того, что в начальных фазах этого заболевания, как правило, имеется активация систем регуляции артериального давления. Это касается как прессорных, так и депрессорных систем. На более поздних стадиях болезни имеется снижение активности этих систем, при том условии, что имеет место устойчивое повышение артериального давления. Это общая база на основе которой формулируются основные представления по патогенезу и особенностям течения гипертонической болезни. Нужно сказать, что в рамках этих двух основных этапов развития гипертонической болезни, которые были, кстати, представлены в различных публикациях советских исследователей, в частности, из института кардиологии им. Мясникова и в ряде других работ советских ученых, существуют очень большие вариации как клинических особенностей в течении гипертонической болезни, так и особенностей патофизиологических механизмов. Клиницисты, присутствующие на этом симпозиуме, великолепно знают разнообразие гемодинамических типов гипертензии, начиная с гиперкинетических типов кровообращения, которые чаще всего встречаются на ранних этапах развития болезни и кончая гипокинетическими типами кровообращения, которые встречаются чаще всего на более поздних стадиях болезни. Вы знаете так называемые гиперрениновые формы. Сегодня мы уже выделяем даже гипоальдостероновую форму гипертонии, когда в ответ на разные виды стимуляции мы не имеем никаких реакций со стороны альдостерона, но резко выраженные реакции ренин-ангиотензинной системы

То есть вариаций очень много. Это не значит, что мы должны дробить всю гипертонию на какие-то мелкие варианты и формы, это значит, что патофизиологическая характеристика болезни гораздо более сложная, чем это представляется нам или представлялось нам до недавнего времени. В институте кардиологии им. Мясникова сейчас проводится целая серия исследований предусматривающих использование различных функциональных проб, функциональных тестов на выявление особенностей регуляции системы кровообращения и механизмов, определяющих особенности этой системы в рамках гипертонической болезни в том или ином варианте. Я предлагаю коснуться только некоторых вопросов, которые на мой взгляд имеют принципиальное значение для ориентации исследований в области изучения гуморальных и нейрогуморальных механизмов регуляции артериального давления. Мы сегодня в состоянии достаточно точно исследовать различные системы: симпатико-адреналовую (по показателям норадреналина и адреналина в крови, по экскреции норадреналина, адреналина, дофа, дофамина и т.д. в моче), гипоталамогипофизарную систему (по антидиуретической активности крови и АТКГ),надпочечниковую систему (по альдостерону, кортизолу, прогестерону), кининовую систему (отдельные ее компоненты как в крови, так и в моче), различные тканевые гормоны, такие, как простагландины разных классов, простациклины и т.д. и, наконец, ренин-ангиотензинную систему. Вот 6 основных систем, которые сегодня достаточно четко и основательно изучаются в клинических условиях. Но не достаточно исследовать эти системы в условиях, которые раньше исследовали, т.е. в базальных условиях. Поэтому сегодня для того, чтобы выявить функциональные состояния этих систем, все шире и шире используются различные функциональные пробы, функциональные нагрузки, такие, как фуросемидовая проба, и разные типы физической активности: ходьба в течение часа, 15 мин или субмаксимальная работа на велоэргометре. Эта нагрузка в основном опосредует свой эффект на систему регуляции через активацию симпатической нервной системы, или через активацию симпатико-адреналовой системы. Фуросемидовая проба, в значительной мере как острая, так и как пролонгированная нагрузка, в значительной мере опосредуется через уменьшение внеклеточного объема жидкости и концентрации натрия. Поэтому специфическое значение для выявления особенностей реакции той или иной системы строится на этом механизме. И, наконец, солевая нагрузка. Гипертонические растворы соли NaCl внутривенно и изотонические растворы позволяют исследовать осмо-рецепторные и барорецепторные системы. Таким образом эти пробы позволяют гораздо более широко представить себе возможности различных систем регуляции артериального давления и водно-солевого обмена, чем это можно было бы получить в ходе исследований на уровне базальных состояний. В результате использования этих проб удалось выяснить, например, следующие обстоятельства. Мы гипертензию условно делим на две фазы, как я уже упомянул выше, на лабильную и на устойчивую фазы. Вероятно в этом есть определенный смысл, поскольку эти две фазы или эти две формы гипертензии имеют достаточно существенные различия по основным показателям регуляции артериального давления, в том числе по особенностям состояния гемодинамики. Оказалось, что прессорная гуморальная система, куда входит ренин-ангиотензинная система, альдостерон и прочее, активирована на уровне лабильной фазы и снижена до нормы или ниже нормы при стабильной форме гипертонии. Обнаружена выраженная неоднородность гуморальных систем, гуморальных изменений вообще. Это касается как прессорных, так и депрессорных систем, причем гораздо более выраженна неоднородность на этапе лабильной гипертензии, менее выражена на этапе стабильной гипертензии. При стабилизации артериального давления происходит какая-то гомогенизация, эти формы болезни становятся более гомогенными. По-видимому, устраняется влияние, которое в значительной мере обусловлено нервно-гормональными влияниями, находящихся в состоянии активности на этапе лабильной гипертензии и на этапе становления или формирования гипертонической болезни о чем, кстати, свидетельствуют и работы немецких коллег и многих исследователей, работающих в этой области. Состояние депрессорных систем включает, как правило, активацию и снижение активности в условиях стабильной гипертонии. Соотношение прессорных и депрессорных механизмов очень важный показатель. В конечном итоге имеется и на уровне лабильной и на уровне стабильной гипертензии значительное повышение этого коэффициента: умеренное увеличение при лабильной и значительное увеличение при стабильной. Можно видеть, что две последние системы, ренин-ангиотензинная и альдостероновая система к физическим нагрузкам резко увеличена в лабильной и снижена при стабильной гипертензии, и что реакция ренин-ангиотензинной и альдостероновой систем на уменьшение объема натрия под влиянием фуросемидовых нагрузок умеренно снижена при лабильной гипертензии и значительно снижена при стабильной гипертензии. Можно видеть,как существенно отличаются вот эти две группы больных, имеющих временное повышение артериального давления или лабильное повышение артериального давления от устойчивой формы болезни. Это результат различных функциональных проб, которые сейчас широко применяются для установления особенностей реагирования систем. Однако по мере продолжения этих исследований мы убеждаемся в том, что судить о функциональном состоянии систем регуляции артериального давления приходится учитывать ряд факторов. Мы сегодня выдвигаем такой термин, как реактивность систем регуляции. Это реакция на ту или иную функциональную нагрузку по сравнению с базальным уровнем реагирования системы. И вот вы видите, что по показателям ренина периферической крови мы можем выделить различные группы больных, причем при лабильной стадии имеется в основном увеличение активности ренина периферической крови, а при стабильной - снижение активности ренина периферической крови. Вы знаете, что существуют разные точки зрения, почему при устойчивой форме мы чаще всего имеем сниженную активность ренина периферической крови, в том числе на нагрузки, которые даются: ходьба, фуросемидовая проба и т.д. Тут пока еще трудно сказать, с чем это связано. По-видимому, механизмы секреции ренина, образования ренина и образования тех веществ, которые участвуют в синтезе ренина, в значительной мере снижены на уровне стабильной формы болезни в связи с продолжительным течением заболевания. Не исключается, что значительное число лекарственных препаратов, которые применяются у больных гипертонической болезнью, тоже влияют на эти показатели, поэтому мы всегда должны принимать во внимание вот эти факторы, которые нельзя исключить у человека. В эксперименте, конечно, это все делается гораздо более чисто, потому что там исключаются многие моменты, которые у человека в жизни и особенно у больного человека встречаются сплошь и рядом.

По существу, мы хорошо представляем себе, что между симпатико-адреналовой и ренин-ангиотензинной системами имеются очень тесные взаимоотношения. Собственно, эта связь устанавливается у здорового человека и она очень хорошо улавливается при изучении лиц, имеющих лабильные фазы болезни. Здоровые люди при нагрузке имеют четкую реакцию; увеличивается активность ренина плазмы крови и одновременно увеличивается экскреция норадреналина. При лабильной гипертонии обнаруживается та же закономерность и гораздо менее значительные изменения обнаруживаются у лиц, имеющих стабильную гипертензию. То есть, активация симпатико-адреналовой системы , допустим, ходьбой и другими видами стимуляции, существенным образом снижает вот эта связь при стабилизации артериального давления. Это очень интересная деталь, которая позволяет сделать некоторые выводы в отношении некоторых механизмов регуляции артериального давления, в частности, симпатико-адреналовой системы и ренин-ангиотензинной системы в процессе развития гипертонической болезни у больных с лабильной гипертензией под влиянием стимуляции, в данном случае субмаксимальной нагрузкой на велоэргометре, резко повышается активность ренина в плазме крови. Одновременно у этих больных обнаруживается существенное повышение экскреции норадреналина с мочой. У больных со стабильной формой гипертонии субмаксимальная нагрузка не ведет к существенному увеличению. Имеется увеличение, но не достоверное. Активность ренина в плазме крови практически нет, а может быть, даже имеется тенденция к снижению функции симпатико-адреналовой системы. Вот это еще раз подтверждает, что тут-то где-то происходят какие-то нарушения взаимоотношений между двумя основными системами регуляции: ренин-ангиотензинной и симпатико-адреналовой системой, тогда, когда они еще в начале болезни представлены очень четко, также как в физиологических условиях у лиц здоровых. Активность ренина плазмы крови меняется в зависимости от того, какая дается функциональная нагрузка, пролонгированное введение фуросемида или внутривенное введение фуросемида. По существу имеется повышение активности ренина в плазме крови у здорового человека при 3-х дневной даче фуросемида, повышение активности ренина у лиц с лабильной гипертензией и практически очень небольшое повышение активности ренина периферической крови со стабильной гипертензией. Но фуросемидовая проба дает резко выраженное изменение активности, если внутривенное введение меняет резким образом объем и концентрацию натрия в крови. Происходит резкая активация этой системы. Значит, разное использование фуросемидовых проб, дает совершенно различную реакцию. Почему? Потому что механизм действия фуросемида на эти системы различен. В данном случае идет речь в основном об активации симпатико-адреналовой системы (длительное введение фуросемида), а во втором случае речь идет в основном о действии на осмо-и барорецепторы. По-видимому, вот на поздних этапах происходит перемещение, о чем, кстати, нам всегда говорили экспериментаторы, систем регуляции с более высоких уровней на более низкие, местные, локальные уровни регуляции. Для того, чтобы дальше продолжить исследования в этом направлении, были проведены еще дополнительные опыты, где мы постарались исследовать некоторые другие системы, в частности, систему циклической АМФ, циклической ГМФ. Очень любопытно оказалось сопоставление, что мы на стабильных фазах гипертонической болезни не имели ответной реакции со стороны симпатико-адреналовой системы на физические нагрузки. Вместе с тем у этих больных, как правило, имело место тенденция к повышению уровня диастолического артериального давления, т.е. за счет каких-то механизмов, по-видимому, при условии того, что не было достаточно бурной мощной реакции симпатико-адреналовой системы, обнаруживалось резкое повышение диастолического показателя артериального давления. Мы полагаем, что, по-видимому, речь идет о значительном повышении чувствительности рецепторов к катехоламинам, так как в ходе развития гипертонической болезни при накоплении натрия в сосудистой стенке и с изменением отношения циклической АМФ, циклической ГМФ возникает значительное повышение чувствительности к катехоламинам. Поэтому нет необходимости в большом выбросе катехоламинов,чтобы добиться повышения системы артериального давления, в частности, диастолического уровня, в условиях физической нагрузки. Ну, это предположение, но предположение, которое имеет определенное основанное фактическими материалами позволяющие предполагать такого рода механизма. Вот вы здесь видите как раз реакции со стороны систем циклической АМФ, циклической ГМФ, в сопоставлении с данными по активности ренина в плазме крови, или что ГМФ особенно четко, резко реагирует у больных со стабильной стадией гипертензии, а мы знаем, что циклическая ГМФ все-таки ближе стоит к α -рецепторной системе и, по-видимому, в определенной мере способствует повышению способности артерии к спастическим реакциям. В ходе развития гипертонической болезни происходят некоторые смещения механизмов регуляции с высоких уровней на менее низкие, определяющие устойчивость артериального давления.И пошли еще по другому пути, попытавшись выяснить состояние рецепторной системы путем применения таких функциональных нагрузок, как внутривенное введение NaCl . В частности,идет речь о введении 5 % р-ра, в количестве 500 кубиков, больным с разными стадиями гипертонии по сравнению со здоровыми лицами. Оказалось, что только больные, имеющие устойчивые цифры артериального давления отвечают повышением активности ренина в плазме крови, в то время, как здоровые лица и больные, имеющие лабильную форму болезни, отвечают адекватной реакцией снижения активности ренина в плазме крови. Вот, пожалуйста, доказательства того, что именно в этих опытах открываются особенности регуляции, которые присущи больным, имеющим устойчивые цифры артериального давления. Особенности, которые складываются в процессе развития гипертонической болезни, и особенности, которые в значительной мере определяются изменением соотношения различных систем регуляции, определяющих повышение артериального давления и водно-солевого обмена. У больных наблюдается значительное повышение активности ренина в периферической крови под влиянием нагрузки солью, то, чего мы не видим никогда у здоровых лиц, причем эта реакция очень закономерна, она повторяется у многих больных, имеющих повышенные цифры артериального давления. Эти же больные с высокими цифрами артериального давления в ответ на солевую нагрузку выделяют больше соли. Мы знаем феномен преувеличения диуреза, который определяется рядом факторов, простагландинной, кининовой, системой и прочее. В данном случае мы можем достаточно четко видеть, что вот эти больные напоминают нечто подобное тому, что мы обнаруживаем в процессе развития гипертонической болезни в форме феномена преувеличенного диуреза. Здесь, наверное, увеличение экскреции натрия у больных со стабильной формой болезни в какой-то степени являются стимулом повышения ренина, т.е. опять идет речь о том, что вот эти, в значительной мере, местные механизмы, имеющие отношение к почкам.

У больных со стабильной гипертензией имеются значительные увеличения экскреции калликреина с мочой в ответ на солевую нагрузку. Это интересно. Мы знаем, что в процессе развития гипертонической болезни калликреин- кининовая система почек постепенно как бы истощается. Нагрузки вызывают у здоровых людей активацию этой системы,экскреция увеличивается. У больных с лабильной гипертензией на первых порах увеличивается, а потом снижается, а у больных со стабильной гипертензией физическая нагрузка приводит к резкому снижению экс - креции; но солевая нагрузка, которая является в данном случае чрезвычайной, резким образом активирует системы, местную, калликреин-кининовую и происходит увеличение калликреина с мочой в гораздо больших количествах, чем это обнаруживается на ранних стадиях болезни и тем более у здоровых людей. Имеется очень четкая корреляция между диурезом и калликреином. Значит, и диурез также растет, и между калликреином и натрий урезом. Таким образом нам представляется, что, по-видимому, на этапе стабилизации гипертонической болезни происходит не только изменение взаимоотношений между основными системами регуляции артериального давления и водно-солевого гомеостаза, но идет смещение акцента регуляции с высоких уровней на более низкие, локальные механизмы регуляции. Это имеет отношение и к системе калликреин-кининовой почек, и к системам регуляции уровня простагландинов разных классов и многих других систем, которые мы сегодня просто не в состоянии, по-видимому, представить, поскольку не имеем таких фактических материалов. Любопытно, что все-таки связь между гипертонией и солевыми нагрузками очевидна. Она не вызывает ни у кого сомнений, хотя она очень сложна. Не нужно представлять себе очень примитивно: больше соли, больше гипертонии. Нет, отнюдь не так. Все это гораздо сложнее. Мы знаем, что есть солечувствительные лица, несолечувствительные лица. Также как животные. Поэтому нужно всегда с научных позиций относиться к этому. И оказалось, что все-таки во многом реакция калликреин-кининовой системы почек определяется еще и фактором потребления соли. Люди, потребляющие 350 - 400 мили эквивалентов соли в день имеют гораздо более выраженные реакции, чем люди, потребляющие меньшее количество соли (менее выраженная реакция калликреина на солевые нагрузки).

Нельзя думать, что все начинается только с центральной нервной системы. Я сам нервист, но я считаю, что мы должны отдавать себе отчет в очень важных механизмах, которые теснейшим образом взаимодействуют между собой, в частности, имеющих значение вот на этапе стабилизации артериального давления,механизмы, имеющие отношение к локальным системам регуляции, в частности, диуреза и натрийуреза. Это в какой-то степени соответствует работам Гайденса, долгосрочная регуляция, краткосрочная регуляция. Но там слишком схематично все, гораздо более сложно все, чем математическая модель, приводимая Гайденсом.

И, наконец, я не касаюсь всех систем, потому что простагландины - это большая глава, и это глава очень активного интереса, развивается, кстати, в ГДР, в лаборатории профессора Фёрстера, его коллег и т.д.
Но, по-видимому, немалую роль в этих гуморальных перестройках и переориентации систем на более низкие, на более локальные уровни регуляции также играет роль так называемая гипофизарно-гипоталамовая система. При высоких уровнях происходит на нагрузку NaCl резкое снижение активности, т.е. это резервный механизм, а при низких активностях - увеличение.

Институт экспериментальной медицины АМН СССР,
Ленинград

Б.И.Ткаченко

Роль венозного отдела системы кровообращения в развитии гипертонии

Особенностью современных исследований сердечно-сосудистой системы является стремление дать количественную характеристику ее параметрам, что позволяет судить о их конкретных величинах и диапазоне колебаний последних в физиологических и патологических условиях.

Основными параметрами, характеризующими функции сердечно-сосудистой системы, являются: давление, кровоток и объем крови. Сопоставление этих параметров, зарегистрированных в различных отделах сосудистого русла, свидетельствует о том, что внутрисосудистое давление от аорты до полых вен резко снижается, а объем крови, наоборот, возрастает; линейная скорость кровотока не имеет столь резких различий в артериальной и венозной частях системы. Следовательно, артериальное русло характеризуется высоким давлением и сравнительно небольшим объемом крови, а венозное – большим объемом крови и низким давлением. В артериальном отделе содержится примерно 17 % общего объема крови, в капиллярах – 11 % и в венозном отделе – 72 % крови. Многочисленные данные свидетельствуют о том,что в венозных сосудах могут происходить значительные сдвиги емкости, в то время как давление в них изменяется весьма слабо. Все это позволяет нам утверждать, что венозное давление не может являться адекватным показателем реагирования венозной системы.

Учитывая, что объем венозного отдела системы кровообращения изменяется в 20 – 30 раз больше, чем артериального при одинаковых по величине сдвигах давления в обеих областях, представляется целесообразным характеризовать сосудистое русло не по уровню давления, а по определяющему его признаку. Поэтому вместо существующего разделения сердечно-сосудистой системы на области высокого и низкого давления, представляется целесообразным выделять в сосудистой системе 3 области: высокого давления, транскапиллярного обмена и большого объема.

В соответствии с этим возможно следующим образом классифицировать функциональное назначение различных отделов сердечно-сосудистой системы:

I. генератор давления,
2. сосуды высокого давления,
3. сосуды стабилизаторы давления,
4. распределители капиллярного кровотока,
5. обменные сосуды,
6. аккумулирующие сосуды,
7. сосуды возврата крови,
8. шунтирующие сосуды.

Многочисленные исследования, проведенные в нашей лаборатории, показали, что как при нейрогенных влияниях, так и при применении вазоактивных веществ реакции аккумулирующих и стабилизирующих давление сосудов далеко не столь однообразны, как это показано в работах Фолкова и его сотрудников. Причем в наших исследованиях оказалось, что более лабильным звеном сосудистой системы являются аккумулирующие сосуды, направленность реакций которых далеко не всегда совпадает с характером реакций стабилизирующих давление сосудов скелетных мышц и органов брюшной полости (рис. I). Поэтому можно считать, что в случае констрикторных реакций аккумулирующих сосудов и отсутствия проявления их емкостной функции у разных индивидуумов, избыток крови должен поступать в артериальную систему. Известно, что по расчетам Фолкова, увеличение тонуса венозных сосудов на 2 - 3 % вдвое должен увеличивать сердечный выброс.

Специальное изучение основных гемодинамических параметров системы выявило, что, например, в ответ на применение катехоламинов венозный возврат крови к сердцу практически всегда отвечает однозначной реакцией (увеличением), но при этом не всегда совпадает с характером изменений сердечного выброса, точно также неоднозначно реагирует и величина общего периферического сопротивления.

Механизмами, служащими препятствием для адекватного венозному возврату увеличению сердечного выброса, являются, как показали исследования биофизические факторы (различная величина сопротивления сосудов бассейн восходящей и нисходящей аорты, определяющие характер потока крови в передней и задней полых венах) и депонирующая функция легких (рис. 2).

Участие венозной системы в повышении артериального давления может проявляться через увеличение сердечного выброса и (или) повышения сопротивления венозных сосудов. Поскольку общеизвестно, что вклад последних в общее периферическое сопротивление весьма невелик в сравнении с артериальными сосудами, этот механизм, можно полагать, не играет существенной роли в развитии гипертензивных состояний. Для значимого увеличения сердечного выброса (не принимая во внимание в этом случае инотропный механизм сердечной мышцы) необходима: потеря или снижение емкостной функции аккумулирующих сосудов, однозначные сдвиги кровотока по полым венам, отсутствие условий для депонирования крови в сосудах малого круга кровообращения.

Следует особо подчеркнуть, что мы не имеем возможности в настоящее время измерять сердечный выброс у человека с абсолютной точностью, в то же время мы не знаем какая величина сердечного выброса нужна при различных уровнях повышения общего периферического сопротивления для повышения системного артериального давления. Ответ на этот вопрос будет найден, по-видимому, в модельных опытах.

Как следует из данных табл. I, в ответ на применение катехоламинов общее периферическое сопротивление может изменяться различно. К аналогичному выводу мы пришли и на основании опытов с изменением объема циркулирующей крови (уменьшение его на 10 или 20 % с последующей реинфузией). Оказалось, что у различных животных этот параметр при указанных воздействиях изменяется неоднозначно (рис. 3 и 4), что связано с преимущественным возбуждением у них α - или β - адренорецепторов. На основании этого можно полагать, что общее периферическое сопротивление является весьма лабильным параметром системы кровообращения, хотя классическое представление о повышении уровня артериального давления связано именно с этим параметром.

Попытки определения истинной роли венозного возврата в повышении системного артериального давления была предпринята нами в условиях метода т.н. "управляемого эксперимента", когда с помощью ЭВМ осуществлялось динамическое управление величиной венозного возврата на заданном уровне при системных сдвигах гемодинамики. Исследования показали (рис. 5), что изменения венозного возврата при действии катехоламинов не играют существенной роли в проявлении максимального подъема артериального давления, поскольку к этому времени он не достигает еще своих наибольших значений. Роль венозного возврата существенно возрастает при достижении им максимальных величин. В этот период повышенный уровень артериального давления поддерживается не только за счет общего периферического сопротивления, но и включения в прессорную реакцию сердечного компонента. На основании этих опытов можно полагать, что изменения венозного возврата, участвуя в формировании направленности и величины изменений сердечного выброса, поддерживают на повышенном уровне и определяют длительность прессорной реакции артериального давления.

Таким образом, участие венозного отдела системы в повышении артериального давления не вызывает сомнений, что же касается его роли в поддержании высокого уровня давления (в том числе и при гипертонических состояниях), то этот вопрос подлежит специальному и детальному изучению, которое требует как методических разработок, так и длительных наблюдений.

Рис. I. Реакции аккумулирующих и стабилизирующих давление сосудов при прессорных рефлексах.

А - направленность реакций аккумулирующих сосудов (в % к общему числу); светлые сектора - констрикция, темные - дилатация, заштрихованные - отсутствие реакций.

Б - величина реакций стабилизирующих давление (СД) и аккумулирующих сосудов (АС). Прямоугольники выше оси абсцисс - констрикторные реакции, ниже - дилататорные. Шкалы: слева- прирост перфузионного давления (в процентах к исходному), справа - изменения емкости (в процентах к исходному объему).

I - прессорный синокаротидный рефлекс

П - электрическая стимуляция афферентных волокон плечевого сплетения (I5 в, 30 имп/сек, 5 мсек).

Табл. 1

Влияние катехоламинов на основные параметры системной гемодинамики

	Ад	св	опс	вв	чсс	уо	рлж	параметры
Адреналин /5-10мкГ/кГ/	100%	75	67	92	67	83	92	повышение
	—	25	33	8	25	17	8	снижение
	—	—	—	—	8	—	—	отсутствие изменений
Норадреналин /1-2мкГ/кГ/	100%	69	77	100	62	82	85	повышение
	—	31	23	—	38	38	15	снижение
	—	—	—	—	—	—	—	отсутствие изменений

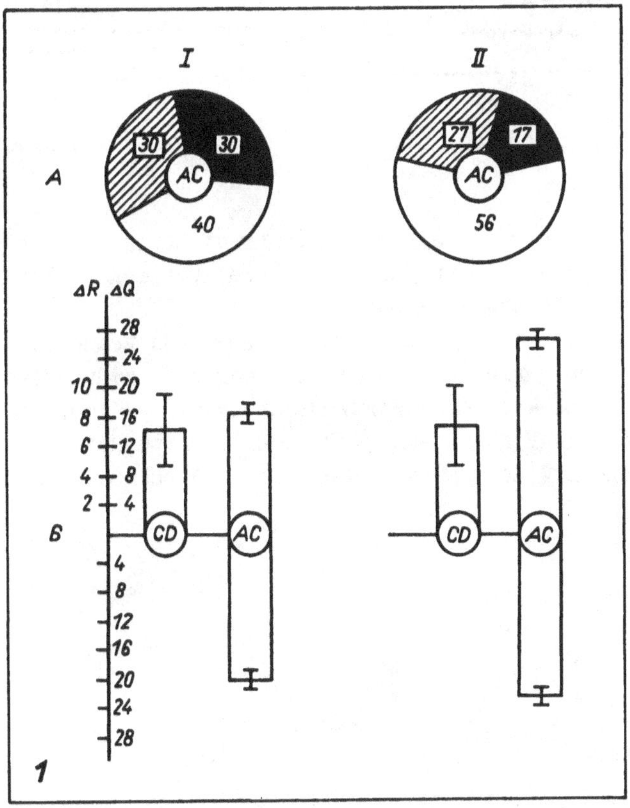

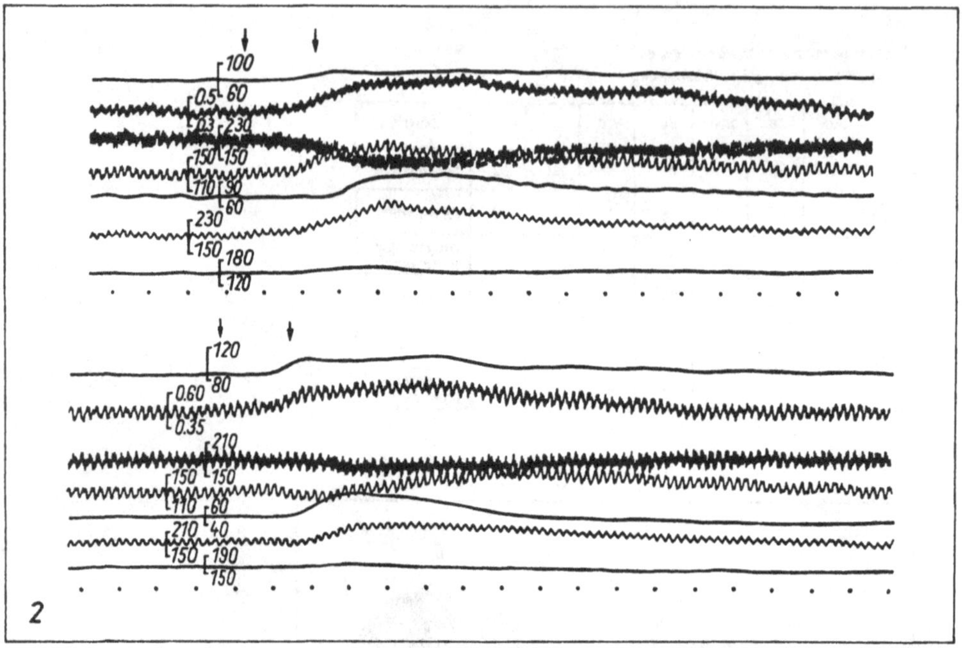

Рис. 2. Однонаправленные (норадреналин I мкг/кг) и разнонаправленные (адреналин 5 мкг/кг) изменения кровотока в полых венах при действии катехоламинов.
Обозначения: сверху вниз - отметка введения вещества, артериальное давление - мм рт.ст.; общее периферическое сопротивление - условн. единицы; сердечный выброс, кровоток по задней полой вене, кровоток по передней полой вене, венозный возврат - мл/мин; отметка времени - 20 с.

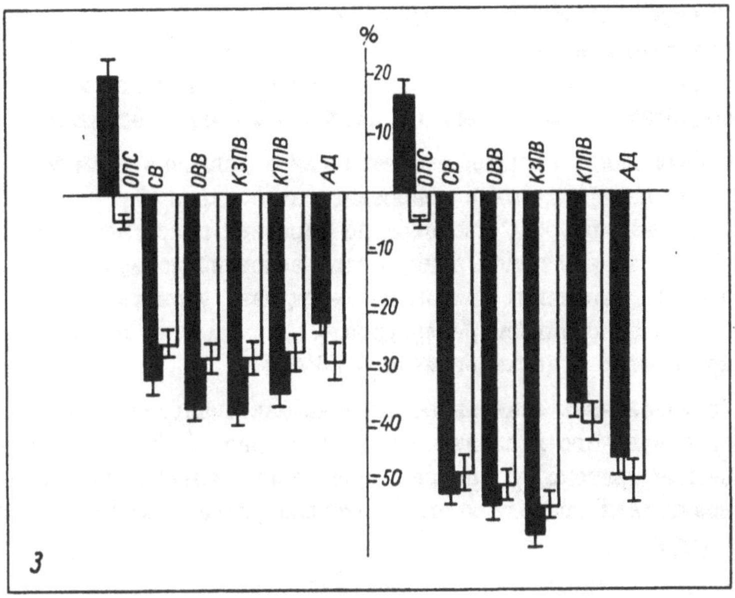

Рис. 3. Изменение системных гемодинамических параметров (в % к исходным величинам) при уменьшении объема циркулирующей крови на 10 % (слева) и 20 % (справа).
Обозначения: ОПС - общее периферическое сопротивление сосудов,
СВ - сердечный выброс,
ОВВ - общий венозный возврат,
КЗПВ - кровоток по задней полой вене,
АД - артериальное давление.
Темные столбики - изменение параметров у животных с увеличением ОПС, светлые - с его уменьшением.
Столбики выше горизонтали - увеличение параметров, ниже - их уменьшение.

Рис. 4. Величины системных сдвигов гемодинамики (в % к исходным) при внутриартериальном (слева) и внутривенном (справа) введении 10 % объема циркулирующей крови.
Обозначения теже, что и на рис. 3.

Рис. 5. Направленность и величина изменений параметров системной гемодинамики при естественном (сплошная линия) и стабилизированном (пунктирная линия) притока крови к сердцу по полым венам в ответ на введение 10 мг/кг адреналина.

Сверху вниз: системное артериальное давление – мм рт.ст.; общее периферическое сопротивление сосудов – усл. ед.; сердечный выброс, кровоток по передней полой вене, кровоток по задней полой вене, общий венозный возврат – мл/мин; частота сердечных сокращений – уд/мин; уровень крови в экстракорноральном резервуаре – мл.; отметка введения препарата; отметка времени – 20 с.

Вертикальными линиями обозначены максимальные изменения артериального давления при естественном и стабилизиро – ванном притоке, а так же максимальные изменения венозного возврата и уровень крови в экстракорноральном резервуаре.

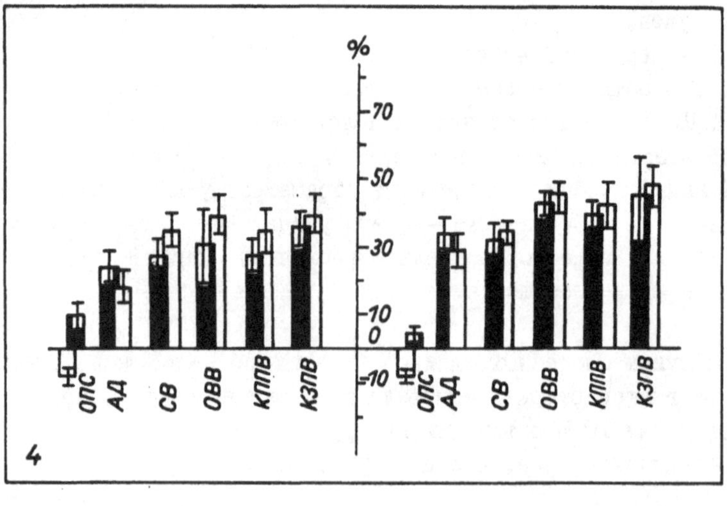

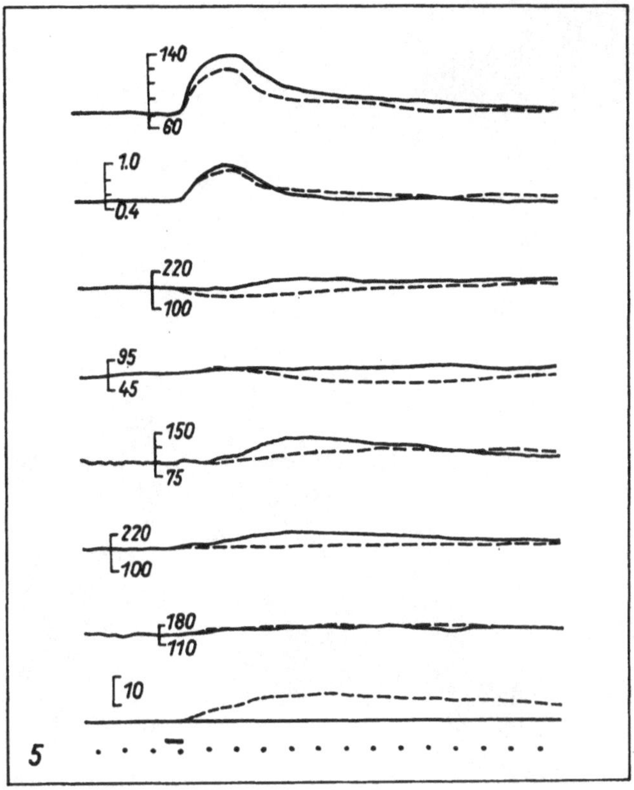
140
60
1.0
0.4
220
100
95
45
150
75
220
100
180
110
10
5

II. Zentralnervöse Regulation des Herz-Kreislauf-Systems

Institut für experimentelle Pathologie und Therapie der Akademie der Medizinischen Wissenschaften der UdSSR, Suchumi (Direktor: Prof. Dr. Lapin), Zentralinstitut für Herz- und Kreislauf-Regulationsforschung der Akademie der Wissenschaften der DDR, Berlin-Buch (Direktor: MR Prof. Dr. sc. med. H. Heine)

Modell der neurogenen arteriellen Hypertonie und ischämischen Herzkrankheit bei Pavianen

W. G. Starzew und S. M. Nitschkoff

Experimentell wurde 1969 - 1970 an 8 nicht geschlechtsreifen Pavianmännchen (5 Versuchstiere, 3 Kontrollen) (Starzew u. a. 1970) eine neue Art des kardiopathogenen emotionalen Stress untersucht, bei dem eine Diskoordination des für das Abwehrverhalten zuständigen funktionellen Systems erzielt wurde (Repin u. a. 1975), und zwar durch Schaffung einer Nichtübereinstimmung zwischen der Hyperfunktion der Mechanismen zur Gewährleistung einer motorischen Hyperaktivität (kardiovaskulärer, neuroendokriner, energetischer) und einer erzwungenen Immobilisation des Stütz- und Bewegungssystems.

In 5 wiederholten Versuchen mit eintägigen Intervallen wurde die 5 Minuten anhaltende Jagd hinter einem Affen im Wohnkäfig von einer unvermeidlichen 2-4 Stunden anhaltenden Immobilisation in Rückenlage auf einem Brett begleitet. Bei den Kontrolltieren ging der Immobilisation nach dem Lauf die Zufuhr von Haloperidol voraus, das die Entwicklung von Herz-Kreislaufstörungen verhütete.

Im Ergebnis des kardiopathogenen emotionalen Stress traten bei 4 von 5 Affen schon nach einer Woche pathologische Veränderungen seitens des Herz- und Gefäßsystems auf, die sich unter allmählichem Fortschreiten entwickelten und über 10 Jahre erhalten blieben. Die einen waren durch das gleichzeitige Auftreten einer stabilen Ischämie des Myokards und einer arteriellen Hypertonie gekennzeichnet, die anfangs - etwa 10 Monate - diastolisch war (120/100 - 140/120 mm Hg) und bei einer wiederholten Tour des kardiopathogenen Stress von einer schweren arteriellen Hypertonie abgelöst wurde (180/120 - 260/190 mm Hg). Zwei der Versuchsaffen waren unter den Erscheinungen eines Myokardinfarkts eingegangen: Einer nach 2,5 Jahren und der zweite 9 Jahre nach Beginn der Erkrankung bei zusätzlicher emotionaler Belastung. Als Beweis für die Echtheit der arteriellen Hypertonie bei den Versuchsaffen dient das Fehlen einer Hypertonie in der langdauernden stresslosen Periode, die Dynamik des Übergangs der diastolischen Hypertonie zur systolisch-diastolischen, die 10- jährige Stabilität der Hypertonie, die auch in 24-St. Versuchen erhalten blieb, eine echte hypertensive Reaktion auf Angiotensin II (Starzew u. a. 1973), zum Unterschied von der adrenalinartigen bei den Kontrolltieren, Erhaltung des normalen Blutdrucks bei den Kontrolltieren im Laufe eines Jahrs nach dem Stress, Myokardhypertrophie der linken Kammer, die röntgenologisch und bei der Sektion festgestellt wurde, Feststellung eines Falles von primärer Schrumpfniere beim Affen Nr. 9261.

Von der Beteiligung hormonaler Mechanismen der Unterhaltung einer chronischen arteriellen Hypertonie zeugt die bedeutende Erhöhung des Adrenalin- und Noradrenalingehalts in 24-Stunden-Proben des Harns bei den Versuchsaffen (Starzew u. a. 1979): Adrenalin - 4,23 - 4,3 - 4,91 µg/24 Std.; Noradrenalin - 11,2 - 11,16 - 10,98 µg/24 Std. (Mittelwerte aus 16 Versuchen); bei den Kontrolltieren: Adrenalin - 2,28 - 2,56 - 2,47 µg/24 Std.; Noradrenalin - 7,4 - 7,03 - 6,98 µg/24 Std. (Mittelwerte aus 17 Versuchen). Im Vergleich zu normalen Affen trat bei den Hypertoniker-Pavianen als Antwort auf die 2stündige Immobilisation ein heftiges und anhaltendes Ansteigen des Adrenalin- und Noradrenalingehalts im Urin auf. Die Anwendung des alpha-Adrenorezeptorenblockers Pyrroxan normalisierte den Katecholamingehalt bei Hypertoniker-Affen und verhinderte ihre Erhöhung beim Immobilisationsstress, was sich auf den Zustand des Herz- und Gefäßsystems günstig ausgewirkt hat: der arterielle Blutdruck sank ab und das EKG normalisierte sich. In gemeinsamen Untersuchungen mit dem biochemischen Laboratorium (Gontscharow u. a. 1977) wurde bei Affen mit neurogener arterieller Hypertonie und ischämischer Herzkrankheit, die von uns erzeugt wurde, neben Veränderungen des Charakters des Glykokortikoidstoffwechsels eine bedeutende Erhöhung der Produktion von Androkortikoiden - Dehydroepiandrosteron, 7-Ketodehydroepiandrosteron und Androsteron - festgestellt. Diese Ergebnisse stimmen überein mit den in der amerikanischen Literatur vorliegenden Angaben über einen bedeutenden Anstieg der genannten Hormone bei Personen mit Hypertonie.

Von der Irreversibilität der pathologischen Prozesse im Herzmuskel zeugen, außer zweier Fälle von Myokardinfarkt, auch die elektrokardiographischen Befunde. Es ist eine Niedervolt-R-Zacke in allen Standardableitungen und den unipolaren Extremitätenableitungen zu verzeichnen. Die T-Zacke bleibt im Laufe von 10 Jahren negativ in den Standardableitungen, den unipolaren Extremitätenableitungen sowie in den Brustwandableitungen V_{3-6}. In 24-Stunden-Versuchen mit gewöhnlicher und telemetrischer EKG-Registrierung war neben diesen Verschiebungen eine bedeutende Erhöhung oder Senkung der ST-Strecke gegenüber der isoelektrischen Linie im Verein mit einem negativen T zu verzeichnen. Bei 1stündiger Immobilisation der Affen wurden die pathologischen Verschiebungen im EKG tiefergehend. Das vorliegende elektrokardiographische

Bild ist völlig pathognomonisch für die arterielle Hypertonie und ischämische Myokardkrankheit und zeugt von einem tiefgreifenden destruktiven Prozeß im Myokard. Im Verlauf der gesamten Untersuchungsperiode traten bei den kranken Affen von Zeit zu Zeit die einen oder anderen Störungen des Herzrhythmus auf, die von einer Störung der Leitfähigkeit zeugten, und zwar Extrasystolen und Wolf-Parkinson-White-Syndrom. Die Daten der Röntgenkymographie zeigten eine deutliche Dissoziation der kontraktilen Tätigkeit der rechten und linken Herzkammer.

Somit sprechen die beschriebenen Symptome der Herz-Kreislauf-Pathologie, die von uns an Pavianen experimentell gefunden wurden, für eine Ähnlichkeit dieser Pathologie mit der Hypertoniekrankheit und der ischämischen Herzkrankheit des Menschen.

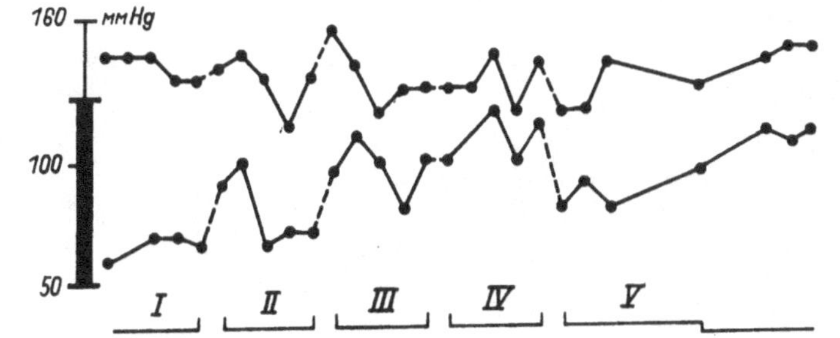

1

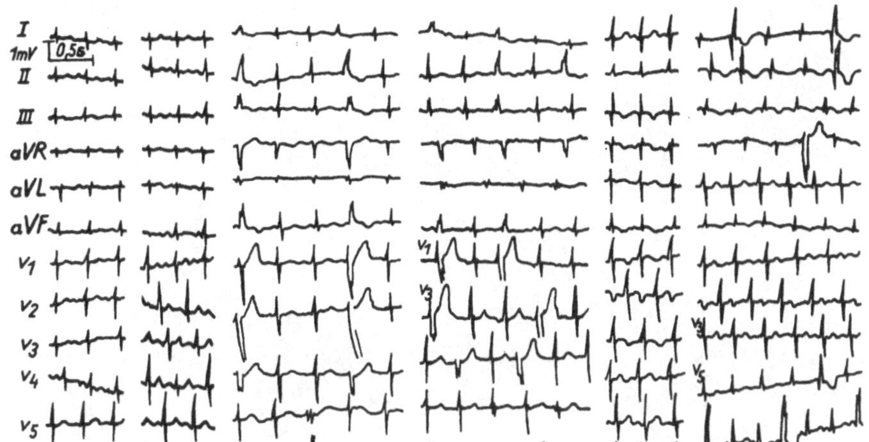

2

Abb. 1 Blutdruckdynamik der Paviane im Zeitraum von 5 Monaten

Abb. 2 EKG vor, während und nach der Immobilisation mit pathologischen Zeichen

Институт мозга АМН СССР, Москва.
Директор - член-корреспондент АМН СССР О.С.Адрианов.

Г.Н.Кривицкая, С.Ничков, Н.Возман, А.Креер

Гистологические изменения корково-подкорковых структур при экспериментальной гипертонической болезни

Морфологические исследования, проведенные в Институте мозга являются частью совместной работы с Центральным Институтом сердечно-сосудистой регуляции Академии наук Германской Демократической Республики, в котором была создана экспериментальная модель гипертонической болезни на крысах.

Учитывая, что в литературе имеется достаточное количество исследований направленных на изучение дистрофических процессов в сосудах и нейронах нервной системы мы поставили перед собой задачу обратить внимание на динамику морфологических изменений корково-подкорковых структур мозга с точки зрения выяснения возникновения компенсаторных приспособлений в структурах мозга в зависимости от времени существования повышенного давления у животных.

С этой целью были поставлены опыты на 4-х экспериментальных животных. С гипертонией различной этиологии (неврогенной, нефрогенной и акустической).

Для оценки морфологических изменений препараты мозга окрашивали классическими методами (Нисcля, Шпильмейер, Хаквиста, Авцына, Глиса, Гольджи-Дейнека, Миагава-Александровской, ван Гизона, Клювер-Баррера и др.), которые выявили изменения нейроцитов, их дендритов и шипиков, нервных волокон, нервных окончаний, глии и сосудов. Для полной характеристики качественных изменений нейрона и его компонентов применялся подсчет объемной фракции отдельных слоев коры и площади центрального сечения нейронов этих образований с применением современных средств количественного анализа: "Классимат", "ТАС", ЭВМ "Оливетти", П-6060 (совместная работа с В.С.Кесаревым, Д.Р.Шидаревым). Морфологический анализ структурных изменений проводился на 5 группах животных: каждая из которых состояла из 5 крыс: первая - контрольная; вторая - повышенное давление в течение IO дней; третья – повышенное давление в течение 20 дней; четвертая – в течение 30 дней; пятая – в течение 60 дней.

Во всех экспериментальных группах, независимо от причины, вызвавшей появление повышенного артериального давления, наблюдались структурные изменения в корковых и подкорковых образованиях. Все морфологические изменения можно было разделить на три группы: морфофизиологические или структурно-функциональные, деструктивные и репаративные в соответствии с современной классификацией, предложенной А.Н.Струковым и С.К.Лапиным (I).

Морфологические изменения характеризовались набуханием ядрышка, ядра, хроматолизом базофильного вещества, набуханием синаптических окончаний, набуханием олигоцитов, ядер, набуханием и гипертрофией ножек астроцитов и эндотелия капилляров, набуханием всех стенок крупных сосудов (рис. I, 2). Деструктивные изменения характеризовались появлением ишемических нейроцитов, очагов запустения нервных клеток, демиелинизацией нервных волокон, кровоизлияниями мзга на поверхностях, в веществе мозга и в желудочках мозга, очагами некроза в коре в белом веществе и подкорковых ядрах (рис. 3, 4, IO). Репаративные изменения характеризовались гиперимпрегнацией и утолщением аргирофильных волокон сосудов, гипертрофией отдель - ных нейроцитов, укрупнением глыбок базофильной зернистости цитоплазмы нейроцитов с гипертрофией отдельных нервных волокон, гипертрофией синаптических окончаний, укрупнением глыбок аргирофильной зернистости, гиперплазией и гипертрофией ядер всех типов глии (рис. II, I2, I3).

Количественный анализ изменения объемной фракции (состоящей из нейроцитов, глии и сосудов) и площади центральных сечений нейроцитов корковых полей слоя У показал статистически достоверные изменения между отдельными группами. Имелись следующие взаимоотношения по изменениям этих показателей, которые по отношению к контролю располагались следующим образом:

а) объемная фракция I группа   У группа; I группа   IУ группа; П группа и Ш группа   I группа;

b) размеры центральных сечений нефроцитов I   У; I   IУ; I группа   П и Ш.

Таким образом, прослеживается закономерное постепенное увеличение объемной фракции в зависимости от времени существования повышенного артериального давления. Изменения же площади центрального сечения нейроцитов имеют более сложный характер. Через IO и 20 дней наблюдается гипертрофия площади центрального сечения нейтроцитов (таблицы I, 2, 3), т.е. имеются признаки репаративной гипертрофии отдельных нейронов, наряду с атрофией в рядом расположенных нейронах. Эти размеры имеют тенденцию уменьшаться через месяц и два в IУ и У группах (таблицы 4 и 5).

Сопоставление качественных морфологических изменений нейронов, нервных волокон, сосудов и глии дают возможность сделать вывод,что объемная фракция увеличивается за счет гиперплазии и гипертрофии тел и отростков глиальных элементов (главным образом астро- и олигодендроглии), гипертрофия отдельных нейроцитов, активации сосудистого русла при частичной гибели нервных волокон.

Через IO и 20 дней поражаются, главным образом, корковые отделы, в то время как подкорковые образования соответствуют контрольным. Через 30 и 60 дней активно вовлекаются и подкорковые отделы.

Изучение разных уровней корково-подкорковых образований и их связей показывает, что морфологические изменения возникают в лобной области (поля FB), в сенсомоторной (PA), височной (T), теменной и лимбической, а также в аммоновой, и ретикулярной формациях, в хвостатом ядре, в центральном ядре амигдаллярного комплекса, в мамиллярных телах и нейросекреторных ядрах гипоталамуса.

Наиболее ранимыми являются структуры лобной, лимбической и париетальной коры, из подкорковых образований - хвостатое ядро, мамиллярные тела, гипоталамус и центральное ядро амигдалярного комплекса. Наиболее устойчивым к повышенному давлению у крыс является сенсо-моторная и зрительная кора, таламус и структуры мозжечка.

В коре наиболее реактивным является слой I. Здесь очень рано активизируются элементы глии, кроме того происходит гипертрофия и гиперимпрегнация нервных волокон, идущих в слое I б. Затем изменяются слои П, IУ и УI. Ш и У слои являются более устойчивыми. Слой I коры, как показывают анатомические и физиологические исследования, резко отличается по развитию и структурной организации и функции от других слоев (Ф.Ата-Мурадова /2/, П.К.Анохин /3/,

Т.И.Белова /4/, В.Л.Рыбаков /5/, Г.П.Жукова /6/, Poley /7/, Jones, Poley /8/ и др.).

На основании вышеприведенных литературных данных можно предполагать, что этот слой играет не только защитную роль, но и является активным участником в формировании процессов интегративной деятельности мозга.

Дефицит одних нейронов и нервных проводников, возникающий в ряде образований мозга под влиянием повышенного давления, сопровождается активацией других нейронов и их отдельных компонентов, как в отдельных слоях, так и в целых системах. Подобное сочетание деструктивных и репаративных процессов указывает на то, что уменьшение афферентной импульсации на одни системы приводит к увеличению функциональной нагрузки и увеличению потока афферентации на другие, что сопровождается повышением в них уровня метаболических процессов и введения в строй резервных механизмов (П.Е.Казакова /9/) за счет мобилизации и активации "запасных" и дублирующих систем (Э.А.Астратян /I0/, В.П.Подачин /II/).

В основе гипертрофии нейронов лежит интенсификация синтеза белка (В.Н.Ярыгин и соавт. /I2/), который является основой гипертрофических и гиперпластических процессов на субклеточном уровне, что доказано Д.С.Саркисовым /I3/, (Pennes /I4/, А.А.Маниной /I5/). Подобные клетки и отдельные системы вынуждены выполнять больший объем работы, возмещая функцию погибших нервных клеток.

Однако необходимо отметить, что гиперпластические и гипертрофические процессы в нашем эксперименте характерны только для гипертонической болезни в ранние сроки ее - от I0 до 20 дней. Затем фаза активации отдельных структур через 30 - 60 дней сменяется фазой декомпенсации, когда происходит атрофия нейронов, гибель нервных волокон, которые сопровождаются гиперплазией глиальных элементов и увеличением объемной фракции.

Таким образом гистоморфологический анализ изменений в корково-подкорковых образованиях при повышении давления у крыс показали наличие значительных пластических перестроек в структурах нейронов и его компонентов в отдельных образованиях с активным вовлечением резервных механизмов (от субклеточного уровня внутри нейронов до отдельных систем), при наличии двух фаз: компенсации и декомпенсации.

Возникновение сложных механизмов компенсаторных приспособлений, появляющихся при гипертонической болезни, является результатом деятельности изменения корково-подкорковых изменений всего мозга, однако решающую роль играет кора.

Итак, наши первые экспериментальные опыты с разными моделями гипертонической болезни дают возможность установить некоторые особенности структурно-функциональных изменений. Во-первых, морфологические изменения являются неспецифическими, однако имеются определенные закономерности пластических перестроек в размерах профильных полей нейронов и изменений объемной фракции слоев коры, которые соответствуют времени существования повышенного давления. Эти закономерности выражаются проявлением двух фаз: I - ранняя, через I0 - 20 дней, при которой повышение давления является как-бы активатором для корковых структур, оставляя интактными подкорковые. II фаза, - в которой происходит угнетение корковых структур и активное вовлечение в патологический процесс в подкорковых. Отсюда следует, что продолжение эксперимента в направлениях: увеличения времени существования повышенного давления, затем отмена патологического раздражения и снижение давления до нормы с наблюдением динамики структурно-функциональных изменений корково-подкорковых структур в направлении развития компенсаторно-приспособительных процессов дают возможность сделать необходимые выводы для выработки правильных лечебно-профилактических мероприятий, направленных на ликвидацию гипертонической болезни.

Рис. I. Гипертрофия нейрона, ядра и олигодендроглиоцита.
Окр. по Белецкому. Ув. 40 х I0.

Рис. 2. Гипертрофия и утолщение сосудистой ножки астроцита на капилляре.
Окр. по Снесареву. Ув. I0 х I0.

Рис. 3. Очаг ганглиозно-клеточного выпадения вокруг фиброзного капилляра в слое У коры поля Р.
Окр. по Нисслю. Ув. 20 х I0.

Рис. 4. Кровоизлияние в сосудах мягкой мозговой оболочки. Гиперплазия ядер глии в слое I.
Окр. по Нисслю. Ув. 20 х I0.

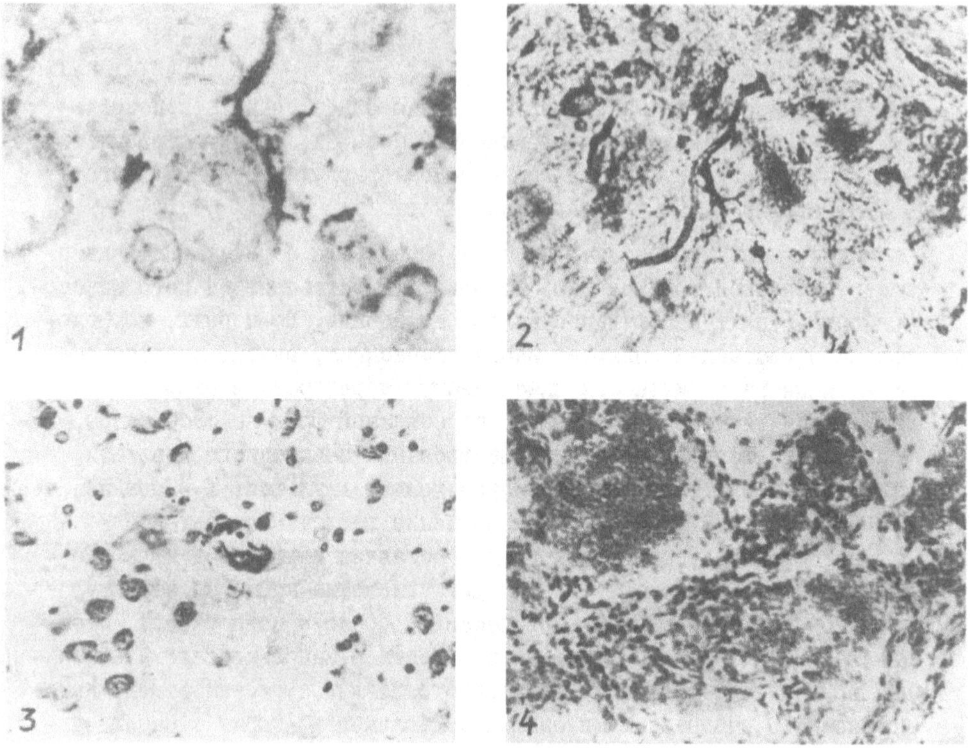

MIDDLE	VOL	REL.FREQ.%	
20.0	2	0.5	
64.6	33	8.1	■■■■■■■■
109.2	66	16.3	■■■■■■■■■■≡≡≡≡≡≡
153.8	58	14.3	■■■■■■■■■■≡≡≡≡
198.4	66	16.3	■■■■■■■■■■≡≡≡≡≡≡
243.0	58	14.3	■■■■■■■■■■≡≡≡≡
287.6	53	13.1	■■■■■■■■■■≡≡≡
332.2	33	8.1	■■■■■■■■
376.8	20	4.9	■■■■■
421.4	9	2.2	■■
466.0	4	1.0	■
510.6	3	0.7	■
555.2	1	0.2	
599.8	0	0.0	
644.4	0	0.0	

1

Таблица I. Площади центральных сечений нейронов коры слоя У в мм^2 в контрольной группе.

MIDDLE	VOL	REL.FREQ.%
21.0	68	45.3
244.0	75	50.0
467.0	4	2.7
690.0	0	0.0
913.0	0	0.0
1136.0	0	0.0
1359.0	1	0.7
1582.0	1	0.7
1805.0	1	0.7
2028.0	0	0.0

2

Таблица 2. Площади центральных сечений нейронов коры слоя У при повышении давления в течение I0 дней.

MIDDLE	VOL	REL.FREQ.%
20.0	4	0.5
64.6	58	7.3
109.2	153	19.2
153.8	143	18.0
198.4	130	16.3
243.0	109	13.7
287.6	90	11.3
332.2	53	6.7
376.8	27	3.4
421.4	14	1.8
466.0	8	1.0
510.6	6	0.8
555.2	1	0.1
599.8	0	0.0
644.4	0	0.0

3

Таблица 3. Площади центральных сечений нейронов коры слоя У при повышении давления в течение 20 дней.

MIDDLE	VOL	REL.FREQ.%
20.0	2	0.5
64.6	25	6.5
109.2	87	22.5
153.8	85	22.0
198.4	64	16.6
243.0	47	12.2
287.6	37	9.6
332.2	20	5.2
376.8	7	1.8
421.4	5	1.3
466.0	4	1.0
510.6	3	0.8
555.2	0	0.0
599.8	0	0.0
644.4	0	0.0

4

Таблица 4. Площади центральных сечений нейронов коры слоя У при повышении давления в течение 30 дней.

MIDDLE	VOL	REL.FREQ.%
20.0	0	0.0
64.6	25	5.9
109.2	99	23.2
153.8	152	35.6
198.4	80	18.7
243.0	42	9.8
287.6	18	4.2
332.2	8	1.9
376.8	2	0.5
421.4	1	0.2
466.0	0	0.0
510.6	0	0.0
555.2	0	0.0
599.8	0	0.0
644.4	0	0.0

5

Таблица 5. Площади центральных сечений нейронов в слое У коры при повышении давления в течение 60 дней.

Physiologisches Institut der Tschechoslowakischen Akademie der Wissenschaften, Prag
Institut für experimentelle Pathologie und Therapie der Akademie der Medizinischen Wissenschaften der UdSSR, Suchumi (Direktor: Prof. Dr. Lapin)

Kochsalzhypertonie bei den Primaten

K. Capek, J. Kunes, I. Pohlová, J. M. Cherkovich, J. Jelínek

Aus epidemiologischen Studien geht hervor, daß die Kochsalzaufnahme in der Ätiopathogenese der essentiellen Hypertonie eine Rolle spielt, da das Vorkommen dieser Erkrankung mit steigender Kochsalzaufnahme zunimmt. Experimentelle Studien bei den Ratten ergaben auch, daß erhöhte Kochsalzzufuhr Hypertonie hervorrufen kann (Dahl 1961). Am Kaninchen wurde aber die hypertensogene Kochsalzwirkung nicht nachgewiesen (Goldblatt 1969), und die bei Ratten gewonnenen Ergebnisse müssen daher nicht für den Menschen gültig sein. Wir haben daher versucht, die hypertensogene Wirkung der übermäßigen Kochsalzaufnahme bei Primaten zu testen, um mögliche species-bedingte Unterschiede in der hypertensiven Antwort zu eliminieren.

Nach einer 2, 5 jährigen Exposition der erhöhten Kochsalzzufuhr (1, 5 g pro Tag und kg der Körpermasse) war bei allen Versuchstieren der systolische, diastolische und mittlere Druck deutlich erhöht und diese Erhöhung ist bei Männchen mehr ausgeprägt als bei Weibchen. Die Reduktion der Nierenmasse durch unilaterale Nephrektomie hat den diastolischen sowie mittleren Blutdruck weiter erhöht. Dieser Unterschied wurde schon nach 1, 5-jähriger sowie nach 3 - 5-jähriger Exposition deutlich. Die Bestimmung der glomerulären Filtration mittels Cl_{In} hat gezeigt, daß bei den Affen mit erhöhter Kochsalzzufuhr eine Gewichtseinheit der Nierenmasse um 30 % mehr des glomerulären Filtrates bildet als bei den Kontrolltieren, abgesehen davon, ob die Nierenmasse normal oder reduziert wurde. Die Reduktion der Nierenmasse durch unilaterale Nephrektomie hat zu einer Abnahme der Filtrationsfähigkeit geführt, die deutlich wird, wenn man die Filtratmenge auf Grund der Gewichtseinheit der Körpermasse ausdrückt. Die relative Unfähigkeit der Niere die Filtration der erhöhten Kochsalzaufnahme anzupassen kann laut den Resultaten der Systemanalyse der Blutdruckregulation (Guyton et al. 1972) für den höheren Druckspiegel bei den uninephrektomierten Ratten verantwortlich sein.

Da die hypertensogene Kochsalzwirkung bei unreifen Ratten mehr ausgeprägt ist, haben wir versucht, die Affen in der frühesten Periode der Entwicklung durch erhöhte Kochsalzzufuhr zu beeinflussen und zwar so, daß die Kochsalzzufuhr schon der schwangeren Affen erhöht wurde. Der relative in Prozent der Kontrollwerte ausgedrückte Blutdruckanstieg war nach einem Jahr signifikant höher, als bei den Tieren, die auf das Salzregime in der Periode der Sexualreife oder als Erwachsene überführt wurden. Das weist darauf hin, daß die hypertensogene Kochsalzeinwirkung auch bei den Affen altersabhängig ist.

Bei Primaten weißt also die übermäßige Kochsalzaufnahme wie bei der Ratte hypertensogene Wirkung auf, welche bei den Männchen und unreifen Tieren höher ist und durch Reduktion oder Nierenmasse weiter gesteigert werden kann. Das weist darauf hin, daß die in Ratte gewonnenen Ergebnisse über die hypertensogene Kochsalzwirkung auch für den Menschen gültig sind und übermäßige Kochsalzaufnahme einer der Faktoren ist, die in der Ätiologie der essentiellen Hypertonie eine Rolle spielen.

Im Einklang damit haben wir gefunden, daß bei den Affen mit Kochsalzhypertonie das Plasmavolumen mit dem arteriellen Druck negativ korreliert, während das Volumen der interstitiellen Flüssigkeit vom Blutdruck unabhängig ist. Eine solche Verteilung der extrazellulären Flüssigkeit kommt in meisten Fällen der essentiellen Hypertonie vor (Tarazi 1976).

Literatur

Dahl, L. K., Am. J. Cardiol. 8 (1961) 571

Goldblatt, H., Lab. Invest 21 (1969) 126

Guyton, A. C., Circul. Res. 24 (1969) 1

Tarazi, R. C., Circul. Res. 38 (Supp. II.), II. 3 (1976)

III. Neurohumorale Regulation des Herz-Kreislauf-Systems

Physiologisches Institut der Humboldt-Universität zu Berlin, Abteilung Herz-Kreislaufphysiologie(Direktor: Prof. Dr. E. Schubert)

Bestimmung und Wertigkeit des Vagustonus bei der Einstellung der Herzfrequenz

E. Schubert, K. Eckoldt und B. Pfeifer

Auf dem vorausgegangenen Symposium 1973 wurde ein Verfahren zur "fortlaufenden Analyse der Herzfrequenzregulation" aus der Erfassung und kombinierten Auswertung von Herzfrequenz (HF) und Sinusarrhythmie (SA) vorgestellt[2]. Dabei veränderten sich bei physischer Belastung HF und SA mit verschiedenen Halbwertszeiten und Unterschieden zwischen Trainierten und Untrainierten. Außerdem ergab eine pharmakologische Blockade Hinweise dafür, daß die Einstellung der SA durch den Vagus erfolgt. Diese Ergebnisse liefern einen Ansatz, die Rolle des Vagustonus bei der Einstellung der HF in Ruhe, bei Belastung und in Übergangsphasen beim Menschen qualitativ und quantitativ zu bestimmen. Die Wichtigkeit einer solchen Frage wird durch drei Argumente betont:

Zum ersten wurden bisher nur selten (z. B.[4]) quantitative Verfahren einer nicht invasiven Messung des kardialen Vagustonus am Menschen bekannt, obwohl die Wichtigkeit vagaler Einwirkungen auf das Herz außer Zweifel steht. Damit könnte die Analyse zentraler Mechanismen der Frequenzeinstellung des Herzens gefördert und das Verständnis zentral ausgelöster Rhythmusschwankungen eröffnet werden.

Zweitens bestehen bisher keine sicheren Kenntnisse über die Grenzen der Vaguswirkung bei Belastung. Aus derartigen Untersuchungen lassen sich Zugänge zur Aufklärung der Bestimmungsgrößen von Leistungsgrenzen und -einstellungen bei sportlichen und Arbeitsbelastungen erwarten.

Schließlich gilt die Aufmerksamkeit bei Erkrankungen, die die vegetative Regulation des Herzens beeinträchtigen, etwa der arteriellen Hypertonie, vorwiegend dem Sympathikus und dem ihm zugeordneten adrenergen System[1]. Ein Beweis für die Nichtbeteiligung des Vagus ist bisher nicht schlüssig geführt worden, was u. a. auf der Schwierigkeit beruht, die vagale Aktivität am Herzen zu messen.

Weitere Ergebnisse zu diesen Problemen ergeben die Fortführungen unserer Untersuchungen.

Blockiert man am Menschen den Vagus durch Atropin oder Methylatropin in steigenden Dosierungen, so erhält man die bekannten Zunahmen der Ruhefrequenz. Außerdem verringern sich deutlich die Arrhythmiewerte, um bei höchster Dosierung zu verschwinden, wie es auch bei schwerer Arbeit beobachtet wird. Damit kann belegt werden, daß die Sinusarrhythmie von der Aktivität des Vagus eingestellt wird[8]. Eine zusätzliche Beteiligung des Sympathikus an dieser Einstellung läßt sich durch den Befund ausschließen, daß dessen Blockade durch Propranolol die Reaktion der SA auf Belastung nicht beeinträchtigt.

In einer Darstellung der SA in Abhängigkeit von dem zugehörigen HF-Wert in einem Koordinatensystem (s. Abb. 1) belegen die Wertepaare charakteristische Bereiche für verschiedene Belastungsstufen und für unterschiedliche vegetative Aktivitätsbereiche, z. B. im Tagesgang, bei Training oder Atemveränderungen. Diese können als vegetatives Porträt des momentanen Regulationszustandes im Sinne Schidlovskis[6] angesehen werden. Eine solche Auswertung reagiert so empfindlich, daß sie bereits die Umstellung der Regulation bei Wechsel der Körperlage anzeigt[7]. In niedrigen Belastungsbereichen und in Ruhe erfolgen die größeren Veränderungen bei der SA, also in der Vagusaktivität. Die HF, die durch Vagus und Sympathikus eingestellt ist, erfährt geringere Veränderungen. Der Sympathikus bestimmt jedoch die Anpassung bei Belastungen ausschließlich, wenn HF-Werte über 120/Min. erreicht werden. Derartige schwere Belastungen erschöpfen den Vagustonus vollständig.

Durch diese von der Aussteuerung des Vagus festgelegte Belastungsgrenze wird der Leistungsbereich des Kreislaufsystems in zwei Abschnitte zerlegt. Ruhe und niedrige Belastung rufen Anpassungen von Vagus und Sympathikus hervor. Hier werden auch die Regulationen wirksam, die bei psychischer[3] oder thermischer Belastung in Gang kommen. Unter schwerer Arbeit nimmt der Vagus nicht mehr an der Anpassung teil. Die Grenze zwischen beiden Bereichen fällt mit Belastungen zusammen, die der auch auf andere Weise bestimmbaren Dauerleistungsgrenze entsprechen.

Die Bedeutung der quantitativen Bestimmung des kardialen vegetativen Tonus und besonders seiner vagalen Komponente liegt darin, daß sie Anschluß an tierexperimentelle Untersuchungen zu Mechanismen der respiratorischen Arrhythmie und der Kreislaufsteuerung bei Arbeit[5] vermittelt. Im Dauerleistungsbereich werden danach die efferenten Vaguswirkungen durch wachsende zentrale Mitinnervation und abnehmende Afferenzen aus den vagalen Kreislaufreflexen mit steigender Leistung vermindert. Hier besteht also eine Normalreaktion der HF - Einstellung aus der "ergotropen" Verschiebung mit angepaßter Veränderung von Vagus und Sympathikus. Die Anpassung ist dabei von der physischen Kondition bestimmt, wie die Regressionen zwischen HF und

SA bei Sportlern und Nichttrainierten belegen[7]. Unter normalen Bedingungen finden sich in diesem Bereich Zonen für Ruhe und ergotrope Reaktionen in engem Zusammenhang mit der geforderten Leistung. Wie Abweichung aus diesen Zonen als Veränderungen von Vagus oder Sympathikus eine regulative Entgleisung bei Herzkreislauferkrankungen darstellen kann, müssen Messungen an Patienten erweisen.

Die Vagusaktivität ist erloschen, weit ehe das volle Leistungsvermögen des Organismus ausgeschöpft ist. Der Hochleistungsbereich mit den anaeroben Einstellungen des Stoffwechsels kennzeichnet somit ein Regulationsgebiet, in dem Anpassungen nur noch durch Variationen des Sympathikus erreicht werden können. Veränderungen der Vagusaktivität bei Krankheiten könnten also einen an der Abnahme der SA erkennbaren Übergang in diesen regulativ und energetisch ungünstigeren Hochleistungsbereich bedeuten. Damit gewinnt die Vagusaktivität auch pathogenetische Bedeutung.

Literatur

1 Brod, J., Acta cardiologica 14/15 (1977) 111

2 Eckoldt, K., Bodmann, K.-H., Cammann, H., Pfeifer, B. und Schubert, E., Zur fortlaufenden automatischen Analyse der Herzfrequenzregulation in: Symposium über Probleme der Kardio-vaskulären Regulation, Abh. d. Akad. d. Wiss. d. DDR 1973, Berlin 1975, 303

3 Haß, E. und Schiller, B., Über das Verhalten der Herzfrequenz und ihrer Variabilität unter besonderer Berücksichtigung periodischer Komponenten bei dynamischen Untersuchungen mit psychischer Belastung an Herz-Kreislauf-Gesunden. Med. Dissertation A, Berlin 1978

4 Januschkewitschus, S. W., Grabauskas, W. und Shemaitite, D., Untersuchungen der Regulation des Sinusrhythmus des Herzens mit statistischen Charakteristika der Rhythmogramme bei Hypertonie und ischämischer Herzkrankheit (russ.) in: Ritm serdza w norme i patologii, Wilnjus 1970, 116

5 Koepchen, H. P., Med. u. Sport 17 (1977) 136

6 Schidlowski, W. A., Med. u. Sport 9 (1969) 376

7 Schubert, E., Exercise electrocardiogram in measuring vegetative disturbances of the heart, in: Progr. in Electrocardiology, Pitman Med. Publ., Kent 1979, 318

8 Schwarz, V., Med. u. Sport 17 (1977) 148

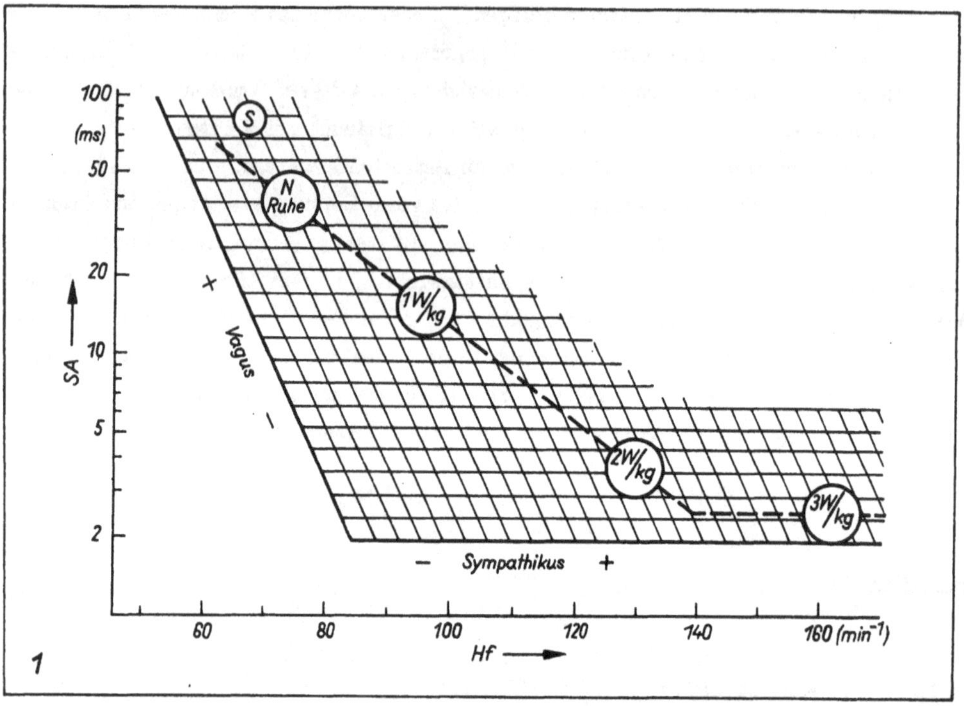

Abb. 1 Rhythmusdiagramm des Herzens: Darstellung der Wertepaare SA über HF. Erkennbar sind die unterschiedlichen Bereiche für Ruhe und verschiedene Arbeitsbelastungen sowie die Verschiebung der Ruhewerte bei Sportlern (S) gegenüber Nichttrainierten. HF-Werte über 120/Min. zeigen nur noch einen geringen, nicht mehr veränderbaren Restwert der SA

Physiologisches Institut der Humboldt-Universität zu Berlin, Abteilung Herz-Kreislauf-Physiologie (Leiter: Prof. Dr. med. habil. E. Schubert)

Verhalten des Vagustonus bei Hypertoniepatienten

B. Pfeifer, K. Eckoldt, E. Schubert

Das Herz ist das effektivste Stellglied in der Kreislaufregulation. Da das Schlagvolumen nur in geringem Ausmaß variiert werden kann[1, 4, 9], kommt der chronotropen Herzsteuerung die größte Bedeutung bei der Anpassung der Herzleistung an die Erfordernisse der Umwelt zu[10]. Zur Chronotropieanalyse des Herzens gehören die fortlaufende Messung der Momentanherzfrequenz und ihrer Schwankungsbreite, die als Sinusarrhythmie bezeichnet wird.

Aus Versuchen mit Blockierung der Erregungsübertragung mittels Atropin bzw. ß-Rezeptorenblockern[3] geht hervor, daß die Sinusarrhythmie über den Nervus Vagus vermittelt wird, die Herzfrequenz dagegen durch gleichzeitige Vagus und Sympathikuswirkung gesteuert wird. Aus einem Herzfrequenz/Sinusarrhyth-Diagramm, wie es die Abbildung 1 zeigt, können somit aus den unter beliebigen Bedingungen beobachteten Hf/SA-Wertepaaren die vorliegenden Abweichungen des Vagus und Sympathikus vom Normalpunkt (N) abgelesen werden.

Abweichungen von diesem Normalpunkt, welcher der Ruheaktivität von Vagus und Sympathikus bei Herzkreislaufgesunden entspricht, stellen Veränderungen in der Kreislaufregulation dar und können in der einen Richtung durch körperliches Training, in der anderen Richtung durch Herz-Kreislauferkrankungen bedingt sein.

In Bezug auf die Hochdruckkrankheit interessierten folgende Fragen:

1. Wie sieht die vegetative Innervation beim Hypertonikerherzen aus?
2. Welchen Einfluß haben Krankheitsdauer und Krankheitsschwere auf die Herzrhythmussteuerung des Hochdruckkranken?
3. Wie wirken sich medikamentöse und physiotherapeutische Maßnahmen auf die Herznerventonisierung aus?

Methodik

Die Bestimmung der beiden Herzrhythmusgrößen Herzfrequenz und Sinusarrhythmie erfolgte aus der digitalen Erfassung der Herzperiodendauer[2] und ihrer weiteren Verarbeitung mittels Computertechnik[8]. Der systolische und diastolische Blutdruck wurde nach der Methode von Riva Rocci ermittelt. Die Herzrhythmusuntersuchungen erfolgten an insgesamt 95 Patienten mit essentieller Hypertonie verschiedener Schweregrade und an 190 herzkreislaufgesunden Probanden. Als Bedingung galt das Bestehen eines normalen Sinusrhythmus im EKG; weiterhin wurde für die Hochdruckkranken zusätzlich gefordert, daß zum Zeitpunkt der Voruntersuchung keine Therapie erfolgte.

Ergebnisse

Die Auswertung des Datenmaterials geschah unter Berücksichtigung des Geschlechts, des Lebensalters und bei Hypertonikern außerdem entsprechend des Schweregrades und der Krankheitsdauer.

Geschlechtsspezifische Unterschiede in der Herzrhythmussteuerung konnten weder bei Gesunden noch bei Hochdruckkranken nachgewiesen werden.

Das Verhalten der Ruheherzfrequenz beider Gruppen in Abhängigkeit vom Lebensalter läßt erkennen, daß die Herzfrequenz mit steigendem Lebensalter abnimmt, u. z. ohne nennenswerte Unterschiede zwischen Gesunden und Hochdruckkranken (Abb. 2). Bei der Sinusarrhythmie, die zwar ebenfalls mit steigendem Alter bei beiden Gruppen abnimmt, konnte dagegen eine deutliche Verbinderung der Werte bei Hypertonikern gezeigt werden. Diese Herabsetzung des cardialen Vagustonus bei den Hochdruckkranken war in allen Altersstufen nachzuweisen (Abb. 3).

Als mögliche Einflußgrößen auf diese Vagustonussenkung sind der Schweregrad der Hypertonie und die Dauer der Erkrankung untersucht worden. Um den Einfluß des Schweregrades zu quantifizieren, wurden die Sinusarrhythmiewerte aller Patienten über der Höhe des systolischen Blutdruckes dargestellt (Abb. 4). Es wird ersichtlich, daß die Sinusarrhythmie mit ansteigendem Blutdruck abnimmt. Die errechnete lineare Regressionsfunktion $SA = 58,2 - 1,75 \cdot P_s$ gibt an, daß bei einer Blutdrucksteigerung um 10 mmHg mit einer Sinusarrhythmieabnahme um etwa 3 ms zu rechnen ist.

Für die Beziehung zwischen Sinusarrhythmie und der Krankheitsdauer wurde ebenfalls ein nahezu linearer Zusammenhang errechnet. Dabei kann sich die Angabe "Krankheitsdauer" allerdings nur auf den Zeitpunkt der Diagnosestellung beziehen. Die ermittelte Regressionsfunktion, $SA = 26,8 - 1,21 \cdot$ Krankheitsdauer gibt an, daß alle 10 Jahre der Hochdruckkrankheit die Sinusarrhythmie um etwa 12 ms abnehmen wird.

Als nächstes interessiert die Frage, wie sich medikamentöse bzw. physiotherapeutische Maßnahmen auf die bestehenden Veränderungen in der vegetativen Herzsteuerung der Hypertoniker auswirken. Dazu wurde aus dem Gesamtkollektiv der

Hochdruckkranken eine Gruppe von 38 Patienten nach erfolgreicher Einstellung auf eine antihypertensive Medikation nachuntersucht. Als Pharmaka fanden Haemiton und Disotat, in einigen Fällen kombiniert mit einem Saluretikum, Verwendung, wobei die Dosierung individuell verschieden war. Während die Ruheherzfrequenz unter der Therapie unverändert blieb, zeigte die Sinusarrhythmie einen signifikanten Anstieg von etwa 75%. Der systolische Blutdruck wurde durch die Therapie im Mittel um 13 mmHg gesenkt.

Ein zusätzlicher Kuraufenthalt von 4 Wochen erbrachte bei 24 daraufhin untersuchten Patienten keine weiteren Veränderungen in der Herzrhythmussteuerung.

Diskussion

Für die beim essentiellen Hochdruck gefundene Verminderung der parasympathischen Innervationsstärke am Herzen lassen sich in der Literatur folgende Hinweise finden. So beschrieben GROSS[5], JANUSCHKIEWITSCHUS[6] und JORDAN[7] eine bis auf 30 % reduzierte Pulsfrequenzvariation beim Hochdruckleiden.

Das wirft die Frage auf, ob die in der Klinik vorrangig als Sympathikusentgleisung imponierende Verstellung im vegetativen Nervensystem der Hypertoniker ursächlich durch eine Störung des parasympathischen Anteils bedingt sein könnte. Ein Nachlassen oder Wegfall parasympathisch hemmender Einflüsse auf das sympathische Nervensystem würde dann sekundär zu den bekannten Erscheinungen wie Herzzeitvolumenanstieg, Widerstandserhöhung und Blutdrucksteigerung führen.

Ein solches Herangehen an die Problematik der Genese des essentiellen Hypertonus scheint jedoch ebenso unvollständig wie die Hypothese, daß allein die Aktivierung und Aktivitätssteigerung des sympathischen Systems zur Erklärung der Hochdruckentwicklung ausreicht.

Literatur

1 Astrand, P.-O., J. appl. Physiol. 19 (1964) 268

2 Bodmann, K.-H., Pfeifer, B. und Eckoldt, K., Med. techn. Versorg. 8 (1972) 79

3 Eckoldt, K., Ergebn. exp. Med. 15 (1974) 120

4 Haupt, A. und Labitzke, H., Med. u. Sport 11 (1971) 175

5 Gross, D., Z. Kreislaufforsch. 58 (1968) 699

6 Januschkiewitschus, S., Grabauskas, W. und Shemaitite, D., Untersuchungen über die Regulation des Sinusrhythmus des Herzens mit statistischen Charakteristika von Rhythmogrammen bei Hypertonie und ischämischer Herzerkrankung (russ.). In: rizm serdza w norme i patologii, Wilnjus 1970

7 Jordan, H., Schriftenreihe Z. ges. inn. Med. 17, Cardiol. 10 (1963) 136

8 Pfeifer, B., Bodmann, K.-H., Cammann, H., Eckoldt, K., Automatisierte Berechnung des Arrhythmieverhaltens der Herzfrequenz unter körperlicher Belastung In: E. Schubert: Neue Ergebnisse der Elektrokardiologie II, Jena 1972

9 Rushmer, R.-F., Amer. J. Physiol. 196 (1959) 754

10 Vatner, S. F. und Braunwald, E., Cardiac frequency: Control and adjustment to alterations Progr. Cardiovasc. Dis. 14 (1972) 431

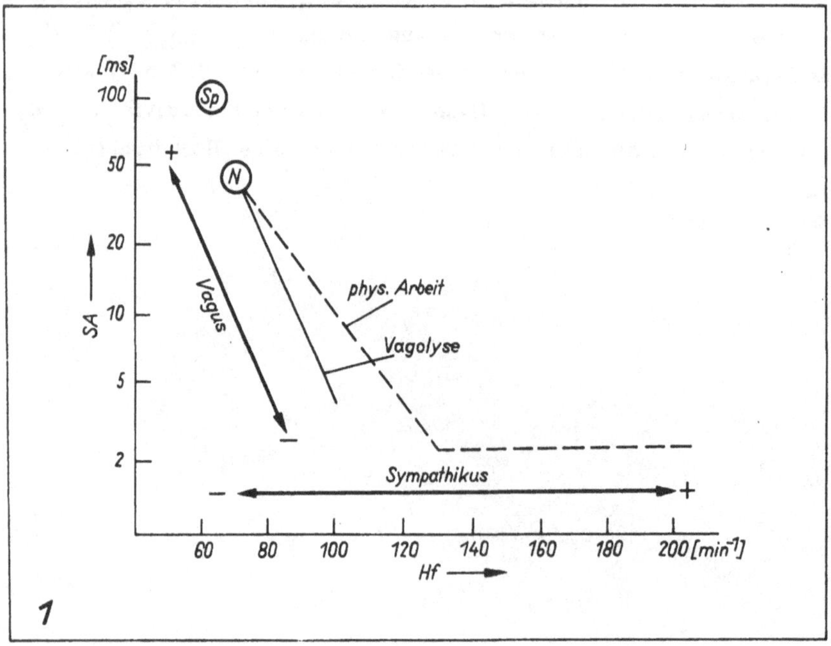

Abb. 1 Tonusdiagramm zur Abschätzung der sympathischen und vagalen Innervationsstärke am Herzen - N - Normalpunkt, Sp - trainierte Sportler

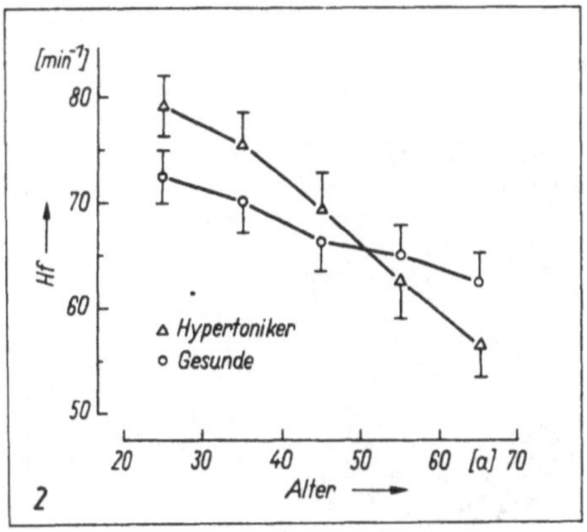

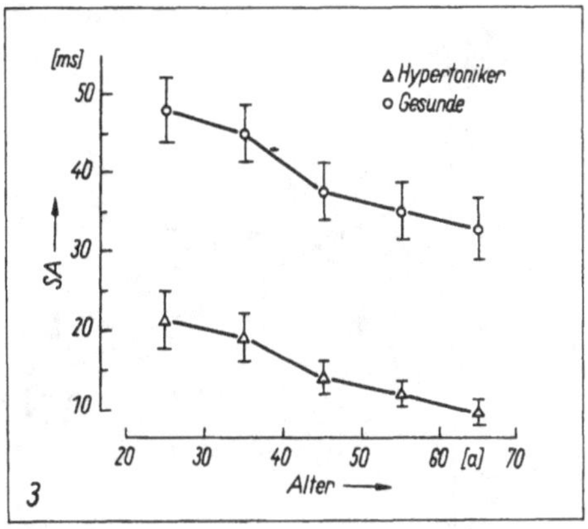

Abb. 2 Zusammenhang zwischen Ruheherzfrequenz und Lebensalter für Gesunde und Hypertoniker

Abb. 3 Zusammenhang zwischen Ruhesinusarrhythmie und Lebensalter für Gesunde und Hypertoniker

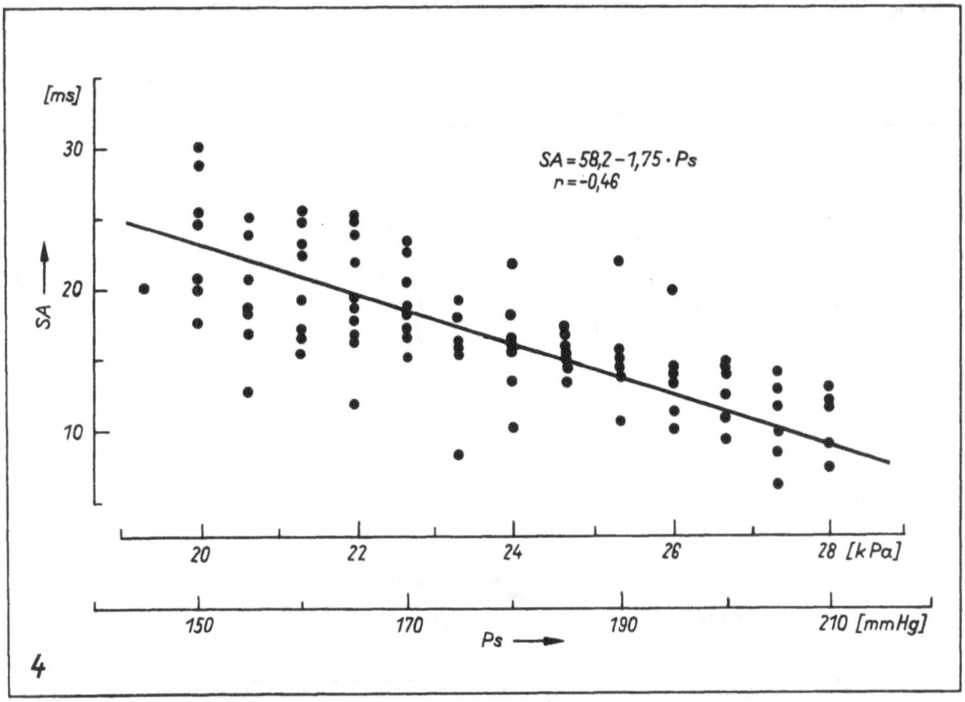

Abb. 4 Abhängigkeit der Sinusarrhytnmie vom Schweregrad der Hypertonie (beurteilt am systolischen Blutdruck)

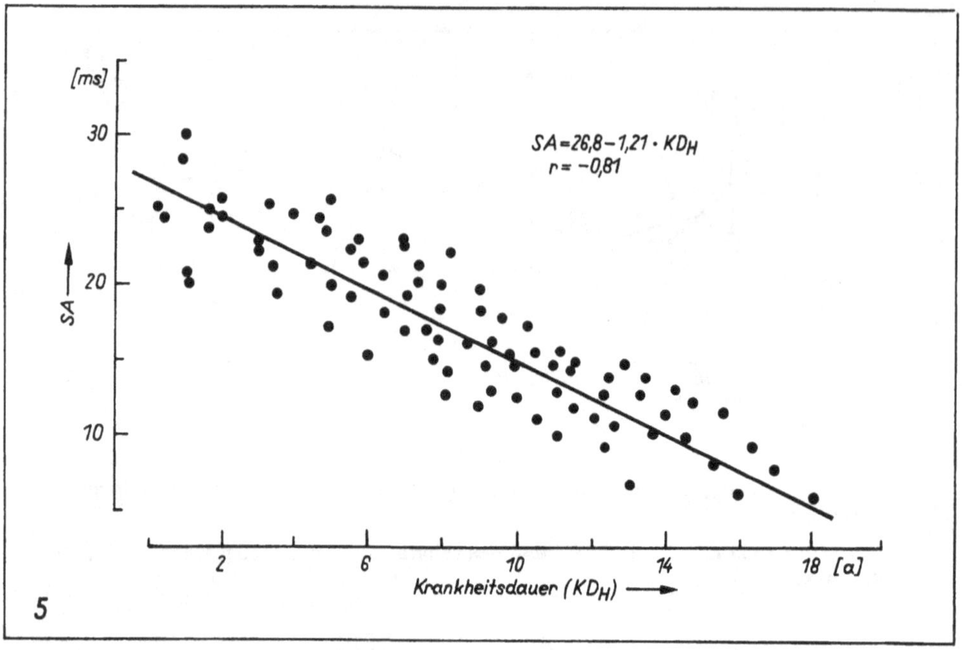

Abb. 5 Abhängigkeit der Sinusarrhythmie von der Erkrankungsdauer

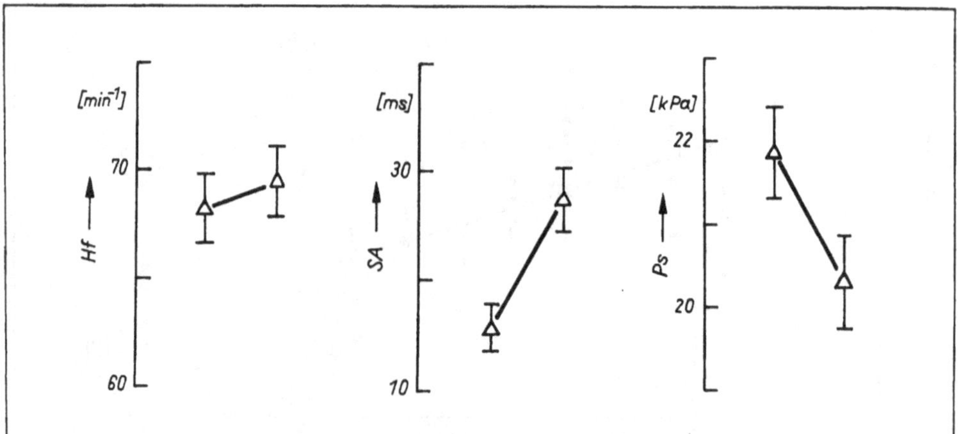

Abb. 6 Verhalten von Ruheherzfrequenz, Ruhesinusarrhythmie und Ruheblutdruck nach Einstellung auf antihypertensive Therapie

Institut für Physiologie der Medizinischen Akademie Magdeburg (Direktor: Prof. Dr. W. Kalkoff)

Zur Frage der Bedeutung der sinuaortalen Pressorezeptoren für die Entstehung der arteriellen Hypertonie und deren Behandlung durch Karotissinusnerv-Stimulation (KSNS)

H. Warzel

Die Aufrechterhaltung eines, den jeweiligen Erfordernissen entsprechenden Blutdruckes ist eine der wesentlichen Leistungen des Herz-Kreislaufsystems. Da sowohl unter Ruhebedingungen als auch bei der Leistungsanpassung ein ausreichendes Druckgefälle aufrechterhalten werden muß, ist es nicht verwunderlich, wenn eine Vielzahl untereinander vermaschter Regelmechanismen auf die Höhe des Blutdruckes Einfluß nehmen kann. Dieser Sachverhalt kommt weitgehend in der, gemessen an den Realitäten, sehr übersichtlichen Darstellung in Abb. 1 zum Ausdruck. Hiernach sind die vermittelten Vorgänge wesentlich an der Aufrechterhaltung des Blutdruckes bei akuten Veränderungen des Funktionszustandes beteiligt. Darüber hinaus existieren weitere Regulationsmechanismen, die teilweise über die gleichen Rezeptoren sehr viel langsamere Anpassungsvorgänge nach neurohumoraler oder humoral-humoraler Informationsübertragung auslösen. Schließlich nehmen somato-sensorische Afferenzen von außerhalb des Kreislaufs über die an der Regulation beteiligten zentralen Strukturen Einfluß auf den Blutdruck[13, 17]. Seine Höhe ist daher stets das Ergebnis multipler und zeitvarianter Interaktionen der verschiedenen Elemente des Systems. Hieraus erwachsen aber die Schwierigkeiten bei der Suche nach den Ursachen eines gestiegenen Blutdruckes. Die Behandlung einer Hypertonie sollte daher zunächst, falls ihr Auftreten nicht mit der Erkrankung spezieller Organe in Verbindung zu bringen ist, durch die Veränderung des organunspezifischen Informationsflusses behandelt werden. Diese Strategie wird sowohl beim Einsatz der Alpha- und Beta-Blocker auf der efferenten Seite als auch der Karotissinusnerv-Stimulation auf der afferenten Seite des kardiovaskulären Reflexbogens angewendet.

Ist aber eine ausreichende und nachhaltige Senkung des arteriellen Druckes während einer KSNS zu erwarten, wenn, wie bereits erwähnt, der Pressorezeptoren-Reflex hauptsächlich für die Kurzzeitregulation bedeutsam ist?

In der Tat stimmt das Verhalten dieses Reflexes bei einer sich ausbildenden Hypertonie und nach der funktionellen Ausschaltung der Pressorezeptoren wenig optimistisch. Die Pressorezeptoren können das Entstehen einer Hypertonie, die durch die Injektion von hypertonen Lösungen[2] oder Angiotensin II[3] ausgelöst wird, nicht verhindern (Abb. 2). Der steady-state-Wert des hypertonen Druckes ist unabhängig von der Funktion der Pressorezeptoren. Lediglich die Zeit bis zum Erreichen des Endzustandes wird durch ihre Aktivität beeinflußt.

Die Ursache für das Verhalten des Druckes der intakten Tiere kann der als Resetting bezeichnete Adaptationsprozeß der Pressorezeptoren sein[10, 16]. Hiernach ist im hypertonen Zustand die Aktivität der Sinusnerven trotz des gegenüber der Normotonie erhöhten arteriellen Mitteldruckes bei korrespondierenden endosinualen Drücken vermindert. Auch eine Verringerung der Empfindlichkeit des Reflexes ist nachweisbar[15].

Andererseits führt eine Denervierung nicht notwendigerweise zur Erhöhung des arteriellen Mitteldruckes[1]. Wie die Abb. 3 erkennen läßt, sind nach der Durchtrennung vielmehr die Schwankungen des arteriellen Druckes um den ursprünglichen Mittelwert erhöht. Ein derartiger Verlust an Stabilität stellt sich auch nach der funktionellen Ausschaltung der ersten Verarbeitungsstufe pressorezeptorischer Signale des Nucleus tractus solitarius ein[20].

Dessenungeachtet gelangt die KSNS seit ca 15 Jahren in beschränktem Umfang bis zum heutigen Tage zur therapeutischen Anwendung (Zsfg.[22]). Dies in besonderem Maße von dem Zeitpunkt ab, als der Nachweis erbracht worden war, daß die intermittierende KSNS bei gleicher applizierter Energie eine stärkere Senkung des arteriellen Druckes hervorruft sowie eine geringere Adaptation zur Folge hat. Erfolgt die Stimulation zudem mit Impulsgruppen, die in einem definierten zeitlichen Bezug zur Herzaktion stehen, d. h. den physiologischen Gegebenheiten sehr nahe kommen, dann sind diese Befunde besonders augenfällig.

Die Aufklärung des möglichen funktionellen Hintergrundes dieses widersprüchlichen Verhaltens soll im folgenden anhand der Abb. 4 versucht werden. In ihr ist das vereinfachte Schema der Blutdruckregulation dargestellt, in dem man leicht die charakteristischen Elemente dieses Regelkreises wiedererkennt. Vermerkt sind in dieser Abbildung jedoch nicht die Übertragungskennlinien oder die Übergangsfunktionen, sondern die Ereignisse zwischen zwei Herzschlägen, d. h. die P- oder R-Wellen bezogenen Antwortreaktionen der einzelnen Elemente des Regelkreises.

Gemäß dem in der Abb 4. dargestellten Schema löst die R-Zacke mittelbar die arterielle Druckwelle aus (A)[9], die mittels der kardiovaskulären Druckrezeptoren (B) in zeitlich gestaffelte afferente Erregungsmuster transformiert wird (C)[23]. Diese lösen im medulären Kreislaufzentrum einen sehr zeitselektiven Erregungszustand aus[19], auf den zirkaannuelle und zirkadiane Rhythmen, sensorische Afferenzen sowie das Atem-zentrum einwirken[11]. Vom medullären Kreislaufzentrum ausgehende burstförmige efferente Signale (E)[6, 8] gelangen zu den Erfolgsorganen Herz (F) und Gefäßmuskulatur (G), die ihrerseits Einfluß auf die Einstellung des arteriellen Blutdruckes nehmen (H)[23].

Gegenüber der Herzrhythmusdauer hinreichend kurze, zur R- oder P-Zacke in zeitlich definiertem und variablem Bezug stehende Stimuli in Form von Drucksprüngen[4] oder einer elektrischen Reizung afferenter drucksensibler Nerven[6] und zentraler turen[5] evozieren in efferenten Nerven burstförmige Erregungen, deren Amplitude und Latenzzeit eine Funktion des Reizzeitpunktes innerhalb des Herzzyklus ist (E)[5, 6]. Sie lösen weiterhin eine herzzyklusbezogene Senkung des arteriellen Druckes aus (H)[23, 24]. Eine kurzzeitige Elektrostimulation parasympathischer Nerven läßt das zyklusabhängige Antwortverhalten des Herzens erkennen (F)[14]. Die Extremwerte der mittels der künstlichen Reizung ausgelösten Systemreaktionen koinzidieren zeitlich mit der natürlichen Erregung der Pressorezeptoren sowie den durch sie induzierten Entladungsmaxima efferenter Nerven[21].

Damit offenbart sich uns aber ein systeminternes Regime des Wechsels zwischen Phasen hoher und niedriger Empfindlichkeit gegenüber externen Steuersignalen, als deren Taktgeber sich die Pressorezeptoren ausweisen.

Verlieren die Pressorezeptoren diese Funktion und es kommt infolgedessen zum Wegfall der Unempfindlichkeitsphasen, dann können sensorische Afferenzen oder zentrale Erregungszustände jedweder Kausalität sehr leicht und nachhaltig die beobachtbaren Instabilitäten des Systemblutdrucks auslösen. In der Tat ist diese Taktgeberfunktion der Pressorezeptoren besonders während der Initialphase einer Hypertonie eingeschränkt. Gemessen an der Gesamtaktivität der Pressorezeptoren nimmt nämlich aufgrund des erhöhten arteriellen Druckes der phasische Anteil und damit die genannte Taktgeberfunktion relativ ab[18]. Zum anderen ist bereits nach kurzer Zeit (nach wenigen Tagen) die Empfindlichkeit des gesamten Reflexes wegen des eintretenden Resetting vermindert[12].

Eine R-Zacken-getriggerte KSNS kann nun sowohl das durch das Resetting aufgetretene Impulsdefizit auffüllen als auch die systeminterne Konditionierung, Koordination und Stabilität wiederherstellen. Daher scheint die Anwendung dieses Verfahrens besonders beim intermittierenden Hochdruck, d. h. vor dessen Fixierung sinnvoll zu sein.

Literatur

1 Cowley, A. W., Liard, J. F. und Guyton, A. C., Circulat. Res. 32 (1973) 564

2 Cowley, A. W. und Guyton, A. C., Circulat. Res. 36 (1975) 536

3 Cowley, A. W. und DeClue, J. W., Circulat. Res. 39 (1976) 779

4 Eckberg, D. L., J. Physiol. 258 (1976) 769

5 Gootman, P. M. und Cohen, M. I., The interrelationships between sympathetic discharge and central respiratory drive. In: Umbach, W. und Koepchen, H. P. (Hrsg.): Central rhythmic and regulation, Hippokrates, Stuttgart 1973, S. 195

6 Groat, W. C. de und Lalley, P. M., Brain Res. 80 (1974) 17

7 Guyton, A. C., Coleman, T. G., Cowley, A. W., Manning, R. D., Norman, R. D., Ferguson, J. D., Circulat. Res. 35 (1974) 159

8 Jewett, D. L., J. Physiol. 175 (1964) 321

9 Jonzon, A., Öberg, P. A., Sedin, G. und Sjöstrand U., Acta physiol. scand. 85 (1972) 323

10 Kezdi, P., Circulat. Res. 11 (1962) 145

11 Koepchen, H. P., Atmungsregulation. In: Gauer, O. H., Kramer, K und Jung, R. (Hrsg.): Physiologie des Menschen, Bd. 6. Urban & Schwarzenberg, München 1972

12 Krieger, E. M., Am. J. Physiol. 218 (1970) 486

13 Kumada, M., Nogami, K. und Sagawa, K., Am. J. Physiol. 228 (1975) 1535

14 Levy, M. N., Martin, P. I., Iano, Th. und Zieske, H., Circulat. Res. 25 (1969) 303

15 Mancia, G., Ludbrook, J., Ferrari, A., Gregorini, L. und Zanchetti, A., Circulat. Res. 43 (1978) 170

16 McCubbin, J. W., Green, J. H. und Page, I. H., Circulat. Res. 205 (1956) 205

17 Quest, J. A. und Gebber, G. L. G., Am. J. Physiol. 222 (1972) 1251

18 Sapru, H. N. und Krieger, A. J., Am. J. Physiol. 236(1) (1979) 174

19 Schwaber, J. und Schneiderman, N., Am. J. Physiol. 229 (1975) 783

20 Snyder, D. W., Nathan, M. A. und Reis, D. J., Circulat. Res. 43 (1978) 662

21 Warzel, H., Analysis and control of biological systems, exemplified on the cardiovascular apparatus. Proc. IFAC-Syposium on Control Mechanisms in Bio- and Ecosystems, Vol. 4. Leipzig 1977, S. 54-60

22 Warzel, H., Elektrostimulation gestörter vegetativer Systeme. Fischer-Verlag, Jena 1978, 1. Aufl.

23 Warzel, H. und Brattström, A., Pflügers Arch. 336 (1972) 39

24 Zerbst, E., Dittberner, K.-H., Daube, R., Korsukewitz, J. und Wagner, J., Dynamische Kennlinienveränderungen von Pressorezeptoren und elektrischem Pressorezeptoranalog in Abhängigkeit von Reizamplituden, -ausgangsstärke und -frequenz und ihr Einfluß auf die Blutdruck-Charakteristik. In: Drischel, H. und Dettmer, P. (Hrsg.), Biokybernetik V., Fischer, Jena 1975, S. 105

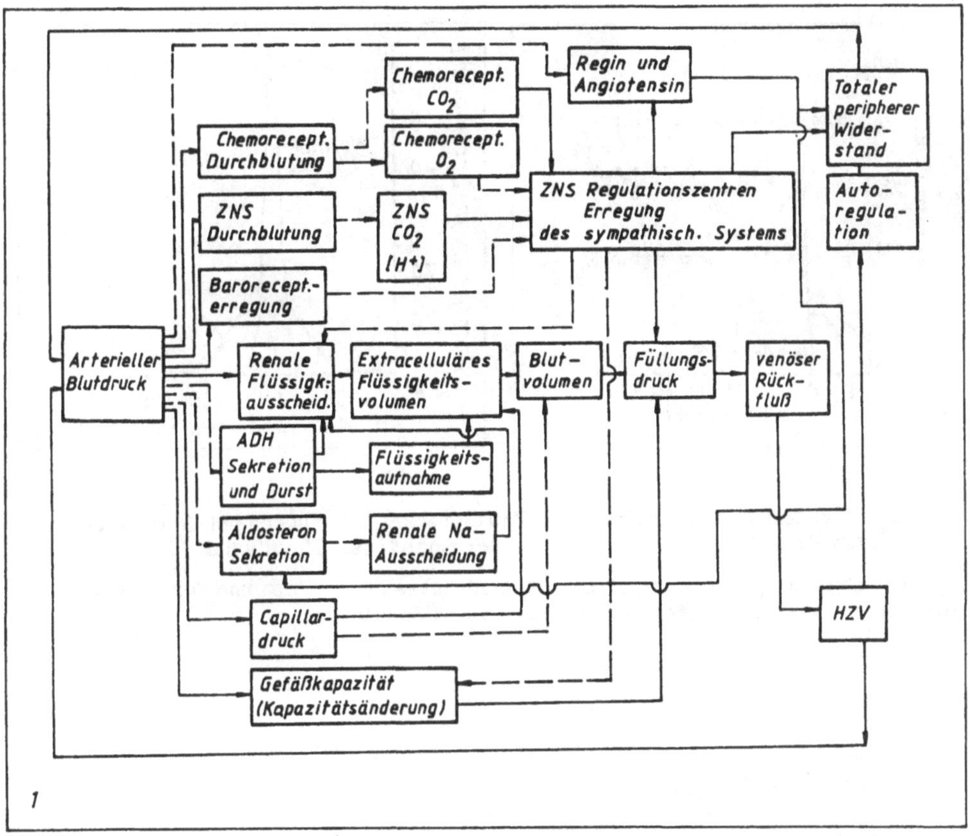

Abb. 1 Blockschaltbild der Regulation des arteriellen Druckes /7/ (——— fördernde, ----- hemmende Einflüsse)

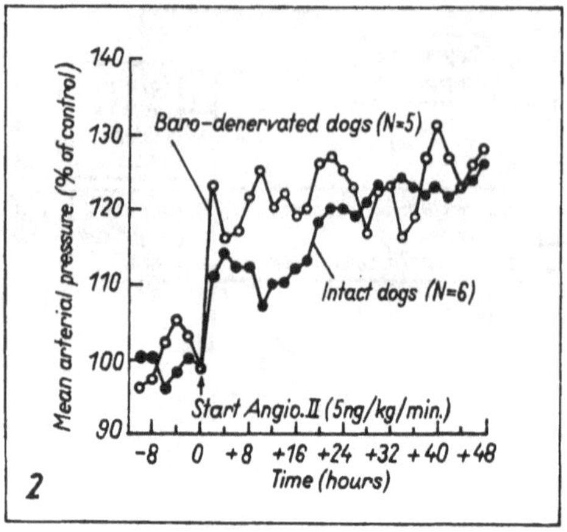

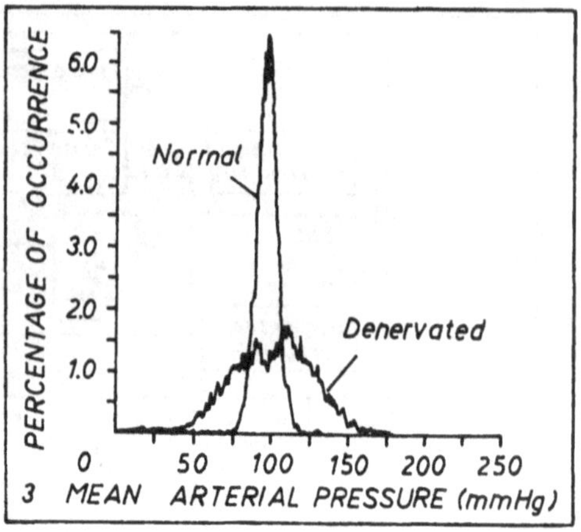

Abb. 2 Veränderungen des arteriellen Mitteldruckes von Hunden bei intakten und denervierten Pressorezeptoren während einer Angiotensin II- Infusion /3/

Abb. 3 Schwankungen des arteriellen Mitteldruckes bei intakten und durchtrennten pressorezeptorischen Nerven im Verlauf von 24 Stunden /1/

Abb. 4 A Zeitliche Verhältnisse zwischen EKG, System-Blutdruck (ASP) und intrasinualem Druck (ISP) /9/ - C Zeitliches Auftreten (R-Zacken-bezogen) und Dauer pressorezeptorischer Signale /23/ - D Histogramm R-Zacken-synchroner neuronaler Aktivität im Nucleus solitarius /19/ - E Relative Änderung der Latenz (●) und Amplitude (▲, ■) evozierter sympathischer Aktivität während der Stimulation des Karotissinusnerven (●, ■) und des medullären Pressorpunktes (▲) als Funktion des Reizzeitpunktes nach der R-Zacke. Die in den verschiedenen Phasen des Herzzyklus auslösbaren Antworten wurden auf die bei (R-Stimulus)-Zeit gleich Null auftretenden Reaktionen bezogen /5, 6/ F Relative Änderung des (P-P)-Intervalls während elektrischer Vagus-Stimulation als Funktion des Reizzeitpunktes nach der P-Zacke. Die verschiedenen Phasen des Herzzyklus auslösbare Änderung des (P-P)-Intervalls wurde auf die bei (P-Stimulus)-Zeit gleich Null auftretende Reaktion bezogen /14/ - H Relative Änderung des Blutdruckabfalls während Karotissinusnerv-Stimulation als Funktion des Reizzeitpunktes nach der R-Zacke. Die in verschiedenen Phasen des Herzzyklus auslösbare Senkung des arteriellen Blutdrucks wurde auf die bei (R-Stimulus)-Zeit gleich Null auftretende Reaktion bezogen /23/

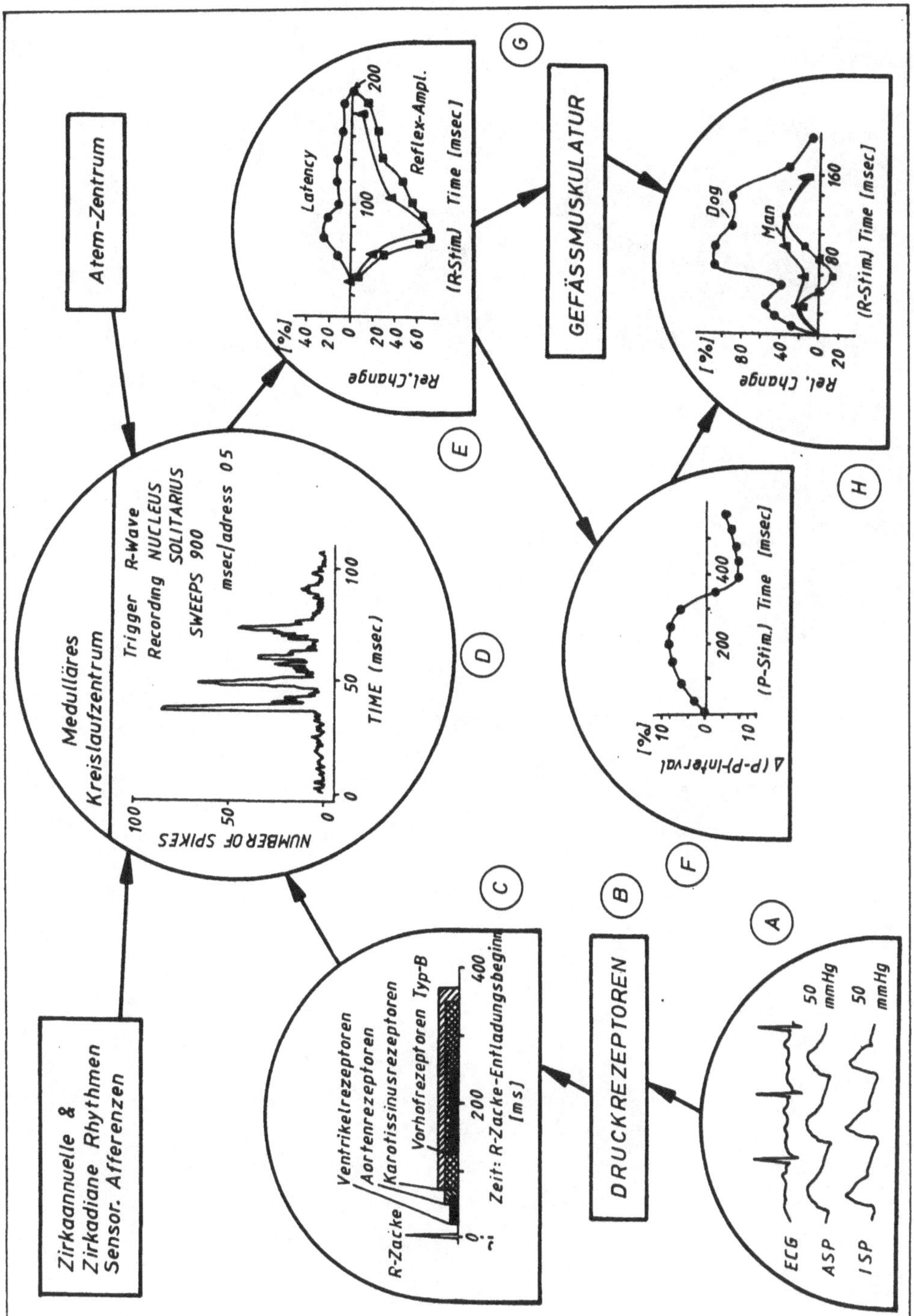
Zirkaannuelle &
Zirkadiane Rhythmen
Sensor. Afferenzen
Atem-Zentrum
Medulläres
Kreislaufzentrum
Trigger R-Wave
Recording NUCLEUS
SOLITARIUS
SWEEPS 900
msec/adress 05
NUMBER OF SPIKES
TIME (msec)
DRUCKREZEPTOREN
GEFÄSSMUSKULATUR
R-Zacke
Ventrikelrezeptoren
Aortenrezeptoren
Karotissinusrezeptoren
Vorhofrezeptoren Typ-B
Zeit: R-Zacke-Entladungsbeginn
[ms]
ECG
ASP
ISP
50 mmHg
50 mmHg
Latency
Reflex-Ampl.
Rel. Change
[%]
(R-Stim.) Time [msec]
Δ (P-P)-Interval
(P-Stim.) Time [msec]
Dog
Man
A
B
C
D
E
F
G
H
4

Institut für Physiologie der Medizinischen Akademie Magdeburg (Direktor: Prof. Dr. W. Kalkoff)

Die Bedeutung der tonischen Einflußnahme der afferenten, depressorischen C-Fasern des KSN auf die efferente Sympathikusaktivität

S. Manutscharow

In der Kreislaufregulation sind neben phasisch tätigen pressorezeptorischen A-δ-Afferenzen auch zahlreiche dünne afferente C-Fasern der Karotissinus- bzw. Aortennerven beteiligt. Die Existenz dieser Faser ist sowohl morphologisch, als auch elektrophysiologisch nachgewiesen[1, 2, 7]. Eine getrennte Untersuchung beider Fasertypen ist mit erheblichen methodischen Schwierigkeiten verbunden. Es ist seit längerer Zeit bekannt, daß die C-Fasern des KSN sich durch lokale Applikation von Katecholaminen (Adrenalin, Noradrenalin) am Karotissinus aktivieren lassen[3, 6]. Die reflektorische Antwort darauf ist eine starke, langanhaltende Senkung von Blutdruck und Herzfrequenz. Auf Grund dieser depressorischen Wirkung wurde auf eine tonische Hemmung der medulären Kreislaufzentren geschlossen. In den vorliegenden Untersuchungen wurde nach einem weiteren Hinweis auf diese Hemmung in der Reaktion des efferenten Sympathikus gesucht. Die Experimente wurden an spontan-atmenden Kaninchen in Morphin-Urethannarkose durchgeführt. Die Ableitung der efferenten sympathischen Potentiale erfolgte postganglionär vom peripher durchtrennten Nierennerven. Zur quantitativen Beurteilung der efferenten sympathischen Aktivität wurden die Aktionspotentiale auf den Registrierstreifen über einen Zeitabschnitt von 5 Sekunden visuell ausgezählt, rechnerisch gemittelt und auf die Zeiteinheit Sekunden bezogen (Impulse/s). Die Applikation von Adrenalinlösung (1 : 1 000) erfolgte mittels kleiner getränkter Wattetupfer, welche an die freigelegten Karotisgabeln angelegt wurden. Nach einer meist 10 Minuten dauernden Beobachtungszeit wurden die Wattetupfer entfernt, die Karotisbifurkation mit Warmblut-Ringerlösung mehrmals gespült und mit 2%iger Jenacain-Lösung getränkte Tupfer den Karotisgabeln angelegt. Zu Beginn der Versuche wurden die beiden Aortennerven zur Vermeidung von Gegenregulationen durchgetrennt. Es konnte festgestellt werden, daß Adrenalin, lokal an den Sinus carotici appliziert, neben der Senkung von Blutdruck und

Herzfrequenz, eine ausgeprägte Hemmung der efferenten sympathischen Potentialaktivität des Nierennerven auslöst (Abb. 1, mittlerer Teil). Anästhesie der Rezeptionszonen hebt diese Wirkung auf (rechter Teil der Abb. 1) Die Latenzzeiten zwischen der Applikation des Adrenalins und dem Beginn der Reflexwirkung betragen ca. 1 Minute (in den meisten Fällen) bis 3 Minuten. Die maximale Wirkung tritt nach weiteren 2 bis 3 Minuten ein. Dieser Effekt des Adrenalins wurde 10 bis 30 Minuten lang verfolgt, wobei keine Abschwächung der reflektorischen Sympathikushemmung, bzw. Erhöhung des Blutdrucks und der Herzfrequenz festgestellt werden konnte (Abb. 2). Aus der Abb. 2 ist zu entnehmen, daß nach pharmakologischer Deafferentierung der Rezeptionszonen die gemessenen Parameter ihre Ausgangswerte nicht wieder erreichen. Dieses kann man neben dem denkbaren zentralen Tonusverlust auf die wahrscheinlich fehlende chemorezeptorische Afferenz zurückzuführen. Denn die Möglichkeit, daß die lokal applizierte Jenacain-Lösung sowohl die in der Arterienwand lokalisierten Rezeptoren unwirksam macht, als auch die Chemorezeptoren selbst, ist nicht ausgeschlossen.

Die Okklusion der Karotiden, d. h. die Entlastung der sinualen Dehnungsrezeptoren während lokaler Adrenalinapplikation, wird stets mit einer reflektorischen Erhöhung des arteriellen Blutdrucks und der Herzfrequenz, sowie einer Steigerung der Sympathikusaktivität beantwortet. Das spricht dafür, daß der Baroreflex erhalten bleibt. Die Empfindlichkeit der Rezeptoren ist dabei offenbar sogar gesteigert. Denn, wie die Abb. 3 zeigt, fällt die reflektorische Steigerung der Sympathikusaktivität und des Blutdruckes nach Karotidenokklusion während lokaler Adrenalinwirkung relativ größer aus, als vor der Adrenalinapplikation.

Die Sympathikushemmung in diesen Experimenten trägt einen tonischen Charakter. Sie entspricht spiegelbildlich der von Kalkoff u. a.[5] beschriebenen tonischen Aktivierung der depressorisch wirkenden C-Afferenzen des Karotissinusnerven während lokaler Adrenalinapplikation. Eine ähnliche Hemmung des Sympathikus läßt sich durch Gleichdruckreizung der Pressorezeptoren (Druckbelastung des zirkulatorisch isolierten Karotissinuspräparates) nicht hervorrufen (Abb. 4). Vielmehr zeigt sich hierbei eine charakteristisch adaptive Verhaltensweise der efferenten Sympathikusaktivität und des arteriellen Blutdrucks.

Literatur

1 Aars, H., Myrre, L., Haswell, B. A., Acta Physiol. scand. 102 (1978) 84

2 Jordan, D., Spyer, K. M., Pflügers Arch. 369 (1977) 65

3 Kalkoff, W., Ber. ges. Physiol. u. exp. Pharmakol. 172 (1955) 133

4 Kalkoff, W., Plischke, K. H., Z. f. Kreislaufforschung 48 (1959) 395

5 Kalkoff, W., Plischke, K. H., Rath, F. W., Pflügers Arch. 289 (1966) 122

6 Palme, F., Kalkoff, W., Die Beurteilung von Zustandsänderungen in der pressorezeptorischen Reflexzone mit Hilfe gleichzeitiger Registrierung von Blutdruck und Aktionspotentialen des undurchschnittenen Sinusnerven. C. r. int. Angeiol. (Fribourg 1956) p. 60

7 Rees, P. M., J. Comp. Neur. 131 (1967) 517

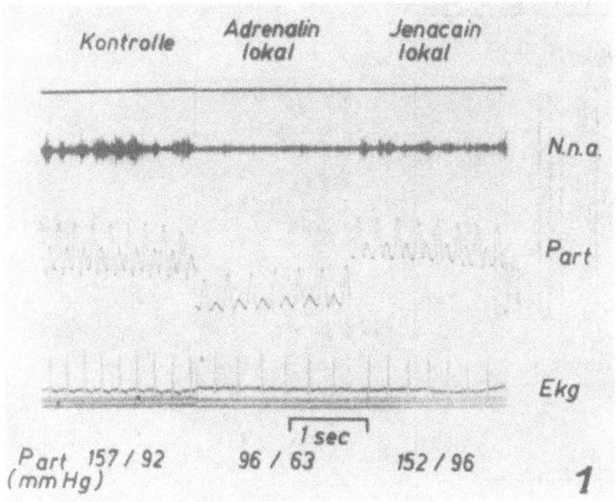

Abb. 1 Die Reaktion der efferenten sympathischen Aktivität des Nierennerven (N. n. a.), des arteriellen Druckes (Part) auf die lokale Adrenalinwirkung an beiden Karotissinus

linker Teil - unbeeinflußter Kontrollzustand

mittlerer Teil - während Wirkung der Adrenalinlösung (1 : 1 000) lokal an beiden Karotissinus appliziert

rechter Teil - nach Ausschaltung der pressorezeptorischen Funktion beider Karotissinus durch lokale Applikation von 2 %iger Jenacain-Lösung

Abb. 2 Verhalten von Herzfrequenz (HF), arteriellem Blutdruck (P_{art}) und efferenter sympathischer Aktivität des Nierennerven (N. n. a.) nach Beginn der Wirkung des Adrenalins lokal auf beide Karotissinus appliziert (m $\pm$ SE; n = 13)

Pfeil links - lokale Applikation von Adrenalinlösung (1 : 1 000)

Pfeil rechts - Anästhesie der Karotissinus mit 2 %iger Jenacain-Lösung

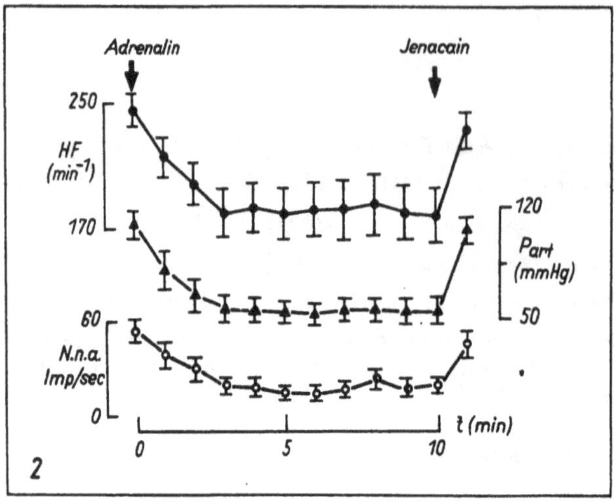

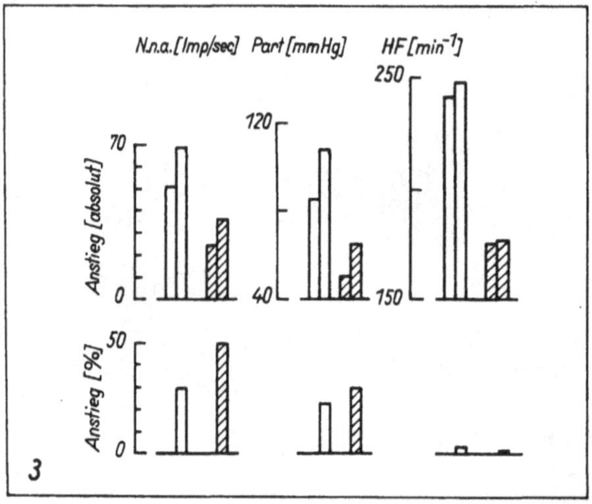

Abb. 3 Reaktion der efferenten Nierennervenaktivität, des arteriellen Blutdrucks und der Herzschlagfolge (m $\pm$ SE) auf Verschluß beider Karotiden vor (leere Säulen) und nach (gestrichelte Säulen) Applikation von Adrenalinlösung (1 : 1 000) auf beide Karotissinus (im oberen Teil der Abbildung sind die Absolutwerte eingetragen, im unteren Teil der relative Zuwachs - Ausgangswert = 100 % - nach Occlusion; n = 5)

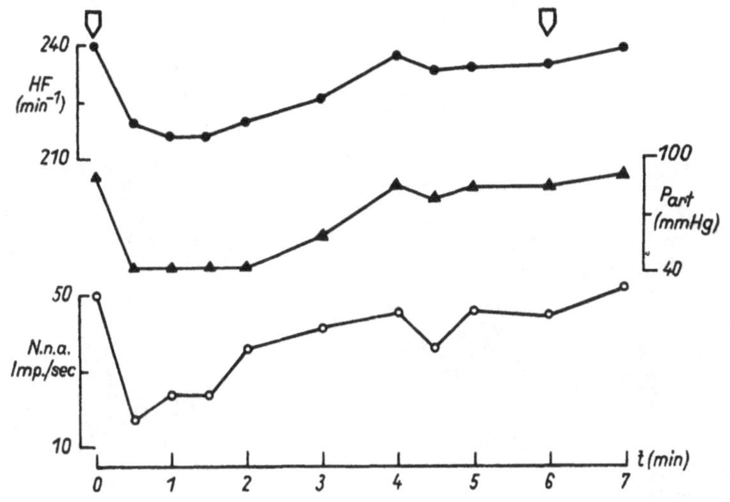

4

Abb. 4 Wiederanstieg von Herzfrequenz (HF), arteriellen Blutdruck (P_{art}) und efferenter Nierennervenaktivität (N. n. a.) trotz Fortdauer der Druckbelastung eines isolierten Karotissinuspräparates mit Gleichdruck von 140 mm Hg. (Die Pfeile zeigen Beginn und Ende der Druckbelastung)

Институт экспериментальной медицины АМН СССР,
Ленинград

В.А.Маковская, В.И.Ткаченко

О возможности дифференцированной блокады передачи нервных импульсов к резистивным и емкостным сосудам с помощью ганглиоблокаторов

Литературные данные (4, 5, 7, 8, 9) свидетельствуют о том, что при прессорных рефлексах в большинстве случаев имеют место констрикторные реакции резистивных и емкостных сосудов скелетной мускулатуры и органов спланхнической области. Наряду с этим, в исследованиях шведских авторов (6), а также сотрудников нашей лаборатории (I, 2, 3) показана возможность проявления при тех же рефлексах дилататорных реакций емкостных сосудов на фоне констрикции резистивных.

В свете сказанного представляло интерес изучение механизмов указанных разнонаправленных реакций резистивных и емкостных сосудов. Дифференциация нервных влияний на указанные отделы сосудов могла осуществляться на различных уровнях регуляции вазомоторных реакций, одним из которых мог быть уровень ганглиев симпатической нервной системы.

Задачей работы являлось изучение влияния различных доз ганглиоблокаторов на проявление рефлекторных реакций резистивных и емкостных сосудов скелетной мускулатуры.

Опыты проводились на кошках, наркотизированных уретаном (I г/кг) и хлоралозой (20 мг/кг). Реакции резистивных и емкостных сосудов препарата "задних конечностей" изучались в условиях аутоперфузии сосудов с помощью двухканального перфузионного насоса постоянной производительности. О реакциях резистивных сосудов судили по величине перфузионного давления на входе в изучаемую сосудистую область, а изменения объема крови, оттекающей по задней полой вене, измеряемые в миллилитрах, свидетельствовали о сдвигах емкости сосудистого русла.

Ганглиоблокаторы: гексоний и тетамон вводились животным внутривенно в дозе 0,6 - I5 мг/кг.

Опыты показали, что в ответ на электрическую стимуляцию афферентных волокон плечевого сплетения и при прессорном синокаротидном рефлексе всегда имеют место констрикторные реакции резистивных сосудов скелетной мускулатуры, в то время как реакции емкостных сосудов при каждом из этих рефлексов могли быть констрикторными или дилататорными.

Применение ганглиоблокаторов гексония выявило различную последовательность выключения рефлекторных реакций резистивных и емкостных сосудов (рис. I). Оказалось, что гексоний в дозе 2 - 3 мг/кг полностью снимал констрикторные реакции резистивных сосудов при прессорных рефлексах, но практически не влиял на характер изменений венозного оттока. Увеличение дозы гексония (до 3,5 - 6,0 мг/кг) блокировало констрикторную реакцию емкостных сосудов, при этом величина дилататорных реакций емкостных сосудов только уменьшалась. И лишь при дальнейшем увеличении дозы гексония (от 6,5 мг/кг и выше) дилататорные реакции емкостных сосудов при прессорных рефлексах исчезали полностью.

С целью выяснения характера проявления рефлекторных констрикторных и дилататорных реакций резистивных и емкостных сосудов в условиях применения другого ганглиоблокатора животным внутривенно вводился тетамон в дозе 2 - I5 мг/кг. Результаты опытов показали, что при введении тетамона, как и в случаях с применением ганглиоблокатора гексония, выявилась таже последовательность выключения рефлекторных реакций резистивных и емкостных сосудов (рис. 2), т.е. при использовании малых доз тетамона (3 - 7 мг/кг) в ответ на рефлекторные влияния не проявлялись только констрикторные реакции резистивных сосудов, в то время как реакции емкостных сосудов продолжали иметь место. Для устранения рефлекторных реакций емкостных сосудов требовались большие дозы ганглиоблокатора тетамона (7,5 - I5 мг/кг).

Таким образом, полученные данные указывают на существование определенных различий передачи нервных импульсов в симпатических ганглиях с преганглионарных волокон на постганглионарные для резистивных и емкостных сосудов скелетной мускулатуры, что может иметь значение при лечении гипертонических состояний ганглиоблокаторами.

Литература к докладу В.А.Маковской и Б.И.Ткаченко

I. Ткаченко Б.И.
Некоторые физиологические аспекты изучения емкостных сосудов. "Вестник АМН СССР", I970, № II, 57 - 68

2. (Ткаченко Б.И., Чернявская Г.В., Самойленко А.В., Поленов С.А.)
Tkachenko B.I., Cgernjavskaja G.V., Samoilenko A.V., Polenov S.A.
The Peculiarilies of capacitance vessels reflex responses. "Experientia", 1970, v 26, 9, 973 - 974.

3. Tkachenko B.I., Chernjavskaja G.V.
Neurogenic responses of resistance and capacitance vessels. "Experientia", 1971, v 27, 7, 782 - 784.

4. Alexander R.S.
The participation of the venomotor system in pressor reflexes.
"Circulat Res.", 1954, v 2, 2 , 405 - 409.

5. Bartelstone H.J.
Role of the veins in venous return.
"Circulat Res.", 1960, v 8, 5, 1059 - 1076.

6. Browse N.L., Shepherd J.T., Donald D.
Differences in responses of veins and resistance vessels in limbs to same stimulus.
Am.J.Physiol., 1966, v 211, 5, 1241 - 1247.

7. Hadjiminas J., Öberg B.
Effects of carotid baroreceptor reflexce on venous tone in skeletal muscle and intestine of the cat.
Acta physiol. scand., 1968, v 78, 4, 518 - 532

8. Johansson B.
Circulatory responses to stimulation of somatic afferents: with special reference to depressor effects from muscle nerves.
Acta. physiol. scand., 1962, v.suppl.57, v 198, 1 - 98

9. Öberg B.
Effects of cardiovascular reflexcs on net capillary fluid

fransfer.
Acta physiol. scand., 1964, v 62, suppl. 229, 1 - 98.

Рис. I. Реакция резистивных (А) и емкостных (Б) сосудов скелетной мускулатуры в ответ на стимуляцию афферентных волокон левого плечевого сплетения до и после применения различных доз гексония.

Обозначения: по оси ординат на А-изменения перфузионного давления в % к исходному уровню (△ ПД), на В-изменения емкости сосудов в % к исходному объему (△ V).
по оси абсцисс - дозы гексония.

Рис. 2. Реакция резистивных (А) и емкостных (Б) сосудов скелетной мускулатуры при прессорном синокеротидном рефлексе до и после применения различных доз тетамона.

Обозначения: те же, что и на рис. I.

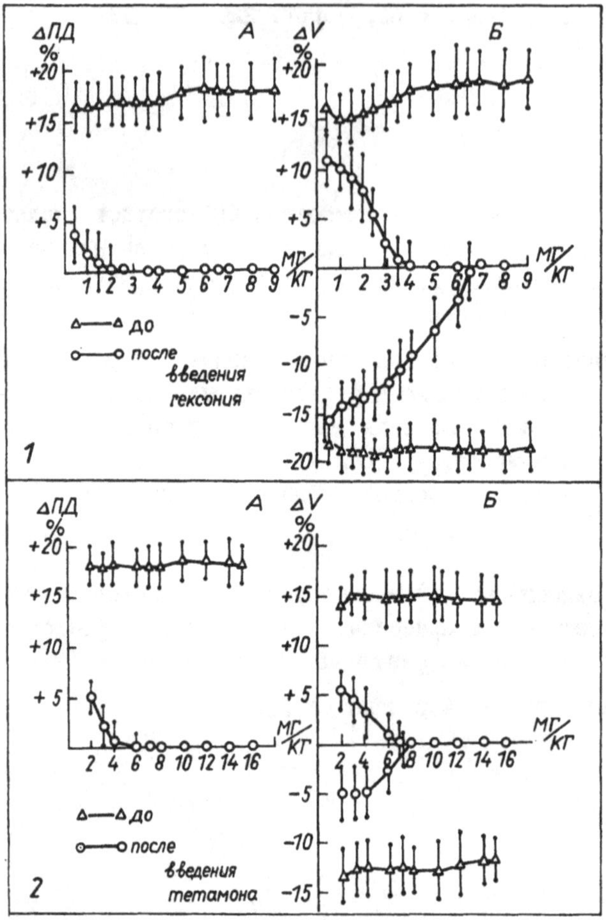
ΔПД
%
A
ΔV
%
Б
МГ/КГ
Δ—Δ до
○—○ после
введения
гексония
1
ΔПД
%
A
ΔV
%
Б
МГ/КГ
Δ—Δ до
○—○ после
введения
тетамона
2

IV. Kohlenhydrat- und Lipidstoffwechsel bei arterieller Hypertonie

Zentralinstitut für Herz- und Kreislauf-Regulationsforschung der Akademie der Wissenschaften der DDR, Berlin-Buch (Direktor: MR Prof. Dr. sc. med. H. Heine)

Lipidstoffwechselstörungen bei spontan hypertonen Ratten (SHR)

P. Singer, R. Baumann, S. Voigt, W. Gödicke, M. Wirth und V. Moritz

Die essentielle Hypertonie[1, 3, 5] und sekundäre Hochdruckformen[10] sind durch eine Syntropie mit Kohlenhydrat- und Fettstoffwechselstörungen gekennzeichnet. Bei dem essentiellen Hochdruck trifft das bereits für die Frühformen und im jugendlichen Alter zu[3, 5, 6].

Bei tierexperimentellen Untersuchungen wird andererseits vielfach davon ausgegangen, daß die spontane Hypertonie von Ratten ein geeignetes Modell zum Studium der essentiellen Hypertonie sei[15]. Die bisher vorliegenden Literaturbefunde sind jedoch kontrovers[4, 8].

Wir haben daher in einigen Versuchsserien geprüft, ob auch bei spontanhypertonen Ratten (SHR) Veränderungen des Lipidstoffwechsels beobachtet werden können, die mit denen bei essentieller Hypertonie vergleichbar sind.

Zahlreichen Publikationen ist zu entnehmen, daß SHR durch ein niedrigeres Körpergewicht gekennzeichnet sind als gleichaltrige Wistaratten. Die Ursache dieses Phänomens ist noch weitgehend unbekannt. Da für alle Altersgruppen signifikante Unterschiede bestehen (Abb. 1), handelt es sich offensichtlich um eine stammspezifische Erscheinung, die auch schon bei 4 Wochen alten Tieren, d. h. vor der Manifestation der Hypertonie, ausgeprägt ist. Das Körpergewicht zeigt auch bei Ratten eine enge Beziehung zum Volumen der Adipozyten[14]. Letzteres steigt mit zunehmendem Alter (und demnach auch mit zunehmendem Gewicht) bei SHR und Kontrollratten an, liegt bei den ersteren jedoch jeweils niedriger als bei den Vergleichstieren. Das bedeutet, daß die Korrelation zwischen beiden Größen bestehen bleibt, obwohl die SHR ein durchschnittlich geringeres Gewicht aufweisen.

Bereits im Alter von 4 Wochen, d. h. vor der Hypertoniemanifestation, haben SHR signifikant höhere Werte der freien Fettsäuren (FFS) im Serum (Abb. 2). Im Altersgang lassen diese eine fallende Tendenz erkennen, wobei die Unterschiede nicht signifikant bleiben. Diese Befunde sind deshalb von Interesse, weil nur bei jungen SHR eine Erhöhung der Plasmakatecholamine gefunden worden ist[7, 15]. Damit kann eine katecholamininduzierte Lipolyse als Ausdruck einer vemehrten Sympathikusaktivität in Erwägung gezogen werden, die nach der Hypertoniemanifestation, also schon im Alter von 8 Wochen, an Relevanz zu verlieren scheint.

Das vermehrte Angebot von FFS an die Leber von jungen SHR, insbesondere in der prähypertensiven Phase, kann zu einer hepatitischen Triglyceridakkumulation führen. Während bei den Kontrollratten der Triglyceridgehalt in der Leber kontinuierlich ansteigt, ist er bei SHR bereits im Alter von 4 Wochen signifikant höher, um nach einem passageren Abfall (bei 8 Wochen alten SHR) auf dem gleichen Niveau zu verbleiben Abb. 3). Diese Ergebnisse korrespondieren mit der aus der Klinik und dem Tierexperiment bekannten Tatsache, daß der FFS-Zustrom zur Leber eine wesentliche Determinante der Leberverfettung darstellt.

Gaschromatographische Analysen der Lebertriglyceride ergaben bei den Kontrollratten einen kontinuierlichen Anstieg der Linolsäure, der bei den SHR erst ab der 8. Woche zu beobachten war (Abb. 4). Mit Ausnahme der 4 Wochen alten Tiere lag der prozentuale Anteil der Linolsäure signifikant niedriger als bei den Vergleichstieren. Andererseits trat zwischen der 4. und 8. Woche - also in der Zeitperiode, in der sich die Hypertonie bei SHR manifestiert - ein deutlicher prozentualer Abfall der Arachidonsäure ein. Er war bei den SHR am stärksten ausgeprägt. Diese Befunde möchten wir einerseits mit einer behinderten Umwandlung von Linolsäure in Arachidonsäure zwischen der 4. und 8. Woche mit der zunächst verminderten, nach der Hypertoniemanifestation jedoch erhöhten Aktivität der Cyclooxygenase in Zusammenhang sehen, so daß die enzymatische Umwandlung der Arachidonsäure in Prostacyclin erst gering, später jedoch verstärkt erfolgt, ohne allerdings zu einem hypotensiven Effekt zu führen. Gleichartige Befunde wurden auch im Serum erhoben[13]. Wir deuten das als einen adaptiven Mechanismus[6, 13], der nicht ausreicht oder zu spät einsetzt, um die genetisch determinierte Hypertonie bei SHR zu verhindern.

Ein weiterer bemerkenswerter Befund ist die signifikant niedrigere Triglyceridkonzentration im Serum von SHR in allen Altersklassen (Abb. 5). Das Cholesterol ist andererseits bei den jungen SHR (4 Wochen alte Tiere) zunächst erhöht, bei den älteren Tieren dagegen erniedrigt. Die Unterschiede sind jedoch nicht so ausgeprägt wie bei den Triglyceriden.

Eine Erklärung für die niedrigeren Triglyceridwerte bei SHR könnte die vermehrte postheparinlipolytische Aktivität (PHLA) sein, die in allen Altersklassen über der der Wistarratten lag und mit dem Alter eine abnehmende Tendenz zeigte (Abb. 6). Diese Befunde sind möglicherweise mit einer vermehrten Synthese der Lipoproteinlipase bei

SHR zu erklären, die durch die Hyperinsulinämie von SHR[4, 9] induziert werden kann.

Zusammenfassend sind hinsichtlich des Lipidstoffwechsels zwischen SHR und Patienten mit essentieller Hypertonie mehr Unterschiede als Gemeinsamkeiten festzustellen, die bei einem Vergleich von SHR sowie Patienten mit essentieller Hypertonie zu jeweiligen Kontrollgruppen verdeutlicht werden können (Tabelle).

Gemeinsamkeiten im Fettstoffwechsel von SHR und essentiellen Hypertonikern sehen wir in der Erhöhung der FFS-Konzentration im Serum und des Triglyceridgehalts der Leber bei jungen Tieren bzw. in der Frühphase der Erkrankung, die auf die bekannte Steigerung der Sympathikusaktivität in dem Initialstadium der Hypertonie von Ratte und Mensch zurückgeführt werden könnten[2, 7].

Nach den Veränderungen der vorgenannten Parameter sind SHR in bezug auf den Lipidmetabolismus nicht als geeignetes Modell für die essentielle Hypertonie anzusehen.

Literatur

1 Baumann, R., Ber. Ges. Inn. Med. 8 (1972) 191

2 Baumann, R., Baumann, H., Singer, P., Ziprian, H., Enderlein, J., Naumann, E., Hartrodt, W. und Gödicke, W., Dt. Ges.wesen 34 (1979) 2390

3 Baumann, R. und Graff, Ch., Dt.Ges.wesen 23 (1968) 1585 u. 1633

4 Baumann, R., Moritz, V., Gödicke, W., Postnow, J. W. und Ziegler, M., Acta biol. med germ. 35 (1976) K 33

5 Baumann, R., Thybusch, D., Gödicke, W., Kleinau, E. und Bansi, D, Dt. Ges. wesen 26 (1971) 525

6 Baumann, R., Ziprian, H., Michailov, M. L., Bansi, D., Enderlein, J., Läuter, J., Naumann, E., Hartrodt, W., Gödicke, W. und Thiel, H., Dt. Ges.wesen 29 (1974) 721

7 Nakamura, K und Nakamura, K., Naunyn-Schmiedeberg's Arch. Pharmacol. 305 (1978) 127

8 Orbetzova, V., Kiprov, D. und Puchlev, A., Cor et Vasa 18 (1976) 221

9 Postnov, Yu. V., Gorkova, S. L. und Solovyova, L. P., Virchows Arch. A Path. Anat. Hist. 371 (1976) 79

10 Singer, P., Dt. Ges.wesen 23 (1968) 1930

11 Singer, P., Pfeiffer, D., Gödicke, W., Berger, I. und Voigt, S., Dt. Ges.wesen 35 (1980) - im Druck

12 Singer, P., Voigt, S., Gödicke, W., Pfeiffer, D., Baumann, R., Cor et Vasa 22 (1980) - im Druck

13 Singer, P., Voigt, S., Moritz, V. und Baumann, R., Atherosclerosis 33 (1979) 227

14 Singer, P., Voigt, S., Moritz, V. und Baumann, R., Atherosclerosis 33 (1979) 259

15 Yamori, Y., Jap. Circul. J. 41 (1977) 259

Tabelle

Unterschiede von Lipidparametern zwischen SHR und Patienten mit essentieller Hypertonie (im Vergleich zu jeweiligen Kontrollgruppen)

	SHR	essentielle Hypertonie[1]
Körpergewicht	geringer	normal bis erhöht
Fettzellvolumen	geringer	abhängig vom Gewicht
Serumtriglyceride	niedriger	normal bis erhöht
PHLA	erhöht	unverändert
Linolsäure (in %)	geringer	normal bis erhöht
Arachidonsäure (in %)	erhöht	normal bis erhöht (abhängig vom Stadium der Hypertonie)

1 nach Literaturhinweisen und eigenen Befunden[1, 3, 4, 11, 12, 13, 14].

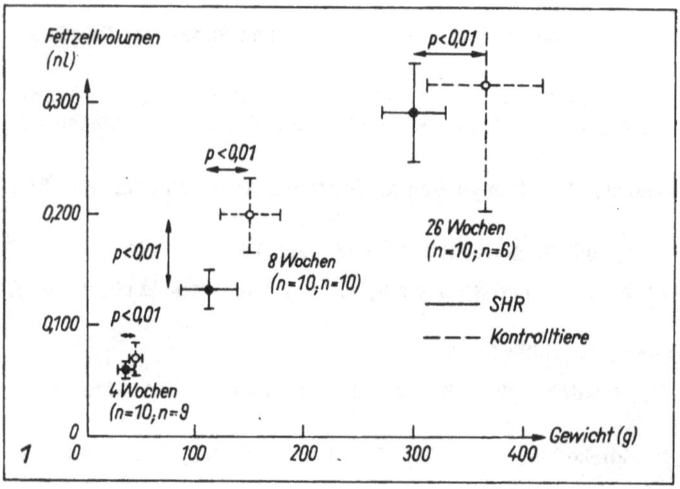

Abb. 1 Körpergewicht und Fettzellvolumen ($\bar{x} \pm s$) bei SHR und normotonen Wistarratten im Alter von 4, 8 und 26 Wochen

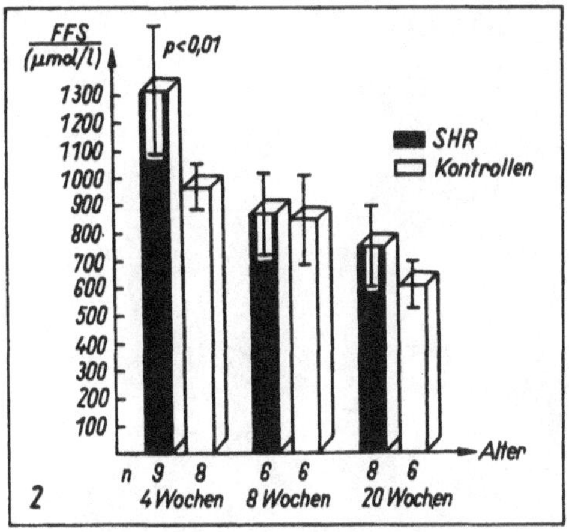

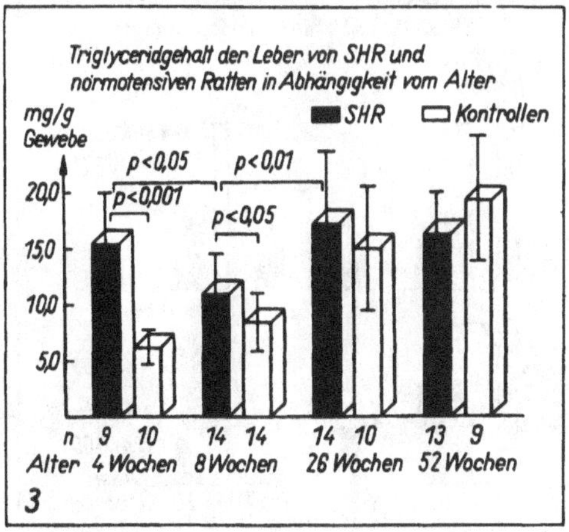

Abb. 2 FFS ($\bar{x} \pm s$) im Serum bei SHR und Kontrollratten in Abhängigkeit vom Alter

Abb. 3 (vgl. Abb.)

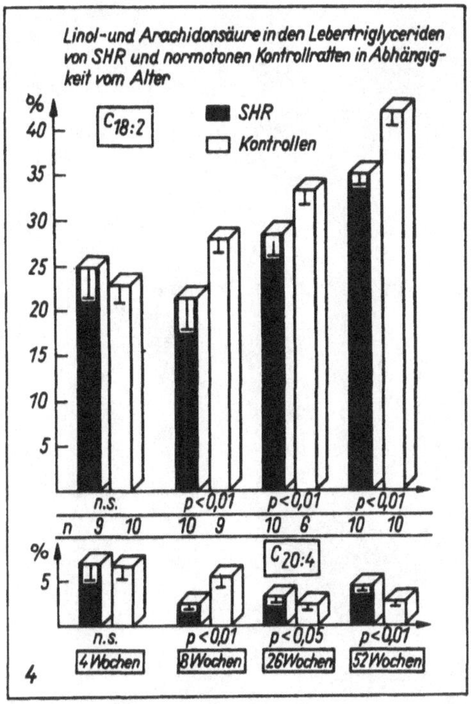

Abb. 4 (vgl. Abb.)

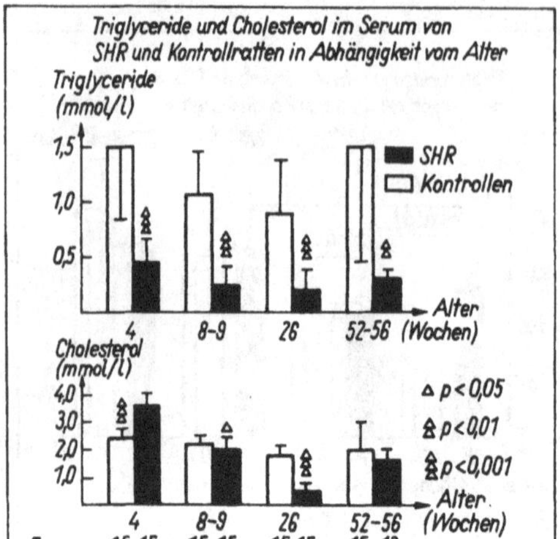

5

Abb. 5 (vgl. Abb.)

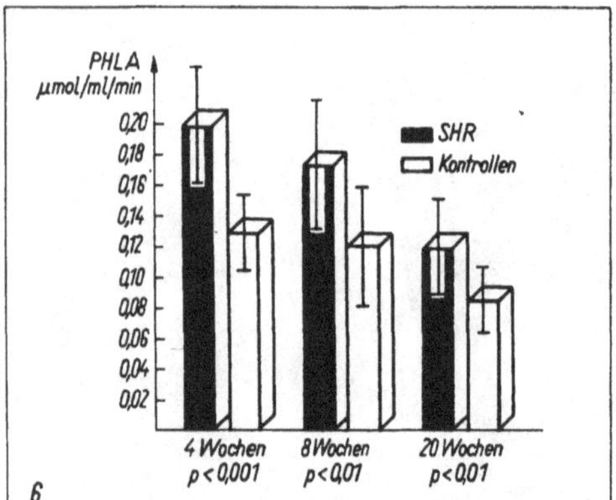

6

Abb. 6 Postheparinlipolytische Aktivität (PHLA) im Plasma von SHR und Kontrolltieren im Alter von 4, 8 und 20 Wochen

Zentralinstitut für Herz- und Kreislauf-Regulationsforschung der Akademie der Wissenschaften der DDR, Berlin-Buch (Direktor: MR Prof. Dr. sc. med. H. Heine)

Kohlenhydratstoffwechsel und Langerhanssches Inselsystem bei der spontan-hypertonen Ratte (SHR)

V. Moritz, R. Baumann, R. Schmidt und M. Boyke

Eine verminderte Glukosetoleranz, eine Insulin"enhancement" sowie erhöhte Serumlipidwerte sind bei jugendlichen Patienten mit essentieller Hypertonie unter Glukosebelastung von R. Baumann[1, 2, 3] und in späteren Phasen der Erkrankung[4, 5] festgestellt worden.

Wir haben in tierexperimentellen Untersuchungen am Modell einer experimentellen Hypertonie, die bei der spontan-hypertonen Ratte (SHR) hereditär fixiert zu sein scheint, Verflechtungen ähnlicher Stoffwechsel- und Blutdruckdysregulationen beobachten können[6, 7].

Frühere Untersuchungen zur gleichen Thematik an Modellen einer neurotischen, neurogenen oder renalen Hypertonie der Ratte gaben bereits Hinweise auf solche Verflechtungsmechanismen, hatten aber den Nachteil, daß diese Formen der experimentellen Hypertonie bei der Ratte in den seltensten Fällen Blutdruckmittelwerte über 160 mm Hg aufwiesen und die Frühformen (prähypertone Phase) nicht erfaßt werden konnten.

Material und Methode

Es wurde bei 260 männlichen SHR (Okamoto/Aoki) und 250 männlichen normotensiven Kontrollratten im Alter von 4 - 56 Wochen nach einer nächtlichen Nüchternperiode ein i. p. Glukosetoleranztest durchgeführt und vor, sowie 30 - 300 Minuten nach Glukosegabe Blut zur enzymatischen Glukosebestimmung aus der Schwanzspitze entnommen.

In einer weiteren Untersuchungsserie wurde bei insgesamt 210 männlichen Ratten (SHR und Kontrollratten) nach dem gleichen Schema ein i. p. Glukosetoleranztest durchgeführt und zu jedem Zeitpunkt des Glukosetoleranztests (GTT) Blut für die radioimmunologische Insulinbestimmung im Plasma[8] entnommen. Alle Tiere erhielten vor Versuchsbeginn kommerzielles Rattenfutter (VEB KIM, Berlin) sowie Wasser ad libitum.

Der systolische und diastolische Blutdruck sowie die Herzfrequenz wurden unblutig mittels Schwanzmanschettenmethode ermittelt.

Die statistischen Berechnungen erfolgten mit dem t-Test nach Student nach einem speziellen Programm für korrelierte Messungen und für unabhängige Messungen mit Vergleich zwischen den Klassen am TPAi.

Ergebnisse

Alle hier untersuchten Ratten (SHR) entwickeln mit zunehmendem Alter progredient eine Hypertonie mit Blutdruckwerten um 200 mm Hg (Abb. 1), wie sie auch von der japanischen Arbeitsgruppe um Okamoto beschrieben wurden. Im Blutdruckverhalten zeigt sich bereits sehr früh eine Erhöhung sowohl systolisch als auch diastolisch, wobei Werte unter 150 mm Hg nur in der prähypertonen Phase beobachtet werden. Mit Ausnahme der SHR im Alter von 4 Wochen im diastolischen Blutdruck besteht zu allen gemessenen Zeitpunkten ein signifikanter Unterschied im Blutdruck zwischen beiden Tierkollektiven (Abb. 2 und Abb. 3).

Auch in der Herzfrequenzkurve gibt es signifikante Unterschiede zwischen altersgleichen spontan-hypertonen und normotonen Ratten (Abb. 4). Bereits in frühen Hypertoniestadien, d. h. zu einem Zeitpunkt vor Manifestation der Hypertonie, wenn die höchsten Blutdruckwerte noch nicht erreicht sind, wird ein Gipfel der Herzfrequenzkurve bei SHR sichtbar, der für eine erhöhte sympathische Aktivität sprechen könnte.

In den vorliegenden Untersuchungen wurde verschiedenen Altersgruppen SHR und normotonen Ratten i. p. 3,5 g Glukose/kg Körpergewicht der Ratten injiziert. Bisher vorliegende Untersuchungen zum Glukosetoleranztest bei SHR sind kaum vergleichbar, da die Glukose sowohl i. v.[9, 10] als auch oral[11] und intraperitoneal[6, 7] verabfolgt wurde. Ungeachtet dessen ist eine verminderte Glukosetoleranz ein gemeinsamer Befund aller Untersuchungen, trotzdem das Alter, die Manifestation und das Stadium der Hypertonie nicht genauer berücksichtigt wurden. Der Klärung dieser alters- sowie Hypertoniestadium-bezogener Korrelationen galt unsere besondere Aufmerksamkeit.

Bereits in frühen Hypertoniestadien mit 5, 6 und 14 - 15 Wochen beobachtet man signifikant verschlechterte Glukosetoleranzen (Abb. 5, 6, 7). Auch bei 52 - 56 Wochen alten SHR im Stadium der ausgeprägten Hypertonie sind signifikante Unterschiede zu altersgleichen, normotonen Kontrollratten zu beobachten, trotzdem bei letzteren nach den Kriterien von Wexler und Fischer[12] vereinzelt auch verminderte Glukosetoleranzen nachgewiesen werden konnten (Abb. 9).

Trotz der hier gezeigten verminderten Glukosetoleranz wurde von R. Baumann und Mitarbeitern bei SHR[6, 7] und von Wessels[10] an einem anderen spontan-hypertonen Rattenmodell bei jungen SHR eine erhöhte und bei alten SHR eine verminderte Glukosestimulierte Insulinsekretion und B-Zellgranulierung der Inselzellen des Pankreas nachgewiesen.

Im prähypertonen Stadium mit 4 Wochen Lebensalter (Abb. 10) sind bei SHR noch nicht signifikante aber in der Tendenz bereits vorhandene Unterschiede des radioimmunologisch nachweisbaren Plasmainsulins gegenüber gleichaltrigen normotonen Kontrollratten vorhanden, die im Frühstadium der Hypertonie mit 9 Wochen Lebensalter (Abb. 11). hoch signifikant voneinander abweichen. Bei manifester Hypertonie (Abb. 12) liegt die Kurve des Plasmainsulins nach i. p. Glukose für SHR zu allen Belastungszeitpunkten signifikant unter der der Kontrollen.

Histologisch sind im Stadium der ausgeprägten Hypertonie Degranulierungen und im prähypertonen Stadium Hypergranulierungen im Vergleich zur normalen B-Zellgranulierung der normotonen nüchternen Ratte in den Langerhansschen Inseln des Pankreas zu erkennen.

Unter Berücksichtigung dieser Ergebnisse kann gefolgert werden, daß die verminderte Glukosetoleranz von SHR nicht primäre Ursache eines Insulindefizits sein kann. Im Gegenteil kann die zunächst vermehrte Insulinsekretion als gegenregulatorischer Effekt durch eine erhöhte Katecholaminproduktion und -freisetzung (Hyperaktivität des Sympathikus) bedingt sein. Durch eine langwährende Überlastung der B-Zellen im Verlaufe der gestörten Glukosetoleranz kann sich dann eine B-Zelleninsuffizienz mit verminderter Insulinsekretion entwickeln. Dementsprechend muß bei älteren SHR die verminderte glukosestimulierte Insulinsekretion aus funktioneller Sicht als maladaptives Geschehen aufgefaßt werden.

Frühere Untersuchungen hatten gezeigt, daß außer der Glukoseintoleranz die Insulin"enhancement" mit niedrigen Triglycerid- und Cholesterolwerten im Serum von SHR einhergeht[6]. Hier gibt es Unterschiede zu Patienten mit essentieller Hypertonie. Für SHR konnte bei spontan-hypertonen Ratten eine erhöhte postheparin-lypolytische Aktivität, d. h. Erhöhung der Lipoproteinlipase, deren Synthese durch Insulin stimuliert wird, nachgewiesen werden, die für ein Mitwirken des Fettstoffwechsels sprechen. Altersabhängige Befunde verschiedener anderer biochemischer Parameter, wie erhöhte Katecholamine, Dopamin-ß-Hydroxylase, Fettsäuremuster der Triglyceride und FFS[13] verleiten zu der Annahme, daß Änderungen der Glukosetoleranz aus synoptischer Sicht mit Störungen anderer biochemischer Systeme bei SHR verbunden sind.

Schlußfolgernd könnte gesagt werden, daß eine vermehrte katecholamin-induzierte Lipolyse zur verminderten Glukosetoleranz mit konsekutiver Vermehrung der Insulinsekretion führt, die ihrerseits eine Vermehrung der Lipoproteinlipaseaktivität und der peripheren Triglyceridaufnahme bedingt.

Infolge des geringeren Körpergewichtes und der kleineren Fettdepots sowie der kleineren Fettzellgröße bei SHR[14] reicht die periphere Triglyceridaufnahme wahrscheinlich trotzdem nicht aus, um die prädominierende Lipolyse auszugleichen. Nach diesen Überlegungen kann wahrscheinlich eine erhöhte Sympathikusaktivität als initiierender Faktor für die Hypertonie und die verschlechterte Glukosetoleranz bei SHR dienen, was auch für die essentielle Hypertonie postuliert wurde[15], andererseits ist ein hoher intrazellulärer Natriumgehalt ein typischer gemeinsamer Befund bei essentieller Hypertonie und SHR. Weitere Untersuchungen werden zur Klärung dieser Fragestellung erforderlich sein.

Literatur

1 Baumann, R. und Graff, Ch. , Dtsch. Ges.wesen 23 (1968) 1585 und 1633

2 Baumann, R., Thybusch, D., Gödicke, W., Kleinau, E. und Bansi, D., Dtsch. Ges.wesen 26 (1971) 525

3 Baumann, R., Ber. Ges. Inn. Med. 8 (1972) 191

4 Dieterle, P., Fehm, H., Ströder, W., Henner, J., Bottermann, P. und Schwarz, K., Dtsch. med. Wschr. 92 (1967) 2376

5 Welborn, T. A., Breckenbridge, A., Rubinstein, A. H., Dollery, C. T. und Frazer, T. R., Lancet 1 (1966) 1336

6 Baumann, R., Moritz, V., Gödicke, W., Postnov, Y. und Ziegler, M., Acta biol. med. germ. 35 (1976) K 33

7 Moritz, V. und Baumann, R., Dtsch. Ges.wesen 33 (1978) 1969

8 Gottschling, D., Ziegler, M., Wilke, W. und Michael, R., Radiobiol.-Radiother. 15 (1974) 91

9 Postnov, Y., Gorkova, S. und Solovyova, L., Virchows Arch. A, Path. Anat. und Histol. 371 (1976) 79

10 Wessels, F.
Urban und Schwarzenberg, München-Berlin-Wien 1975

11 Yamori, Y., Ohtaka, M., Yoshima, H., Nara, Y., Horie, R., Shimamoto, T. und Komachi, Y., Jpn. Circul. J. 42 (1978) 841

12 Wexler, B. C. und Fischer, C. T., Nature 200 (1963) 33

13 Singer, P., Voigt, S., Moritz, V. und Baumann, R., Atherosclerosis 33 (1979) 227

14 Singer, P., Voigt, S., Moritz, V. und Baumann, R., Atherosclerosis 33 (1979) 259

15 Baumann, R., Baumann, H., Singer, P., Ziprian, H., Enderlein, J., Naumann, E., Hartrodt, W. und Gödicke, W., Dtsch. Ges.wesen 34 (1979) 2390

Entwicklung der spontanen Hypertonie der SHR (Okamoto/Aoki)

Alter in Wochen	Hypertonie-Stadium	Blutdruck in mm Hg: syst./diast.	Blutdruck in mm Hg: Normalwerte d. Kontrollratten	Herzfrequenz (Schl./Min.)	Herzfrequenz: Normalwerte d. Kontrollratten
4	Prähypertone Phase	120/75	95/-	404	200-375
5	Phase der Manifestation	145/90	120/70	437	"
6		150/85	-/-	456	"
8-9		160/95	120/65	425	"
10-11	Ausgeprägte Hypertonie	180/115	130/75	404	"
14-15		200/130	115/70	396	"
18-20		210/130	125/75	420	"
25-26		200/130	120/80	433	"
42-44		230/145	110/73	418	"
52-56		215/140	108/70	450	"

1

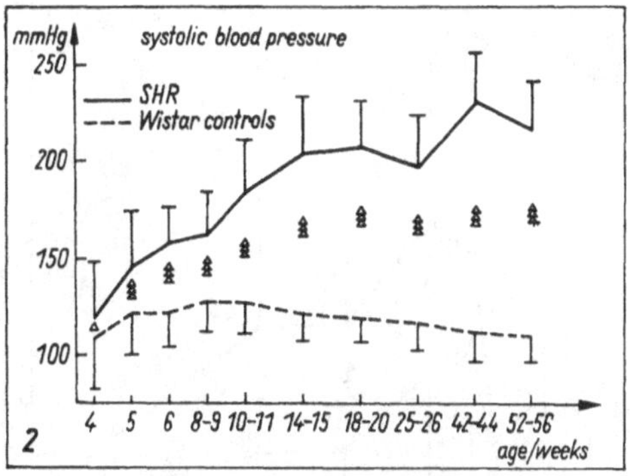

Abb. 1 Tabelle: Entwicklung der spontanen Hypertonie der SHR

Abb. 2 Systolischer Blutdruck in Beziehung zum Alter und Hypertoniestadium bei SHR und Kontrollratten

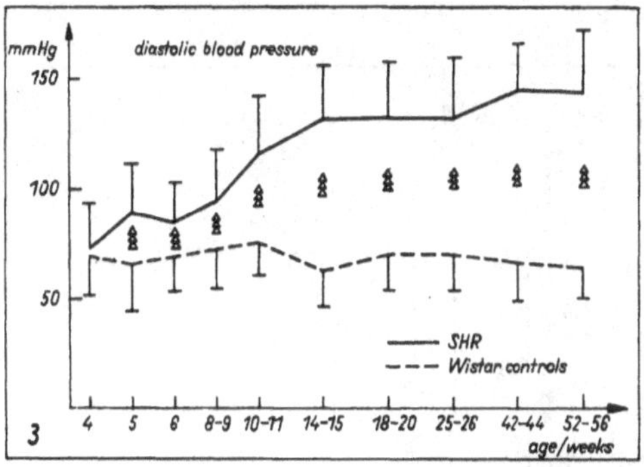

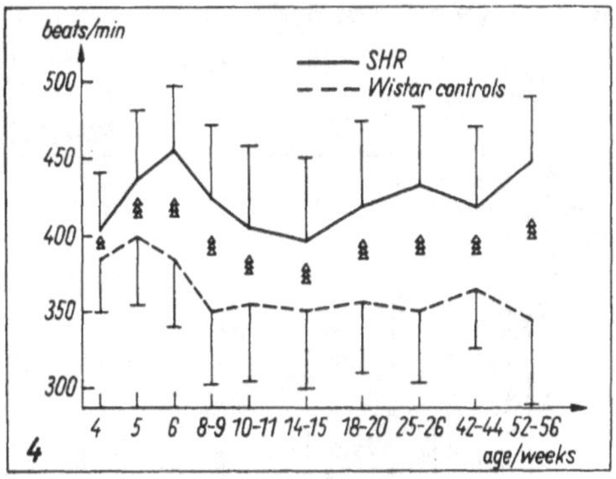

Abb. 3 Diastolischer Blutdruck in Beziehung zum Alter und Hypertoniestadium bei SHR und Kontrollratten

Abb. 4 Herzfrequenz in Beziehung zum Alter und Hypertoniestadium bei SHR und Kontrollratten

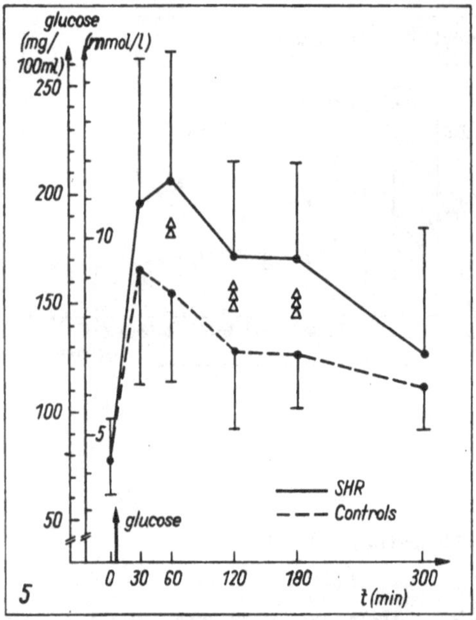

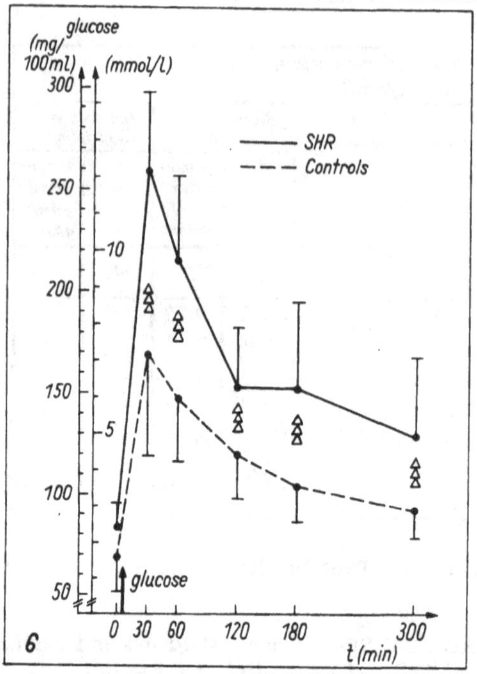

Abb. 5 I. p. Glukosetoleranz bei SHR und normotonen Kontrollratten im Alter von 5 Wochen

Abb. 6 I. p. Glukosetoleranz bei SHR und normotonen Kontrollratten im Alter von 6 Wochen

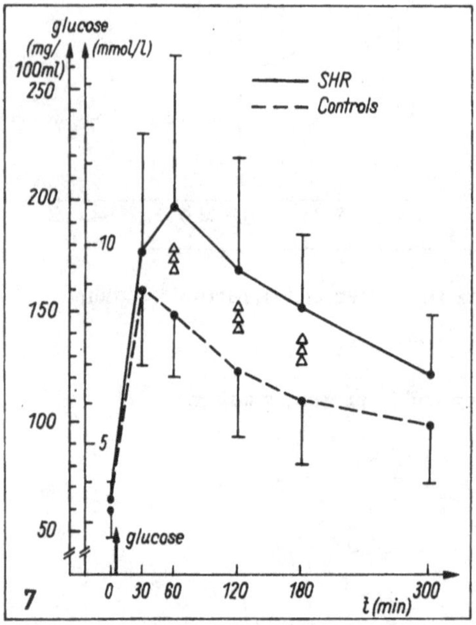

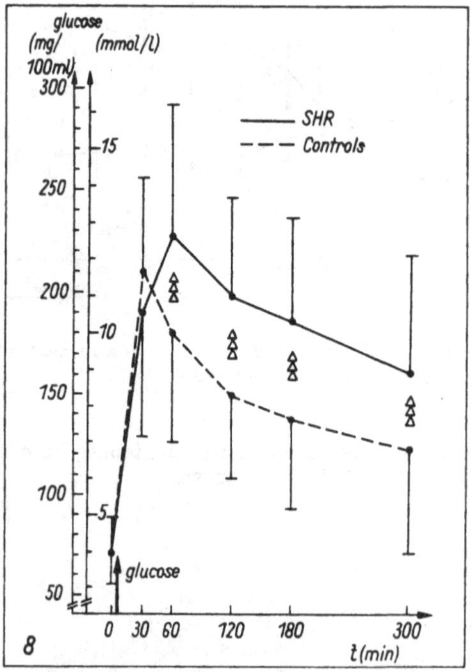

age (weeks)	Controls 1	2	3	4	SHR 1	2	3	4
8-9	–	–	–	–	o	–	–	–
14-15	–	–	–	–	o	–	–	–
18-20	–	–	–	–	o	–	o	–
25-26	o	–	o	–	o	–	o	–
42-44	–	–	o	–	o	–	o	–
52-56	–	–	–	–	o	–	o	–

Criterions for impaired glucose-tolerance (Wexler and Fischer) o = deviation from standard

9

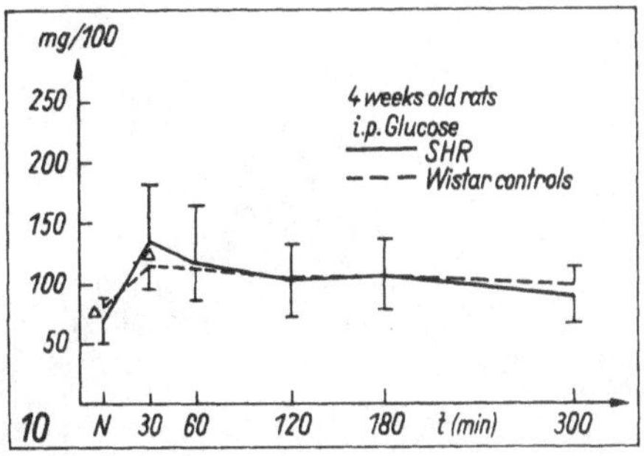

Abb. 9 Tabelle: Kriterien für verschlechterte Glukosetoleranz bei SHR und normotonen Kontrollratten

Abb. 10 Radioimmunologisch nachweisbares Plasmainsulin bei SHR und Kontrollratten im Alter von 4 Wochen

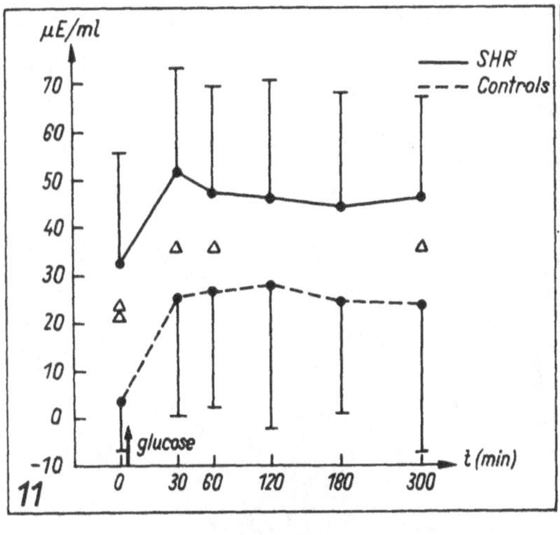

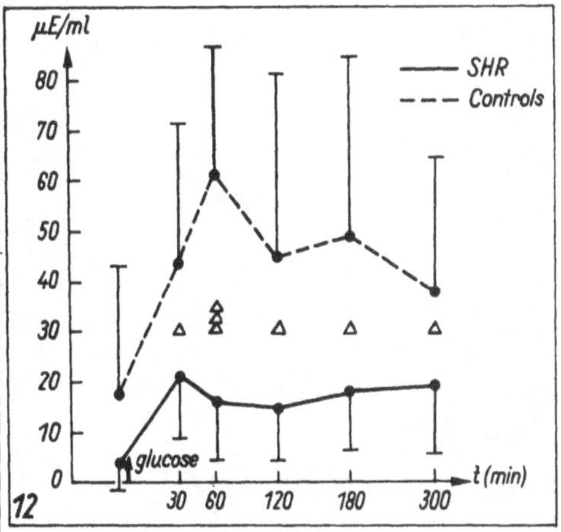

Abb. 11 Radioimmunologisch nachweisbares Plasmainsulin bei SHR und Kontrollratten im Alter von 9 Wochen

Abb. 12 Radioimmunologisch nachweisbares Plasmainsulin bei SHR und Kontrollratten mit 41-44 Wochen Lebensalter

Abb. 7 I. p. Glukosetoleranz bei SHR und Kontrollratten im Alter von 14-15 Wochen

Abb. 8 I. p. Glukosetoleranz bei SHR und normotonen Kontrollratten im Alter von 52-56 Wochen

Zentralinstitut für Herz- und Kreislauf-Regulationsforschung der Akademie der Wissenschaften der DDR, Berlin-Buch (Direktor: MR Prof. Dr. sc. med. H. Heine)

Veränderung des Stoffwechsels in kreislaufrelevanten Hirnarealen von SH-Ratten in der Periode der Hochdruckentstehung

K. Konitzer

Frühzeitig in der Erforschung der murinen spontanen Hypertension (SH) wurden endokrine Überaktivitäten als pathogenetische Faktoren der SH und auch der metabolischen Begleiterscheinungen diskutiert[1, 2]. Im Rahmen umfassender Studien am hiesigen Institut über Beziehungen zwischen Kreislauf- und Stoffwechselabweichungen bei SH-Ratten[3] u.a. wurde der Aktivität des Hypothalamus (H) speziell in der kreislaufkritischen "Pubertäts"phase der Tiere besondere Beachtung geschenkt. Problematisch erschien die Erfassung genereller biochemischer Merkmale zentralnervöser Aktivitätsänderungen, so z. B. die Messung des Transmitterumsatzes, da in der hypothalamischen Region vermutlich alle bekannten chemischen Systeme involviert sind[4]. Für Katecholamine wurde ein normaler Umsatz bei SH-Tieren gefunden[5]. Wir bevorzugten daher die tracerkinetische Messung des lokalen Glukosestoffwechsels im Rattenhirn. Der Zusammenhang zwischen seiner Intensität und dem der neuroendokrinen Funktion ist hinreichend erwiesen[6-8] u. a. .

SH-Ratten - Stamm OKAMOTO/AOKI - und gleichaltrigen Kontrolltieren wurde /U-^{14}C/-D-Glukose in eine Schwanzvene schußinjiziert, 5 Min. später das Hirn mit Mikrowellen hitzefixiert, in Regionen seziert - Abb. 1 - und deren Gehalte an Metaboliten sowie in corporiertem Glukose-^{14}C bestimmt (Technik und biochemischer Hintergrund[9, 10]). Die Abb. 2 skizziert den erfaßten Weg der Glukose im Hirngewebe.

Stadium ausgebildeter Hypertension. Abb. 3 demonstriert eine Erhöhung des Gewebsspiegels der Glukose in allen Hirnregionen mit maximalen Werten im hypothalamischen Areal. Ähnliches ist bei den Aminosäuren zu beobachten und ist Hinweis auf Steigerung des Glukoseumsatzes in Krebs-Zyklus. Ferner imponiert eine Erhöhung des Laktatspiegels, allerdings nur im Hypothalamus. Beide Merkmale der Steigerung des äroben und anäroben Zuckerumsatzes im Hirn lassen an frühere Beobachtungen im

Hypokinese-Stress erinnern[11]. Die zeitlich entsprechende Tracerstudie - Abb. 4 - zeigt: die Akkumulation von Glukose-^{14}C ist im Cortex mäßig, im H-Areal aber auch in Pons und Medulla (PM) deutlich gegenüber den Kontrollen erhöht; d. h. in diesen Hirnregionen ist der Glukoseflux in die Aminosäuren - vornehmlich die neurochemisch wichtigen (Transmitter-) Säuren Glutamin-, Asparagin - und γ-Aminobuttersäure verstärkt. Die Proteinsynthese, gemessen am Quotienten ^{14}C in Protein/^{14}C in freien Aminosäuren erscheint in dieser Phase des SH-Krankheitsbildes normal aktiv.

Verlauf des zerebralen Stoffwechsels in der kritischen Periode. Eine streng parallele Betrachtung der Befunde von SH- und Kontrollratten ist besonders angeraten, da auch die "Normaltiere" in der neuroendokrinen "Pubertätsphase" stärkere Änderungen der hypothalamischen Aktivität zeigen. Abb. 5 demonstriert die ärobe Umsetzung der Glukose zu Aminosäuren und deren Incorporation in Protein der speziell interessierenden Regionen H und PM. Bei den Kontrollratten nimmt der Flux von Glukose-C in die freien Säuren - linker Teil der Abb. - zwischen der 8. und 10. Woche zu; auch ist bei ihnen die Proteinsynthese - rechter Teil der Abb. - deutlich erhöht. Die SH-Tiere zeigen eine signifikant stärkere Ausprägung dieser Merkmale eines verstärkten regionalen Metabolismus. So imponiert bei ihnen eine länger anhaltende Steigerung der Proteinsynthese im H-Areal, welche sich erst im Stadium permanenten Hochdrucks zurückbildet, also zwischen der 20. und 28. Woche. Zu betonen ist, daß die hypothalamische Proteinsynthese in besonders enger Beziehung zur neuroendokrinen Sekretionsleistung steht (Komplex der Bildung und Abgabe der Liberine).

Eine Zusammenfassung der Befunde ergibt folgende Aussage: In der Periode der Hochdruckentwicklung - i. e. die Pubertätsphase im Biorhythmus der Ratten - ist der zerebrale Glukoseumsatz bei den SH-Tieren über das Niveau phasenbedingter Anhebung bei den "Normaltieren" hinaus erhöht. Größte Abweichungen zeigt die hypothalamische Region, wo neben der Steigerung des äroben und anäroben Zuckerumsatzes eine solche der Proteinsynthese auffällt. Aus diesen Stoffwechselparametern ist rückzuschließen auf eine Aktivierung des neuroendokrinen Systems in der kritischen SH-Periode über das Maß "normaler Abläufe in der endokrinen Umstellungsphase von Ratten ohne genetische Determinierung zum Bluthochdruck.

Literatur

1 Okamoto, K., in "Spontaneous Hypertension", Springer Berlin 1972, 1

2 Wessels, G. und Wagner, H., Med. Welt 23 (1972), 907; 24 (1973) 727

3 Baumann, R., Moritz, V., Gödicke, W., Postnow, J. W. und Ziegler, M., Acta biol. med. germ. 35 (1976) K 33

4 Martini, L., in Knowles, F. & L. Vollrath (Hrsg.) Neurosecretion - The Final Neuroendocrine Pathway, Springer, Berlin 1974, 135

5 Nakamura, K., Gerold, M. und Thoenen, H., Naunyn-Schmiedebergs Archiv Pharmak. 271 (1971) 157

6 Moguilevsky, J. A. und Christot, J., J. Endocrinol. 55 (1972) 147

7 Moguilevsky, J. A. und Rubinstein, L., Neuroendocrinol. 2 (1967) 213

8 Sacchi, P., Moguilevsky, J. A. und Schiaffini, O., Neuroendocrinol. 11 (1973) 321

9 Heymann, P., Prinzler, H. und Konitzer, K., Z. med. Labortechnik 16 (1975) 161

10 Konitzer, K., Voigt, S. und Hetey, L., Acta biol. med. germ. 27 (1971) 251

11 Konitzer, K. und Voigt, S., Acta biol. med. germ. 35 (1976) 853

Konitzer, K. und Voigt, S., 1. Intermosg.-Symposium über Experimentelle Neurose, 26. Nov. bis 2. Dez. 1975 in Berlin, in Baumann, R. und K. Hecht (Hrsg.) Stress, Neurose und Herz-Kreislauf, 185

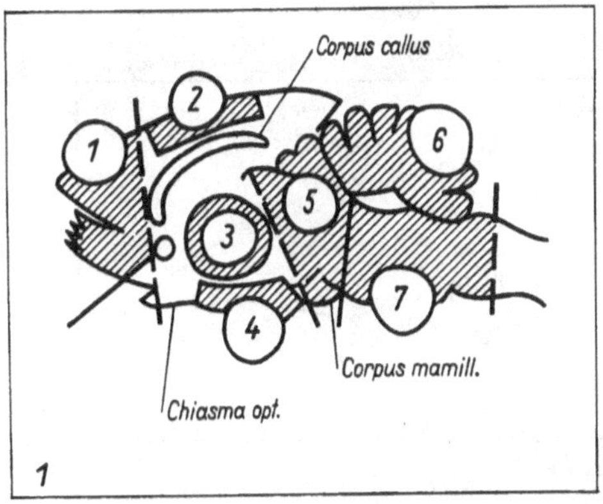

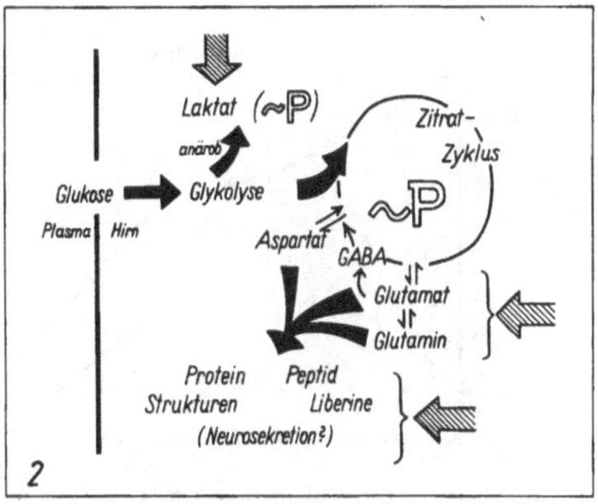

Abb. 1 Schema der Sektion des Rattenhirns nach Hitzekoagulation
Region ① frontaler Pol; ② parietaler Cortex; ③ Thalamuskerne; ④ Hypothalamus; ⑤ Mesencephalon; ⑥ Cerebellum; ⑦ Pons und Medulla

Abb. 2 Schema des Glukosefluxes im Hirngewebe ⇗ Als Komplexe erfaßte Detailvorgänge

Abb. 3 Metabolitgehalte im Hirngewebe bei ausgebildeter Hypertension
Mittelwerte von je 5-6 SH- und Kontrolltieren mit $p \leq 0,05$ signifikante Differenz zum Kontrollwert

Abb. 4 Flux von Radioglukose in Aminosäuren und Protein in Hirnregionen von Kontroll- und SH-Ratten (Alter 26-28 Wochen, N jeweils 5-6)

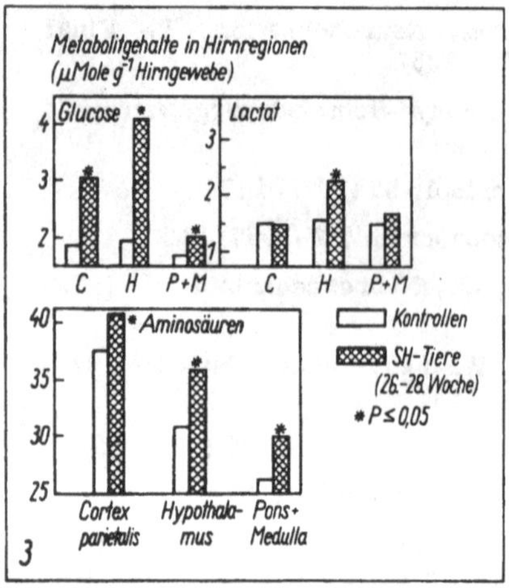

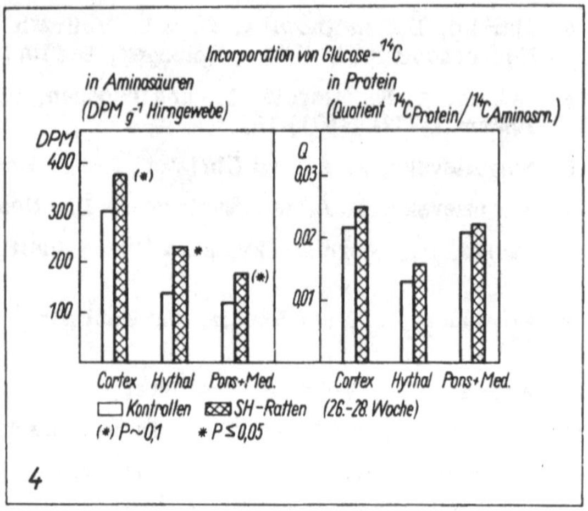

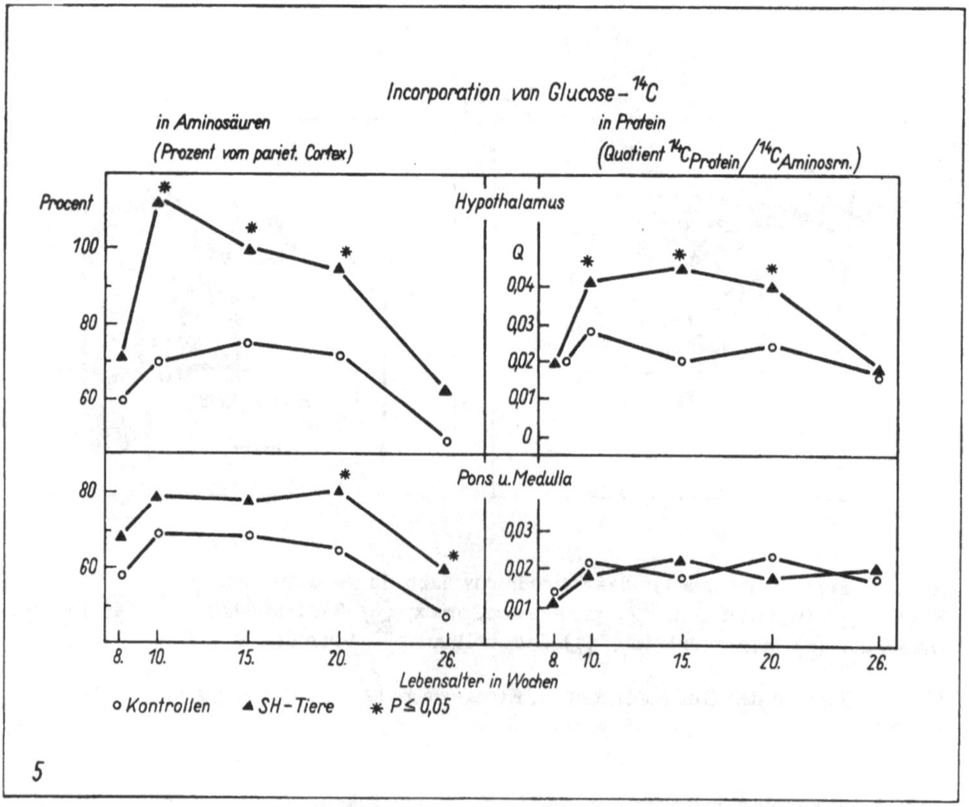

Abb. 5 Flux von Radioglukose in Aminosäuren und Protein in relevanten Hirnregionen von Kontroll- und SH-Ratten in der kritischen Periode der SH-Ausprägung (N jeweils 5-6). Radioaktivität in regionalen Aminosäuren als Prozente von Cortex; Radioaktivität in Protein als Verhältnis zur Radioaktivität im Aminosäure-Precursorpool

V. Pressorische und derepressorische hormonale Regulationssysteme bei arterieller Hypertonie

Institut für Pharmakologie und Toxikologie der Martin-Luther-Universität Halle-Wittenberg (Direktor: Prof. Dr. W. Förster)

Hypertonie, Antihypertonika und Prostaglandine

W. Förster, A. Fahr und Ch. Taube

Zahlreiche Befunde aus der internationalen Literatur belegen, daß Zusammenhänge zwischen der Entwicklung einer Hypertonie und Veränderungen des Prostaglandin (PG)-Stoffwechsels in verschiedenen Organen bestehen[1]. So ergaben tierexperimentelle und klinische Untersuchungen parallel mit einer Blutdrucksteigerung Verschiebungen des Verhältnisses gesättigter zu polyungesättigten Fettsäuren[2], wie umgekehrt durch eine linolsäurearme Diät in Verbindung mit einer Salzbelastung bei Ratten eine geringe aber statistisch zu sichernde Blutdrucksteigerung ausgelöst werden kann, die erstmalig von Rosenthal u. Mitarb.[3] beschrieben und von uns[4] bestätigt wurde. Wir fanden, daß parallel zur linolsäurearmen oder -reichen Diät und einer Salzbelastung die Blutdruckwerte ansteigen oder zur Norm zurückkehren. Eine genauere Analyse der zugrundeliegenden biochemischen Veränderungen ergab bei den linolsäurearm ernährten Tieren einen Abfall der PG-Synthese bei gleichzeitigem Anstieg der Katecholaminblutwerte und der Plasmareninaktivität. Chemische Sympathektomie durch 6-Hydroxydopamingabe oder Hemmung der PG-Synthese durch Indomethacinverabreichung beeinflußten signifikant die Blutdruckveränderungen und bewiesen dadurch die Beteiligung jedes Faktors an der Blutdruckveränderung[5, 6]. Unsere Befunde wurden von einer holländischen Arbeitsgruppe im Tierversuch[7] und in ersten klinischen Versuchen[8] bestätigt.

Veränderungen der PG-Synthese sind auch bei spontan hypertonen Ratten (SHR) im Vergleich zu normotonen Ratten zu sehen (Abb. 1)[9]. Auf der Abb. sind die im Vergleich zu normotonen Ratten im Gehirn, Nierenmark und Aorta auftretenden signifikanten Veränderungen der Synthese von PGE und PGF_{2a} dargestellt. Ähnliche Befunde wurden von Markow u. Mitarb.[10] erhoben, die die Abhängigkeit der Entwicklung dieser PG-Veränderungen vom Alter der Versuchstiere und damit von den Veränderungen des Blutdruckes nachwiesen.

Auch bei Hypertonikern wurden PG-Veränderungen im Vergleich zu normotonen Probanden beschrieben, wobei verschiedene Autoren z. T. unterschiedliche Befunde publizierten[11-13]. Eine systematische Studie größeren Umfanges, getrennt nach Art und Stadium der Hypertonie, fehlt leider, so daß die Resultate verschiedener Autoren wahrscheinlich unterschiedliche Regulations- und Gegenregulationsstadien der Hypertonie widerspiegeln, ohne daß der prinzipielle Zusammenhang zwischen Hypertonus und PG-Stoffwechsel in Frage zu stellen ist.

Während dieser pathogenetische Aspekt zwischen Hypertonie und PG-Synthese im internationalen Schrifttum relativ ausführlich untersucht wurde, gibt es bisher kaum Untersuchungen zum Zusammenhang zwischen PG-Stoffwechsel und Wirkungsmechanismus der Antihypertonika, obwohl eine solche Korrelation aus den pathogenetischen Beziehungen abzuleiten ist. In den letzten Jahren haben sich an unserem Institut Taube u. Mitarb.[9] systematisch mit dieser Frage beschäftigt. Ich will Untersuchungen unter erstmaliger Einbeziehung auch von Prostazyklin referieren und sie im Zusammenhang mit Ergebnissen früherer Untersuchungen diskutieren[14], die sich vor der Entdeckung des PGI_2 nur mit Veränderungen der Synthese von PGE bzw. PGF_{2a} beschäftigten.

In der vorliegenden Studie untersuchten wir 6 Antihypertensiva aus Pharmakagruppen mit unterschiedlichem Angriffspunkt und Wirkungsmechanismu. Wir verwendeten wache normotone Kaninchen, denen intravenös einmalig Klonidin in einer Dosis von 0.01 mg/kg, Reserpin, Propranolol und Diisopropylamin in einer Dosis von je 1 mg/kg, Dihydralazin in einer Dosis von 4 mg/kg und a-Methyldopa in einer Dosis von 10 mg/kg injiziert wurden. Nach einer Einwirkungszeit von 20 min wurden Blutdruck und Herzfrequenz gemessen, die Tiere getötet und in ex vivo-Versuchen in den Inkubaten isolierter Aorten bzw. in den Perfusaten des Langendorff-Herzens nach entsprechender Aufarbeitung nebeneinander die Syntheserate von PGI_2, biologisch über Bestimmung der Thrombozytenaggregationshemmung, und die Synthese von PGE und PGF_{2a} mit Gaschromatographie bzw. über Radioimmunassay bestimmt.

Zum Zeitpunkt der Tötung der Tiere war der Blutdruck nach Gabe von Dihydralazin signifikant um 20 % gesenkt. In den ersten 10 min nach der Injektion war der Blutdruck nach Klonidin und Propranolol vorübergehend um 18 bzw. 12 % gesenkt. Die Veränderungen des PG-Gehaltes im Herzperfusat und die Synthese in der Aorta berechnet auf mg Frischgewicht unterscheiden sich von Substanz zu Substanz: Reserpin und a-Methyldopa hatten keinen Einfluß auf die ex vivo-Synthese der drei untersuchten PG am Herzen und in den Aorten (Abb. 2). Dihydralazin dagegen steigerte an beiden Organen die PGI_2-Syntheserate, blieb aber ohne Einfluß auf die beiden anderen PG. Klonidin (Abb. 3) steigerte stark die Synthese von PGF_{2a} im Herzen; Propranolol stimulierte die PGI_2-Synthese in der Aorta und Diisopropylamin stimulierte die Synthese von PGI_2 und PGF_{2a} im Herzen.

Aus den Befunden dieser Versuchsserie können nur beschränkt Rückschlüsse auf Angriffspunkt und Wirkungsmechanismus der untersuchten Pharmaka gezogen werden. In Abb. 4 sind daher alle auch früher von uns durchgeführten Untersuchungen zusammengefaßt gegenübergestellt. Mentz u. Mitarb. führten Untersuchungen an isolierten Langendorff-Herzpräparat des Meerschweinchens durch, dem die genannten Antihypertensiva in vitro zugesetzt wurden, Taube u. Mitarb. untersuchten isolierte perfundierte Kaninchennieren im ex vivo-Versuch, Block u. Mitarb. bestimmten die Umwandlungsrate von PGH_2 in PGI_2 durch Schweineaortenmikrosomen und Pönicke u. Mitarb. untersuchten nach in vitro-Zugabe die Umwandlung markierter Arachidonsäure in die einzelnen PG und in Thromboxan A_2 im Lungenhomogenat der Ratte. Berücksichtigt man alle Befunde, schälen sich je nach ihrem Angriffspunkt einige Charakteristika der untersuchten Antihypertonika deutlicher heraus, obwohl nicht alle Pharmaka mit allen Methoden hinsichtlich der Beeinflussung aller PG untersucht wurden: das zentral angreifende Klonidin stimuliert offensichtlich spezifisch die PGF_{2a}-Synthese speziell im Hirnhomogenat aber auch im Herzen von Kaninchen und bleibt mit Ausnahme einer mit allen untersuchten Antihypertensiva nachweisbaren Verminderung der PGE-Synthese in den perfundierten Nieren ohne jeden Einfluß auf andere PG.

Reserpin steigert nur in in vitro-Versuchen die PGI_2-Synthetase der Schweineaortenmikrosomen und die PGI_2-Synthese im isolierten Meerschweinchenherzen. Durch eine Verminderung der TXA_2-Synthese in der Lunge kommt es auch hier zu einem deutlichen Anstieg des Quotienten PGI_2/TXA_2.

a-Methyldopa zeigt ähnlich wie Klonidin in mehreren Versuchsanordnungen eine absolute oder relative Steigerung der PGF_{2a}-Synthese: im Hirnhomogenat, in der Rattenlunge und -wie die anderen Antihypertensiva- in der Kaninchenniere. Daneben wurde die PGI_2-Synthese in vitro am Meerschweinchenherzen vermindert, im Rattenlungenhomogenat gesteigert. Bei Diisopropylamin kommt es im ex vivo- und im in vitro-Versuch am Kaninchen- bzw. Meerschweinchenherzen und im in vitro-Versuch an der Kaninchenaorta zu einer Stimulierung der PGI_2-Synthese. Daneben steigert es die PGF_{2a}-Synthese im Herzen. Propranolol und Dihydralazin wirken vorwiegend auf die PGI_2-Synthese: Propranolol stimuliert sie im Meerschweinchen-Langendorff-Herzen und im Schweineaortenmikrosomenpräparat in vitro, im Rattenlungenhomogenat in vitro relativ durch Verschiebung des Quotienten PGI_2/TXA_2 zugunsten von PGI_2. Daneben hemmt es im Lungenhomogenat die Synthese von E_2 und D_2. Dihydralazin stimuliert die Bildung von PGI_2 im ex vivo-Versuch im Kaninchenherzen und der Kaninchenaorta und ist ohne Einfluß auf die Bildung von PGE und PGF_{2a} im Gehirn, im Herzen und in der Aorta, hemmt dagegen im Rattenlungenhomogenat einheitlich und stark die Bildung aller PG aus Arachidonsäure.

Aus Untersuchungen mit jeweils einer Dosis bzw. Konzentration sind keine endgültigen Rückschlüsse auf Angriffsort und Wirkungsmechanismus der untersuchten Antihypertensiva möglich. Trotzdem scheinen sich Korrelationen zu zentral und peripher angreifenden Antihypertensiva anzudeuten: das ausschließlich zentral angreifende Klonidin hat in keiner Versuchsanordnung einen Einfluß auf die PGI_2-Synthese. Es scheint dagegen spezifisch die PGF_{2a}-Synthese zu stimulieren, insbesondere am stärksten von allen untersuchten Pharmaka im Hirnhomogenat von Kaninchen. Das ebenfalls zentral, wenn auch über einen anderen Mechanismus wirkende a-Methyldopa stimuliert ebenfalls die PGF_{2a}-Synthese im Hirnhomogenat, hemmt die PGI_2-Synthese im Meerschweinchen-Langendorff-Herzen und stimuliert sie im Rattenlungenhomogenat. Das sowohl zentral als auch peripher angreifende Reserpin stimuliert auch die PGF_{2a}-Synthese im Hirnhomogenat von Kaninchen, daneben zeigt es stimulierende Effekte auf die PGI_2-Synthese. Diese PGI_2 stimulierenden Effekte sind stärker und in mehreren Versuchsanordnungen nachweisbar mit Substanzen, die wie Dihydralazin, Diisopropylamin und wohl auch Propranolol nur peripher angreifen. So könnte bei Kaninchen eine PGI_2-Synthesestimulierung als Ausdruck einer peripheren, eine PGF_{2a}-Stimulierung als Ausdruck einer zentralen Wirksamkeit von Antihypertensiva gewertet werden. Diese Hypothese muß durch Untersuchungen an weiteren Antihypertonika und unter Einbeziehung von PGI_2-Bestimmungen im ZNS überprüft werden. Sicher erscheint jedoch schon heute die enge Verknüpfung von PG-Syntheseveränderungen mit dem Wirkungsmechanismus von Antihypertonika.

Literatur

1 Förster, W., In: Baumann, Dutz, und Nitschkoff, Arterielle Hypertonie (in Vorbereitung)

2 Michailov, M. L., Hecht, K., Minenko, A., Poppei, M. und Baumann, R., Acta biol. med. germ. 32 (1974) 205

3 Rosenthal, J., Simone, P. G. und Silbergleit, A., Prostaglandins 5 (1974) 435

4 Triebe, G., Block, H. U. und Förster, W., Acta biol. med. germ. 35 (1976) 1223

5 Hoffmann, P., Taube, Ch., Pönicke, K., Förster, W., Somova, L., Orbetzova, V. und Davidova, F., Acta biol. med. germ. 37 (1978) 863

6 Somova, L., Orbetzova, V., Davidova, F., Hoffmann, P., Taube, Ch., Pönicke, K. und Förster, W., Acta biol. med. germ. 37 (1978) 869

7 Ten Hoor, F. und van de Graaf, H. M., Acta biol. med. germ. 37 (1978) 875

8 Vergroessen, A. J., Fleischman, A. I., Comberg, H. U., Heyden, S. und Hames, C. G., Acta biol. med. germ. 37 (1978) 879

9 Taube, Ch., Promotion-B-Arbeit, Martin-Luther-Universität, Halle 1979

10 Markow, H. M., Second International Symposium on Prostaglandins, Halle 1977, Abstract S. 19

11 Papanicolaou, N., Mounttokalakis, Th., Safar, M., Bariety, J. und Milliez, P., Experientia 32 (1976) 1015

12 Abe, K., Saito, T., Otsuka, Y., Saino, M., Yasujima, M., Irokawa, N., Yoshinage, K. und Ohki, S., in: B. Samuelsson und R. Paoletti, Advances in Prostaglandin and Thromboxane Research, Vol. 2, 599, 1976, Raven Press, N.Y.

13 Ripka, O., Kucerova, K., Linhartova, J., Ort, J. und Peleska, J., Acta biol. med. germ. 35 (1976) 1221

14 Förster, W., Taube, Ch., Block, H. U., Fahr, A., Pönicke, K., Mentz, P., Gießler, Ch., und Bayer, B. L., in: B. Sanuelsson, P. W. Ramwell and R. Paoletti, Advances in Prostaglandin and Thromboxane Research. Vol. 7 (1980) 811

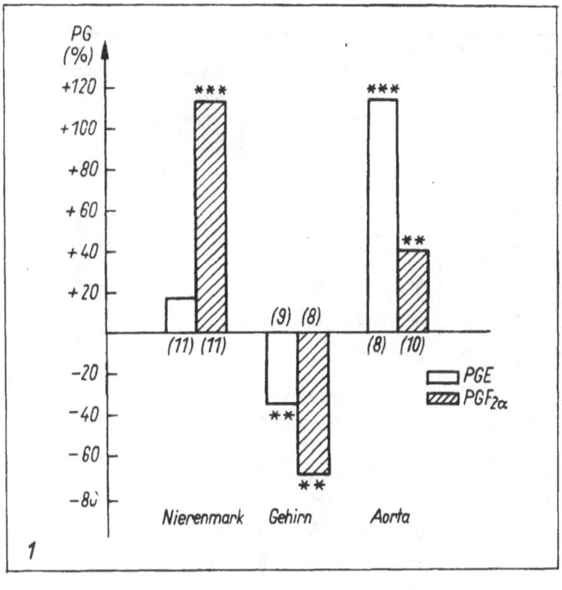

Abb. 1 Veränderungen der PG-Synthese von spontanhypertonen im Vergleich zu normotonen Ratten

Abb. 2 Veränderungen der Synthese von PGI_2, PGE und PGF_{2a} an isolierten Aorten und Langendorff-Herzen von Kaninchen nach einmaliger intravenöser Gabe von 4 mg/kg Dihydralazin, 10 mg/kg a-Methyldopa und 1 mg/kg Reserpin

Abb. 3 Veränderungen der Synthese von PGI_2, PGE und PGF_{2a} an isolierten Aorten und Langendorff-Herzen von Kaninchen nach einmaliger intravenöser Gabe von 1 mg/kg Diisopropylamin, 1 mg/kg Propranolol und 0.01 mg/kg Klonidin

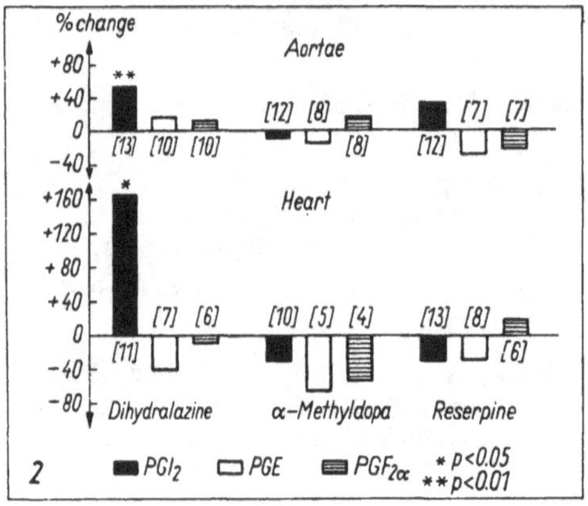

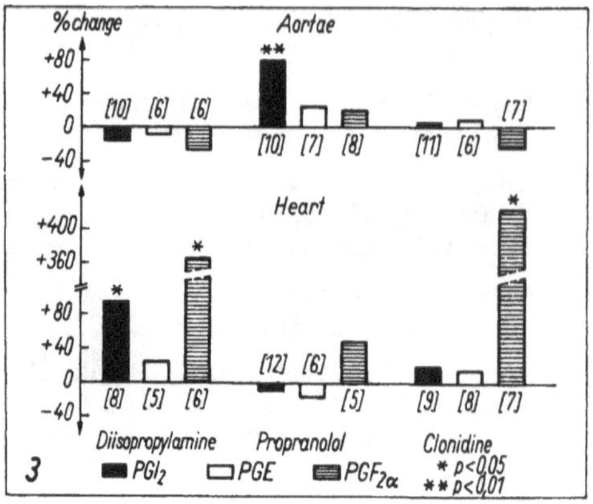

	In vivo application · on rabbits: Brain Homogenate		Heart Langendorff Guinea PIG (in vitro)				Aorta Rings (in vitro)				Kidney Medulla Homogenate Dehydrogenase		
	E_2	$F_{2\alpha}$	I_2	I_2	E_2	$F_{2\alpha}$	I_2	I_2	E_2		E_2		$F_{2\alpha}$
Clonidine	o	⬆	o	o	o	⬆	o	—	o	o	o	o	o
Reserpine	o	↑	o	↑	o	o	o	o	o	o	↓	↓	o
α-Methyldopa	o	↑	o	↓	—	—	o	o	o	o	↑	o	↑
Propranolol	—	—	o	↑	o	o	↑	o	o	o	—	—	—
Dihydralacine	o	o	↑	o	o	o	↑	o	o	o	↓	—	—
Diisopropylamine	—	—	↑	↑	o	↑	o	↑	o	o	—	—	—

	In vivo application kidney Isolated (Rabbit)			Aorta Microsomes (SIG)	In vitro application lung Homogenate (rat)						
	E_2	$F_{2\alpha}$	$\frac{F_{2\alpha}}{E_2}$	$H_2 \rightarrow I_2$	I_2	TXA_2	$\frac{I_2}{TXA_2}$	$F_{2\alpha}$	E_2	$\frac{F_{2\alpha}}{E_2}$	D_2
Clonidine	↓	o	↑	o	—	—	—	—	—	—	—
Reserpine	↓	o	↑	⬆	o	↓	⬆	↓	o	o	o
α-Methyldopa	↓	o	↑	o	↑	↑	o	⬆	↑	↑	o
Propranolol	—	—	—	↑	o	↓	↑	o	↓	o	↓
Dihydralacine	↓	o	↑	o	⬇	⬇	o	⬇	⬇	o	⬇
Diisopropylamine	—	—	—	o	o	o	o	o	o	o	o

↑↓ = significant change   o = n.s.   — = not investigated

4

Abb. 4 Zusammenfassung der Ergebnisse über die Veränderungen der PG-Synthese nach der Verabreichung von antihypertensiven Pharmaka
- in vivo an Kaninchen (Untersuchungen an Homogenaten des Gehirns und des Nierenmarks, an isolierten Aorten und isoliert perfundierten Organen -Herz und Niere-)
- in vitro am Rattenlungenhomogenat, an Schweineaortenmikrosomen, an Aortenringen des Kaninchens und am isoliert perfundierten Meerschweinchenherzen

Institut für Wirkstofforschung der Akademie der Wissenschaften der DDR, Berlin
(Direktor: Prof. Dr. P. Oehme)

Kreislaufregulation und Peptide

P. Oehme

Der französische Experimentalphysiologe Claude Bernard formulierte sinngemäß: 'Je mehr Möglichkeiten der inneren Stabilisierung ein Organismus gewinnt, desto unabhängiger wird er von seiner Umwelt'! Ausgehend von dieser Feststellung wurde 1911 von Cannon der Homöostasebegriff geprägt. Man versteht bekanntermaßen darunter die dynamische Erhaltung des stationären Zustandes bei einer Reihe physiologischer Größen (zit. bei 1). Zum Zwecke der Aufrechterhaltung dieser Homöostase entstanden im Verlauf der Evolution zahlreiche Regulationssysteme, wie u. a. das genetische, das endokrine, das Immunsystem oder das Nervensystem. Innerhalb dieser Regulationssysteme kommen Peptid- oder Proteohormonen (bzw. Faktoren) eine besondere Bedeutung zu. (Abb. 1)

Obwohl das Wirkungsbild der Peptidhormone vielfältig ist, läßt sich ein gemeinsamer Grundmechanismus feststellen. Durch die verschiedenen Peptidhormone - als Informationsträger in Form von Eiweißsequenzen - werden von einem System A über einen Informationskanal einem System B Informationen überbracht. Diese Informationen lösen am System B einen bestimmten Effekt aus. Unter Einbeziehung der rückkoppelnden Information tragen sie damit zur inneren Stabilität - d. h. Homöostase - bei[2].

Obwohl ein erhöhter Blutdruck auf verschiedenartigen Störungen der Homöostase beruhen kann, soll selektiv einiges Bekannte und auch Neue zur Rolle von Peptiden bei der Kreislaufregulation dargelegt werden. Dabei geht es auch um Ansatzpunkte für mögliche pharmakotherapeutische Konzepte.

Relativ gesicherte Aussagen über Beziehungen zwischen Peptiden und Blutdruckregulation existieren zum Renin-Angiotensin-System (R-A-S). Renin ist ein proteolytisches Enzym, das im juxtaglomerulären Apparat der Nierenrinde gebildet wird. Es spaltet aus dem Angiotensinogen das aus 10 Aminosäuren bestehende Angiotensin I ab. Angiotensin I ist relativ gering pressorisch wirksam. Durch das Converting-Enzym wird es in das stärker pressorisch wirkende Oktapeptid Angiotensin II überführt.

In dieses pressorisch regulierende Renin-Angiotensin-System kann man pharmakologisch in folgender Weise eingreifen:

a) Können durch Antikörper einzelne Komponenten des R-A-S blockiert werden.
b) Kann die Freisetzung von Renin aus der Niere (z. B. durch ß-Blocker) gehemmt werden.
c) Kann das pressorisch wirkende Oktapeptid Angiotensin II durch Antagonisten von seinen Rezeptoren verdrängt und damit die pressorische Wirkung zumindest zeitweilig aufgehoben werden. Dieses Prinzip ist im Angiotensin II - Antagonisten Saralasin verwirklicht.
d) Weiterhin können durch Inhibitoren einzelne Enzyme des R-A-S gehemmt werden. (Abb. 2)

Unter verschiedenen Peptiden, die das Converting-Enzym hemmen, haben das SQ 20 881 und SQ 14 225 bereits praktische Bedeutung erlangt[3]. Bei ersterem handelt es sich um ein Nonapeptid, das auch bereits synthetisch hergestellt wurde. Dieses Nonapeptid hat kaum Eigenwirkungen auf den normalen Blutdruck, bewirkt jedoch beim reninabhängigen Bluthochdruck einen Blutdruckabfall von 40 - 60 min. Dauer. Aus diesem Nonapeptid konnte durch Strukturvereinfachung ein modifiziertes Dipeptid (SQ 14 225) entwickelt werden.

Dieses Dipeptid SQ 14 225 ist oral anwendbar und hat eine Wirkungsdauer von mehreren Stunden. Die weitere Entwicklung von Antihypertensiva mit diesem Wirkprinzip wird allgemein als perspektivreich eingeschätzt.

Bei Diskussionen zur Pharmakotherapie der Hypertonie werden vorrangig Eingriffsmöglichkeiten in überschießende pressorische Systeme betrachtet. Mit der gleichen Berechtigung ist aber auch eine Therapie von Unterfunktionen depressorischer Systeme sinnvoll! Als Brücke zwischen diesen beiden Möglichkeiten soll die Endothelzelle dienen. Diese Zelle betrachtete man lange nur als Auskleidung der Gefäßwände. Jetzt gewinnen zusätzlich andere Eigenschaften an Interesse. Bekannt ist das Vorkommen des Angiotensin II-bildenden Converting-Enzyms in diesen Zellen[4].

In der letzten Zeit wurde aber noch ein anderes Enzym in besonders hoher Konzentration in Kapillarendothelien nachgewiesen[5]. Dieses Enzym ist eine Dipeptiddylpeptidase, welche exopeptidatisch N-terminale Dipeptide abspaltet. Bevorzugt werden dabei solche Peptide angegriffen, deren vorletzte Aminosäure Prolin ist. Dem Enzym wurde eine gesicherte Funktion bisher nur beim Kollagenabbau zugeschrieben. Vor kurzem wurde jedoch nachgewiesen, daß die DPP IV von einem Polypeptid - Substanz P (SP) - nacheinander die beiden N-terminalen Dipeptide abspaltet. Die Struktur dieses stark hypotensiv wirkenden Undekapeptides ist aus der Abbildung 3 ersichtlich. Das ebenfalls hypotensiv wirkende Bradykinin-Peptid wird durch dieses Enzym nicht gespalten[6].

Interessanterweise ist die DPP IV bei hypertonikern im Serum im Gegensatz zur unspezifischen Leuzinaminopeptidase erhöht[7]. Eine erhöhte DPP IV-Aktivität könnte durch vermehrten Abbau von Substanz P zu einem erniedrigten Spiegel dieses Peptids bei Hypertonikern führen. Damit ist die Frage berechtigt:

<u>Besteht eine Beziehung zwischen Hypertonie und Substanz P ?</u>

Das Wirkungsbild von Substanz P ist vielfältig. Jedoch rückt die ZENTRALNERVÖSE ROLLE VON SUBSTANZ P immer mehr in den Mittelpunkt. Hökfelt fand eine besonders hohe Konzentration von Substanz P in den Dorsalhörnern des Rückenmarks, insbesondere in der Substantia gelatinosa[8]. Diese Gebiete stehen bekanntermaßen in Beziehung zur Schmerzleitung[9]. Gebildet wird Substanz P jedoch nicht im Rückenmark, sondern im Spinalganglion. Vom Spinalganglion gelangt das Peptid über den Spinalnerv zum Rückenmark. Vom Ganglion wird es nicht nur zum Rückenmark transportiert, sondern gelangt auch zum Gastrointestinaltrakt einschließlich der Gefäße. Somit ist Substanz P in einem Reflexbogen lokalisiert, der einerseits Reize aufnimmt und diese Informationen via Hinterwurzeln und Schmerzbahnen zum ZNS leitet, andererseits aber auch direkt regulatorisch z. B. den Gefäßtonus beeinflussen kann. Damit bietet sich dieses Peptid zur Aufrechterhaltung einer Homöostase an.

Substanz P ist jedoch nicht nur im Rückenmark lokalisiert, sondern kommt auch in anderen Gebieten des ZNS und im Gastrointestinaltrakt vor (Übersicht bei 10).

Am BLUTDRUCK der normotonen Ratte zeigt Substanz P einen kurzzeitigen hypotensiven Effekt, der häufig von einem nachfolgenden Blutdruckanstieg begleitet ist. (Abb. 4)

In höheren Konzentrationen erfolgt ein Übergang von der vorwiegend hypotensiven in eine hypertensive Wirkung. Damit hat Substanz P dosisabhängig die Fähigkeit, sowohl hypo- als auch hypertensiv zu reagieren.

Der hypotensive Effekt ist offensichtlich eine direkte Peptidwirkung, da er im Gegensatz zu Azetylcholin durch Atropin zu unterdrücken ist.

Dieser hypotensive Effekt von Substanz P ist - verglichen auf molarer Basis - bedeutend stärker als die Wirkung von Prostaglandin E_1 oder Bradykinin[11].

Der hypertensive Effekt von Substanz P ist ein indirekter und über einen Katecholaminrelease vermittelt, da er durch -Blocker oder Reserpinvorbehandlung auszuschalten ist[12].

Zusätzlich zu diesem Kurzzeiteffekt auf den Blutdruck verfügt Substanz P noch über eine langanhaltende Wirkung auf den Blutdruck - jedoch nur bei erhöhten Werten. (Abb. 5)

An verschiedenen streßinduzierten Hypertoniemodellen der Ratte (z. B. durch

Lärm, Immobilisation) ist Substanz P-Applikation in der Lage, den sonst persistierenden Hypertonus wieder zu normalisieren[13, 14]. Das ist sowohl bei gleichzeitiger täglicher Applikation von Streß und Peptid der Fall als auch durch mehrtägige SP-Applikation nach ausgebildetem Hypertonus. Dieser Langzeiteffekt tritt in vergleichsweise höheren Konzentrationen als der Kurzzeiteffekt auf. Im Gegensatz zum streßinduzierten Hypertonus wird der genetisch fixierte Hypertonus bei SH-Ratten durch Substanz P kaum beeinflußt[15].

Wo könnten die Ursachen für diesen postulierten NORMALISIERUNGSEFFEKT von Substanz P liegen?

In den zurückliegenden Jahren wurde für SP bei systemischer oder intracerebraler Injektion sowohl ein analgetischer als hyperalgetischer Effekt gefunden[16, 17]. (Abb. 6)

Zur Klärung dieses Widerspruches wurden von uns folgende Arbeiten durchgeführt: In einer einfachen Versuchsanordnung, dem hot plate-Test, wurden Mäuse auf eine heiße Platte gesetzt und die Zeit (als sog. response latency) registriert, die vom Beginn des Kontaktes mit der heißen Platte bis zur ersten Schmerzreaktion vergeht. Vor der SP-Applikation wurden die Mäuse nach ihren normalen Latenzzeiten vorsortiert. Über diese Vorauswahl konnten drei Gruppen gebildet werden: Normalreaktoren, Langsamreaktoren und Schnellreaktoren. An diesen vorsortierten Mäusen konnten wir finden, daß Substanz P einen analgetischen Effekt nur bei sehr empfindlichen Mäusen zeigt, d. h. bei sog. Schnellreaktoren.

Auf der anderen Seite fand sich ein algetischer, d. h. schmerzbegünstigender Effekt nur bei relativ unempfindlichen Tieren, d. h. sog. Langsamreaktoren. Mäuse mit mittleren Latenzzeiten wurden wenig beeinflußt. Daraus folgt, daß die Wirkung von Substanz P von der Ausgangslage abhängig ist und statt als Analgetikum oder Algetikum richtiger als Modulator der Schmerzempfindung im Sinne eines Normalisators zu bezeichnen ist[18]. (Abb. 7)

Dieses GRUNDPRINZIP ist wahrscheinlich auch auf die anderen von uns beschriebenen normalisierenden Substanz P-Wirkungen zu übertragen, z. B. gestörtes Blutdruckverhalten, gestörte Lernvorgänge und Schlafstörungen. Das bedeutet, daß die physiologische Zielfunktion der SP-Wirkung ein Zurückführen zur Norm sowohl von erhöhten als auch erniedrigten Werten sein könnte; d. h. eine Homöostase-sichernde Wirkung ausübt. Wir haben deshalb für Peptide dieses Wirkungstyps den Begriff regulatory peptide (oder regulide) vorgeschlagen[19, 20].

Wo könnten die Ursachen FÜR DIESE NORMALISIERENDE REGULATORISCHE PEPTID-WIRKUNG LIEGEN?

In der letzten Zeit machen eine Reihe von Daten eine Interaktion von Substanz P mit dem Katecholamin-System wahrscheinlich. 1979 wurde für den Locus coeruleus und die A 2-Region des Rattenhirns eine Synapsenbildung zwischen Substanz P-ergen und katecholaminhaltigen Zellen beschrieben[21].

Jedoch nicht nur morphologische Befunde sprechen für eine Interaktion von Substanz P mit dem Katecholaminsystem.

Auch auf den release und den uptake der Katecholamine wirkt dieses Peptid. So fördert es die Freisetzung von Dopamin aus Schnitten der Substantia nigra[22]. Auch die Serotoninfreisetzung wird in der gleichen Versuchsanordnung stimuliert. Letzterer Effekt ist jedoch indirekt, da er durch Donaminantagonisten zu unterdrücken ist.

Diese Möglichkeit zur Beeinflussung der Transmitterfreisetzung führte zu folgendem Modell für die Wechselwirkung von Substanz P-Neuronen mit dopaminergen und serotoninergen Zellen[22]. Substanz P wirkt primär auf dopaminerge Neuronen. Über das Dopaminsystem können dann indirekt auch serotoninerge Zellen bzw. auch Gabaerge Zellen beeinflußt werden.

Vielleicht gibt dieses Modell eine der verschiedenen Erklärungsmöglichkeiten dafür, daß Substanz P sowohl exzitatorische als auch inhibitorische Effekte auslösen kann. Eine solche dualistische Möglichkeit wäre Voraussetzung für die postulierte Normalisierungsfunktion von Substanz P.

Auf Grund dieser genannten Ergebnisse läßt sich sehr vereinfacht postulieren, daß mit SP möglicherweise ein Kontrollsystem für die Katecholamine und eventuell auch andere Transmitter existiert.

Insgesamt kann man heute Substanz P berechtigt als eine hochwirksame Funktionssubstanz des Zentral-Nerven-Systems ansehen. Dabei ist ihre Rolle als Transmitter bestimmter Neuronen weitgehend erwiesen. Eine mögliche Beteiligung von Substanz P an pathophysiologischen Mechanismen ist noch nicht genau bekannt. Möglicherweise sind die hier dargestellten Ergebnisse zur Wirksamkeit von Substanz P bei streßbedingten Störungen ein Ansatz in dieser Richtung. Weitere experimentelle Untersuchungen über die Mechanismen der Substanz P-Wirkung könnten auch Folgerungen für den Bereich der angewandten Therapie nach sich ziehen.

Literatur

1 Hanc, O. und Pádr, Z., Chemie und Biologie der Hormone, VEB Gustav Fischer Verlag, Jena 1979, 1. Aufl.

2 Oehme, P., Bergmann, J., Niedrich, H. und Löwe, H., Ergebn. exp. Med. 20 (1978) 89

3 Cushman, D. W., Cheung, H. S., Sabor, E. F. und Ondetti, M. A., Biochem. 16 Nr. 25 (1977) 5484

4 Ryan, U. S., Ryan, J. W. und Chiu, A., Kininase II (Angiotensin Converting Enzyme) and Endothelial Cells in Culture. In: Kinings: Pharmacodynamics and Biological Roles. Ed. by F. Sicuteri, N. Back, and G. L. Haberland, New York 1976, 217

5 Gossrau, R., Histochemistry 60 (1979) 231

6 Hino, M., Fuyamada, H., Hayakawa, T., Nagatsu, T., Oya, H., Nakagawa, Y., Takemoto, T. und Sakakibara, S., Clin. Chem. 22/8 (1976) 1256

7 Fuyamada, H., Hino, M., Nagatusu, T., Ogawa, K. und Skakibara, S., Clinica Chimica Acta 74 (1977) 177

8 Hökfelt, T., Kellerth, J. O., Nilsson, G., Pernow, B., Science 190 (1975) 889

9 Lembeck, F. und Zetler, G., Substance P Aus: J. M. Walker (Hrsg.) Internat. Encycl. Pharmacol. Ther. (1972) Sect. 72, Vol. 1, Pergamon Press, Oxford 1971, 29

10 Bury, R. W. und Mashford, M. L., Substance P: Its Pharmacology and Physiological Roles, Ajebak 55 (1977) 671

11 Tschernuch, A. M., Oehme, P. und Gomazkow, O. A., Bull. exp. biol. and med. (in press)

12 Oehme, P., Bergmann, J., Falck, M., Reich, J. G., Vogt, W.-E., Niedrich, H., Pirrwitz, J., Berseck, Ch. und Jung, F., Acta biol. med. germ. 28 (1972) 109

13 Hecht, K., Oehme, P. und Poppei, M., Pharmazie 34 (1979) 653

14 Oehme, P., Hecht, K., Piesche, L., Hilse, H., Morgenstern, E. und Poppei, M., Substance P as a physiological modulator IBRO monograph series, Raven press New York 1980

15 Hecht, K., Oehme, P., Poppei, M., Hecht, T., Moritz, V. und Hilse, H., Acta physiol. et pharmacol. bulg. (in press)

16 Stewart, J. M., Getto, C. J., Nesdner, K., Reeve, E. B., Krivoy, W. A. und Zimmermann, E., Nature 262 (1976) 784

17 Oehme, P., Bergmann, J., Bienert, M., Hilse, H., Piesche, L., Minh Thu, P. und Scheer, E., Biological Action of Substance P - Its Differentiation by Affinity and Intrinsic Efficacy. Substance P, ed. by U. S. von Euler and B. Pernow, Raven Press, New York 1977

18 Oehme, P., Hilse, H., Morgenstern, E. und Göres, E., Science, New York (in press)

19 Oehme, P., Hecht, K., Piesche, L. und Hilse, H., Central Effects of Substance P. In: Abstracts of the 7th International Congress of Pharmacology, Paris, 130. Pergamon Press Ltd., 1978

20 Oehme, P., Hecht, K., Piesche, L., Hilse, H., Poppei, M., Morgenstern, E. und Göres, E., Substance P - new aspects to its modulatory function, Acta biol. med. germ. 39 (1980) (in press)

21 Pickel, V. M., Joh, T. H., Reis, D. R., Leeman, S. E. und Miller, R. J., Brain Research 160 (1979) 387

22 Reubi, J. C., Emson, P. C., Jessell, T. M. und Iversen, L. L., Naunyn-Schmiedeberg's Arch. Pharmacol. 304 (1978) 271

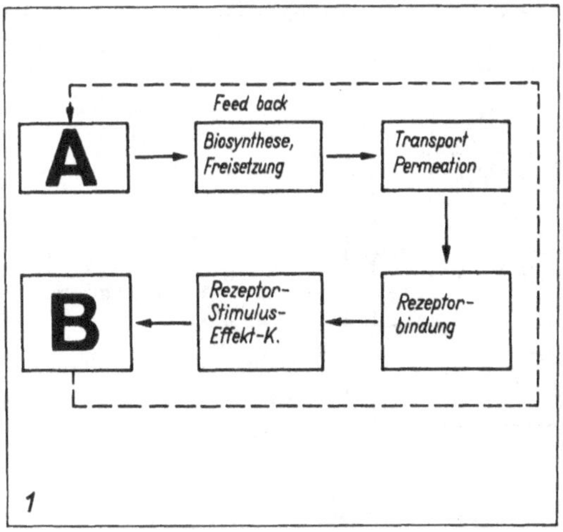

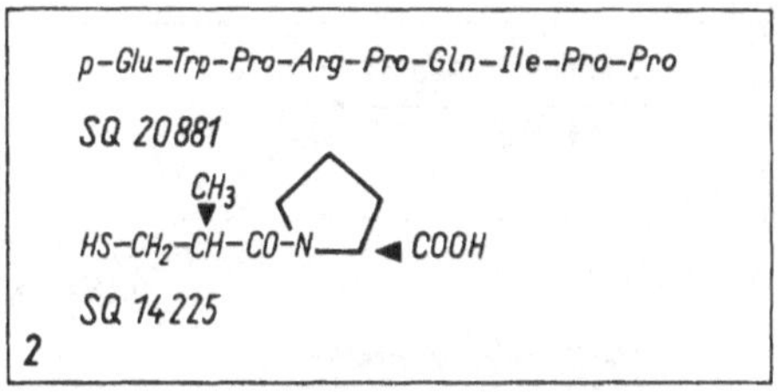

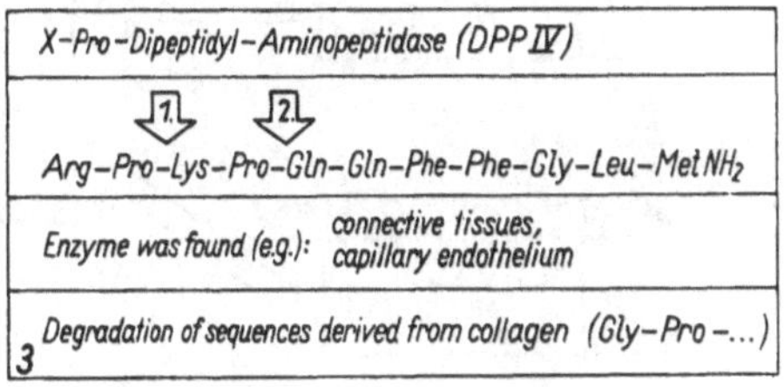

Abb. 1 Grundmechanismus der Wirkung von Peptidhormonen als Informationsträger

Abb. 2 Struktur der Converting-Enzym-Inhibitoren SQ 20 881 und SQ 14 225

Abb. 3 Schematische Darstellung zur DPP IV und zur enzymatischen Spaltung von Substanz P (SP) durch dieses Enzym

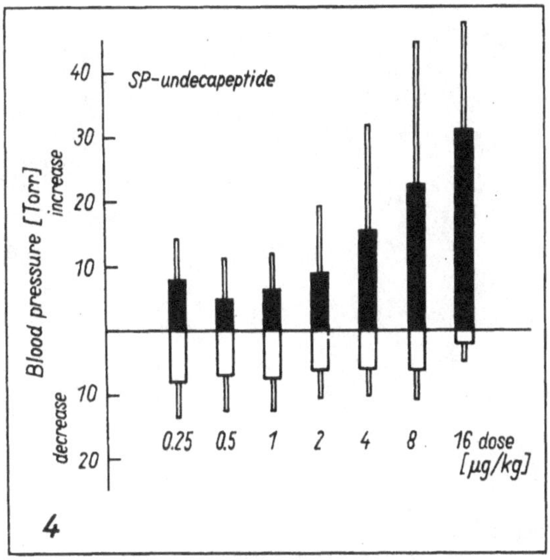

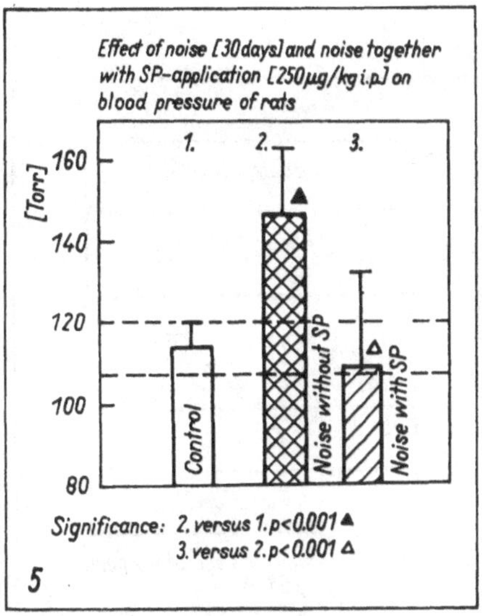

Abb. 4 Dosisabhängige Wirkung von Substanz P auf den Blutdruck der narkotisierten Wistarratte

Abb. 5 Wirkung von Substanz P auf lärmstreßbedingten Hypertonus an der Wistarratte

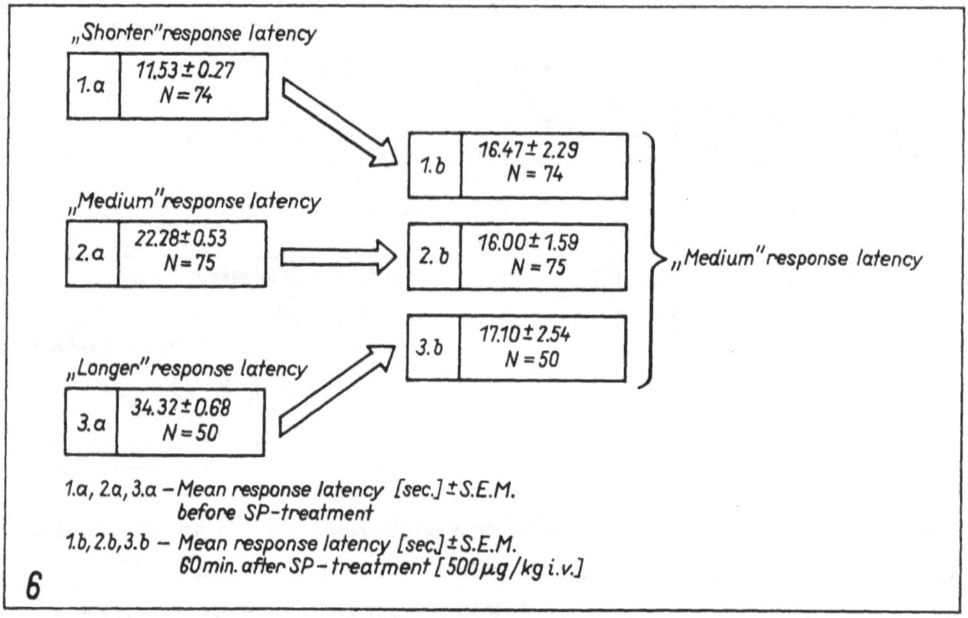

Abb. 6 Wirkung von Substanz P auf die Reaktionszeit (response latency) im hot-plate-Test bei Mäusen mit unterschiedlicher Ausgangsschmerzschwelle

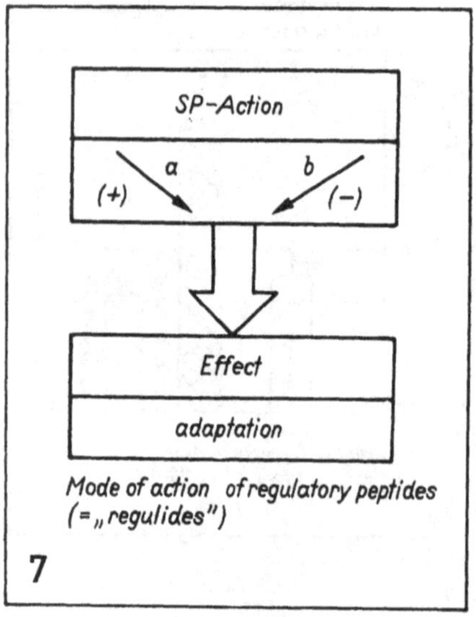

Abb. 7 Postuliertes Grundprinzip für die Wirkung von Substanz P als regulatory peptide ("regulide")

Институт кардиологии им. А.Л.Мясникова
Всесоюзного кардиологического научного центра АМН СССР,
Москва СССР

Жарова Е.А., Некрасова А.А., Чернова Н.А.

Калликреин-кининовая система почек у здоровых и больных гипертонической болезнью

В ряде клинических и экспериментальных работ установлено, что гуморальная калликреин-кининовая система почек (ККСП) участвует в регуляции внутрипочечного кровотока и в определенных условиях вовлекается в механизмы транспорта натрия и воды почками (Шхвацабая И.К., и др. /4/, Mc Giff и др. /7/, Mills и др. /8, 9/). Эта система тесно связана с функциональным состоянием других гуморальных систем, участвуя в активации синтеза почечных простагландинов (ПГ) и переходе ПГЕ в ПГГ путем активации фосфолипазы или подавлении ПГЕ-9-кеторедуктазы (Mc Giff и др. /7/, Некрасова А.А. и др. /I/). По данным Sealey /II/ кинины могут способствовать переходу неактивного ренина в активный.

В клинических и экспериментальных исследованиях Некрасова А.А. и др. /2/, Margolius и др. /5/ и ряда других авторов /IO/ показано, что ККСП включается в патогенез артериальных гипертоний различной природы.

Целью настоящей работы было изучение функционального состояния ККСП при гипертонической болезни и ее роли в транспорте натрия и воды, так как этот вопрос остается наиболее спорным и мало изученным. Нами разработан ряд нагрузочных проб для воздействия на уровень активности ККСП и функцию почек путем активации симпатико-адреналовой системы под действием ходьбы, изменения объема внеклеточной жидкости и содержания натрия в организме под влиянием фуросемида и солевой нагрузки.

Материал и методы исследования

Обследовано 55 здоровых людей-добровольцев мужского пола в возрасте от I8 до 48 лет и II5 больных гипертонической болезнью неосложненного течения того же возраста и пола. У 65 из них была лабильная гипертензия (ЛГ), т.е. артериальное давление (АД) периодически повышалось до I60/I05-II0, но нормализовалось под влиянием режима, приема седативных и легких гипотензивных средств. У 50 больных была стабильная гипертензия (СГ), т.е. АД было стойко повышенным не ниже I60/95 - I00 и не нормализовалось без лечения.

Обследование проводилось на 5-6-й день пребывания в стационаре без лечения на диете с содержанием хлористого натрия 9 - I0 г в сутки. Показатели фильтрационно-реабсорбционной и концентрационной функции почек, данные радиоизотопной ренографии и внутренной урографии у всех обследованных были в пределах нормы.

Состояние ККСП оценивалось по уровню экскреции мочевого калликреина (ЭМК), определяемого спектрофотометрическим методом по степени гидролиза бензоил-аргинин-этилового эфира и выражалось в условных калликреиновых единицах (КЕ).

Для характеристики функции почек, связанной с транспортом натрия и воды, в различных условиях измерялся диурез и натриурез. Электролиты определялись методом пламенной фотометрии. Проведен корреляционный анализ связи между ЭМК, диурезом и натриурезом при различных условиях обследования.

Функциональное состояние ККСП оценивалось по суточному и базальному уровню ЭМК и по изменению его после применения нагрузочных проб. За базальный уровень ЭМК принято исследование его в часовой порции мочи, собранной утром, тотчас после сна, в положении лежа натощак. Применены следующие нагрузочные пробы:

I-ходьба в течение I часа после пребывания больного в базальных условиях,

2-однократное внутривенное введение фуросемида в дозе 40 мг,

3-3-х дневный прием фуросемида в суточной дозе I20 мг (исследование проводилось в условиях покоя),

4-ходьба в течение I часа на фоне предшествующего 3-х дневного приема фуросемида,

5-внутривенное введение солевого раствора из расчета 5,8 ммолей на I кг веса в виде 5 % раствора хлористого натрия ($NaCI$).

На фоне нагрузок, направленных на изменение функции почек (фуросемид, введенный внутривенно и солевой раствор), ЭМК измерялась в период максимального натриуретического и диуретического ответа и в период уменьшения диуреза или возвращения его к исходному уровню. Изучалось также последствие солевой нагрузки на активность ККСП,для этого ЭМК измерялась через I - 3 суток после введения соли.

После пролонгированного введения фуросемида исследование ЭМК производилось на 4-й день приема препарата, когда у здоровых людей наступала адаптация функции почек к действию диуретика, что выражалось в прекращении выведения избытка натрия и воды из организма, о чем судили на основании суточной и базальной экскреции натрия с мочой. Водно-солевой баланс оценивался по соотношению выпитого и выделенного объема жидкости и суточной экскреции натрия. При проведении всех проб контролировалось АД.

Результаты исследования и их обсуждение

У здоровых людей величина суточной ЭМК колебалась от 33,5 до II2,7КЕ в среднем составляла 70.6±I,6КЕ. У больных гипертонической болезнью с ЛГ она колебалась от 2I,3 до I72,0КЕ, в среднем равнялась 90,8±8,5КЕ, что достоверно превышало уровень здоровых людей (р 0,05). У больных гипертонической болезнью с СГ индивидуальные показатели суточной ЭМК колебались от I2,0 до I03,0, в среднем составляла 57,5 ±5,7КЕ, что было достоверно ниже, чем у здоровых людей (р 0,05).

Базальный уровень ЭМК у больных гипертонической болезнью с ЛГ был достоверно выше такового у здоровых людей, у больных с СГ - наоборот достоверно ниже (табл. I). Корреляция между ЭМК, диурезом и натриурезом в базальных условиях была невысокой (табл. 2).

Таким образом, полученные данные свидетельствуют о повышении активности ККСП на ранних стадиях гипертонической болезни и снижении ее активности - на поздних. Большой разброс индивидуальных показателей суточной ЭМК у здоровых и больных может быть связан с различным уровнем физической и нервно-психической активности на протяжении суток. Поэтому исследование ЭМК в базальных условиях имеет меньший разброс показателей и дает более точное представление об уровне активности этой гуморальной системы. Анализ корреляционных связей указывает на небольшую степень взаимосвязи между ККСП и натрийвыделительной функцией почек у здоровых людей и больных гипертонической болезнью в условиях обычного водно-солевого режима.

Применение нагрузочных проб с одновременным исследованием ЭМК, диуреза и натриуреза позволило изучить функциональное состояние ККСП и ее взаимосвязь с натрийвыделительной функцией почек в различных условиях.

У здоровых людей нагрузка ходьбой в течение I часа вызывала незначительное увеличение ЭМК, на IO % по сравнению с базальным уров - нем (рис. I). Корреляция между ЭМК, диурезом и натриурезом отсутствовала. Повышение активности ККСП у здоровых людей на нагрузку ходьбой, по-видимому, является реакцией адаптации и способствует сохранению почечного кровотока на нормальном уровне (Некрасова А.А. и др. /2/). Отсутствие корреляции между ЭМК, диурезом и натриурезом в этих условиях, возможно, связано с преобладающим влиянием на функцию почек других гуморальных систем.

Внутривенное введение фуросемида в дозе 40 мг у здоровых людей в период максимального диуреза; через I час после введения препарата, сопровождалось наиболее значительным увеличением ЭМК, на I44 % по сравнению с базальным уровнем (рис. I). Отмечена высокая степень корреляции между ЭМК, диурезом и натриурезом в период максимального диуретического ответа (табл. 2, рис. 2).

Таким образом, уменьшение объема внеклеточной жидкости и содержания натрия в организме под действием внутривенного введения фуросемида у здоровых людей резко стимулировало ККСП, которая в этих условиях была тесно связана с механизмами транспорта натрия и воды почками, о чем свидетельствовала высокая степень корреляции между ЭМК и показателями натрийвыделительной функции почек.

Пролонгированная нагрузка фуросемидом I20 мг в сутки в течение 3-х дней при исследовании на 4-й день утром в покое вызывала у здоровых людей увеличение ЭМК по сравнению с базальным уровнем на 74 % (табл. I, рис. I).

Применение комбинированной нагрузки ходьбой на фоне предшествующего 3-х дневного приема фуросемида (см. условия выше) сопровождалась лишь незначительным и недостоверным увеличением ЭМК, на 34 % по сравнению с базальным уровнем (табл. I, рис. I). Корреляция между ЭМК, диурезом и натриурезом отсутствовала.

Таким образом, симуляция ККСП после пролонгированного введения фуросемида, по-видимому, была вторичной в ответ на стимуляцию прессорных гуморальных систем, которые способствуют восстановлению водно-солевого гомеостаза в условиях длительного применения диуретика.

Двойная стимуляция, которая в максимальной степени стимулирует ренин-ангиотензин-альдостероновую системы, как это найдено в исследованиях Устиновой С.Е. и др. /3/ является чрезмерной для ККСП поскольку степень активации ККСП, выраженная умеренно, не соответствовала активации прессорных гуморальных систем. Анализ корреляционных связей свидетельствует о том, что в условиях пролонгированного применения диуретика, а также комбинированной нагрузки, ККСП у здоровых людей не играет роли в транспорте натрия и воды почками.

Нагрузка внутривенным введением солевого раствора в дозе 5,8 ммолей Na на I кг веса у здоровых людей вызывала незначительное и недостоверное увеличение ЭМК, на 43 % по сравнению с базальным уровнем (табл. I, рис. I). Корреляция между ЭМК, диурезом и натриурезом, исследованная в период максимального диуретического ответа, отсутствовала (табл. 2, рис. 2).

Последействие солевой нагрузки на активность ККСП у здоровых людей выражалось в значительном падении ЭМК на 2-е и особенно на 3-и сутки по сравнению с исходным уровнем (табл. 3).

Таким образом, нагрузка солевым раствором у здоровых людей сопровождалась повышением, а в дальнейшем снижением активности ККСП, которая не играла существенной роли в транспорте натрия и воды.

Реакция на нагрузочные пробы у больных гипертонической болезнью существенно отличалась от таковой у здоровых людей.

У больных с ЛГ и СГ ЭМК после часовой ходьбы снизилась соответственно на 24 % и на I5 % по сравнению с базальным уровнем (рис. I). Корреляция между ЭМК, диурезом и натриурезом в этих условиях отсутствовала также как и у здоровых людей (табл. 2). Снижение активности ККСП у больных гипертонической болезнью в ответ на ходьбу может указывать на функциональную неустойчивость этой гуморальной системы. Отсутствие корреляции между ЭМК, диурезом и натриурезом может быть обусловлено преобладающим влиянием ренин-ангиотензин-альдостероновой системы и АДГ на функцию почек.

После нагрузки внутривенным введением фуросемида прирост ЭМК в период максимального диуреза у больных гипертонической болезнью с ЛГ составил 44 %, что было в 3 раза ниже, чем у здоровых людей. (табл. I). У больных с СГ реакция на данный вид нагрузки станови - лась отрицательной, ЭМК после нагрузки снизилась на 32 % по сравнению с базальным уровнем (рис. 2). В период максимального диуреза у больных с ЛГ отмечена высокая степень корреляции между ЭМК, диурезом и натриурезом (табл. 2), также как это имело место у здоровых людей. При СГ корреляция между указанными показателями отсутствовала (рис. 2).

Таким образом, проба с внутривенным введением фуросемида выявляет функциональную неустойчивость ККСП, наиболее выраженную при СГ. Кроме того, при СГ обнаруживается нарушение взаимосвязи между сос - тоянием ККСП и натрийвыделительной функции почек под действием внутривенного введения фуросемида.

3-х дневный прием фуросемида при исследовании на 4-й день в условиях покоя у больных с ЛГ вызывал увеличение ЭМК на 24 %, что было в 3 раза ниже, чем у здоровых людей. У больных СГ прирост ЭМК после нагрузки составил всего лишь 6 %, т.е., реакция ККСП на нагрузку практически отсутствовала (табл. I, рис. I). Корреляция между ЭМК, диурезом и натриурезом у всех обследованных больных отсутствовала также как у здоровых людей (табл. 2).

Комбинированная нагрузка ходьбой на фоне предшествующего 3-х дневного приема фуросемида у больных с ЛГ сопровождалась увеличением ЭМК на 30 % по сравнению с базальным уровнем, т.е., в такой же степени как и у здоровых людей. У больных с СГ после двойной стимуляции ЭМК снизилась на 24 % по сравнению с исходным уровнем (рис.I). Корреляция между ЭМК, диурезом и натриурезом после данного вида на - грузки отсутствовала у всех больных (табл. 2).

Таким образом, пролонгированная нагрузка фуросемидом, а также комбинированная нагрузка при гипертонической болезни выявляет ослабление функциональных резервов ККСП, которая не участвует в транспорте натрия и воды почками.

Солевая нагрузка в период максимального диуретического ответа сопровождалась повышением ЭМК на 44 % у больных ЛГ и резким увеличением ЭМК при СГ - до 200 % от исходного уровня, тогда как прирост ЭМК у здоровых людей был равен 43 % (табл. I, рис. I).

Следует отметить возрастание коэффициента корреляции между ЭМК, диурезом и натриурезом в период максимальной реакции на солевую нагрузку у больных гипертонической болезнью по мере прогрессирования заболевания (табл. 2). Наиболее высокая и тесная корреляция наблю - далась у больных с СГ (рис. 2).

При исследовании на 2 - 3-й день после солевой нагрузки ЭМК у больных с ЛГ в отличие от здоровых людей была повышенной, у больных с СГ - сниженной, но в меньшей степени, чем у здоровых (табл. 3).

Таким образом, ККСП при СГ, почти не реагирующая на все приме - ненные нагрузочные пробы резко стимулируется при введении солевого раствора и тесно связана с механизмами выделения натрия и воды.

Проведенные исследования с применением нагрузочных проб выявили ряд особенностей функционирования гуморальной ККСП у здоровых людей и больных гипертонической болезнью.

У здоровых людей на фоне нагрузок активность ККСП повышалась, в наибольшей степени при внутривенном введении фуросемида. При ходьбе активация ККСП могла быть обусловлена стимуляцией симпатико-адреналовой системы; после введения фуросемида - уменьшением объема внеклеточной жидкости и содержания натрия в организме и стимуляцией прессорных гуморальных систем; при солевой нагрузке - увеличением объема внеклеточной жидкости и содержания натрия в организме.

Согласно имеющимся в литературе данным физиологическая роль ККСП заключается в ауторегуляции внутрипочечного кровотока. Кроме того, кинины посредством гемодинамического и канальцевого эффекта и взаимодействия с другими гуморальными системами способны увеличивать диурез и натриурез (Mc Giff/7/, Mills /8/,Mc Farlane /6/).

Из проведенных нами исследований видно, что ККСП у здоровых людей не всегда играет роль в механизмах транспорта натрия и воды почками. В частности, в базальных условиях степень корреляции между ЭМК, диурезом и натриурезом у них была невысокой. Корреляция значительно возрастала в условиях усиленного диуреза под влиянием одно - кратного внутривенного введения фуросемида, что свидетельствовало о включении ККСП в регуляцию диуреза и натриуреза. Напротив в условиях пролонгированного применения диуретика, а также комбинированной нагрузки ККСП не играла роли в транспорте натрия и воды, так как основное значение в регуляции функции почек в этих условиях имеет ренин-ангиотензин-альдостероновый механизм, способствующий восстановлению водно-солевого гомеостаза.

У больных гипертонической болезнью проба с внутривенным введением фуросемида выявляла функциональную неустойчивость ККСП и нарушение ее взаимосвязи с механизмами транспорта натрия и воды почками, особенно в поздней стадии заболевания.

Применение солевой нагрузки показывало как перегрузка организма натрием при гипертонической болезни, особенно при высокой стойкой гипертонии становится важным фактором активации ККСП, которая включается в механизмы транспорта натрия и воды почками. В данных условиях ККСП при гипертонической болезни выполняет роль резервной системы, обеспечивающей максимально быстрое выведение избытка натрия из организма и сохранение водно-солевого гомеостаза.

Таким образом, для оценки функционального состояния ККСП и ее роли в транспорте натрия и воды у здоровых людей и больных гипертонической болезнью наиболее информативными являются исследования с помощью внутривенного введения фуросемида и солевого раствора.

Выявленные изменения со стороны ККСП при гипертонической болезни непосредственно или опосредованно через другие гуморальные системы могут участвовать в нарушениях водно-солевого гомеостаза.

Список литературы

I. Некрасова А.А., Соколова Р.И., Жарова Е.А.
Роль простагландин-кининовой системы почек в транспорте натрия и воды.
Кардиология, Москва, 3 (I977), I08 - II3.

2. Некрасова А.А., Хухарев В.В., Крамер А.А., Эвентов А.З.
Кининовая система почек и почечная гемодинамика у больных гипертонической болезнью.
Кардиология, Москва, 9 (I973), 58 - 60.

3. Устинова С.Е., Учитель И.А.
Изменение активности ренина в плазме крови у больных гипертонической болезнью и здоровых людей после приема фуросемида.
Кардиология, Москва, I0 (I977), 35 - 40.

4. Шхвацабая И.К., Некрасова А.А., Жарова Е.А.
Калликреин-кининовая система почек при различных видах диуреза влияние на нее ингибитора синтеза простагландинов.

5. Margolius H.S., Horwitz D., Pisano J.J., Keizer H.R.
Relationships among urinary kallikrein, mineralocorticoids and human hypertension.
Federation Proc., 35, (1976), 2, 203 - 206.

6. Mc Farlane N.-A.A., Ward P.E., Mills I.H.
Renal kallikrein in relationship to sodium intake and water excretion.
Life Sci., 16 (1975) 819

7. Mc Giff J.C., Nasjletti A.
Kinins, renal function and blood pressure regulation.
Federation Proc., 35 (1976) 2, 172 - 174.

8. Mills I.H., Mc Farlane N.-A.A., Ward P.E., Obika L.F.
The renal kallikrein-kinin system and the regulation of salt and water excretion.
Federation Proc., 35 (1976) 2, 181 - 188.

9. Mills I.H., Ward P.E.

The relationship between kallikrein and water excretion and the conditional relationship between kallikrein excretion and sodium excretion.
J. Physiol. (London) 246, (1975), 695 - 671.

10. Pisano J.J., Marholius H.S., Geller R.

Assay of urinary kallikrein and studies in hypertension (abstr.).
Proc. Y-th Intern. Congress of Pharmacol., 183, (1972).

11. Sealy J.E., Atlas S.A., Laragh J.H.
Human urinary kallikrein converts inactive to active renin and possible physiological activation of renin.
Nature, 275 (1978), 144 - 145.

Таблица I

ЭМК после нагрузочных проб

Обследованные группы	базальный уровень	ходьба I час	фуросемид 40 мг внутривенно	фуросемид I20 мг в сутки 3 дня перорально: покой	фуросемид I20 мг в сутки 3 дня перорально: ходьба	5% раствор NaCI 500 мл внутривенно 5.8 ммоль на кг веса
здоровые	4.03±0,30	4,27±0,65	II,08±0,05^{xx}	7,0±0,96^{x}	5,38±0,64	5,I6±0,59
лабильная гипертония	5,43±0,54	3,88±0,50^{x}	I0,96±0,I3^{x}	6,0±0,08	6,29±0,96	7,87±0,87^{xx}
стабильная гипертония	3,04±0,22	2,66±0,26	2,I0±0,07	3,94±0,55	2,55±0,88	9,I±I,06^{xx}

^{x}p 0,05
^{xx}p 0,02
достоверность различий по сравнению с базальным уровнем

Таблица 2

Коэффициенты корреляции между ЭМК и показателями функции почек в различных условиях

Вид корреляции	базальный уровень	ходьба I час	фуросемид 40 мг внутривенно		фуросемид I20 мг в сутки 3 дня перорально	5% раствор NaCI 500 мл внутривенно (5,8 ммоль/кг)		
	здоровые + больные ЛГ и СГ		здоровые + больные ЛГ	СГ	здоровые+больные ЛГ и СГ	здоровые	больные ЛГ	больные СГ
Калликреин и диурез (p)	0,50 0,50	нет	0,76 0,02	нет	нет	нет	0,45 0,05	0,86 0,002
Калликреин и натриурез (p)	0,48 0,05	нет	0,76 0,02	нет	нет	нет	0,62 0,02	0,70 0,00I

Таблица 3

Изменение ЭМК после солевой нагрузки на 2 – 3-и сутки в % к исходному уровню

дни исследования	здоровые	больные гипертонической болезнью	
		ЛГ	СГ
2-й	– 27	+ I	– 7
3-й	– 62	+ 65	– 62

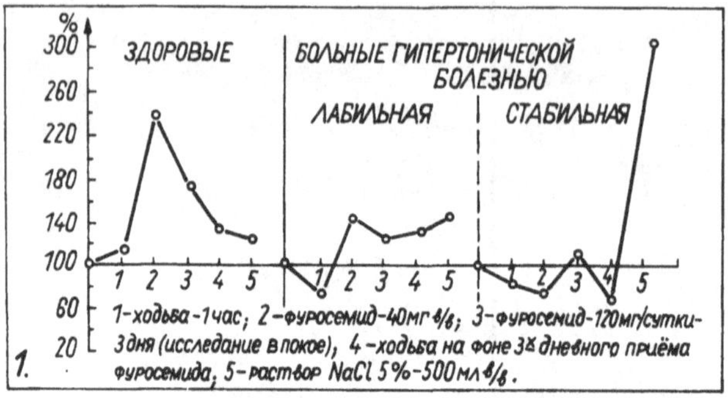

1.

Рис. I. Изменение экскреции мочевого калликреина после применения нагрузочных проб, выраженное в % по отношению к базальному уровню.

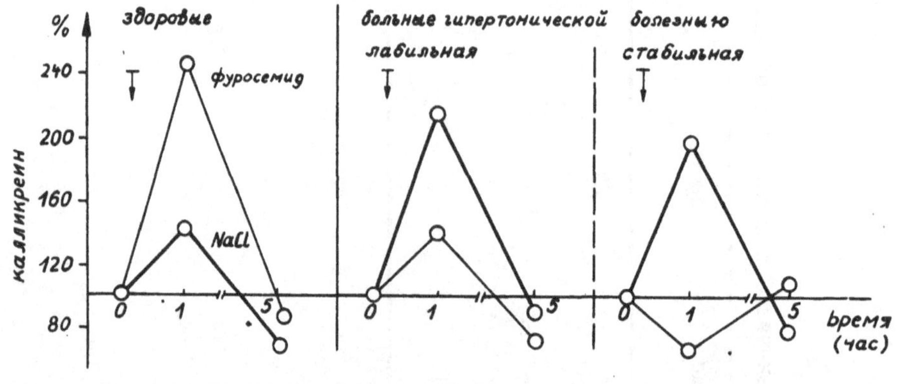

корреляция с показателями функции почек

корреляция	фуросемид	NaCl	фуросемид	NaCl	фуросемид	NaCl
1. калликреин-диурез	0,76 p<0,02	нет	0,76 p<0,05	0,45 p<0,05	нет	0,86 p<0,01
2. калликреин-натриурез	0,76 p<0,02		0,76 p<0,02	0,62 p<0,02		0,70 p<0,01

2

Рис. 2. Изменение экскреции мочевого калликреина после внутривенного введения фуросемида – 40 мг и солевого раствора – 5 % раствор NaCI – 500 мл (5,8 ммоль Na на кг веса).

II. Medizinische Klinik der MAW der VR Polen, Warschau

Catecholamines and hypertension

W. Januszewicz

Continuing interest in borderline hypertension derives from the observations indicating that a proportion of patients with borderline hypertension develops established hypertension in later life.

It is therefore felt that recognition of pathological mechanisms involved in borderline hypertension might provide a clue to understanding of factors responsible for initiation of essential hypertension.

The present study was undertaken with the aim to disclose probable differences in sympathetic activity between established and borderline hypertension in basal conditions and after physiological stimulation of the sympatho-adrenal system.

The studies were done in 18 patients with borderline hypertension of mean age 29.7 years, in 27 patients with established hypertension of mean age 37.3 years and 15 healthy volunteers of mean age 29.7 years.

We have measured noradrenaline, adrenaline, dopamine, their presursor DOPA and their metabolites in the urine as well as noradrenaline and adrenaline in the blood in basal condition and after 20 minutes of standing.

All subjects were hospitalized and remained on a diet with constant sodium content.

It has been proposed by some authors that the orthostatic increase of diastolic blood pressure, presumably due to excessive sympathetic response to upright position, may be a hallmark of borderline hypertension. Therefore we have divided our patients into two subgroups, the first comprising the subjects in whom an increase of diastolic blood pressure after standing was equal to or exceeded 10 mm of mercury and the second denoting the subjects who have not responded to standing with a rise of diastolic blood pressure.

In basal conditions, the urinary excretion of noradrenaline in patients with borderline hypertension was significantly higher than in patients with established hypertension. The urinary excretion of adrenaline did not differ between the three investigated groups (Fig. 1)

The urinary excretion of DOPA, dopamine and homovanillic acid was higher in patients with borderline hypertension than in those with established hypertension. The dopamine and homovanillic acid excretion in borderline hypertension also exceeded significantly the values found in the control group (Fig. 2).

The urinary excretion of 3-methoxy-4-hydroxyphenylglycol was significantly higher in patients with borderline hypertension than in the control group, but no significant difference was observed in relation to established hypertension. The investigated groups disclosed no difference in the urinary excretion of vanillylmandelic acid and methoxycatecholamines (Fig. 3).

Fig. 4 represents the mean values of plasma noradrenaline and adrenaline in patients with borderline and established hypertension.

It must be stressed that in borderline hypertension the basal values of plasma catecholamines increased in all investigated groups. The noradrenaline level after standing in patients with borderline hypertension was significantly higher than in patients with established hypertension and the controls. This group was also characterized by significant increase of plasma adrenaline after standing.

The patients with borderline hypertension and an orthostatic increase of diastolic blood pressure displayed a greater increase of plasma noradrenaline level during standing than the patients whose blood pressure did not change with upright posture. A significant increase of plasma adrenaline occurred only in patients characterized by the orthostatic increase of diastolic blood pressure /Fig. 5/.

In similarly seggregated patients with established hypertension a statistically significant increase of plasma noradrenaline was found only in patients who have not demonstrated an orthostatic increment of diastolic blood pressure.

As I have just shown, we have found that in borderline hypertension the increase of diastolic blood pressure in response to upright position is associated with exaggerated increase of plasma noradrenaline and adrenaline.

Our findings support the concept that orthostatic increase of diastolic blood pressure in patients with borderline hypertension may be regarded as a sign of sympathetic overreactivity.

It is likely that the regulation of blood pressure response to physiological stimuli in subjects with borderline hypertension is more dependent on the sympatho-adrenal activity than in patients with established hypertension in whom this factor may not play such an important role.

We also studied the effect of mental stress on catecholamines and their metabolites in patients with established essential hypertension as well as in healthy subjects. The investigated patients were submitted to mental stress consisting of Kraepelin's arithmetic test combined with noise.

Both in patients with essental hypertension and in healthy subjects mental stress produced a significant increase of urinary excretion of noradrenaline (Fig. 7). The urinary excretion of adrenaline did not change. On the other hand the urinary excretion of dopamine, which was already different before stress, decreased significantly in both groups - a finding which could be related to the increased synthesis of noradrenaline. However, the enhanced metabolism of this amine could not be excluded.

In addition to these changes, a striking increase of 3-methoxy-4-hydroxy-phenylglycol in response to mental stress was seen in both groups (Fig. 8). It must be added that a decrease of urinary excretion of vanillylmandelic acid was observed in healthy sucjects.

An over twofold increase of 3-methoxy-4-hydroxyphenylglycol excretion in the urine may be an indirect indication of sugmented metabolism of noradrenaline in the central nervous system.

Mental stress produced also a significant increase of plasma catecholamines in both groups. Althoug changes of plasma renin activity were not statistically significant, the stress revealed a difference between the hypertensive patients and the controls (Fig. 9).

It should be pointed out that there were no substantial differences in the response of catecholamines and their metabolites to stress between hypertensive and normotensive subjects.

However, it does not exclude the possibility that mental stress may contribute to the development of hypertension.

In view of the complexity of the relationship between the central nervous system and hypertension, the effects of stress may depend on the character of physiological stimuli, duration of their action and individual response of the subjects.

In my short presentation I have concentrated on the response to sympathetic stimuli in essential hypertension and particularly - in borderline hypertension.

Our findings are in keeping with the results of others in demonstrating sympathetic overreactivity in subjects of these patients.

However, the exact mechanisms whereby the sympathetic system contributes to the development of hypertension cannot be clearly stated.

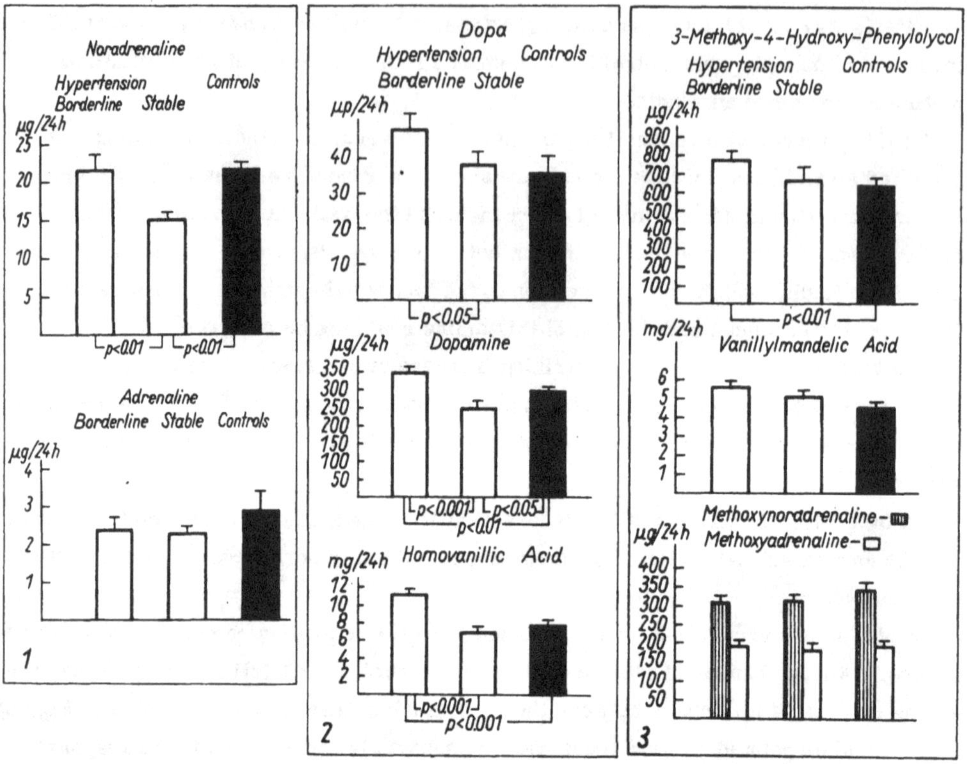

Fig. 1. Urinary excretion of noradrenaline and adrenaline in borderline and stable hypertension and in the control group in basal conditions

Fig. 2. Urinary excretion of DOPA, dopamine and homovanillic acid in basal conditions

Fig. 3. Urinary excretion of 3-methoxy-4-hydroxyphenylglycol, vanillymandelic acid and methoxycatecholamines in basal conditions

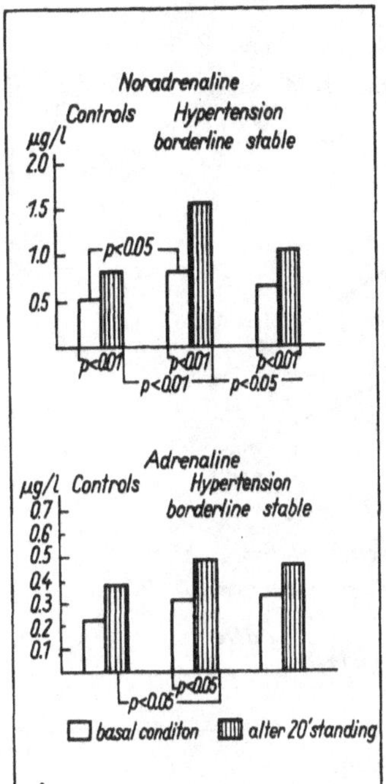

4

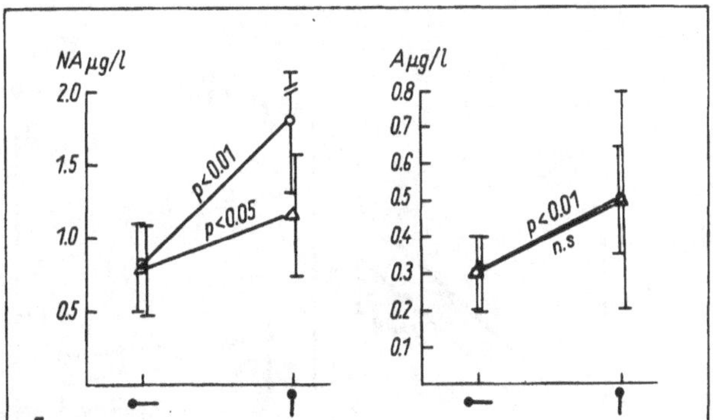

5

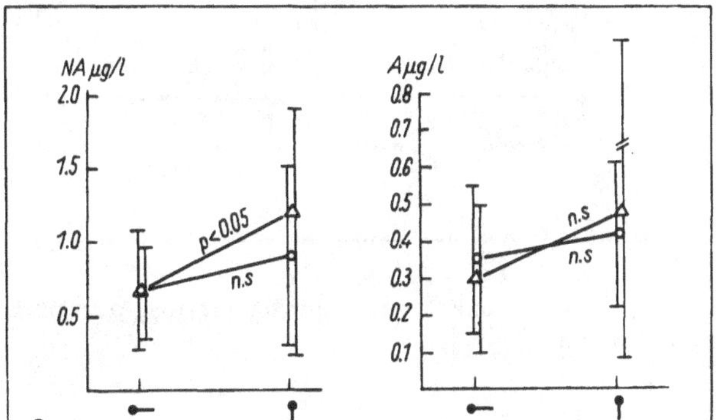

6

Fig. 4. Mean values of plasma noradrenaline and adrenaline in basal conditions and after standing in patients with borderline and stable hypertension and in healthy controls

Fig. 5. Plasma noradrenaline and adrenaline in patients with borderline hypertension with orthostatic increase of diastolic blood pressure /circles/ and without such an increase /squares/

Fig. 6. Plasma noradrenaline and adrenaline in patients with established hypertension /circles/ and without /squares/ orthostatic increase of diastolic blood pressure

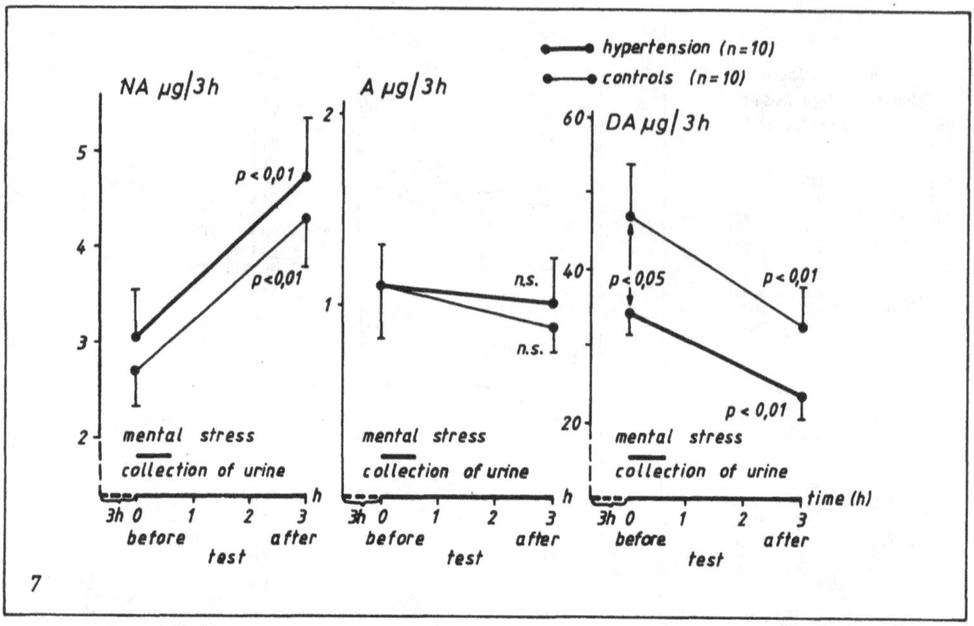

Fig. 7. Urinary excretion of noradrenaline, adrenaline and dopamine before and after mental stress

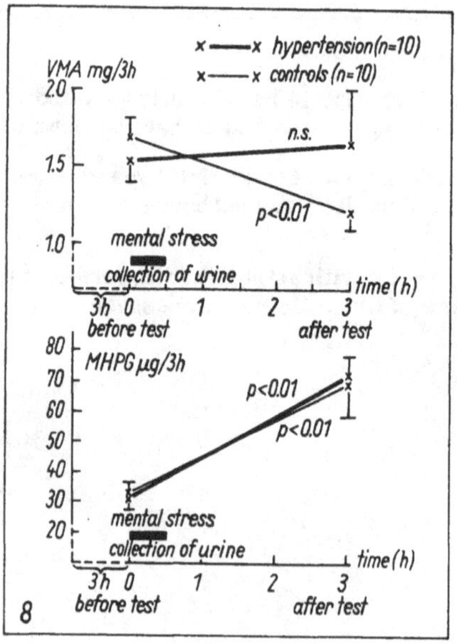

Fig. 8. Urinary excretion of vanillylmandelic acid and 3-methoxy-4-hydroxyphenyl-glycol before and after mental stress

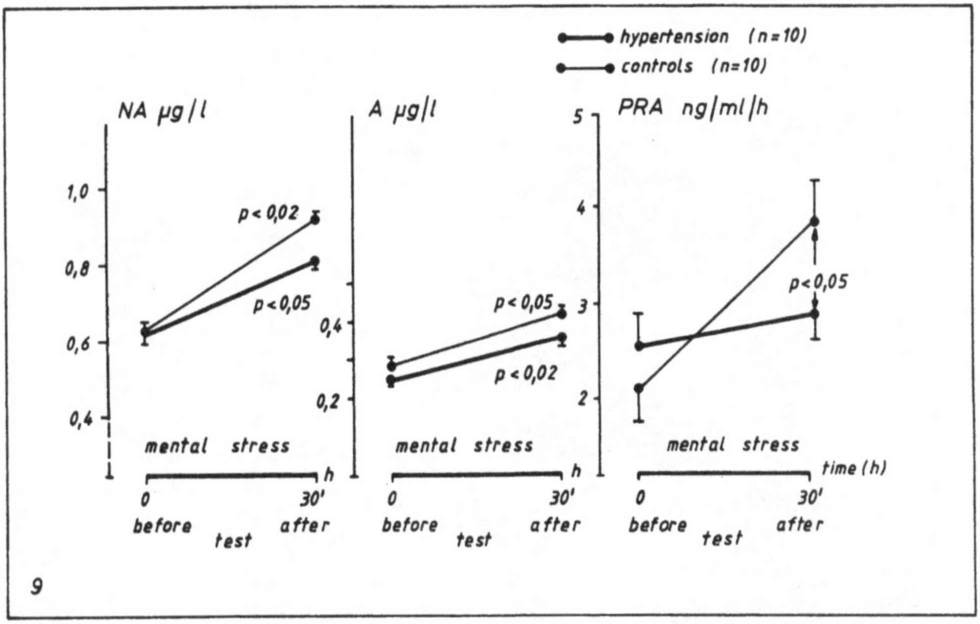

Fig. 9. Plasma noradrenaline, adrenaline and renin activity before and after mental stress

Zentralinstitut für Herz- und Kreislauf-Regulationsforschung der Akademie der Wissenschaften der DDR, Berlin-Buch (Direktor: MR Prof. Dr. sc. med. H. Heine)

Der Einfluß von Emotionalstreß auf das Verhalten vasopressorischer und vasodepressorischer Hormone bei der essentiellen Hypertonie unterschiedlicher Schweregrade und Altersstufen

R. Baumann, H. Ziprian, J. Enderlein, E. Naumann, W. Hartrodt, P. Singer und G. Krüger

In zunehmendem Maße sind bei der Bewertung kardiovaskulärer Erkrankungen sozioökologische Aspekte in ihrer Beziehung zur Ätiologie und Pathogenese zu berücksichtigen, die den emotionellen Konfrontationen des menschlichen Organismus mit der wachsenden Technisierung und Industrialisierung Rechnung tragen.

Die möglicherweise frühzeitig erworbene und/oder genetisch determinierte Sensibilität auf emotiogenen Stress wird, wie wir in zahlreichen Arbeiten zeigen konnten, für die Bluthochdruckregulationsstörungen infolge überschießender vasopressiver hormonaler Einflüsse bedeutsam. Sie entsteht vorwiegend als Ausdruck des inadäquaten Zusammenwirkens von Umwelt und zentral-nervösen funktionellen Veränderungen ([1, 2, 3, 4, 6, 7, 11, 12, 13, 17, 18]).

Wir selbst und auch andere Arbeitskreise unseres Institutes konnten bis dahin unbekannte Zusammenhänge zwischen hämodynamischen, humoral-hormonalen und metabolischen Systemen sowie dem ZNS nachweisen[8, 9, 10, 14, 15].

Unsere klinischen und experimentellen Studien demonstrieren, daß im Prozeß der Organismus-Umweltauseinandersetzung häufiger als vital-bedrohende Ereignisse wiederholte psychoemotionale Belastungen mit psychozosialem Bezug überschießende, langanhaltende Herz-Kreislaufdysregulationen bewirken.

In früheren klinisch-experimentellen Untersuchungen hatten wir bei männlichen jugendlichen Patienten mit essentiellem Hypertonus unter psychoemotionaler Belastung überschießende prolongierte Erhöhungen von Blutdruck und Puls sowie gegenüber Normalpersonen veränderte Reaktionsmuster hormoneller und biochemischer Parameter registriert. Bei ergänzenden Untersuchungen interessierte, welche Beziehung die gefundene Reaktionskinetik zu den Schweregraden der Hypertoniekrankheit und zum Alter der Patienten hat.

Untersucht wurden 53 Patienten mit essentieller Hypertonie des Schweregrades I und II nach St. Nitschkoff u. R. Baumann[16] in den Altersgruppen unter und über 40 Jahre sowie 22 normotone Probanden. Die psychoemotionale Belastung wurde durch Kopfrechenaufgaben unter Zeitdruck verursacht. Puls und Blutdruck wurden fortlaufend registriert.

Fünf Minuten nach Beginn des Rechentestes (t_{35}), nach seinem Abschluß (t_{45}) sowie 25 Minuten (t_{70}) und 65 Minuten (t_{110}) nach seinem Ende und nach 2stündiger Orthostase wurden die Katecholamine, die Plasma-Renin-Aktivität, das Kallikrein und Kininogen im Plasma bestimmt. Die statistischen Berechnungen erfolgten mittels einfaktorieller Varianzanalyse bzw. t-Test, als Signifikanzniveau wurde $p<0,05$ zugrunde gelegt.

Abb. 1 zeigt den systolischen Blutdruck; die Hypertonikergruppen unterscheiden sich deutlich von den Normalpersonen sowie in ihren Schweregraden untereinander.

Abb. 2 läßt für die diastolischen Blutdruckwerte ebenfalls eine klare Gruppierung nach den Schweregraden erkennen.

Abb. 3 informiert über das Pulsfrequenzverhalten.

In Abb. 4 demonstriert man die Kinetik des Noradrenalins.

Ausgehend von einem gegenüber der Normgruppe signifikant höheren Basalwert steigt der Noradrenalinspiegel bei den jugendlichen Hypertonikern des Schweregrades I unter dem Rechentest signifikant an, bleibt langdauernd erhöht und erreicht auch in der nachfolgenden Ruhephase den Ausgangswert nicht wieder.

Die Werte aller Patienten des Schweregrades II liegen zwar höher als die des normalen Vergleichskollektivs, sind aber deutlich niedriger als die des Schweregrades I. Die Kurve der jüngeren Patienten des Schweregrades II zeigt ähnlich jener beim Schweregrad I und beim Normalkollektiv einen schnellen Anstieg. Bei den älteren Patienten des Schweregrades II ist der Anstieg des Noradrenalins verzögert und geringer.

Die Abb. 5 veranschaulicht für Adrenalin zu allen Untersuchungszeitpunkten den höchsten Plasmaspiegel im Schweregrad II unter 40 Jahren.

Von nicht signifikant differenten Basalwerten aller Gruppen ausgehend steigt es als Streßsoforteffekt rasch signifikant an gegenüber Normotonikern und Hypertonikern Stad. I, ohne am Ende der Untersuchung das Ausgangsniveau wieder zu erreichen.

Im Schweregrad II über 40 Jahre sind die Adrenalinwerte zu allen Testzeitpunkten eindeutig niedriger als bei den anderen Hypertonikergruppen, zeitweise sogar niedriger als die der Normalpersonen; Unter Orthostase hält der Abfall an.

Die Adrenalinfreisetzung der jugendlichen Hypertoniker des Schweregrades I unter 40 Jahren unter der Belastung ist zunächst gering, als Streßspäteffekt werden jedoch in der folgenden Ruhe- und Orthostasezeit gegenüber der Kontrollgruppe eindeutig höhere Plasmakonzentrationen nachgewiesen. Diese sind ebenfalls als maladaptive Auslenkung mit verlängerter Reaktionszeit auf den Streß einzuschätzen.

Abb. 6 demonstriert die Kinetik der Plasma-Renin-Aktivität. Ausgehend von in der Tendenz erhöhten Basalwerten steigt sie im Stadium I unter der emotionalen Belastung signifikant im Vergleich zu den Normalpersonen. Sie überdauert die folgende Ruhephase. Durch die anschließende Orthostasebelastung steigen die Werte nochmals signifikant. Wahrscheinlich addieren sich die Effekte der psychischen- und der Orthostasebelastung, denn der Orthostasewert vom Vortag ohne psychoemotionale Belastung wird signifikant überschritten.

Die Kurve der essentiellen Hypertoniker II unter 40 Jahren imitiert die der Hypertoniker des Stad. I unter 40 Jahren, jedoch sind die Differenzen zur Kontrollgruppe nicht signifikant und der orthostasebedingte Anstieg ist weniger groß.

Im Alter über 40 Jahre ist beim Schweregrad II die Steigerung der Werte nach psychischer Belastung nur wenig größer als bei dem Normkollektiv, nach Orthostase sogar geringer.

Abb. 7 stellt die Kinetik des Kallikreins dar. Die höchsten Werte finden sich im Stad. I unter 40 Jahren. Nach langdauerndem Anstieg findet sich in der 70. Minute eine signifikante Erhöhung gegenüber dem Ausgangsniveau. Zu allen Testzeitpunkten ist die Differenz zu den Hypertonikern des Schweregrades II über 40 Jahre signifikant. Ein relativ starker Abfall zum Ende der Ruheperiode und neuerlicher Anstieg unter Orthostase kennzeichnen die überschießende Reaktionsbereitschaft auch des depressorischen Systems in der frühen Phase der Hochdruckerkrankung.

Im Schweregrad II unter 40 Jahren findet man zu allen Zeitpunkten niedrigere Werte als die des Schweregrades I, unter der Belastung steigen die Werte an und gleichen in der Orthostaseperiode nach ihrem Abfall denen der Normalpersonen.

Besonders augenfällig ist die Differenz zwischen den Kurven der beiden Altersgruppen des Schweregrades II, die mit Ausnahme des Wertes nach der Orthostase signifikant ist. Die Kallikreinspiegel der Hypertoniker des Schweregrades II über 40 Jahre liegen niedriger als die der übrigen Probandengruppen.

Wie Abb. 8 ersichtlich macht, sind die Kurven der Plasma-Kininogenwerte invers zu denen des Kallikreins, die funktionelle Verknüpfung beider Parameter ließ das vermuten.

Im Zusammenhang mit der Blutdruckregulation interessiert die Wirkung des aus dem Kininogen gebildeten Bradykinins. Es wirkt bekanntlich vasodilatatorisch und blutdrucksenkend bei gleichzeitiger Zunahme der Herzfrequenz, Vergrößerung des Blutflusses und positiv inotroper Wirkung am Herzmuskel.

Unsere Befunde lassen eine erhöhte Ansprechbarkeit des Kallikrein-Kinin-Systems auf emotionale Belastung im Schweregrad I der essentiellen Hypertonie erkennen. Im Schweregrad II zeigt sich eine niedrigere und mit zunehmendem Alter weiter sinkende Kallikrein-Aktivität (dementsprechend geringe Kininbildung bzw. erhöht persistierend

Plasmaspiegel an Kininogen). Das deutet auf eine nicht mehr ausreichende Wirksamkeit dieses depressorischen Systems hin, womit die Möglichkeit gegeben wäre, daß bei Verminderung der Organdurchblutung der Blutdruck weiter ansteigt.

Die dargelegten Befunde demonstrieren, daß man die sympathische Hyperaktivität im Frühstadium der juvenilen Hypertonie in eine primäre, vorwiegend durch Noradrenalin charakterisierte und eine sekundäre, durch Adrenalin bestimmte vasopressorische Phase unterscheiden muß[6, 7].

Diese sympathische Hyperaktivität wäre als Entgleisung eines biologisch sinnvollen Adaptationsvorganges in Richtung einer hyperreaktiven Maladaptation zu deuten. Weitere funktionell mit den Katecholaminen verknüpfte pressorisch wirkende Teilsysteme sowie das depressorische Kallikrein-Kinin-System zeigen im Frühstadium der essentiellen Hypertonie unter 40 Jahren ebenfalls eine Hyperaktivität.

In den höheren Schweregraden und mit zunehmendem Alter scheint sich durch Sensibilitätsminderung oder Erschöpfung bestimmter Funktionssysteme eine hyporeaktive Maladaptation zu entwickeln, die humoral-hormonale pressorische und depressorische Systeme betrifft. Sie bedingt einen Konstellationswechsel biochemischer und hämodynamischer Parameter

Die weiter anhaltende Blutdrucksteigerung wird nach den derzeitigen Vorstellungen möglicherweise durch Veränderungen in den Gefäßwänden, z. B. erhöhte Erregbarkeit der Gefäßwandrezeptoren auf Katecholamine durch vermehrten intrazellulären Natriumgehalt, bedingt.

Literatur

1 Baumann, R., Ber. ges. inn. Med. 8 (1972) 191

2 Baumann, R., Dt. Ges.wesen 29 (1974) 673 u. 721

3 Baumann, R., Ber. ges. inn. Med. 9 (1974) 15

4 Baumann, R. und Graff, Ch., Dt. Ges.wesen 23 (1968) 1633

5 Baumann, R., Ziprian, H., Gödicke, W., Hartrodt, Naumann, E. und Läuter, J., Psychother. u. Psychosomat. 22 (1973) 131

6 Baumann, R., Baumann, H., Singer, P., Ziprian, H., Enderlein, J., Naumann, E., Hartrodt, W. und Gödicke, W., Dt. Ges.wesen 34 (1979) 2390

7 Baumann, R. und Baumann, H., in: Baumann, R., H. Dutz und St. Nitschkoff, Arterielle Hypertonie, Akademie-Verlag, Berlin 1980 (im Druck)

8 Baumann, H., Gurk, Ch, Wolter, F., Hecht, K., Läuter, J. und Martin, G., Acta biol. et med. germ. 34 (1975) 107

9 Baumann, H., Martin, G., Urmantscheeva, T. G., Degen, G., Wolter, F., Chasabova, W. A., Gurk, Ch., Hinays, I. und Läuter, J., Acta biol. et med. germ. 35 (1976) 889

10 Baumann, H., Urmantscheeva, T. G., Martin, G., Chasabova, W., Wolter, F., Degen, G., Gurk, Ch., Hinays, I. und J., In: Streß, Neurose, Herz-Kreislauf, VEB Deutscher Verlag der Wissenschaften, Berlin 1977, S. 114

11 v. Eiff, A. W., Verh. dt. Gesellsch. inn. Med. 78 (1972) 1502

12 v. Eiff, A. W., Med. Welt 25 (1974) 2077

13 Folkow, B. und Rubinstein, E. H., Acta physiol. scand. 68 (1966) 48

14 Hartrodt, W., Brosowski, K. H. und Baumann, R., Dt. Ges.wesen 26 (1971) 237

15 Hartrodt, W., Schönfelder, G., Gnüchtel, U., Kreher, Ch., Nitschkoff, St., Brosowski, K. H. und Wooßmann, H., In: Symposium über Probleme der kardiovaskulären Regulation, R. Baumann und J. K. Schchwazabaja (Hrsg.), Akademie-Verlag, Berlin 1975

16 Nitschkoff, St. und Baumann, R., Dt. Ges.wes. 23 (1968) 4 u. 49

17 Schäfer, H., Therapiewoche 24 (1974) 1716

18 Schnabel, W. und Baumann, R., Dt. Ges.wes. 30 (1975) 744

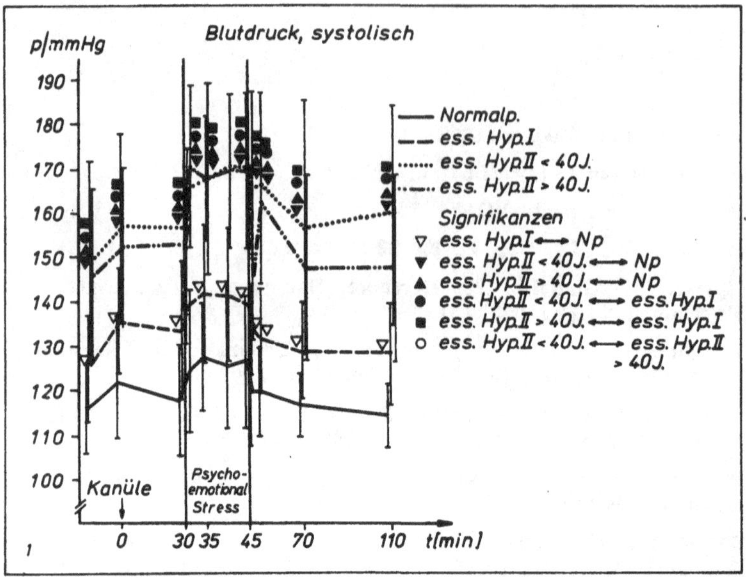

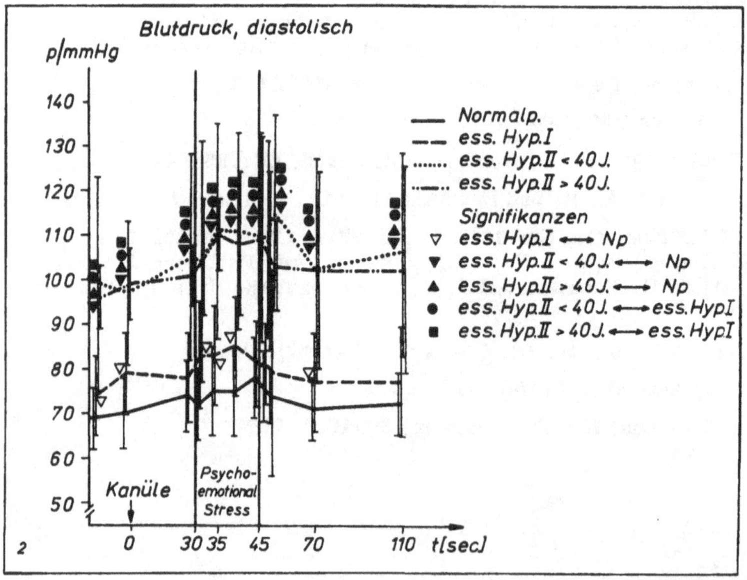

Abb. 1 Systolischer Blutdruck von Normalpersonen sowie Patienten mit essentieller Hypertonie vom Schweregrad I und II unter emotionalem Streß

Abb. 2 Diastolischer Blutdruck von Normalpersonen sowie Patienten mit essentieller Hypertonie vom Schweregrad I und II unter emotionalem Streß

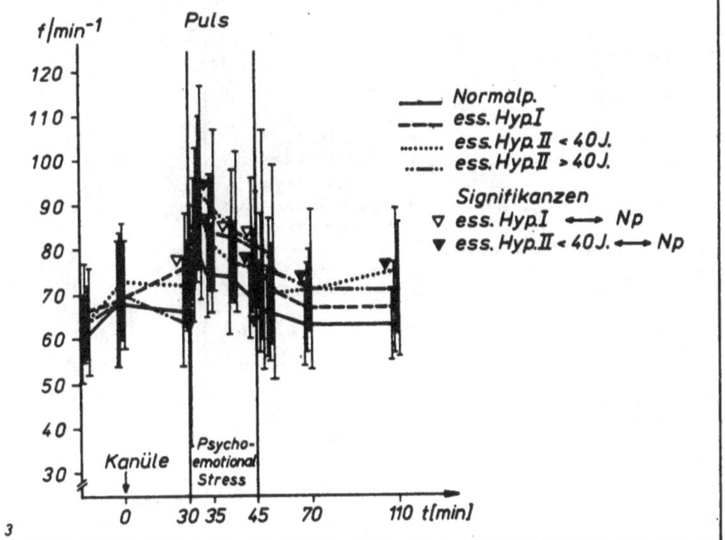

3

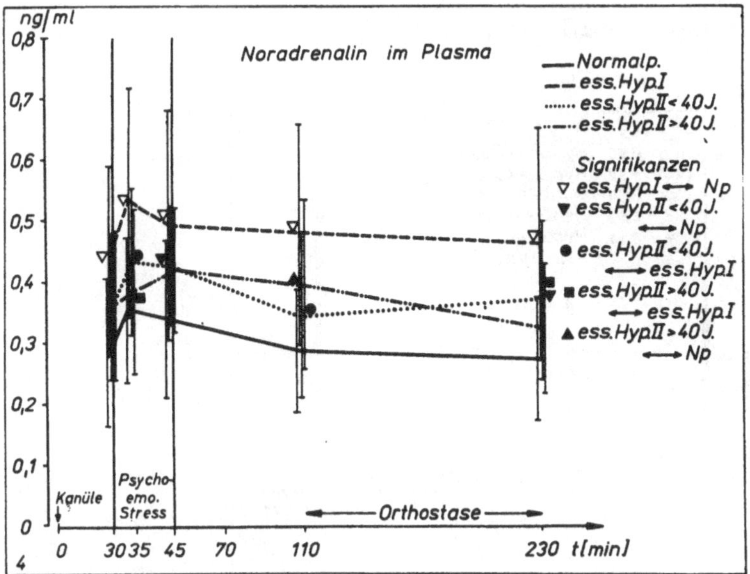

4

Abb. 3 Pulsfrequenz von Normalpersonen sowie Patienten mit essentieller Hypertonie vom Schweregrad I und II (unter und über 40 Jahre) unter emotionalem Streß

Abb 4 Noradrenalin im Plasma von Normalpersonen sowie Patienten mit essentieller Hypertonie verschiedener Schweregrade und verschiedenen Alters unter emotionalem Streß

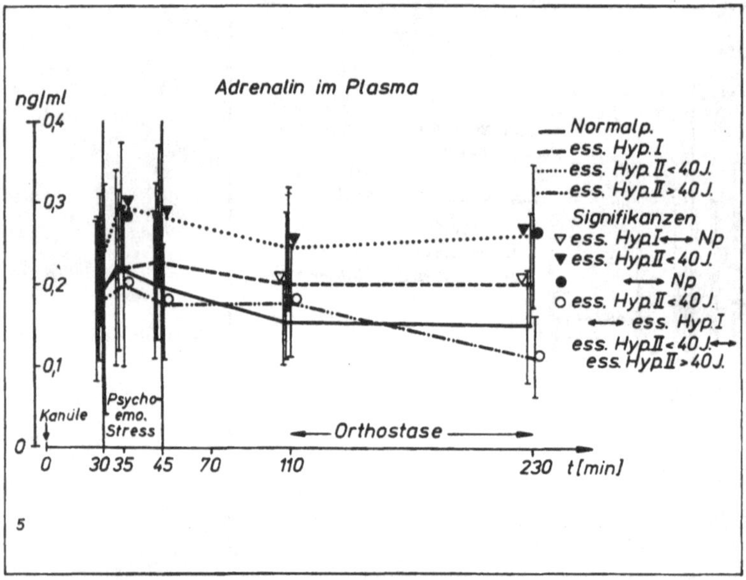

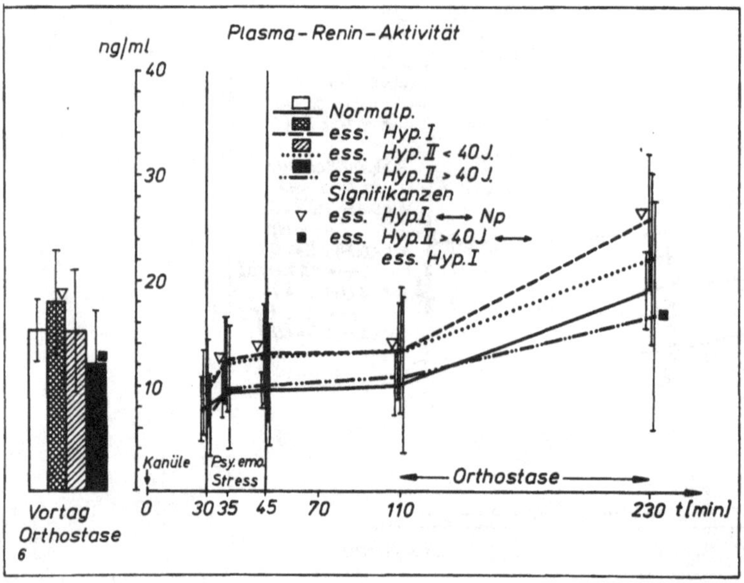

Abb. 5 Adrenalin im Plasma von Normalpersonen sowie Patienten mit essentieller Hypertonie verschiedener Schweregrade und verschiedenen Alters unter emotionalem Streß

Abb. 6 Plasma-Reninaktivität von Normalpersonen sowie Patienten mit essentieller Hypertonie verschiedener Schweregrade und verschiedenen Alters unter emotionalem Streß

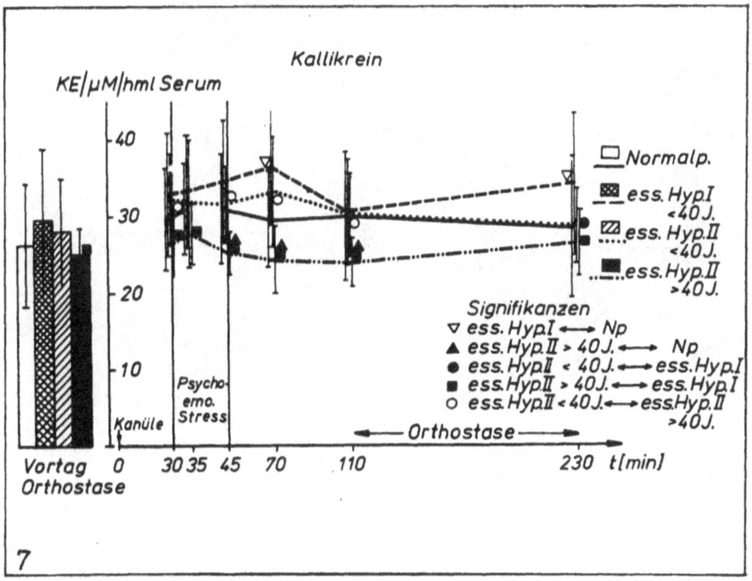

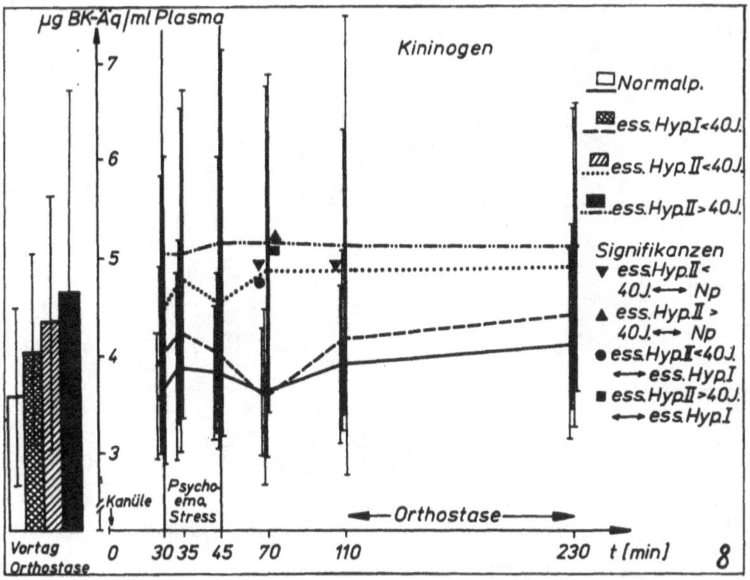

Abb. 7 Reaktionskinetik des Kallikreins im Plasma der Hypertoniestadien I und II unter psycho-emotionalem Streß

Abb. 8 Reaktionskinetik des Kininogens im Plasma unter psycho-emotionalem Streß

Forschungsinstitut für Pädiatrie der Bulgarischen Medizinischen Akademie, Sofia
(Direktor: Prof. Dr. K. Ischew)

Über die Exkretion von methylierten Katecholaminen bei experimenteller Hypertonie und Hypertrophie des Herzmuskels

T. Ilieva, N. Popova

Ungeklärt bleiben einige pathogenetische Mechanismen bei experimenteller Hypertonie nach Selye. Die Frage nach der Rolle mechanischer, als auch humoraler Faktoren ist offen bei der Hypertonie nach Selye ebenso bei der Koarktationshypertonie. Es wurde in unseren früheren Arbeiten über erhöhte Reninaktivität[2, 3] als auch über erniedrigte 13,14-dihydro-15-keto-PGF_2[7] im Blutplasma berichtet. Diese Angaben bestätigten die Rolle humoraler Faktoren. Andererseits weisen die von uns festgestellte Erhöhung des Zyklo-AMP-gehalts im Herzmuskel als auch die Reduzierung der Myokardhypertrophie unter Beta-blockade[10, 11] auf die Rolle adrenerger Mechanismen in der Pathogenese der Hypertonie nach Selye. Dieser Befund, sowie die in der Pathogenese verschiedener Hypertonieformen festgestellte Rolle der Katecholamine, waren Anlaß, die Normetanephrin- und Metanephrin-exkretion in verschiedenen Phasen der experimentellen Hypertonie nach Selye[13] zu verfolgen.

Material und Methoden

Die Untersuchung wurde mit 65 männlichen "Wistar" Ratten durchgeführt, die am Anfang des Versuchs ein Gewicht von 150 - 180 g besaßen. Die experimentelle hypertonie nach Selye[13], modifiziert von Kolarova[10] besteht in der Verwirklichung der partiellen Konstriktion der Aorta, zwischen den beiden Renalarterien, mit nachfolgender Ischämie der linken Niere, die zur Quelle von Pressorsubstanzen wird. Die rechte Niere nimmt an der Pathogenese dieser Hypertonie durch die später entwickelte Nephrosklerose teil. Harnkatecholamine wurden nach Pisano[9] durch chromatographische Trennung an Amberlite (IRG-50) bestimmt. Die Katecholaminexkretion wurde dynamisch am 3., 15., 30., 90. und 180. Tag nach Modelierung der Hypertonie verfolgt. Der systolische Blutdruck wurde unter Nembualnarkose (30 mg/kg Körpergewicht) in der A. carotis communis gemessen. Die Werte aller Ergebnisse wurden mit dem Student-T-Test bearbeitet.

Ergebnisse und Diskussion

Der Blutdruck steigt 3 Tage nach Modellierung der Hypertonie statistisch nicht signifikant an (134, 16 $\pm$ 3, 52, bei Kontrollwert 123, 63 $\pm$ 2, 58 mm Hg). An allen späteren Versuchstagen (15., 30., 90., 180. Tag nach der Modellierung des Prozesses) erwies sich eine signifikante (P 0, 001) Erhöhung des Blutdrucks (entsprechend 155 $\pm$ 3, 08; 179 $\pm$ 14.77, 169 $\pm$ 3.52; und 164 $\pm$ 5.07 mm HG) im Vergleich zum Kontrollwert. (Abb. 1)

Die Katecholaminexkretionsänderungen wurden durch eine rasche, signifikante (P<0.001) Verminderung am 3. Tag charakterisiert - 6.60 mcg/cm^3 (Kontrollwert: 24, 64 $\pm$ 1.99 mg/cm^3). (Abb. 2). Am 15. und 30. Tag nach der Modelierung der Hypertonie steigt die Katecholaminexkretion an (20.2 $\pm$ 4.13 und 18.17 $\pm$ 1.44 mg/cm^3 entsprechend) erreicht aber nicht den Kontrollwert. An den beiden letzten Versuchstagen wurde die Katecholaminexkretion erhöht im Vergleich zur Kontrolle. Dabei ist die Steigerung 90 Tage nach der Hypertoniemodellierung (25.39 $\pm$ 4.13 mg/cm^3) statistisch nicht gesichert und der Wert 46, 14 $\pm$ 9-30 mg/cm^3 am 180. Tag signifikant (p 0.05).

Die gefundenen Phasenveränderungen der Katecholaminausscheidung könnten als Schwankung des Katecholaminstoffwechsels im Laufe der Hypertonieentwicklung bezeichnet werden. Die Phasenveränderungen in der 11-OHCS[8] und in der Reninaktivität[3, 2] sind ein Hinweis dafür. Die scharf reduzierte Ausscheidung am 3. Tag des Versuchs ist wahrscheinlich unspezifisch und kann eine Folge von postoperativem Stress sein. Die verminderte Katecholaminexkretion am 15. und 30. Tag des Experiments ergibt sich wahrscheinlich aus einem aktivierten Katecholaminstoffwechsel in Organen und besonders im Herzmuskel. Kopie[5] weist auf eine ähnliche Gesetzmäßgkeit hin. Andere Autoren jedoch stellen nach Belastung eine Verringerung der Herzmuskelkatecholamine fest. Stoljarov[15] fand sowohl eine Verringerung des Katecholamingehaltes im Herzmuskel als auch in deren Ausscheidung. Die hohen Werte am 90. und 180. Versuchstag könnten als Folge eines verstärkten Abbaus, aktivierten Aufbaus, oder einer gesteigerten Aktivität des Mediators bezeichnet werden. Andererseits heben auch die Daten für die Beteiligung der adrenergetischen Mechanismen in der Pathogenese der Hypertonie nach Selye hervor, daß die Möglichkeit für die Veränderung im Katecholaminstoffwechsel bei dieser Hypertonieart gegeben ist. Ein Beweis dafür ist die hohe Reninaktivität und dessen liberierender Effekt gegenüber den Katecholaminen. Die erhöhte Ausscheidung von Vanilin-mandelsäure haben wir bei anderen experimentellen hypertonieformen verschiedener Pathogenese gefunden[14].

Aus unseren Ergebnissen läßt sich ableiten, daß die Katecholamine in der Pathogenese der experimentellen Hypertonie nach Selye beteiligt sind. Unsere weiteren Versuche über den Stoffwechsel des Katecholaminauf- und abbaus werden im einzelnen bei unserem Hypertoniemodell die pathogenetische Rolle der Katecholamine klarer stellen.

Literatur

1 Chin, A. et al. - Plasma catecholamine response to exercise and cold adaptation. I. appl. Physiol. v. 34 (1973) 409

2 Dimitrov, T., Popova, N., Kalarova, R. und Kiprov, D., Comptes rendus de l'Academie bulgare des Science 32 (1979) Nr. 4, 537

3 Kolarova, R., Siracova, I., Popova, N. und Sirakov, Z., Changes in plasma renin activity and plasma renin concentration in rats with experimental hypertension by Selye. Med. biol. probl. - in press

4 Koletsky, S. et all, Proc. Soc. Exp. Biol. Med., 122 (1966) 941

5 Kopin, I. I.' et all - Endocrine influences on cardiac catecholamine synthesis and degradation during adaptation to stress. Intern. Symp. of Adaptability of cardiac muscle, Prague, June 12-14, (1974)

6 Östman, I., Sjöstrand, N. O., Experienta 27 (1971) 270

7 Petkov, O., Kolarova, R., Sirakova, I., Sirakov, L., Popova, N., Prostaglandin E and F of plasma and hydney in rats with experimental hypertension - in press.

8 Petkova, M., Popova, N., Kolarova, R., Arch. Med. vol. XVII Nr. 2 (1972)

9 Pisano, G. G., Clin. chim. Acta v. 5 (1960) 406

10 Popova, N., Kolarova, R., Exp. med. and morph. 4 (1976)

11 Popova, N., Petkova, I., Kolarova, R., Safirov, D., Exp. med. and morph. XVI (1977) Nr. 4

12 Salzmann, S. H., Hirsch, E. Z., Hellerstein, H., Adaptation to muscular exercise myocardial epinephrine - H uptake. I. gen. et appl. Physiol. v. 29 (1970) 92

13 Selye, H., Einführung in die Lehre vom Adaptations syndrom, Stuttgart, Georg Thieme, XI (1953) 164, 68

14 Sanova, L., und Popova, N., Acta inst. sup. medici, v. SLVII, lib. III (1968) 59

15 Stoljarova, N. A., Physiol. J. USSR, v. 54 Nr. 7 (1968) 838

Abb. 1 Die Veränderungen des arteriellen Blutdrucks bei experimenteller Hypertonie

Abb. 2 Exkretionsveränderungen der Katecholamine bei experimenteller Hypertonie

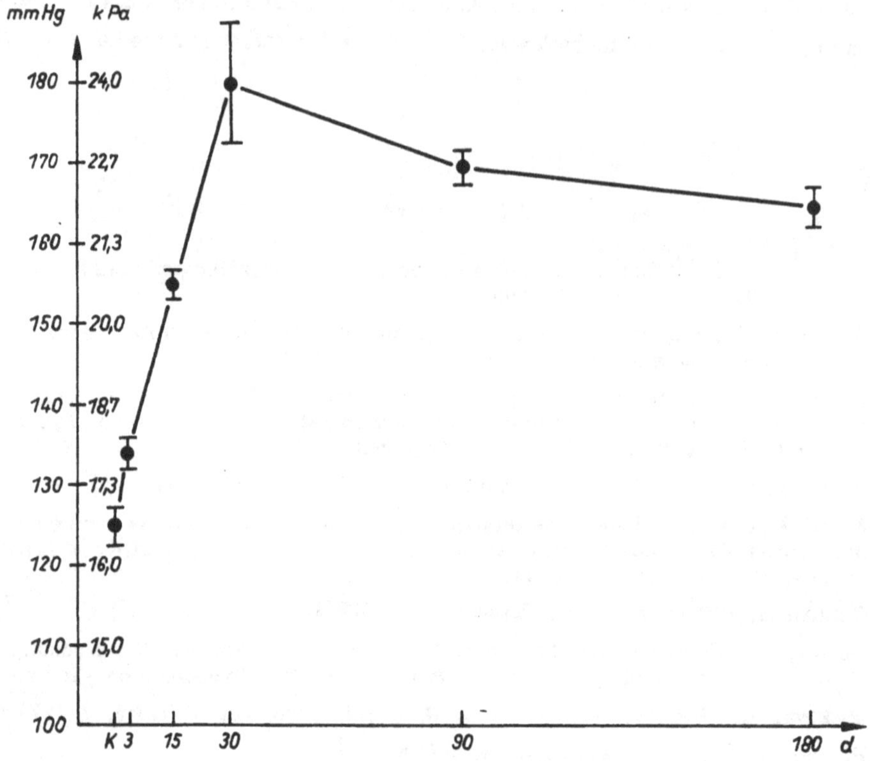
mmHg
kPa
180
24,0
170
22,7
160
21,3
150
20,0
140
18,7
130
17,3
120
16,0
110
15,0
100
K
3
15
30
90
180
d

1

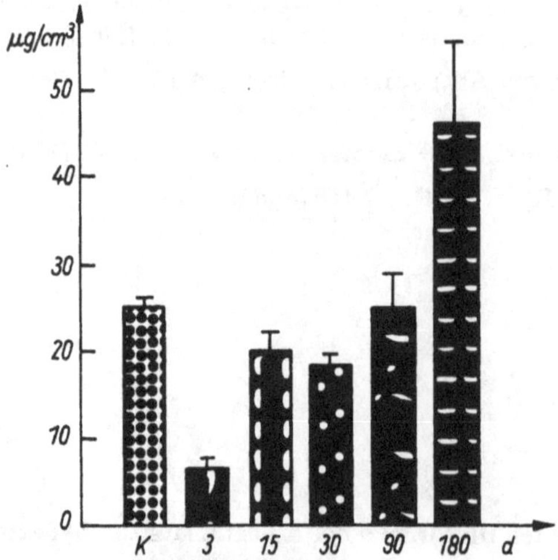
µg/cm³
50
40
30
20
10
0
K
3
15
30
90
180
d

2

Zentralinstitut für Herz- und Kreislauf-Regulationsforschung der Akademie der Wissenschaften der DDR, Berlin-Buch (Direktor: MR Prof. Dr. sc. med. H. Heine)

Das Renin-Angiotensin-System (RAS) während der Entwicklung der Hypertonie im Tiermodell (Kaninchen)

W. Hartrodt, G. Schönfelder, R. Gürke, K. H. Brosowski und St. Nitschkoff

Die Stimulation der renalen Reninsekretion durch das sympathische Nervensystem (Nierennerven, Adrenalin, Noradrenalin) oder den intrarenalen Baro- bzw. Macula densa-Mechanismus infolge Reduktion von Blutvolumen, Nierenperfusionsdruck und Natrium (Na^+)-Bilanz ist ein maßgebender Faktor für die Beteiligung des Renin-Angiotensin-Aldosteron-Systems (RAAS) an der Blutdruckregulation[1] bzw. Entstehung verschiedener Hypertonieformen[1, 3].

So könnte durch diese differente Stimulierbarkeit des RAAS neben einer direkten pressorischen Angiotensin II-Wirkung auch auf Grund der Aldosteron-Stimulation eine initiale Na^+-Volumen-Retention induziert werden, welche einen von Ledingham[4] vorgeschlagenen und von Guyton[5] analysierten Blutdruck-Mechanismus auslöst (Abb. 1). Hiernach erfolgt über die renale Vasokonstriktion bzw. Aldosteronwirkung eine Zunahme der Na^+-Wasser-Retention, des Blutvolumens und Herz-Minutenvolumens (HMV), sowie der Gefäßreagibilität und des gesamt-peripheren Widerstandes (TPR), wodurch insgesamt der Blutdruck ansteigt. Infolge der Mehrdurchblutung im Kapillarbereich kann außerdem autoregulativ der periphere Widerstand und damit der Blutdruck weiter erhöht werden, bis er auf Grund einer massiven "Pressor-Natriurese" wieder zur Norm zurückkehrt.

Im Zuge einer nicht-adäquaten Na^+-Wasser-Exkretion der Nieren oder ihrer mangelhaften Sekretion von vasodilatorisch und natriuretisch wirksamen Kininen bzw. Prostaglandinen scheint deshalb die Aktivität des RAAS für die Hypertonieentwicklung im Sinne der Volumen-Hypothese von pathogenetischer Relevanz zu sein und bildet das Kernstück in der Vasokonstriktions-Volumen-Theorie von Laragh[3].

Inzwischen konnte die Beteiligung des RAAS an solchen hypertonen Initial- und Perpetuierungs-Mechanismen durch die Anwendung von AII-Antagonisten oder Angiotensin I-

Converting Enzym-Hemmern (AI-CE-Hemmer) weiter differenziert werden[2, 6, 7].

So zeigten abgesehen von einigen Spezies - oder Modell-bedingten Abweichungen Versuche mit "Saralasin"+) oder SQ 20 881 bzw. SQ 14 225++), daß beim Modell der "one kidney" - oder two kidney" -GOLDBLATT-Hypertonie (1-KGH oder 2-KGH) nur in der akuten Hypertoniephase eine ausreichende Blutdrucksenkung eintrat, während in der chronischen Hypertoniephase vor allem die 1-KGH blutdruckresistent blieb.

Hieraus schlußfolgerten bereits Brunner u. a.[8], daß entsprechend dem GUYTON-Mechanismus der initiale Renin-A II-abhängige Hypertoniemechanismus konsekutiv in einen Volumen-abhängigen Mechanismus mit normalisierter PRA übergegangen ist. Auch Liard u. a.[9] unterstützten diese Ansicht, da nach Entfernen der Nierenarterien-Klammer bei Hunden mit chronischer 1-KGH ein Blutdruckabfall mit gleichzeitiger Natriurese auftrat, welche unter gleichen Bedingungen bei der 2-KGH nicht gefunden wurde.

Unter diesen Aspekten bedeutet die Untersuchung biochemischer und hämodynamischer Verlaufsprofile an tierexperimentellen Hypertoniemodellen ein wertvolles Kriterium, um die pathogenetische Dignität des RAAS in verschiedenen Hypertonieformen näher zu definieren.

Wir untersuchten daher den zeitlichen Verlauf der PRA und der prozentualen 10 Min-Nierenclearance von ^{131}Jod-Hippuran+++) zum Verhalten des Blutdrucks an wachen Kaninchen (3-4 kg) mit einer perinephritischen "1-KGH" und einer neurogen-interorezeptiven "Carotis sinus"-Hypertonie.

Hierbei wurde zur Blutdruckmessung und Registrierung der radioaktiven Clearance-Kurve zunächst in beiden Modellen eine Carotis-Schlinge angelegt und nach 4-6 Wochen entweder für das "Carotis sinus"-Modell eine zweite sinoaortale Denervierung durchgeführt oder die linke Niere mit einem locker sitzenden Glasring umschlossen und nach weiteren 10-12 Tagen die rechte intakte Niere eliminiert.

Nunmehr wurde an beiden Modellen die PRA aus Herzpunktionsblut anfänglich in 2-tägigen und später in wöchentlichen Abständen zusammen mit der renalen ^{131}J-Hippuran-Clearance bestimmt. Als Kontrolltiere dienten jeweils 4-5 Normaltiere mit Carotis-Schlinge.

Dabei zeigte sich im renalen Modell (Abb. 2) schon vor der Nephrektomie der intakten Niere ein signifikanter Blutdruckanstieg, der sich nach Nephrektomie bis zur 3. Woche auf ungefähr 150 mm Hg steigerte und danach bis zur 8. Woche auf diesem Niveau blieb.

+) Saralasin = (Sar^1, Ala^8)-Angiotensin II; (P-113)
++) SQ 20 881 = Pyrglu-Trp-Pro-Arg-Pro-Gln-Ile-Pro-Pro (Teprotide)
SQ 14 225 = D-2-methyl-3-mercaptopropanoyl-L-Pro (Captopril)
+++) Na^+-Salz der ^{131}Jod-markierten o-Jodhippursäure

Die Analyse der PRA ergab zwar am 1. Tag nach Nephrektomie durch die fehlende intakte Niere gegenüber dem Ausgangswert einen signifikanten Abfall, aber vom 3. - 7. Tag wieder ein signifikantes Maximum, welches innerhalb der folgenden 6 Wochen zum Ausgangswert zurückkehrte.

Die Kontrolltiere zeigten keine wesentlichen Veränderungen. Diese Ergebnisse stehen durchaus im Einklang mit der erwähnten Hochdruck-Hypothese nach Guyton, wobei durch den relativ frühzeitigen Übergang zum "one kidney" -Modell die initial gesteigerte Reninsekretion der Ringniere den Blutdruck erhöht und vermutlich über die Ringniere keine adäquate gegenregulatorische "Pressor-Natriurese" erfolgen kann.

Die resultierende Na^+-Volumen-Anreicherung wäre über den bekannten negativen Feedback-Mechanismus von Gross[10, 11] anschließend in der Lage, die Reninfreisetzung zu reduzieren und dennoch den Blutdruck z. T. über einen Anstieg im TPR weiter zu steigern. Hierzu könnte auch eine im "one kidney" -Modell festgestellte Noradrenalin-Erhöhung[12] beitragen.

Eine solche Zunahme im TPR wird duch den Befund der ^{131}J-Hippuran-Clearance unterstützt, da nach einer Nephrektomie-bedingten Clearance-Abnahme der Kurvenverlauf während der akuten und chronischen Hypertoniephase gegenüber den Kontrolltieren stetig abfällt (Abb. 3). Auch die von uns mit ^{86}RbCl nachgewiesene Minderdurchblutung der Nieren in der chronischen Phase der 1-KGH bzw. "Carotis sinus" -Hypertonie bei Ratten[13] deutet auf den renalen Anteil am steigenden TPR.

Beim Vergleich des "Carotis sinus" -Modells mit dem renalen Modell fällt auf, daß bereits nach einer Woche der systolische Blutdruck auf mehr als 150 mm Hg ansteigt und auf diesem Niveau weiter zunimmt (Abb. 4).

Hierbei bewirkt wahrscheinlich der initiale rasche Zuwachs im Blutdruck und renalen Perfusionsdruck an den intrarenalen Barorezeptoren des Vas afferens solange eine deutliche Reduktion der PRA, bis diese hemmende Funktion durch die im "Carotis sinus" -Modell nachgewiesene chronische Aktivierung des sympathischen Nervensystems (HMV, Herzfrequenz, Katecholamine, Nierennerven[14, 15] kompensiert wird und hiernach ein geringer aber signifikanter Anstieg der PRA produziert wird (Abb. 4).

In ähnlicher Weise fanden Rocchini u. Barger[16] mit dem sympathisch-hypertonen "Carotiden-Verschluß"-Modell bei wachen Hunden selbst nach Na^+-Mangel(Diät) keine Steigerung der PRA, wenn nicht gleichzeitig der renale Perfusionsdruck konstant gehalten wurde.

Möglicherweise beruht die sichtbare Normalisierung der PRA in der chronischen Hypertoniephase (Abb. 4) wieder auf der Dominanz des Blutdruck-induzierten barorezeptorischen Feedback-Mechanismus, zumal ein möglicher Zuwachs im Na^+-Volumen-Status durch das antinatriuretisch wirksame symphathische Nervensystem[15] eine sympathische Reninstimulation abzuschwächen scheint[16]. Für diese Senkung der PRA bietet offensichtlich die von Bertel u. Bühler[17] bei essentiellen Hypertonikern gefundene altersbedingte Zunahme des Noradrenalins (NA) im Plasma bei gleichzeitiger Abnahme der ß-Rezeptoren-Responsibilität eine brauchbare Alternative. Zudem sollte wegen der nunmehr überwiegend α-rezeptorischen Vasokonstriktion durch NA ein Anstieg im TPR gefördert werden.

Unter diesem Aspekt einer bevorzugten vasokonstriktorischen NA-Wirkung scheint auch im "Carotis sinus"-Modell die langsam abfallende ^{131}J-Hippuran-Clearance den anwachsenden TPR zu reflektieren (Abb. 5).

Zusammenfassend läßt sich sagen, daß auch das perinephritische "one kidney"-Modell mit Ringniere am Kaninchen die Vorstellung über das Zusammenspiel des RAAS mit dem Na^+-Volumen-Status nach der Hypertonie-Hypothese von Guyton unterstützt. Hierbei könnte der eigentliche pathogenetische Hypertonie-Mechanismus darin begründet liegen, daß die normalisierte PRA in Bezug auf den Na^+-Volumen-Status noch immer unpassend zu hoch ist.

Betreffs des sympathisch-induzierten "Carotis sinus"-Modells ist ersichtlich, daß das RAAS erst relativ spät aktiviert werden kann und zumindest in der chronischen Hypertoniephase keine wesentliche pathologische Wertigkeit zu besitzen scheint

Literatur

1 Reid, I. A., Morris, B. J. und Canong, W. F., Ann. Rev. Physiol. 40 (1978) 377

2 Davis, J. O., Circulat. Res. 40 (5) (1977) 439

3 Laragh, J. H, Letcher, R. L, und Pickering, Th. G., JAMA 241 (2) (1979) 151

4 Ledingham, J. M., Internist 15 (1974) 114

5 Guyton, A. C., Coleman, T. G., Cowley, A. W., Scheel, K. W., Manning, R. D. und Norman, R. A., Amer. J. Med. 52 (1972) 584

6 Watkins, B. E., Davis, J. O., Freeman, R. H., deForest, J. M. und Stephens, G. A., Circulat. Res. 42 (6) (1978) 813

7 Bengis, R. G., Coleman, T. G., Young, D. B. und McCaa, R. E., Circulat. Res. 43 Suppl. I (1978) 45

8 Brunner, H. R., Kirshman, J. D., Sealey, J. E. und Laragh, J. H., Science 174 (1971) 1344

9 Liard, J. F., Cowley, A. W., McCaa, R. E., McCaa. C. S. und Guyton, A. C., Circulat. Res. 34 (1974) 549

10 Gross, F., Klin. Wschr. 36 (1958) 193

11 Vecsei, P., Hackenthal, E. und Ganten, D., Klin. Wschr. 56 Suppl. I (1978) 5

12 Reid, J. L., Dargie, H. J., Franklin, S. S., Clin. Sci. Mol. Med. 51 Suppl. 3 (1976) 439

13 Gürke, R., Hartrodt, W., Nitschkoff, St. und Brosowski, K. H., Verteilung des Herzzeitvolumens und der Organdurchblutung bei Hypertoniemodellen. =. Dtsch.-Sowj. Symposium "Art. Hypertonie". Berlin, 22.-25. Januar 1980 (Poster)

14 Alexander, N. und deQuattro, V., Circulat. Res. 35 (1974) 636

15 Gross, R. und Kirchheim, H., Proc. Physiol. Soc. 283 (1978) 64P

16 Rocchini, A. P. und Barger, A. C., Amer. J. Physiol. 236 (1) (1979) H108

17 Bertel, O. und Bühler, F. R., Therapiewoche 27 (1977) 7770

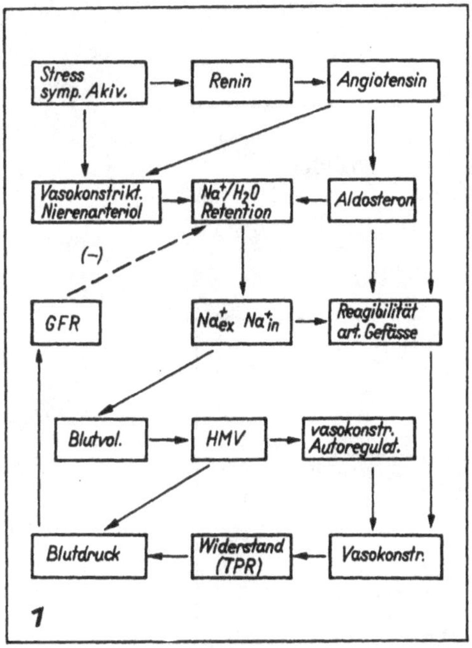

Abb. 1 Die Beteiligung des RAAS an der Natrium-Volumen-Hypothese der Blutdruckregulation nach Guyton[5]

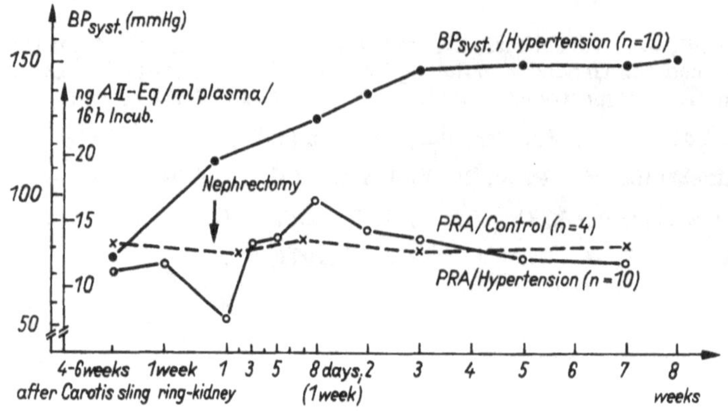

2

Abb. 2 Verlauf von Blutdruck und PRA während der Entwicklung einer perinephritischen 1-KGH bei Kaninchen

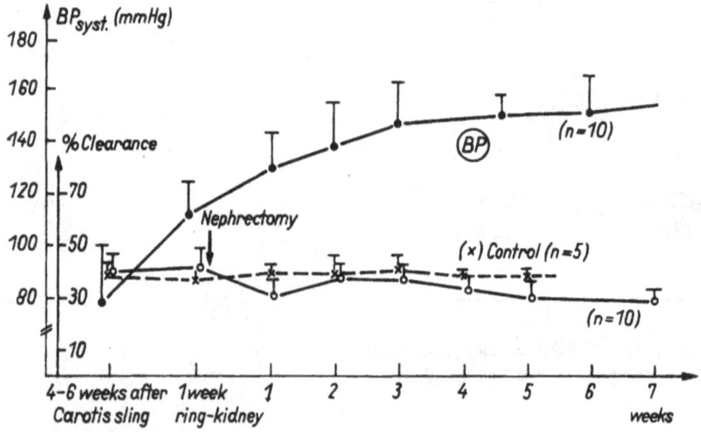

3

Abb. 3 Verlaufsprofil des Blutdrucks und der prozentualen 10 Min-Clearance von ^{131}J-Hippuran während der Entwicklung einer perinephritischen 1-KGH bei Kaninchen

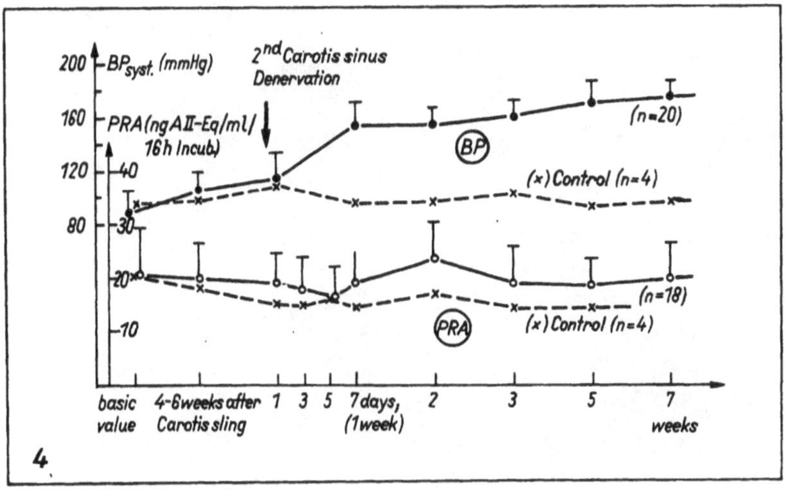

Abb. 4 Verlauf von Blutdruck und PRA während der Entwicklung einer "Carotis sinus"-Hypertonie bei Kaninchen

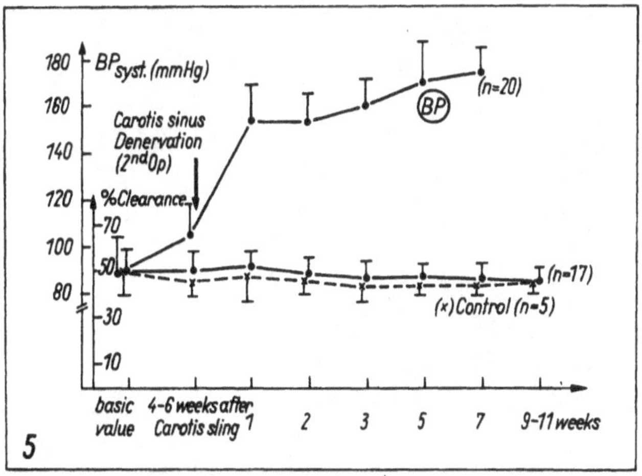

Abb. 5 Verlaufsprofil des Blutdrucks und der prozentualen 10 Min-Clearance von ^{131}J-Hippuran während der Entwicklung einer "Carotis sinus"-Hypertonie bei Kaninchen

Klinik für Innere Medizin der Wilhelm Pieck-Universität Rostock (Direktor: Prof. Dr. H. Klinkmann)

Die Bedeutung des Renin-Angiotensin-Aldosteron-Systems für die Blutdruckregulation unter besonderer Berücksichtigung der Nierenfunktion

B. Wedler und B. Osten

Problemstellung:

Eine primäre Bedeutung für die Hochdruckgenese besitzen die Parameter des RAAS lediglich für die Hypertonie bei Reninom und Conn-Syndrom, allenfalls noch für die renovaskulär bedingte Hypertonie. Für alle anderen Hypertonieformen ist die Bedeutung des RAAS für Genese und Unterhaltung der Hypertonie noch unklar.

Zielstellung und Methode:

Um Fragen der Regulation und Funktion des RAAS, insbesondere aber des Aldosterons beantworten zu können, untersuchten wir die Parameter des RAAS und einige seiner Regulationsparameter bei Hypertonikern mit verschiedenen Funktionszuständen der Nieren sowie unter standardisierten Bedingungen.

Patientengruppen:

I Patienten mit Hypertonie und normaler Nierenfunktion (n = 31)

II Patienten mit kompensierter chronischer Niereninsuffizienz (n = 63)

III Patienten mit terminaler Niereninsuffizienz und Hämodialyse.
Gruppe A, n = 34 Patienten mit 130 Untersuchungen
Gruppe B, n = 28 Patienten mit 126 Untersuchungen

IV Patienten nach allogener Nierentransplantation.
Gruppe A, n = 21 Patienten (Standardbedingungen)
Gruppe B, n = 23 Patienten mit 61 Untersuchungen

Die PRA und den Aldosteronserumspiegel (ASSp) bzw. die Aldosteronexkretion bestimmten wir radioimmunologisch. Die Norm- bzw. Referenzwerte betrugen:

PRA (nach Kokot)	Basis:	1,46 ± 0,23	ng/ml.h
	Stim.:	6,05 ± 0,87	ng/ml.h
ASSp	Basis:	173 ± 82	pg/ml
	Stim.:	519 ± 191	pg/ml

Ergebnisse:

Gruppe I: Patienten mit essentieller Hypertonie zeigen eine verringerte Stimulierbarkeit des ASSp, dieser Befund ist aus der Literatur bekannt. Die Patienten mit renaler Hypertonie zeigen einen im Vergleich zur PRA eher supprimierten ASSp-Basiswert, der unter Natriumrestriktion jedoch gut stimulierbar ist.

		Basis	Stimulation
ASSp	essent. HT	71 pg/ml	174 pg/ml
	renal. HT	46 pg/ml	426 pg/ml
PRA	essent. HT	2,72 ng/ml.h	8,56 ng/ml.h
	renal. HT	4,48 ng/ml.h	17,40 ng/ml.h

Weder für die PRA noch den ASSp finden sich unter Basisbedingungen Korrelationen zum Blutdruck. Erst unter einer Natriumrestriktion läßt sich eine Beziehung zwischen ASSp und systolischem Blutdruck nachweisen ($y = 452,21 + 4,21\,x$, $r = 0,42$, 0,05).

Weitere Korrelationen sprechen für vorwiegende Regulationsbeziehungen des RAAS zum Elektrolythaushalt, vor allem zur Natriumbilanz. Ähnliche Verhältnisse lassen sich bei den Patienten der Gruppe II nachweisen.

Gruppe II: Bei Hypertonikern im Zustand der kompensierten renalen Retention beobachteten wir einen relativen hyperreninämischen Hypoaldosteronismus, wobei die Steuerung des RAAS auf Grund der vorhandenen Korrelationen vorwiegend über den Natrium- und Kaliumhaushalt erfolgt. Auch hier lassen sich unter den Bedingungen einer ausgeglichenen Elektrolytbilanz keine Beziehungen zwischen RAAS und Blutdruck nachweisen.

	Basis	Stimulation
ASSp	90 pg/ml	542 pg/ml
Ald. exkr.	12,45 µg/d	14,50 µg/d
PRA	3,11 ng/ml.h	11,22 ng/ml.h

Unter Stimulationsbedingungen dagegen ist eine negative Beziehung zwischen ASSp/PRA-Quotienten und arteriellem Mitteldruck nachweisbar, dies spricht dafür, das vorwiegend Angiotensin und Na-Ionen die Determinanten des Gefäßtonus und weniger das Aldosteron sind (y = 101, 77 - 0, 7ox, r = - 0, 51, 0, 05).

Gruppe III: Mit fortschreitender Niereninsuffizienz bildet sich ein sekundärer Hyperaldosteronismus bei den Patienten heraus, für welchen vor allem das stimulierte RAS als auch die Kalium-Bilanz verantwortlich sind.

		v. D.	n. D.
Gruppe A:	ASSp	270 pg/ml	245 pg/ml
	PRA	-	-
Gruppe B:	ASSp	267 pg/ml	165 pg/ml
	PRA	4, 29 ng/ml. h	4, 69 ng/ml. h

Wie auch bei den ersten Gruppen ist das Aldosteron bei terminaler Niereninsuffizienz nicht unmittelbar an der Regulation der aktuellen Blutdruckhöhe, auch unter Dialyse, beteiligt. Hierfür spricht die Unmöglichkeit der Zuordnung definierter Konstellationen des RAAS zu den Gruppen der kontrollierbaren bzw. unkontrollierbaren Hypertonie. Eine Reihe von Korrelationen weisen jedoch auf eine mittelbare Rolle, vor allem des Aldosterons bei der Langzeitregulation des Blutdrucks bei terminaler Niereninsuffizienz hin.

Gruppe IV: Bei Patienten nach allogener Nierentransplantation ist der sekundäre Hyperaldosteronismus nicht mehr nachweisbar und es bildet sich erneut ein relativer hyperreninämischer Hypoaldosteronismus aus, wobei dieser mit zunehmender Zeitdauer nach Transplantation ebenfalls verschwindet. Bezüglich der Hypertoniegenese bei Transplantierten ist eine Vielzahl von Ursachen diskutiert worden bzw. bekannt wie: chronische Rejektion, Gefäßstenosen, Erkrankungen der eigenen, verbliebenen Nieren, Kortikoidtherapie, Dauer der kalten Ischämiezeit, postoperative Transplantatbestrahlung usw.

	Basis	Stimulation
Gruppe A:		
ASSp	59 pg/ml	118 pg/ml
PRA	6, 69 ng/ml. h	13, 31 ng/ml. h
Gruppe B:		
ASSp	169 pg/ml	-
PRA	9, 09 ng/ml. h	-

Es ist wegen der Heterogenität des Krankengutes und der Notwendigkeit bestimmter Therapiemaßnahmen schwierig, die Rolle des RAAS bei diesen Patienten in der Hypertonieunterhaltung einzuschätzen. So konnten wir in beiden Untersuchungsserien feststellen, daß bei den normotonen Patienten gegenüber den hypertonen unter Basisbedingungen höhere PRA-Werte vorliegen während der ASSp in Gruppe A niedriger, in Gruppe B höher liegt bei Normotonie gegenüber Hypertonie. Unter Natriumrestriktion ist die PRA gut das Aldosteron nur mäßig stimulierbar. Fehlende Korrelationen des RAAS zum Blutdruck unterstreichen auch hier, daß weder PRA noch Aldosteron vorwiegend und primär an der Aufrechterhaltung und Akutregulation der Hypertonie beteiligt sind.

Schlußfolgerungen:

1. In Abhängigkeit von der Nierenfunktion zeigen die Parameter des RAAS ein unterschiedliches Verhalten und erfahren seine Regulationsparameter eine Wertigkeitsänderung, wobei eine vollständige Dissoziation des komplexen Systems offensichtlich in keinem Stadium der Niereninsuffizienz auftritt.
2. Das RAAS, und vor allem das Aldosteron, dient, unabhängig von der Nierenfunktion in jedem Falle vorwiegend der Aufrechterhaltung der Homöostase des Organismus und weniger der Regulation der aktuellen Blutdruckhöhe. Dies schließt nicht aus, daß die Parameter des RAAS mittelbar über den Elektrolythaushalt an der Langzeitregulation des Blutdruckes beteiligt sind.

VI. Biochemie des Herzens und der Gefäße bei arterieller Hypertonie

Центральная научно-исследовательская лаборатория
Министерства Здравоохранения СССР

Ю.В.Постнов

Патология клеточных мембран и роль почки при эссенциальной гипертензии

Есть большая доля парадоксального в том, что высокая техническая оснащенность современных исследований дает в отношении изучения природы эссенциальной гипертензии, как правило, лишь частную информацию, которая не позволяет охватить проблему в целом и понять ее. Невольно это дает основание думать, что причина безуспешных поисков истоков болезни состоит не в технической стороне дела (хотя последнее и очень важно), а в самой направленности поиска.

Анализируя основные направления в изучении эссенциальной гипертензии, можно отметить, что их общей чертой является стремление искать истоки заболевания в повреждении частных систем и механизмов, обеспечивающих поддержание артериального давления (ренин-ангиотензинная система, кортикостероидная секреция, симпатическая нервная система и обмен катехоламинов, гипоталамическая нейросекреция и т.п.). Нейрогенная теория эссенциальной гипертензии, трактующая гипертоническую болезнь как своеобразную форму невроза, в сущности также основывается на представлении о нейрогенном нарушении регуляции сосудистого тонуса как основы развития этой патологии (I, 2).

Однако, абстрагируясь от частностей, можно увидеть, что кровообращение вместе с аппаратом нейрогуморальной регуляции играет роль "промежуточного звена", осуществляющего функциональную связь и равновесие между двумя основными эффекторами (рабочими органами) системы водно-солевого гомеостаза различного уровня организации, т.е. между клеточными мембранами и почкой. Оба эффектора связаны внеклеточным пространством, а система кровообращения и автономная нервная система (вместе с эндокринной) являются, соответственно, исполнительным механизмом достижения равновесия между функцией клеточных мембран и почкой и регулятором этого равновесия (рис. I).

В этой крайне упрощенной схеме кровообращения (в том числе такой его важный параметр как артериальное давление) составляет категорию переменную и зависимую от факторов постоянных или детерминант, каковыми являются оба упомянутых эффектора, т.е. зависимым от состояния клеточных мембран и почки.

Мы хотели бы этим сказать, что хроническая гипертензия, повидимому, невозможна без вовлечения этих основных определяющих факторов системы, т.е. без вовлечения почки и (или) клеточных мембран. Устойчивый сдвиг равновесия в системе возможен лишь с участием этих факторов.

Можно видеть однако, что изучение эссенциальной гипертензии в основном как раз и сосредотачивалось на "промежуточном" звене, даже в том случае, если дело касалось самой почки. Рассмотрим возможную роль почки и состояния клеточных мембран тканей в патогенезе эссенциальной гипертензии в свете изложенной выше предпосылки.

I. О роли почки при эссенциальной гипертензии

Уже с первых работ Goldblatt и соавт. (3) почку стали рассматривать либо как первичный источник гипертензии, либо как важнейший вторичный фактор, закрепляющий состояние гипертензии. Следует сказать, что обе оценки роли почки в патогенезе эссенциальной гипертензии сохраняют значение и поныне, хотя конкретный механизм этого органа участия оказывается далеким от схем, принимавших хроническую гипертензию как прямое следствие влияния ренина (ангиотензина II) на сосудистую периферию.

Хорошо известно, что экскреторная функция почки при эссенциальной гипертензии до наступления нефросклероза не изменена. Однако "достаточная" выделительная функция обеспечивается органом, работающим все же при высоком системном АД: острое понижение последнего до нормы сокращает или даже прекращает почечную экскрецию. Таким образом, повышенное артериальное давление определенно приобретает здесь роль фактора, обеспечивающего выделительную функцию почки.

При хронической гипертензии оказывается измененой и другая сторона взаимоотношения между системным АД и почечной экскрецией:

высокое АД не вызывает усиления диуреза (pressure diuresis по Selkurt /4/) и выделение солей и воды почкой остается у гипертензивных индивидуумов непропорционально малым по отношению к уровню системного артериального давления: нормальная выделительная функция осуществляется ею при высоком системном АД. Почка как бы переведена или "переключена" на особый режим работы, позволяющий в этих условиях осуществлять выделение, точно сбалансированное с поступлением в организм.

Именно поддержание работы почки в режиме "переключения" (т.е. в оптимальном рабочем режиме, предохраняющем организм от потери воды и солей в условиях гипертензии) и является с определенного момента патогенеза главным фактором, который обеспечивает стойкое повышение артериального давления и, повидимому, также прогрессирование гипертензии при необходимости компенсировать развивающуюся недостаточность механизма экскреции. Это положение, в принципе, следует уже из серии работ нашей лаборатории (1971 - 1974), посвященных изучению "особого режима работы почки при хронической гипертензии" (термин "переключение" вошел в употребление недавно[x]).

Мы пришли к выводу, что хроническая гипертензия является "мерой компенсации недостаточности противоточного концентрирующего умножителя почечной медуллы" (5, 6) и что наличие особого режима работы почек "обусловливает по принципу обратной связи активирование систем, регулирующих натриевый баланс и кровяное давление, в частности систему ренин-ангиотензин-альдостерон, систему гипоталамической нейросекреции и симпатическую нервную систему" (7). На модели ишемической церебральной гипертензии были описаны морфологические проявления адаптации почки к высокому системному АД (8).

По существу к аналогичному выводу почти одновременно с нами пришла исследовательская группа американского физиолога Guyton (9), фактически обосновавшая существование главного механизма

- -

x) Здесь "переключение" (resetting) рассматривается как состояние вначале обратимое, но затем с развитием структурных изменений (нефросклероза) - устойчивое.

долгосрочной регуляции артериального давления, основу которого составляет выделительная функция почки. Основу этой концепции составляет идея Selkurt о существовании зависимости величины диуреза от высоты артериального давления, которая была подтверждена его экспериментальными опытами. Согласно Guyton с соавт. (9) повышение артериального давления, вызывая усиление диуреза и натриуреза, изменяет этим скорость изменения объема внеклеточной жидкости (ОВЖ). Различия в скорости изменения объема внеклеточной жидкости (но не абсолютное его значение) служит сигналом для действия "операторов" артериального давления, возвращающих его уровень к исходному (рис. 2). Движение механизма может быть в обратном направлении при снижении системного АД (например, при кровопотере). Как следует из этой упрощенной схемы "операторы" артериального давления (т.е. как сумма частных механизмов регуляции артериального давления как моментального, так и отсроченного действия) самостоятельно не определяют хронического повышения артериального давления, так как в итоге их деятельность зависима от выделительной функции почек. Описанный выше механизм постоянно возвращает артериальное давление к исходному уровню при эпизодических его колебаниях, конечно, этот же механизм действует и при хронической гипертензии, с той лишь разницей, что интервал его действия сдвинут в сторону более высоких значений последнего.

Что же является причиной, повышающей порог "нормы" артериального давления для почки при хронической гипертензии? Не кроются ли ее истоки в каких-то особенностях, первично присущих самой почке и в ней самой следует искать исходный дефект, преодоление которого и определяет назначение самой гипертензии? Можно сказать, однако, что сейчас нет данных, позволяющих рассматривать почку первичным источником повышения артериального давления при эссенциальной гипертензии, но в то же время есть достаточно оснований утверждать, что почка играет ключевую роль в поддержании и закреплении хронической гипертензии любого генеза.

Обратимся к рассмотрению основных особенностей режима работы почки при хронической гипертензии.

Особенности рабочего режима почки при хронической гипертензии

Известно, что одной из наиболее ярких черт почки при хронической гипертензии является тоническое сокращение приводящих артериол в ее коре, которое приводит к гипертрофии гладкомышечных клеток артериол, утолщению, склерозу и гиалинозу стенки этих сосудов, а в последующем - к развитию хронической ишемии коры и нефросклерозу. Мало известно, однако, что до развития нефросклероза и сопутствующей ему атрофии почечной паренхимы и уменьшения массы органа, почка больного с эссенциальной гипертензией подвергается заметной гипертрофии и масса почки увеличивается на 10 - 20 % и более. Увеличение массы почек более чем на 30 % отмечено также у кроликов с гипертензией продолжительностью 10 - 12 недель, вызванной ишемией головного мозга перевязкой сонных артерий (8). Если добавить к этому, что при хронической гипертензии всегда усилена секреция гипоталамических гормонов, управляющих реабсорбцией в дистальных отделах почечных канальцев (антидиуретическим гормоном-АДГ и окситоцином), а сама медулла претерпевает многообразные функциональные и морфологические изменения, указывающие на усиление терминального всасывания воды в дистальных отделах канальцевой системы (5, 8, 14), то существование особого режима работы почки в условиях гипертензии становится очевидным. Уже основываясь на анализе морфологических проявлений этой адаптации органа к высокому системному давлению, можно реконструировать основные черты этого режима и понять их физиологическое и патогенетическое содержание.

В этом анализе следует исходить из того, что тоническое сокращение приводящих артериол относится к проявлениям ауторегуляции кровотока в коре, цель которой состоит в предохранении клубочкового фильтра и механизма проксимальной реабсорбции, перегрузка которой могла бы повести к невосполнимой потере важнейших ингредиентов плазмы крови.

Тем не менее, при эссенциальной гипертензии, также как и при церебральной ишемической гипертензии у кроликов, ауторегуляция коркового кровотока не бывает полной и повышение системного АД вызывает некоторое усиление клубочковой фильтрации и, как следствие этого, - соответствующее усиление проксимальной реабсорбции. Гломеруло-тубулярный баланс при этом сохраняется, но звено "клубочковая фильтрация - проксимальная реабсорбция" функционирует более интенсивно, что в основном, повидимому, и определяет умеренную гипертрофию коры почек и общее увеличение их веса. Именно этим можно объяснить обнаруживаемое морфометрическим исследованием укрупнение клубочков как при эссенциальной гипертензии, так и при церебральной ишемической гипертензии у кроликов (8), а также проявления гипертрофии эпителия проксимальных канальцев, например, в виде укрупнения ядер эпителия в них (рис. 3). При церебральной ишемической гипертензии у кроликов в проксимальных канальцах возрастает активность оксилительно-восстановительных ферментов (8). Следует оговориться в том, что у крыс ауторегуляция, повидимому, более полная и спонтанная гипертензия практически не сопровождается изменениями клубочков и проксимального отдела канальцев, отмеченными выше.

Таким образом, огражденный ауторегуляцией, механизм проксимальной реабсорбции при гипертензии существенно не страдает (до развития нефросклероза).

Несмотря на это в почке при гипертензии имеются проявления перегрузки фильтратом дистальных извитых канальцев и собирательных трубок. Это проявляется в более или менее выраженной гипертрофии собирательных трубок, увеличении массы почечного сосочка и возрастающей активности гипоталамических ядер, вырабатывающих нейрогормоны (АД, окситоцин), необходимых для всасывания воды в терминальных сегментах канальцевой системы. Весь этот комплекс изменений выявлен как при эссенциальной гипертензии, так и при ряде экспериментальных гипертензий (5, 8, IO).

Сейчас известно, что эта перегрузка дистальной части канальцев возникает в связи с возникающей при гипертензии депрессией реабсорбции в восходящем колене петли Генле, выполняющем интенсивный противоградиентный транспорт из просвета канальцев в интерстиции (см. схему на рис. 4). В нашей лаборатории было показано, что именно в этой части нефрона, локализованного в наружной медулле и составляющего основную массу ее отмечается существенное понижение активности мемоpанного натриевого насоса эпителия (Na,K-АТФаза) (II) (рис. 5, 6). Это воздействие, вероятно, связано с возрастанием гидростатического давления и скорости кровотока в сосудах медуллы и опосредовано через калликреин-кининовую систему и медуллярные простагландины, синтез которых в медулле при гипертензии усилен (на стадиях до развития нефросклероза). Возможный механизм влияния внутрипочечной натриуретической гормональной системы, реализующей свое действие через подавление Na,K-АТФазы эпителия почечных канальцев приведены в обзоре Mills с соавт. (I2).

Именно депрессия реабсорбции в восходящем сегменте петли Генле при гипертензии имеет ключевое значение для достижения "переключения". Как известно, деятельность натриевого насоса в этом сегменте создает так называемый single effect в противоточном концентрирующем умножителе медуллы, т.е. некоторую величину того начального концентрирования натрия в интерстиции медуллы, которая затем умножается сложной системой канальцевого и сосудистого противотока. Сокращение величины single effect, создаваемого петлей Генле, уравновешивает до известной степени скорость "умножения" в противоточной системе, создаваемую усиленным кровотоком в сосудах. В итоге медуллярный экскреторный механизм приобретает новое качественное состояние, в основном и определяющее "переключение" почки: он обеспечивает нормальный объем экскреции лишь при более высоком уровне системного артериального давления, закрепляя тем самым переход почки на режим работы при повышенном АД без избыточного выделения натрия и воды. Общая картина будет неполной, если не учесть, что избыток фильтрата, образующийся в связи с депрессией реабсорбции в петле Генле, перегружает дистальные извитые канальцы и достигает собирательных трубок, вызывая усиление терминального всасывания воды.

Возрастание интенсивности секреции антидиуретического гормона (и окситоцина), регистрируемое при гипертензии как по данным морфологического изучения крупноклеточных ядер гипоталамуса (5, 8, I0), так и по измерению активности АДГ в крови (I3), составляет, повидимому, существенную часть механизма обратной связи, обеспечивающего поддержание артериального давления на более высоком уровне (имеется в виду известное действие АДГ на клеточные мембраны гладких мышц сосудов).

С течением времени усиление процессов транссудации и резорбции в медулле вызывает некоторую гипертрофию почечного сосочка и ранее развитие в нем гиалиноза интерстиция (I4), что должно закреплять недостаточность медуллярного натриуретического механизма при эссенциальной гипертензии.

Итак, уменьшение величины single effect в противоточном концентрирующем умножителе медуллы при хронической гипертензии как бы демпфирует (погашает) влияние высокого системного АД на экскреторный медуллярный аппарат почки в целом. В то же время, с достижением "переключения" это новое качество модифицирует экскреторный аппарат медуллы таким образом, что достаточный объем выделения почкой достигается уже лишь при соответствующем повышении системного артериального давления. Недостаточно высокое (неадекватное) системное АД сокращает экскрецию, вызывая этим к действию "операторы" артериального давления моментального или отсроченного действия, которые в итоге приводят артериальное давление в соответствии с требованиями сохранения водно-солевого гомеостаза.

Все это позволяет, как нам кажется, подойти к пониманию функционального назначения почечной медуллы в отношении кровообращения вообще. Уникальное строение медуллы, в которой тесно взаимодействует несколько уровней канальцевого противотока и сосудистой противоточной системы, открытой прямому влиянию артериального давления, наличие мощной системы образования и деградации естественных натриуретиков-простагландинов, дает основание видеть в почечной медулле своеобразное устройство управления (рис. 7) в системе автоматического поддержания уровня артериального давления с помощью выделительной функции почки.

Модификация режима работы медуллы (повышением системного артериального давления, хронической кортикостероидной или солевой перегрузкой ишемизацией почки и т.п.), аналогичная описанному выше, вызывает смешение пределов регуляции в отношении артериального давления.

Характеризуя общие черты рабочего режима почки при хронической гипертензии, составляющие сущность "переключения", мы не рассматриваем здесь такие сложные вопросы как участие ренин-ангиотензинной системы, периферического звена симпатической нервной системы, простагландинов и кининов в реализации переключения на территории самой почки. Все эти вопросы нуждаются в изучении и составляют тему самостоятельных исследований.

Следует сказать лишь, что так называемая, антигипертензивная функция почки сейчас, конечно, не может рассматриваться лишь в плане воздействия вырабатываемых почкой вазоактивных веществ на сосудистую периферию (т.е. вне почки).

Несомненно, что при эссенциальной гипертензии "переключение" не является качеством изначально присущим почке, и его нельзя рассматривать как первопричину эссенциальной гипертензии, хотя, как отмечалось выше, "переключение" активирует по принципу обратной связи "операторы" артериального давления, задавая необходимый его уровень и поддерживая постоянство сложившихся отношений между системным артериальным давлением и объемом выделительной деятельности почки.

2. Альтерация клеточных мембран и возможная ее роль в патогенезе эссенциальной гипертензии

Итак, почка при эссенциальной гипертензии несомненно играет роль одной из детерминант для поддержания высокого уровня артериального давления, что обеспечивается переходом ее на особый режим работы ("переключение"). Обратимся ко второму главному эффектору в принципиальной схеме, представленной на рис. I. В принципе, как отмечалось выше, нарушение функции клеточных мембран могут служить базисным фактором, постоянно сдвигающим равновесие в системе и обеспечивающим активирование операторов АД и характерных для эссенциальной гипертензии изменений эндокринной регуляции водно-солевого обмена и функции почек.

Исходная предпосылка, позволившая высказать в виде гипотезы (I5), основывалась на изучении модели эссенциальной гипертензии - спонтанной генетической гипертензии у крыс, в патогенетическом отношении наиболее адекватной модели этого заболевания. Быстрое развитие исследований в этом направлении позволяет сейчас уже более точно определить роль и место мембранного фактора в патогенезе эссенциальной гипертензии и приблизиться к пониманию сущности конкретных мембранных нарушений.

Распространенность мембранных нарушений

Предположение о существовании более распространенного (не ограниченного пределами гладкомышечных клеток артерий) повреждения клеточных мембран при эссенциальной гипертензии и ее экспериментальном аналоге - спонтанной генетической гипертензии у крыс приобрело конкретное подтверждение, когда было показано, что мембрана эритроцитов при этих видах гипертензии отличается высокой пассивной проницаемостью для ионов натрия и калия (I6, I7, I8), что указывало существование в ней качественных изменений мембранных каналов и объясняло ранее выявленное Wessels с сотрудниками изменение распределения этих катионов в эритроцитах у больных эссенциальной гипертензией (I9).

Судя по тому, что нарушение пассивной проницаемости мембраны эритроцитов для Na^+ и K^+ проявлялось одинаково как в прегипертензивной стадии, так и на стадии устойчивой гипертензии и не зависело от влияния надпочечниковой секреции, его нельзя было рассматривать вторичным по отношению к гипертензии, ни связывать его причинно с ормональным влиянием со стороны коры надпочечников (I7). Поскольку мембрана эритроцита способна отражать функциональные особенности плазматической мембраны клеток ряда тканей родственных в отношении их эмбрио- и гистогенеза, можно было предполагать, что изменения в эритроцитах являются лишь фрагментом более широко распространенного в тканях организма дефекта клеточных мембран. Можно было ожидать проявлений повреждения клеточных мембран прежде всего в тканях мезенхимного происхождения, составляющих сосудисто-соединительнотканный интерстиций (в клетках жировой ткани и в других, кроме эритроцитов, клетках крови).

В полученных ранее данных Jones (20) о нарушении транспорта K^+ в мембранных гладкомышечных клеток аорты и артерий у спонтанно гипертензивных крыс мы видели сначала единственное подтверждение нашего предположения. Позднее Worcel и соавт. (21) показали, что в гладкомышечных клетках хвостовой артерии у крыс, также как было ранее показано нами в эритроцитах, нарушена пассивная компонента трансмембранного транспорта натрия, отражающая изменения натриевых мембранных каналов.

Нарушение мембранного связывания кальция и контроля над его внутриклеточным распределением

Дальнейшее развитие этой идеи было связано с важным этапом в выяснении сущности мембранного дефекта: в нашей лаборатории было установлено, что изменения мембранной проницаемости для катионов натрия и калия в эритроцитах сочетается с нарушением связывания в ней ионов кальция (22). Было в частности показано, что внутренняя часть мембраны эритроцитов как у крыс со спонтанной гипертензией, так и у пациентов с эссенциальной гипертензией отличается снижением способности к АТФ-независимому связыванию Ca^{2+} in vitro. Кальций наружной поверхности эритроцитов также, повидимому, распределяется и фиксируется в этих случаях по-иному, так как воздействие хелатирующими агентами ЭДТА и ЭГТА снимает с поверхности эритроцитов при гипертензии существенно больше ионов кальция, чем у нормотензивных индивидуумов (I8) (рис. 8).

Важно отметить, что пониженная способность к связыванию кальция плазматической мембраной и саркоплазматическим ретикулумом отмечена была в кардиомиоцитах (23), а также во фракции субклеточных мембран гладкомышечных клеток аорты и мезентериальных артерий при спонтанной гипертензии (24). В исследовании нашей лаборатории эти данные получили более конкретное развитие (см. статью С.Н.Орлова и Ю.В.Постнова в трудах настоящего симпозиума). Следует, однако, подчеркнуть, что нарушение связывания кальция клеточными мембранами здесь относится к клеткам с исключительно развитым сократительным аппаратом, который функционально активирован при гипертензии, а сами клетки гипертрофированы и окружающий их экстрацеллюлярный компонент изменен. Именно поэтому интерпретация этих фактов как относящихся к категории первичных (а не обусловленных вторично активированием сократительного аппарата этих клеток) была бы несостоятельной без данных, полученных на эритроцитах - клетках родственных упомянутым выше, но практически лишенных сократительного аппарата.

В нашей лаборатории в последнее время получены данные, свидетельствующие о том, что при спонтанной гипертензии у крыс существенно нарушена мембранная функция в отношении управления внутриклеточным кальцием, в еще одном типа "несокращающихся" клеток тканей внутренней среды, весьма объемно представленной в организме, а именно - в клетках жировой ткани.

Изучение кинетики выхода ^{45}Ca из клеток жировой ткани в инкубационную среду in vitro выявляет существенное увеличение размера внутриклеточных пулов кальция у крыс со спонтанной гипертензией по сравнению с нормотензивным контролем (удаление надпочечников делает это различие еще более значимым) (25) (рис. 9).

Недавно были получены прямые доказательства существования нарушенного связывания и аккумуляции (соответственно АТФ-независимого и АТФ-зависимого поглощения кальция) в плазматической мембране, цитоплазматическом ретикулуме и митохондриях жировых клеток при спонтанной гипертензии (26) (рис. 10).

Как видно из данных, представленных на рис. 10 АТФ-независимое связывание кальция с плазматической мембраной адипоцитов у крыс со спонтанной гипертензией существенно уменьшено: при концентрации свободного кальция в среде (Ca^{2+}_{f} , равной 100 M, связывание кальция с плазматической мембраной адипоцитов у SHR составляет 60 % от такового у нормотензивных крыс контрольной группы. Са-аккумулирующая способность эндоплазматического ретикулума адипоцитов при спонтанной гипертензии также снижена при всех исследованиях концентрациях Ca^{2+}_{f} . При концентрации Ca^{2+}_{f} , равной 3 M, это различие достигает 40 %. В то же время аккумулирующая способность митохондрий адипоцитов (АТФ-зависимое поглощение Са) у крыс со спонтанной гипертензией по сравнению с контролем увеличена примерно в 2 раза (рис. 10).

Упомянутое ранее увеличение величины внутриклеточных пулов кальция у гипертензивных крыс, скорее всего, обусловленно большей аккумуляцией кальция в митохондриях, так как размер кальциевого пула митохондрий на порядок больше, чем пулов плазматической мембраны и цитоплазматического ретикулума. Поэтому содержание кальция в митохондриях должно определять тотальное содержание обмениваемого внутриклеточного кальция в адипоцитах.

Вместе с тем высокая начальная скорость аккумуляции кальция эндоплазматическим ретикулумом указывает, что последний обеспечивает процессы быстрой регуляции концентрации свободного кальция в цитоплазме. Снижение активности этой системы при спонтанной гипертензии указывает на реальную возможность существования избытка свободного кальция, который аккумулируется в митохондриях. Аналогичные отношения отмечены и в кардиомиоцитах (см. статью В.Н.Орлова и Ю.В.Постнова в настоящем томе).

Итак, уже по имеющимся данным можно говорить о том, что в тканях внутренней среды при генетической спонтанной гипертензии у крыс имеется распространенное повреждение функции клеточных мембран, общим проявлением которого служит нарушение управления мембранами внутриклеточным кальцием, что ведет к нарушению его распределения в клетках.

Принципиальную важность, помимо обоснования самого этого факта, на наш взгляд имеет и то, что общий патологический признак здесь в полной мере отражается в частном проявлении мембранных изменений в эритроците. Этим подтверждается состоятельность и применимость аналогичного подхода к оценке сходных изменений в эритроцитах у пациентов как части более универсально представленного дефекта при эссенциальной гипертензии человека. Есть основания также видеть в них фрагмент более распространенного мембранного повреждения.

В силу очевидных трудностей получить прямые доказательства последнего при эссенциальной гипертензии сейчас представляется маловозможным (эритроциты и другие клетки крови пока остаются самым доступным объектом для изучения мембран у пациентов), однако косвенные данные свидетельствуют о достаточной обоснованности этой аналогии.

Значение мембранных нарушений в патогенезе гипертензий

Наши представления на сегодня, конечно, ограничены недостаточной еще изученностью взаимоотношения мембранного транспорта моновалентных катионов и кальция и роли последнего в широком спектре мембранных функций. Не очерчены и границы мембранных нарушений: имеющиеся данные ограничены лишь некоторыми типами клеток тканей внутренней среды: клетками крови, гладкомышечными клетками, кардиомиоцитами и липоцитами.

Тем не менее уже известные факты позволяют рассматривать их в совокупности как важнейшее звено патогенеза в рассматриваемых типах хронической гипертензии.

Наиболее общим для указанных типов клеток и патогенетически самым важным следствием нарушенного связывания и аккумуляции кальция клеточными мембранами является изменение внутриклеточного распределения обмениваемого кальция и увеличение количества ионизированного кальция, концентрация которого в этих условиях легко становится надпороговой. Именно этот свободный кальций проявляет себя в роли посредникам гормонального действия или (и) в роли активатора сократительного аппарата гладкомышечных клеток и кардиомиоцитов.

Для сокращающихся клеток ослабление связывания и аккумуляции кальция в клеточных мембранах, вероятно, и определяет, в итоге, высокий мышечный тонус артериально части сосудистого русла. Однако, как отмечалось выше, сами по себе изменения в сосудах не могут, повидимому, определить развития хронической гипертензии в силу существования мощного почечного механизма долгосрочной регуляции артериального давления.

Нам кажется значительно более важным в отношении развития обоих рассматриваемых типов хронической гипертензии существование нарушенного мембранного контроля над внутриклеточным распределением кальция в других тканях внутренней среды, лишенных сократительной функции и выполняющих роль интерстиция или энергетического депо.

Нарушение в зоне взаимодействия клеточных мембран с симпатической нервной системой, осуществляющей через липолиз энергетическое обеспечение специализированных тканей организма, может определять функциональный статус симпатической нервной системы и явиться главным источником необъяснимого усиления активности постганглионарного звена периферического отдела симпатической нервной системы, наблюдаемого при обоих рассматриваемых типах гипетензии. Это предположение подтверждается данными нашей лаборатории о существенном понижении чувствительности аденилатциклазы плазматической мембраны жировых клеток спонтанно гипертензивных крыс к действию изопротеренола (рис. II), что скорее всего находится в прямой связи с измененным кальциевым балансом жировых клеток у этих животных. Таким образом здесь имеются объективные предпосылки для повышения мощности выброса катехоламинов из терминалей симпатической нервной сети.

Существенным является то, что различия в чувствительности жировой ткани и изолированных жировых клеток при спонтанноц гипертензии у крыс к действию ряда гормонов и биологически активных агентов (инсулин, адреналин, кофеин) были выявлены в сериях опытов с предварительно удаленными надпочечниками, т.е. при устранении стабилизирующего влияния кортикостероидных гормонов на клеточные мембраны. В этой связи характерная для обоих типов гипертензии гипертрофия надпочечников приобретает значение меры компенсации нарушенной функции клеточных мембран, которая ими (надпочечниками) корригируется. Необходимость постоянной коррекции, нарушенной функции клеточных мембран обуславливает больший расход кортикостероидных гормонов и,вероятно, является причиной гипертрофии коры надпочечников. Возможно, это коррекция осуществляется отчасти через влияние кортикостероидов на мемебранный транспорт моновалентных катионов.

Заключение

Имеющиеся данные свидетельствуют о том, что при эссенциальной гипертензии и ее экспериментальном аналоге - спонтанной генетической гипертензии у крыс существует повреждение функции клеточных мембран, проявляющаяся в нарушении мембранного контроля над внутриклеточным распределением кальция, повышении пассивной проницаемости к моно валентным катионам (эритроциты) и изменении взаимодействия мембран с гормонами (нейротрансмиттерами). В независимости от конкретной причины альтерации клеточных мембран при рассматриваемых типах гипертензии, она может быть главным источником повышения активности операторов артериального давления (в частности терминального звена периферического отдела симпатической нервной системы).

Состояние хронической гипертензии поддерживается особым режимом функционарования почки, позволяющим сохранять видно-солевой гомеостаз при высоком системном артериальном давлении.

Хроническую гипертензию в этой связи можно рассматривать как меру сохранения водно-солевого гомеостаза в условиях нарушенной мембранной функции тканей.

Литература

I. Мясников А.Л.
Гипертоническая болезнь и атеросклероз.
Москва, 1965.

2. Ланг Г.Ф.
Гипертоническая болезнь.
Ленинград, 1950.

3. Goldblatt A., Lynch J., Hanzal R.F., Summerville W.W.
J. exp. Med., 1934, 59, p. 347 - 379.

4. Selkurt E.E.
Circulation, 1951, 4, p. 541 - 551.

5. Постнов Ю.В.
Кардиология, 1971, т.П, стр. 32 - 39.

6. Постнов Ю.В., Петрунина Л.А.
Кардиология, 1974, т.14, № 7, стр. 53 - 57.

7. Постнов Ю.В.
Архив патологии, 1973, № 7, стр. 3 - 9.

8. Postnov Yu.V., Gorkova S.I.
Virchows Arch. Abt. A. Path. Anat., 1972, Bd. 357, S. 99 - 112.

9. Guyton A.C., Coleman T.G., Cowley A.W., Scheel K.W., Manning R.D., Norman R.A.
Jn: Hypertension mechanisms.
Ed. by J.H. Laragh. N-Y., 1975, p. 1 - 24.

10. Postnov Yu.V., Strakhov B.V., Glukhovets B.I., Gorkova S.I.
Virchows Arch. A. Path. Anat. and Histol, 1974, 364, p. 275 - 283.

11. Postnov Yu.V., Resnikova M.B., Boriskina G.M.
Pflugers Arch. 1976, 362, p. 95 - 99

12. Mills I.H., Obika L.F.O., Newport P.A.
Contrib. Nephrol., 1978, 12, p. 132 - 134.

13. Головченко С.Ф.
Проблемы эндокринологии, I979, т.25, № 4, с. 35 - 39.

14. Постнов Ю.В., Перов Ю.Л., Гриоунов Ю.П.
Арх. патологии, I974, № 2, стр. 7I - 74.

15. Постнов Ю.В.
Кардиология, I975, т.I5, № 8, стр. I8 - 22.

16. Постнов Ю.В., Орлов С.Н., Шевченко А.С.
Кардиология, I975, т.I5, № I0, стр. 88 - 92.

17. Postnov Yu.V., Orlov S.N., Gulak P.V., Shevchenko A.
Clin. Sci. Mol. Med. 1976, 51, p. 169_s - 172_s.

18. Postnov Yu.V., Orlov S.N., Shevchenko A., Adler A.M.
Pflügers Arch. 1977, 371, p. 263 - 269.

19. Wessels V.F., Junge-Hülsing G., Losse H.
Z.Kreizlaufforsch. 1967, 56, p.374 - 380.

20. Jones A.W.
Circulat. Res. 1973, 33, p.563 - 572.

21. Worcel M., Papadimitrion A., Moura A.M., Garay R.
Prac. int. Union Physiol. Sci. (27 Int. Congr.) 1977, 12, p. 188.

22. Postnov Yu.V., Orlov S.N., Pokudin N.I.
Pflügers Arch. 1979, 379, 191 - 195.

23. Aoki K., Ikedo N., Yamashita K., Tazumi K., Sato I., Hotta K.
Jap. Circul.J. 1974, 38, p. 115 - 119.

24. Wei W.-J., Janis R.A., Daniel F.F.
Blood vessels, 1977, 14, p. 55 - 64.

25. Postnov Yu.V., Orlov S.N.
Exptrientia 1979, 35, p. 1480 - 81.

26. Постнов Ю.В., Орлов С.Н., Покудин Н.И.
Кардиология, I980, т. 20, № I, стр. 64 - 68.

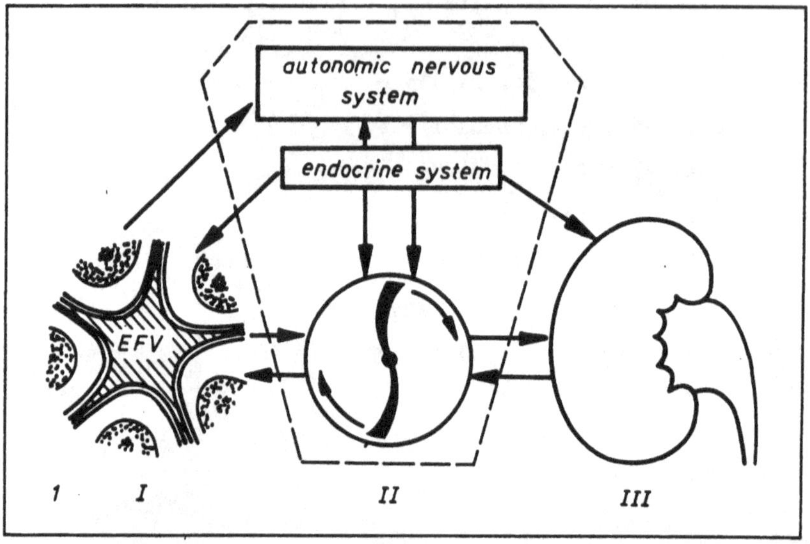

Рис. I. Упрощенная схема взаимоотношения клеточных мембран (I), системы кровообращения с аппаратом нейрогуморальной регуляции (П) и почки (Ш), EFV - объем внеклеточной жидкости. Пунктиром выделено "промежуточное" звено.

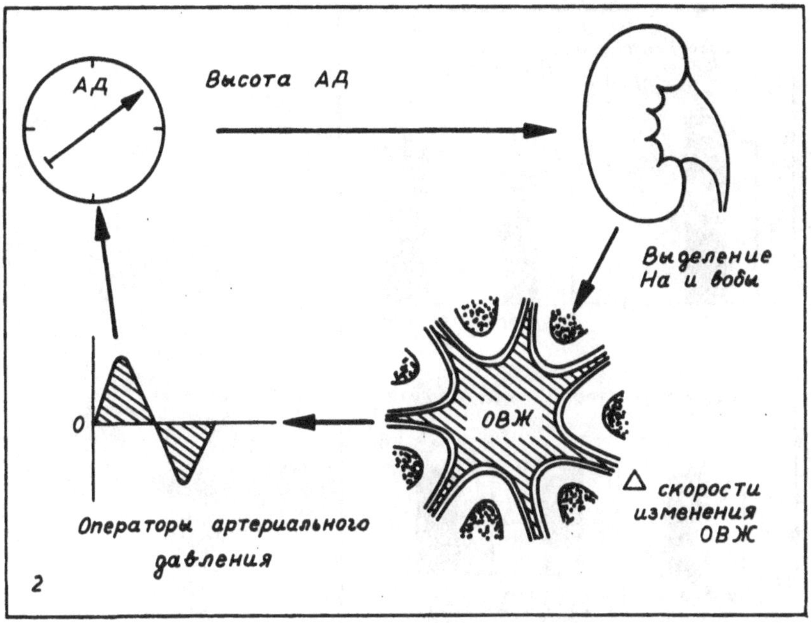

Рис. 2. Общая схема механизма долгосрочной регуляции артериального давления (по материалам Guyton с соавторами /9/).

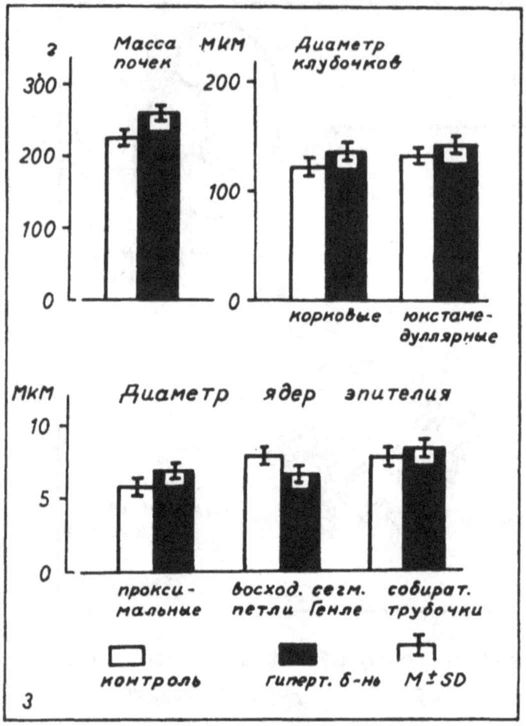

Рис. 3. Морфометрическая характеристика почки при эссенциальной гипертензии. Число наблюдений: эссенциальная гипертензия – 43; нормотензивный контроль (транспортная травма, ишемическая болезнь сердца) – 36. Возраст в сравниваемых группах от 40 до 69, состав по полу приблизительно одинаков.

Массу почек, коры и медуллы определяли после фиксации в 10 % формалине и удаления капсулы жировой клетчатки внеорганных сосудов и мочевых путей (исследование сотрудника лаборатории В.И.Елисеенко).

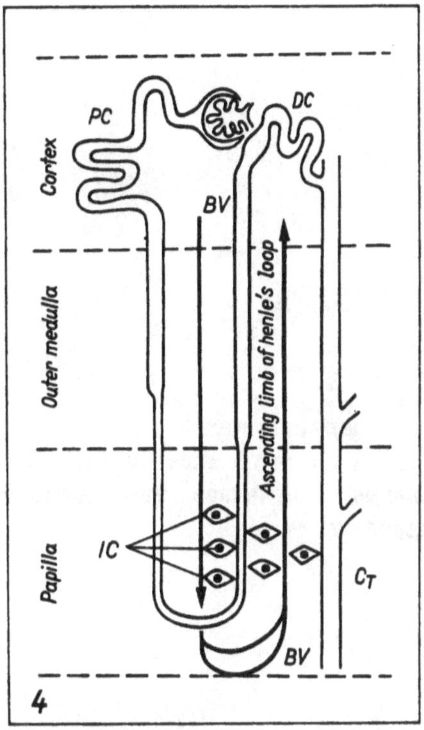

Рис. 4. Схема канальцевой системы почки и противоточно-концентрирующего умножителя медуллы.
При хронической гипертензии уменьшается величина "единичного эффекта", создаваемого восходящим коленом петли Генле.
РС - проксимальный конволют;
ДС - дистальный конволют;
СТ - собирательные трубки;
КС - кровеносные сосуды;
ИК - интерстициальные клетки.

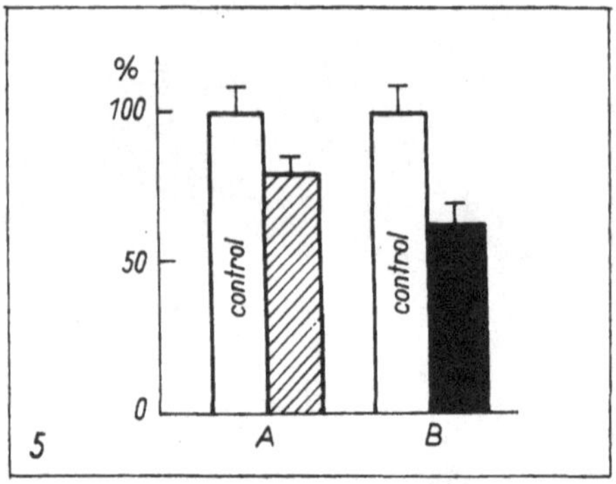

Рис. 5. Активность Na -K-АТФазы в наружной медулле почки при спонтанной гипертензии (A) и почечной гипертензии по Goldblatt (B) у крыс. Данные по почечной гипертензии относятся к контралатеральной почке.

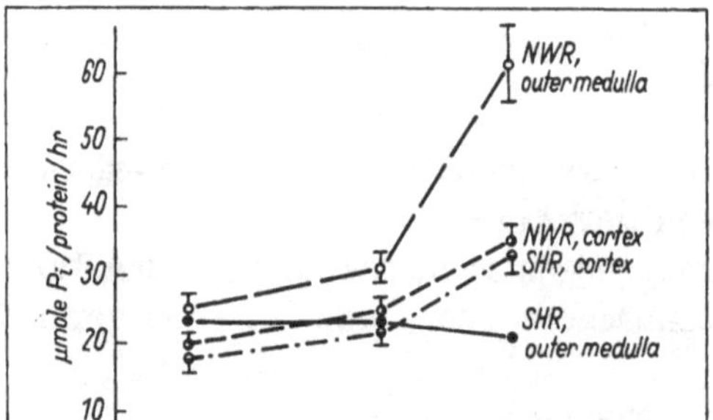

Рис. 6. Возрастная динамика активности Na-K-АТФазы в коре и наружной медулле при спонтанной гипертензии (SHR) и в контроле (NWR). С развитием гипертензии активность фермента в наружной медулле при гипертензии падает, в то время как в коре существенно не отличается от контроля (по материалам /I2/).

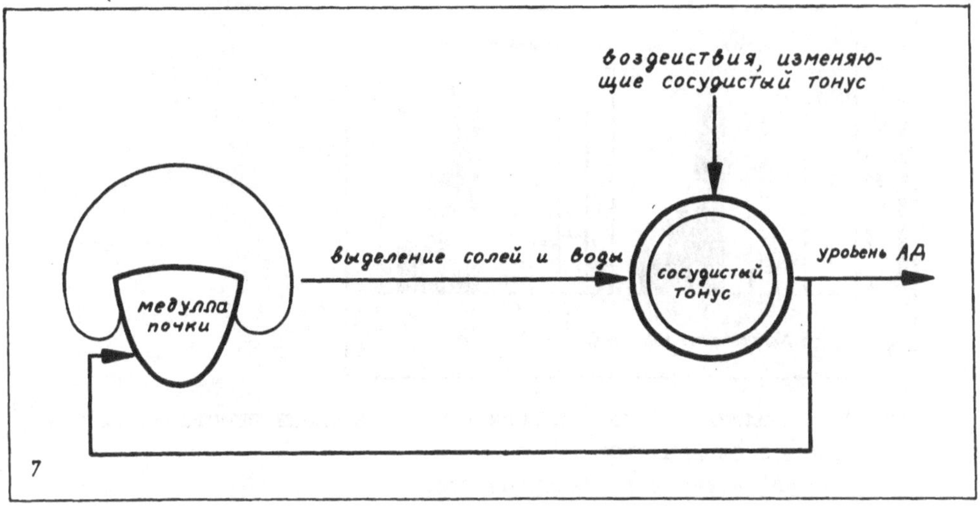

Рис. 7. Схема, иллюстрирующая роль почечной медуллы как "устройства управления" в системе автоматического поддержания постоянного уровня артериального давления.

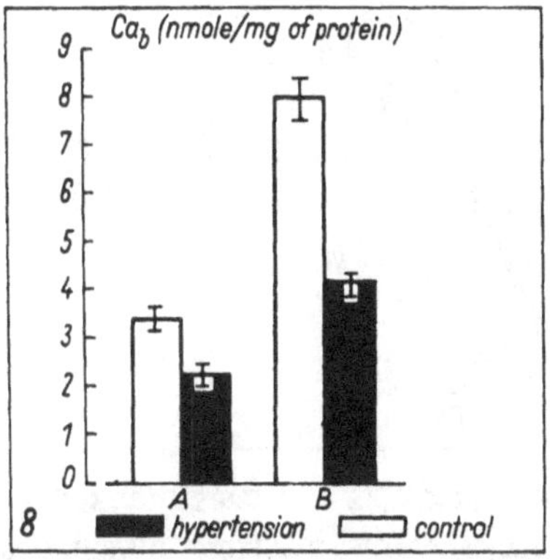

Рис. 8. Связывание кальция с внутренней частью мембраны эритроцитов у пациентов с эссенциальной гипертензией (А) и у крыс со спонтанной гипертензией (В) (по материалам /23/).

Mean values ± SE are given

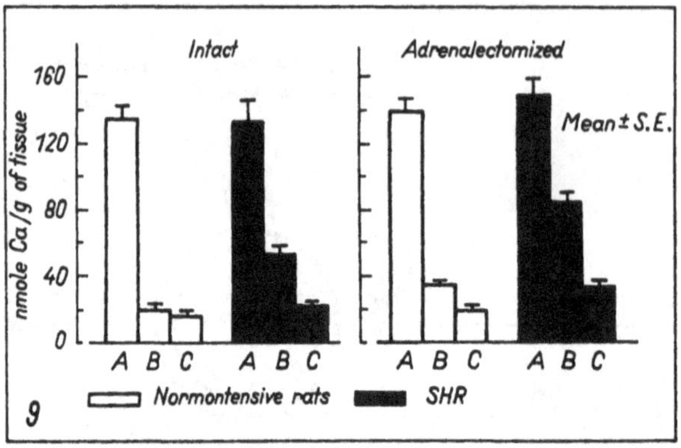

Рис. 9. Величина пулов кальция в жировой ткани спонтанно гипертензивных крыс.
А - экстрацеллюлярный пул;
В и С - внутриклеточные пулы кальция
(по материалам /26/).

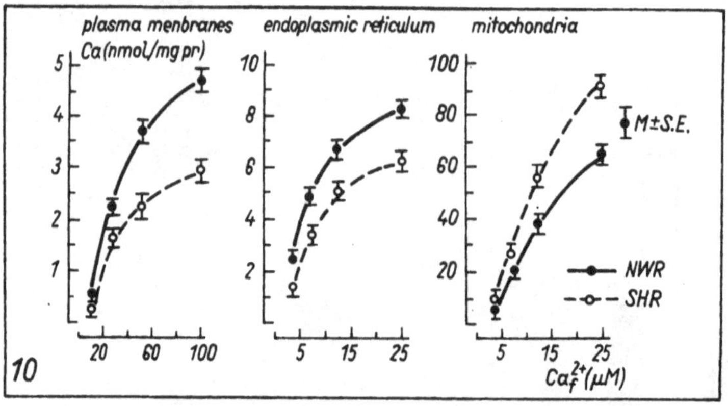

Рис. 10. АТФ - независимое связывание кальция плазматической мембраной и АТФ - зависимая аккумуляция кальция эндоплазматическим ретикулумом и митохондриями. (Ca_f^{2+} - концентрация кальция в среде инкубаций).
SHR - спонтанная гипертензия;
NWR - контроль.
(по материалам /27/).

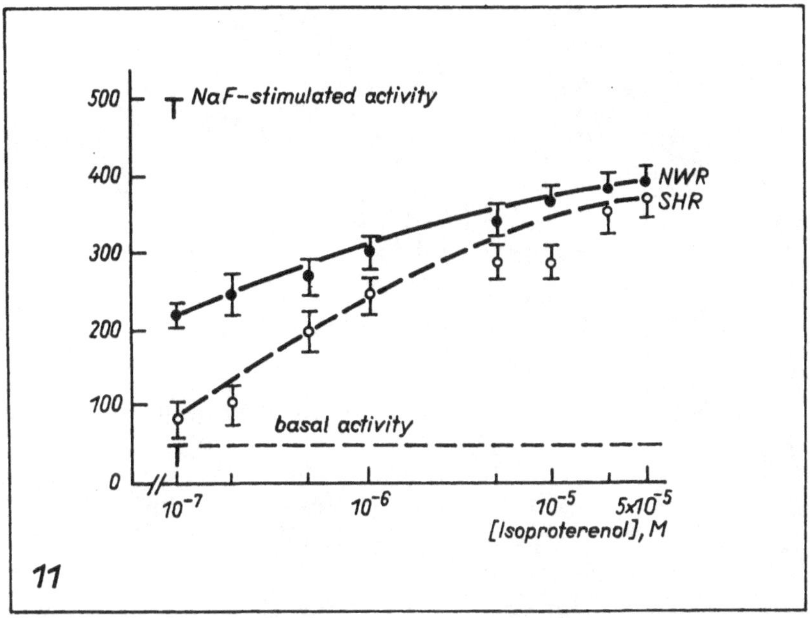

Рис. II. Влияние изопротеренала на активность аденилатциклазы в "тенях" жировых клеток.
- спонтанная гипертензия;
- контроль.
(по материалам совместного исследования с М.В.Резниковой)

Центральная научно-исследовательская лаборатория
Министерства здравоохранения СССР, Москва, I2I359.

С.Н.Орлов, Ю.В.Постнов

Особенности связывания и аккумуляции кальция мембранами клеток сердечной и гладкой мускулатуры крыс со спонтанной гипертензией.

Данные об уменьшении Са-аккумулирующей способности субклеточных мембран кардиомиоцитов и клеток гладкой мускулатуры аорты крыс со спонтанной гипертензией (SHR) были получены на препаратах неочищенной микросомальной фракции (I). Вопрос о том, насколько эти изменения связаны с сарколеммой или с саркоплазматическим ретикулумом, образующими фракции микросом, оставался открытым. Не выяснены особенности аккумуляции Са митохондриями миокарда и гладкой мускулатуры SHR. Наконец, вовсе не исследовано состояние мембранных механизмов регуляции внутриклеточного распределения Са в клетках гладкой мускулатуры не сосудов у SHR. Настоящая статья посвящена рассмотрению этих вопросов.

МАТЕРИАЛЫ И МЕТОДЫ

В работе использовали крыс со спонтанной генетической гипертонией (spontaneously hypertensive rats, Kyoto-Wistar, SHR), возраст I2 - I3 недель, артериальное давление I60 - 200 мм рт.ст.. В качестве нормотензивного контроля использовали крыс того же возраста линии Вистар (normotensive Wistar rats, NWR, питомник АМН "Столбовая", артериальное давление 90 - II0 мм рт.ст.) и линии Киото-Вистар (normotensive Kyoto-Wistar rats,NKWR,артериальное давление I00 - I40 мм рт.ст.). За сутки до эксперимента животные не получили пищу при свободном доступе к воде. При исследованиях на матке животным за два дня до эксперимента вводили диэтилстилбестрон.

Для получения высокоочищенных фракций мембран сарколеммы, саркоплазматического ретикулума и митохондрий с высокой Са-аккумулирующей способностью нами была предложена комбинация методов (2) и (3). Подробности этой части работы описаны нами ранее (4, 5). В этих же работах даны характеристики чистоты мембранных фракций (активность маркерных ферментов и электронномикроскопические фотографии), а также описаны процедуры определения поглощения Са мембранами методом фильтрации на мембранных фильтрах и измерения концентрации свободного кальция (Ca_f^{2+}) в средах инкубации.

РЕЗУЛЬТАТЫ ИССЛЕДОВАНИЯ

I. Миокард

Как видно из данных, представленных на рис. Iа, поглощение Са саркоплазматическим ретикулумом миокарда в присутствии оксалата, то есть когда обратный транспорт ^{45}Ca из везикул отсутствует (что позволяет регистрировать наибольшее значение Са-аккумулирующей способности), снижено у SHR на 25 - 40 %. Напротив, Са-аккумулирующая способность митохондрий миокарда SHR увеличена (рис. Iб). Отличий Са-связывающей способности сарколеммы миокарда SHR как в отсутствии, так и в присутствии АТФ не обнаружено.

2. Аорта

Поглощение Са сарколеммой клеток гладкой мускулатуры аорты SHR снижено в I,5 - 2,0 раза. Отличия обнаружены как при исследовании АТФ-независимого связывания (рис. 2а), так и при исследовании поглощения Са в присутствии АТФ (рис. 2б). Достоверных отличий Са-аккумулирующей способности саркоплазматического ретикулума аорты SHR не обнаружено. Нам не удалось выделить из гладкой мускулатуры аорты крыс митохондрий в количестве, достаточном для проведения подобного рода экспериментов.

3. Матка

Как видно из данных, представленных на рис. 3,Са-аккумулирующая способность митохондрий гладкой мускулатуры матки у SHR снижена по отношению к нормотензивному контролю. Отличий в поглощении Са саркоплазматическим ретикулумом и сарколеммой не обнаружено.

ОБСУЖДЕНИЕ

Ранее нами было показано, что при физиологических концентра - циях АТФ (4 мМ), сукцината (2 мМ), неорганического фосфата (3 мМ) и Ca^{2+} (3 мкМ) Са-аккумулирующая способность митохондрий, сарколеммы и саркоплазматического ретикулума (при пересчете на выход белка этих фракций из единицы веса ткани) соотносятся как 100:3,8:6,2 и 100:12,9:3,8 для миокарда и матки, соответственно. Для аорты соотношение Са-аккумулирующей способности сарколеммы и ретикулума равно 100:15,8. В клетках гладкой мускулатуры матки и аорты эти же фракции (митохондрии и сарколемма, соответственно) обладают наибольшим значением начальной скорости поглощения Са, в то время как в кардиомиоцитаз крысы с этой задачей справляется саркоплазматический ретикулум (4, 5).

Как видно из данных Рис.1 - 3, при спонтанной гипертензии происходит нарушение мембранных систем, принимающих участие как в долгосрочной регуляции концентрации свободного внутриклеточного Са (митохондрии миокарда и матки, сарколемма аорты): так и способных к наиболее быстрому ее изменению (саркоплазматический ретикулум миокарда, сарколемма аорты, митохондрии матки). В случае миокарда эти изменения носят разнонаправленный характер (уменьшение поглощения Са ретикулумом и увеличение митохондриями), что, возможно, указывает на взаимокомпенсаторный характер этого явления.

Таким образом, на вопросы, поставленные перед настоящей работой, нам удалось получить следующие ответы.

1. Обнаруженное ранее уменьшение Са-аккумулирующей способности микросомальной фракции кардиомиоцитов и гладкой мускулатуры аорты SHR связано с саркоплазматическим ретикулумом и сарколеммой, соответственно.

2. Нарушение мембранных механизмов регуляции концентрации свободного Са в саркоплазме клеток гладкой и сердечной мускулатуры SHR показано также при исследовании Са-аккумулирующей способности изолированных митохондрий.

3. Часть мембранных дефектов регуляции концентрации Ca^{2+} обнаружено на клетках несосудистой гладкой мускулатуры SHR.

Последнее наблюдение согласуется с разрабатываемой в нашей лаборатории концепцией о наличии при ряде форм экспериментальной и клинической гипертонии широко представленного дефекта мембран в тканях внутренней среды, способного активировать сервомеханизмы долгосрочного поддержания высокого артериального давления (7). Мы полагаем, что наиболее общим (и, возможно, первоначальным) моментом мембранных дефектов является уменьшение Са-связывающей способности плазматической мембраны, показанное в настоящем исследовании для клеток гладкой мускулатуры аорты (рис. 2), и ранее для жировой ткани и эритроцитов SHR (I0, 9). На примере мембраны эритроцитов показана прямая взаимосвязь между уменьшением Са-связывающей способности мембраны и увеличением ее проницаемости для моновалентных катионов (6). Этот мембранный дефект обнаружен при обследовании эритроцитов больных эссенциальной гипертонией (II), а у SHR он обнаружен в предгипертензивной стадии, то есть предшествует развитию у животных повышенного артериального давления (8).

Список литературы к статье С.Н.Орлова и Ю.В.Постнова

1. Aoki K., Ikedo N., Yamashita K., Sato I., Hotta K.
Cardiovascular contraction in spontaneously hypertensive rats: Ca^{2+} interaction of miofibrils and subcellular membranes of heart and arterial smooth muscle.
Jap. Circulat. J. 38, 1974, 1115 - 1119.

2. Jarett L.
Isolation of plasma membranes from smooth, skeletal and heart muscle.
Methods in Enzymology 31, 1974, 134 - 144.

3. Kidwai A.M.
Subcellular fractionation of adipocytes.
Methods in Enzymology 31, 60 - 71.

4. Kravtzov G.M., Pokudin N.I., Orlov S.N.
Ca accumulation by mitichondria, sarcolemma and sarcoplasmic reticulum of rat miocardium.
Biochemistry (Moscow) 44, 1979, 1138 - 1143.

5. Orlov S.N., Pokudin N.I., Postnow Ju.V.
Ca-accumulation capasity of miocardial and smooth muscle cells membranes of spontaneously hypertensive rats.
Cardiology (Moscow) 2, 1980, 94 - 100.

6. Orlov S.N., Shevchenko A.S.
On the possible mechanism of action of membrane-bound calcium on adenosine triphosphotase activity and permeability of erythrocyte to monovalent cations.
Biochemistry (Moscow) 1980, 43, 208 - 215.

7. Postnov Yu.V.
Hypertension as a form of membrane pathology
Cardiology (Moscow) 8, 1975, 18 - 22.

8. Postnov Yu.V., Orlov S.N., Gulag P.V., Shevchenko A.S.
Altered permeability of the erythrocyte membrane for sodium and potassiium ions in spontaneously hypertensive rats.
Pflügers Arch. 1976, 365, 257 - 263.

9. Postnov Yu.V., Orlov S.N., Pokudin N.I.
Decrease of calcium binding by the red cell membrane in spon-

taneously hypertensive rats and in essential hypertension.
Pflügers Arch. 379, 1979, 191 - 195.

10. Postnov Yu,V., Orlov S.N., Pokudin N.I.
The data on abnormalities of Ca binding and Ca accumulation by membranes of adipose tissue of rats with spontaneous hypertension.
Cardiology (Moscow) 1, 1980, 131 - 137.

11. Postnov Yu.V., Orlov S.N., Shevchenko A.S., Adler A.M.
Altered sodium permeability, calsium binding and Na^{+}-K^{+}-ATP-ase activity in red blood cell membrane in essential hypertension.
Pflügers Arch. 371, 1977, 262 - 269.

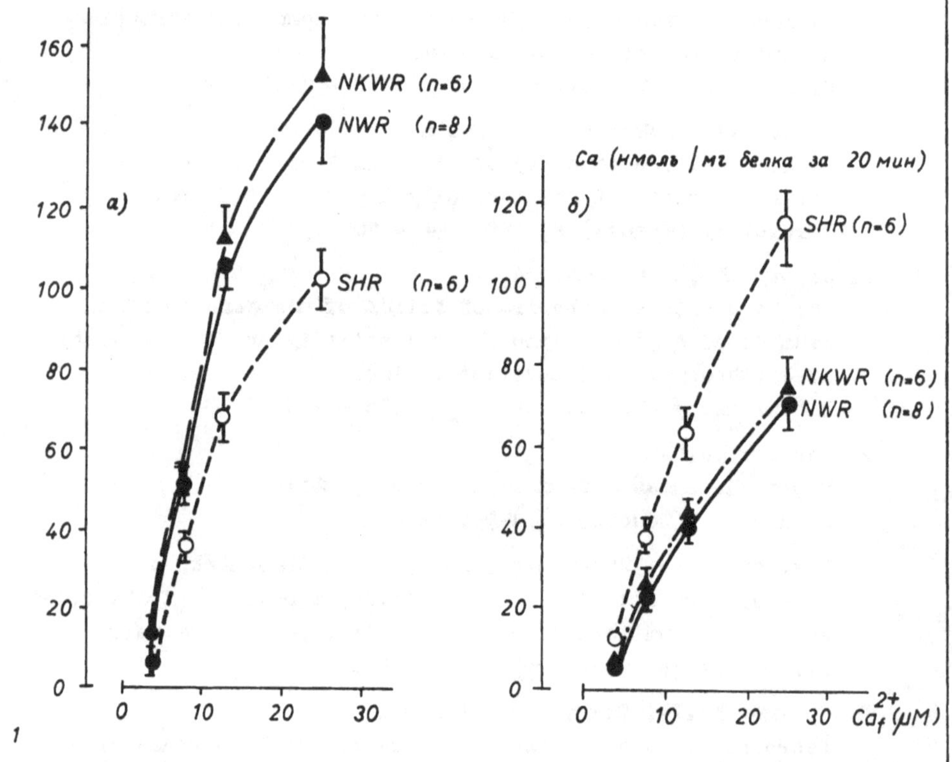

1

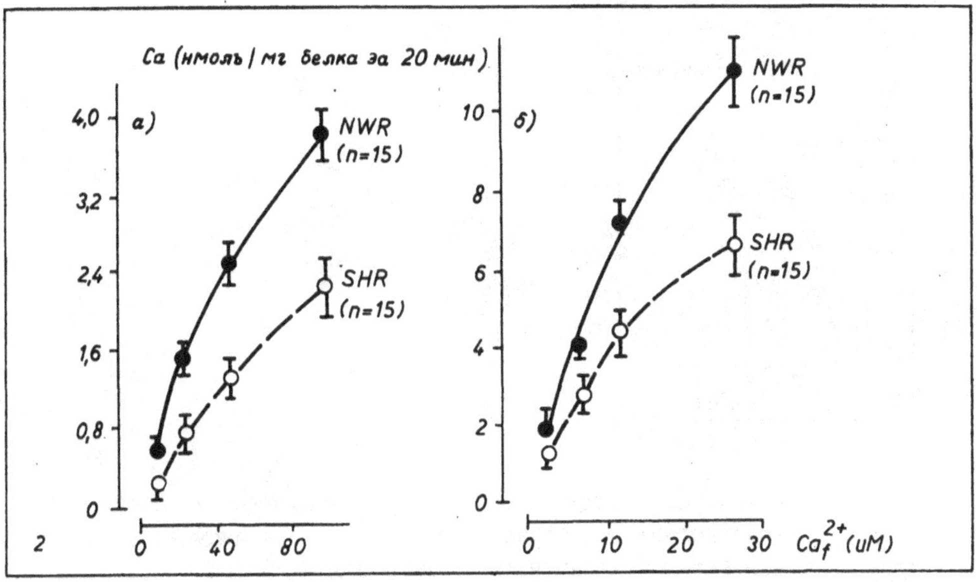

Рис. 2. Зависимость связывания кальция с сарколеммой аорты от концентрации свободного кальция в среде инкубации. Состав среды инкубации (мМ): в случае а) имидазол - 40 (pH = = 7,0); в случае б) имидазол - 40; KCl - 100; NaCl - - 20; MgCl - 5; АТФ - 4. n - количество животных в эксперименте.

Рис. 1. Зависимость аккумуляции кальция саркоплазматическим ретикулумом (а) и митохондриями (б) миокарда от концентрации свободного кальция в среде инкубации. Состав среды инкубации (мМ):
имидазол - 40 (pH = 7,0); KCl - 100; NaCl - 20; MgCl - - 5; АТФ - 4; в случае а) среда инкубации содержит оксалат - 5мМ, в случае б) - сукцинат - 2мМ. n - количество животных в эксперименте.

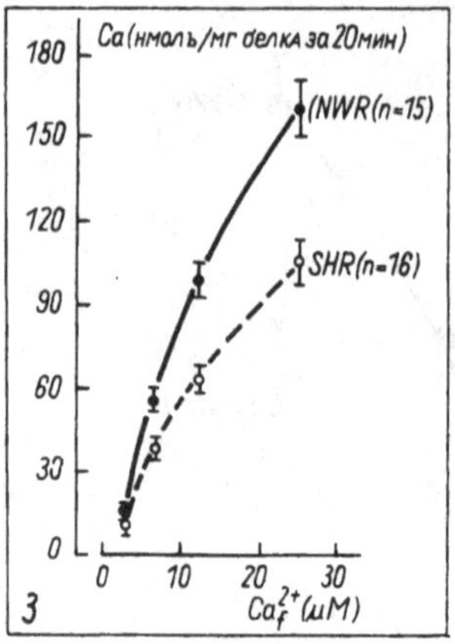

Рис. 3. Зависимость аккумуляции кальция митохондриями матки от концентрации свободного кальция в среде инкубации. Состав среды инкубации (мМ): имидазол - 40 (pH = 7,0); KCl - 100; NaCl - 20; MgCl - 5; АТФ - 4; сукцинат - 2. n - количество животных в эксперименте.

Латвийский научно-исследовательский институт кардиологии, г.Рига

Я.В.Скардс, А.В.Витолс, И.П.Кукулис, А.О.Паэглитис

О влиянии метаболитов мышечного сокращения на формирование сердечного и сосудистого компонентов прессорной реакции

До настоящего времени не раскрыты механизмы активации деятельности сердечно-сосудистой системы, которая сопровождает мышечное сокращение. Не ясно соотношение кортикальных и рефлекторных механизмов регуляции, их связь с отдельными составляющими гемодинамической структуры прессорной реакции и природа раздражителей, вызывающих рефлекторное повышение активности симпатической нервной системы при сокращении скелетных мышц (Kilbom A., 1976).

Во время и после произвольного статического сокращения мышц предплечья (обеспечивающих сжатие кулака или приведение I пальца руки) и голени (обеспечивающих тыльное сгибание стопы) с силой от 10 до 100 % от максимально возможной, и длительностью от 2 с. до максимально возможной длительностью для данной силы сокращения изучались:

- траектория и амплитуда изменения артериального давления (по звуковому методу Короткова);
- траектория и амплитуда изменения частоты сокращений сердца (по интервалу R-R ЭКГ);
- динамика минутного объема сердца (по методу разведения красителя);
- динамика объема кровотока мышц и кожи работающей и не работающей конечности (методом венозной окклюзионной плетизмографии);
- выделение ионов калия (методом пламенной фотометрии), ионов водорода и артерио-венозной разницы по кислороду (микро-методом Аструпа), молочной кислоты (по энзиматическому методу).

Из полученных данных вычислялись - системное и регионарное гемодинамическое сопротивление, потребление кислорода в сокращающихся мышцах, внутримышечное давление во время сокращения.

Изучалась динамика указанных показателей после сокращения при свободном кровоснабжении и на фоне артериальной окклюзии, вызванной непосредственно перед завершением сокращения и в разные периоды после сокращения. Сравнивались также показатели гемодинамики во время и после произвольного и вызванного электрической стимуляцией двигательных нервов сокращения (приведения I пальца руки) с аналогичной силой и длительностью.

Показано, что прессорная реакция, сопровождающая произвольное сокращение мышц не является результатом недифференцированного повышения активности симпатической нервной системы. Кортикальные и рефлекторные механизмы регуляции системы кровообращения обладают определенной автономностью в смысле поочередности их включения и селективности влияния на сердечную деятельность (сердечный компонент прессорной реакции) и в смысле увеличения сопротивления сосудистой системы (сосудистый компонент прессорной реакции). Вовлечение сердечного компонента непосредственно связано с активацией моторной зоны коры, а сосудистого компонента сочетанной активацией моторной зоны коры и неспецифических афферентов мышц. Учащение работы сердца имеет место только во время произвольного сокращения мышц. При одинаковой силе и длительности сокращения мышц голени оно в среднем на 30 % меньше, чем при сокращении мышц предплечья. Учащение сокращения сердца не зависит от массы и абсолютной силы сокращающихся мышц, но определяется интенсивностью центральной моторной команды и величиной активированной моторной зоны коры головного мозга.

Артериальное давление, общее сопротивление сосудистой системы и регионарное сопротивление сосудов кожи и мышц неработающей конечности повышается во время произвольного и вызванного сокращения. При одинаковой относительной силе и абсолютной длительности сокращения мышц голени (медленных мышц) активация сосудистого компонента прессорной реакции меньше, чем при сокращении всех или части мышц предплечья (быстрых мышц). На фоне артериальной окклюзии, созданной в конце произвольного или вызванного сокращения, артериальное давление остается повышенным после завершения сокращения мышц и повторно повышается в восстановительном периоде при прекращении кровотока.

Достигнутое во время произвольного сокращения повышение артериального давления отражает суммарный эффект кортикальной и рефлекторной активации сосудистого компонента прессорной реакции. Поддерживаемое с помощью артериальной окклюзии повышение артериального давления отражает рефлекторную активацию системы сипатических вазоконстрикторов. Выраженность кортикально обусловленной составляющей сосудистого компонента обратно пропорциональна относительной силе произвольного сокращения. Выраженность рефлекторной составляющей сосудистого компонента не зависит от величины внутримышечного давления, условий кровоснабжения мышц во время сокращения и выделения ионов калия, но определяется суммарной интенсивностью аэробного и анаэробного энергетического метаболизма во время сокращения. Оно обратно пропорционально относительной силе сокращения, но прямо пропорционально выполняемой внешней работе и выделению молочной кислоты и ионов водорода.

Представленные данные заставляют пересмотреть существующие представления, что амплитуда прессорной реакции и ее сердечного и сосудистого компонентов являются одинаковыми при произвольном сокращении мышц предплечья и голени человека (Lind et al, 1967) и также представления о характере сигнала вызывающего рефлекторную активацию симпатической нервной системы (Т.И.Сирота, 1972; Donald et al, 1967,Stegemann,1971) и понять различия гемодинамической структуры прессорной реакции, в смысле вовлечения сердечного компонента, в условиях острого эксперимента (Coote et al,1970) и при произвольном сокращении мышц.

Zentralinstitut für Herz- und Kreislauf-Regulationsforschung der Akademie der Wissenschaften der DDR, Berlin-Buch (Direktor: MR Prof. Dr. sc. med. H. Heine)

Zur Rolle der zyklischen Nukleotide für die Herzfunktion

E. -G. Krause

Wenige Jahre nach der Entdeckung des zyklischen Adenosin-3', 5'-monophosphats (Zyklo-AMP) und der Aufklärung seiner Rolle bei der Regulation des Glykogenstoffwechsels in der Leber haben MURAD u. a.[8] erste Hinweise für eine Beteiligung dieses Nukleotids an der Steuerung der Herzfunktion gegeben. Sie fanden damals eine enge Korrelation zwischen der inotropen Potenz verschiedener Katecholamine und ihrer Fähigkeit, die Aktivität der Adenylatzyklase des Herzens zu steigern. Etwas später berichteten ROBISON u. a.[10], daß eine Applikation von Adrenalin eine rasche Erhöhung des zellulären Gehaltes an Zyklo-AMP in perfundierten Rattenherzen bewirkte, die von einer Verstärkung der Kontraktionskraft sowie einer Aktivierung des Glykogenabbaus gefolgt war. Es erweiterten GEORGE u. a.[3] unsere Kenntnisse über die Regulation der Herzfunktion, indem sie eine Beziehung zwischen Azetylcholin und dem zweiten natürlichen zyklischen Nukleotid, dem Guanosin-3', 5'-monophosphat (Zyklo-GMP), sowie der durch diesen Neurotransmitter ausgelösten Reduzierung der Kontraktionskraft des Herzens nachweisen konnten. Seit dieser Zeit erfolgte ein enormer Zuwachs der Kenntnisse zum biochemischen Wirkungsmechanismus des Zyklo-AMP bei der Realisierung der Wirkung von Katecholaminen und anderen hormonalen Agentien auf das Herz; die Beziehungen zwischen Zyklo-GMP und Azetylcholin blieben dagegen offen und bedürfen einer weiteren Klärung[2, 4, 14].

Für die Wirkung der Katecholamine ist ihre Bindung an spezifische Rezeptoren (Adrenoceptoren) unerläßlich (s. Will-Shahab, diese Abhandlung S.   ). Die vielfältigen ß-adrenergen Wirkungen auf die Herzfunktion betreffen: Erhöhung der entwickelten Muskelspannung, erhöhte Geschwindigkeit der Spannungsentwicklung, Verkürzung der Relaxationszeit des Myokards, Vasodilatation der Koronargefäße sowie Verstärkung der myokardialen Glykogenolyse und Lipolyse.

Während die Reaktionssequenz zur Steigerung der myokardialen Glykogenolyse im Detail aufgeklärt ist (Abb. 1), sind die verschiedenen biochemischen Prozesse, die an den Änderungen der genannten physiologischen Parameter beteiligt sind, erst teilweise bekannt. Von besonderer Bedeutung scheinen dabei Phosphorylierungen von Proteinen zu sein, die durch Zyklo-AMP-kontrollierbare Proteinkinasen katalysiert werden. Die Proteinkinasen stellen das wichtigste bekannte Akzeptorsystem für die Zyklo-Nukleotide dar. Für die Zyklo-AMP abhängigen Proteinkinasen des Herzens sind eine Reihe von Substraten bekannt, die u. a. Schlüsselenzyme des Glykogen- und Triglyzeridabbaus darstellen oder einer Gruppe von Regulatorproteinen angehören, die für transmembranale Kalziumbewegungen bzw. -transporte sowie für die Aktivität des kontraktilen Apparates der Muskelzellen von großer Bedeutung sind[9, 15].

Von verschiedenen Autoren konnte gezeigt werden, daß die Zyklo-AMP-abhängige Phosphorylierung derartiger Regulatorproteine (und Enzyme) entscheidenden Einfluß auf den aktiven und nicht-aktiven Kalziumtransport in den Myokardzellen nimmt, wodurch die Kinetik der Änderung der intrazellulären Kalziumkonzentration - als elementare Regelgröße der Kontraktions- und Erschlaffungsvorgänge - entscheidend mitbestimmt wird[13, 14]. Im Vergleich zur Zyklo-AMP-abhängigen Proteinkinase weist der Herzmuskel nur geringe Aktivität an Zyklo-GMP-abhängiger Proteinkinase auf und ihre natürlichen Substrate sind bisher nicht bekannt. Es ist von Interesse, daß durch die Proteinphosphorylierungen, als eine der ersten intrazellulären Reaktionen auf hormonelle und neurohumorale Agentien, eine Verstärkung des Eingangssignals erreicht wird.

Für die Dämpfung bzw. Aufhebung der Antwortreaktion im Herzen sind neben spezifischen Enzymen zur Phosphoprotein-Dephosphorylierung und der Zyklo-Nukleotid-Hydrolyse[4] auch Änderungen im Bereich der Rezeptoren bekannt (s. Will-Shahab, diese Abhandlung, S.   ).

Zur Erfassung der Reaktionsfähigkeit des Zyklo-Nukleotid-Systems im Herzmuskel bieten sich verschiedene Modelle an. Unter den Bedingungen einer akuten Ischämie (Ligatur eines Astes der Koronararterien; Transsektion der Aorta) wurde von WOLLENBERGER u. a.[16] erstmals gezeigt, daß innerhalb weniger Sekunden ein Anstieg im Gehalt an Zyklo-AMP einsetzt, der von einer Aktivierung der Glykogenolyse gefolgt wird. Spätere Untersuchungen ließen erkennen, daß parallel zur Akkumulation von Zyklo-AMP eine Aktivierung verschiedener Enzyme einsetzt (s. Abb. 2). Diese biochemischen Veränderungen sowie die registrierte vorübergehende Erhöhung der Kontraktionskraft des linken Ventrikels sowie Tachykardie sind durch ß-adrenerge Blockersubstanzen zu unterdrücken[5, 6], so daß eine Beteiligung myokardialer Katecholamine vorzuliegen scheint, deren ischämie-ausgelöste Freisetzung durch SHAHAB u. a.[11] nachgewiesen worden war.

Die Mobilisierung von endogenen Noradrenalin, die normalerweise im gesunden

Herzen bei plötzlicher, schwerer Hypoxie und anderen Streßsituationen erfolgt, sollte zur besseren funktionellen und metabolischen Anpassung des Organs an erhöhte Anforderungen von erheblicher Bedeutung sein. In diesem Zusammenhang ist auf Untersuchungen an Ratten mit renaler Hypertonie hinzuweisen, die in unserem Labor durchgeführt wurden. Für die Auslösung der Hypertonie wurde eine Niere verkapselt und die andere Niere 2 Wochen später entfernt. Die Tiere wurden 4 Wochen nach der letzten Operation in die Versuche eingesetzt und zeigten zu dieser Zeit einen systolischen Blutdruck von 188 $\pm$ 7, 7 mm Hg verglichen mit 133 $\pm$ 3, 5 mm Hg bei der Kontrollgruppe. Der linke Ventrikel der Tiere mit Hypertonie war signifikant vergrößert (Herzgewicht/Körpergewicht-Index 3, 31 gegenüber 1, 71 bei den Kontrolltieren) und wies einen signifikant verringerten Gehalt an Noradrenalin auf[12]. In den Herzen der hypertonen Tiere wurde ein erhöhter myokardialer Gehalt an Zyklo-AMP gefunden. Unter den Bedingungen einer akuten Ischämie erfolgte im Vergleich zu den Herzen der Kontrolltiere keine Akkumulation an Zyklo-AMP innerhalb der untersuchten Zeit nach Unterbrechung der Blutzufuhr (s. Abb. 3); in Übereinstimmung mit dem Ausbleiben einer Antwort im Gehalt an Zyklo-AMP war die einsetzende Glykogenolyse und die Bildung von Laktat gegenüber den ischämischen Herzen der unbehandelten Tiere deutlich erniedrigt.

Die hypertrophierten Herzen der Ratten mit renaler Hypertonie zeigen somit eine Störung in der metabolischen Anpassung an erhöhte Anforderungen, die bei plötzlicher Überlastung bzw. vorübergehender Minderdurchblutung des Organs zu erheblichen Imbalanzen im Energiestoffwechsel führen können und eine der Ursachen für eine unzureichende Herzfunktion darstellen können.

Mit der Entwicklung der Hypertonie sind darüber hinaus signifikante Veränderungen in der Regulation des Zyklo-Nukleotid-Systems in der glatten Muskelzelle der Blutgefäße verbunden[1]. Erste Untersuchungen an Patienten mit labilen Bluthochdruck lassen erkennen, daß ein von der Norm abweichendes hormonelles Regulationsverhalten der Zyklo-AMP-Synthese in Geweben des Menschen vorzuliegen scheint, das erfolgversprechend für diagnostische Aufgaben einzusetzen ist[7].

Literatur

1 Amer, M. S., Cyclic nucleotides in vascular smooth muscle and in hypertension. In: H. Cramer und J. Schultz (Hsg.) Cyclic Nucleotides: Mechanisms of Action, John Wiley and Sons, London 1977, 381

2 Drummond, G. I. und Severson, D. L., Circul. Res. 44 (1979) 145

3 George, W. J., Polson, J. B., Otoole, A. G. und Goldberg, N. D., Proc. Natl. Acad. Sci. U.S.A. 66 (1970) 398

4 Krause, E.-G. und Wollenberger, A., Cyclic Nucleotides and Heart. In: H. Cramer und J. Schultz (Hsg.) Cyclic Nucleotides: Mechanism of Action, John Wiley and Sons, London 1977, 229

5 Krause, E.-G., Bartel, S., Karczewski, P., Lehmann, I., Lindenau, K.-F., Kensicki, C. und Wollenberger, A., J. Molec. Cell. Cardiol. 11 (1979) Suppl. 2, 30

6 Krause, E.-G., Ziegelhöffer, A., Fedelesova, M., Styk, J., Kostolanski, S., Gebauer, L., Blasig, I. und Wollenberger, A., Advances Cardiol. 25 (1978) 119

7 Messerli, F. H., Kuchel, O., Hamet, P., Polis, G., Guthrie, G. P., Frayse, J., Nowaczynski, W., Boucher, R., Rojo-Orlega, M. und Genet, J., Circul. Res. 38 (1976), II-42

8 Murad, F., Chi, Y. M., Rall, T. W. und Sutherland, E. W., J. biol. Chem. 237 (1962) 1233

9 Nimmo, C. A. und Cohen, P., Advanches Cyclic Nucl. Res. 8 (1977) 146

10 Robison, G. A., Butcher, R. W., Øye, I., Morgan, H. E. und Sutherland, E. W., Molecul. Pharmacol. 1 (1965) 168

11 Shahab, L. und Wollenberger, A., Acta biol. med. german. 19 (1967) 939

12 Shahab, L., Wollenberger, A., Krause, E.-G. und Genz, S., The effect of acute ischemia on catecholamines and cyclic AMP levels in normal and hypertrophied myocardium. In: M. F. Oliver, D. G. Julian und K. W. Donald (Hsg.) Effect of acute ischemia on myocardial function. Churchill Livingstone, Edingburgh und London 1972, 97

13 Tsien, R. W., Advances Cyclic Nucl. Res. 8 (1977) 363

14 Wollenberger, A., The role of cyclic AMP in adrenergic control of the heart. In: W. G. Nayler (Hsg.) Contraction and Relaxation in the Myocardium, Academic Press, New York 1975, 113

15 Wollenberger, A. und Will, H., Life Sciences 22 (1978) 1159

16 Wollenberger, A., Krause, E.-G., und Heier, G., Biochem. biophys. Res. Commun. 36 (1969) 664

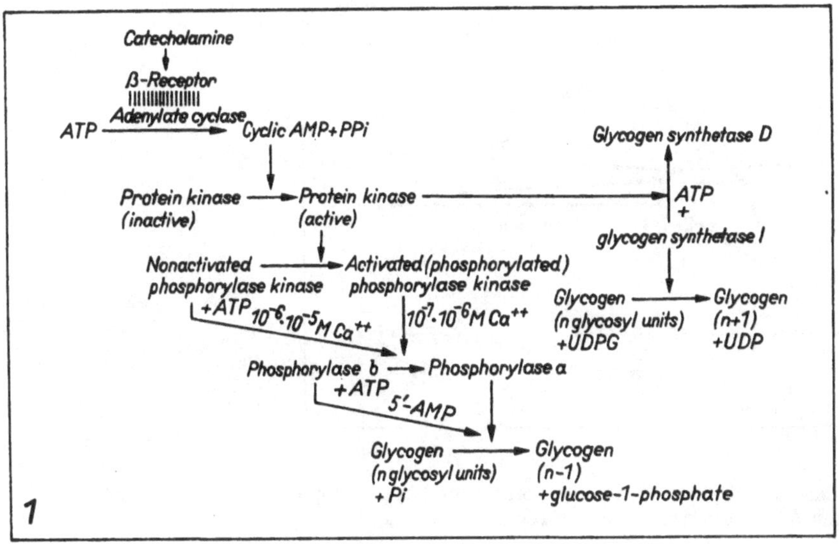

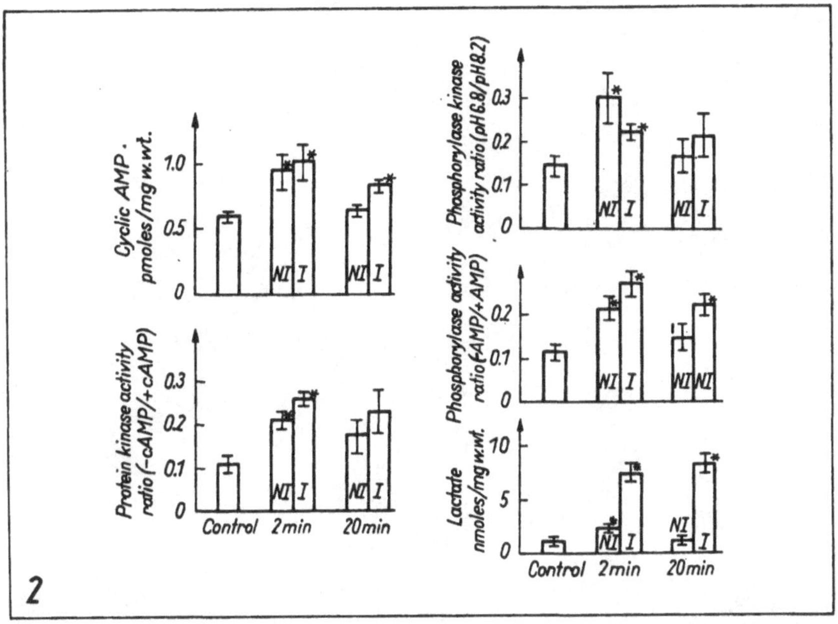

Abb. 1 Reaktionskaskade des Zyklo-AMP-Systems und Mechanismus der adrenergen Stimulation der Glykogenolyse

Abb. 2 Zyklo-AMP und Laktat sowie Aktivität der Proteinkinase, Phosphorylasekinase und Phosphorylase im Herzmuskel des Hundes vor und 2 bzw. 20 Minuten nach Ligatur einer Koronararterie.
I = ischämisches Gebiet; NI = nichtischämisches Gebiet des linken Ventrikels. Es sind die Mittelwerte ± mittlerer Fehler des Mittelwertes angegeben; = p 0, 05 im Vergleich zu den Werten der Kontrollgruppe (d. h. vor Ligatur der Koronararterie). Nach Krause u. a.[5]

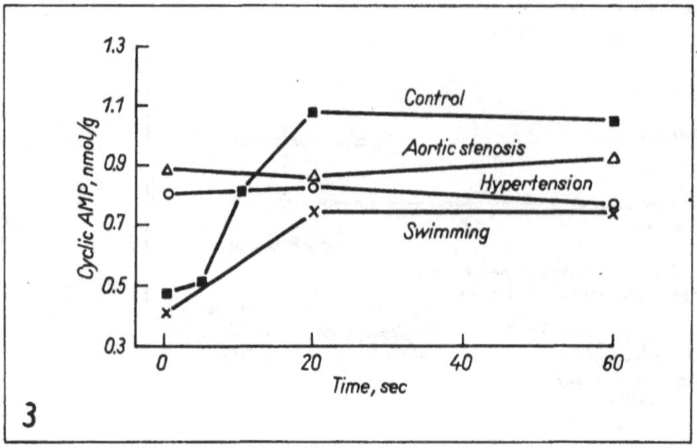

Abb. 3 Bildung von Zyklo-AMP in normalen und hypertrophierten Rattenherzen nach Unterbrechung des Koronarflusses. Nach Shahab u. a.[12]

Zentralinstitut für Herz- und Kreislauf-Regulationsforschung der Akademie der Wissenschaften der DDR, Berlin-Buch (Direktor: MR Prof. Dr. sc. med. H. Heine)

Adrenerge Reaktivität des Herzens bei Hypertonie

L. Will-Shahab, W. Warbanow, I. Küttner

Die Beeinflußung des Stoffwechsels und der Funktion des Herzens durch ß-adrenerge Stimuli (Isoprenalin, Adrenalin, Noradrenalin) stellt eine bedeutsame Regulationsebene für das Herz dar. Veränderungen der Reaktivität auf diese Stoffklasse sind sowohl aus pathogenetischer als auch therapeutischer Sicht von Interesse. In den letzten Jahren wurden große Fortschritte erzielt durch die Entwicklung verläßlicher Methoden zur präzisen Erfassung von Hormonrezeptoren und empfindliche Methoden zur Bestimmung von Adenylatzyklase, dem Enzym, das zyklisches Adenosinmonophosphat (cAMP) bildet. Damit wurde es möglich, den Ursachen für eine veränderte Reaktivität an Gefäßen und Herzmuskel nachzugehen. Bei diesen Untersuchungen standen neben anderen Hypertonieformen vor allem das Modell der spontanen Hypertension an der Ratte im Mittelpunkt des Interesses. Fujiwara[3] beschrieb eine herabgesetzte inotrope und chronotrope Reaktion auf Isoprenalin an isolierten Vorhöfen von spontan hypertensiven Ratten bereits im prähypertensiven Stadium, die noch stärker zum Zeitpunkt der voll ausgeprägten Hypertension nachzuweisen war. Da sich mit der Ausbildung der Hypertonie bei allen Hypertonieformen eine Herzhypertonie beachtlicher Ausmaße entwickelt, muß die Frage beantwortet werden, ob die beobachteten Veränderungen nicht ein Begleitsymptom der Hypertrophieentwicklung darstellen.

Wir haben deshalb die Charakteristik der ß-adrenergen Rezeptoren und die Aktivierbarkeit der Adenylatzyklase durch Isoprenalin und dem GTP Analogen Guanylylimidodiphosphat in Herzmembranfraktionen von spontan hypertensiven Ratten verglichen mit Membranfraktionen aus Herzen von Ratten (Wistar Ratten), denen eine Aortenstenose der Bauchaorta angelegt wurde nach der Methodik von Kogan[8], durch die eine schnelle Massenzunahme des linken Ventrikels ausgelöst wird.

Die in Bindungsstudien mit ^3H Dihydroalprenol (DHA) ermittelten Parameter der ß-adrenergen Rezeptor Charakteristik aus dem Scatchard Plot, die Anzahl der DHA-

Bindungsorte und die Assoziations- bzw. Dissoziationskonstanten, ergaben folgende Aussage: In Herzmembranen spontan hypertensiven Ratten ist die Anzahl der ^{3}H DHA-Bindungsorte von 68 fMole/mg Protein in Präparationen von normotensiven Ratten auf 26 fMole/mg Protein in Präparationen von spontan hypertensiven Ratten vermindert. Die Dissoziationskonstanten der Vergleichspräparation wiesen keine signifikanten Abweichungen auf ($K_{D normot.}$ = 1.04 nM, $K_{D\ SPH}$ = 1.24 nM). Auffallend war, daß die Verminderung der ^{3}H DHA Bindungsorte bereits nachzuweisen war, wenn der Blutdruck der Versuchstiere noch nicht erhöht war. Demgegenüber wurden in Herzpräparationen von Ratten, denen eine Aortenstenose angelegt worden war, keine Verminderung der ^{3}H DHA Bindungsorte zum Zeitpunkt der vollausgeprägten Hypertrophieentwicklung gemessen. Hier erwiesen sich aber die K_D Werte als signifikant vermindert ($K_{D normot}$ = 1.04 nM, $K_{D\ Ast}$ = 1.93 nM). Zum Zeitpunkt der Ausbildung der Hypertrophie konnte ebenfalls eine Verminderung der ^{3}H DHA Bindungsorte beobachtet werden. Wie übertragen sich die beobachteten Veränderungen auf der ß-adrenergen Rezeptorebene auf die Aktivierung der Adenylatzyklase? Es zeigt sich, daß die Basalaktivität des Enzyms und seine Aktivierbarkeit durch NaF, das als Maß für die Gesamtkapazität des Enzyms gilt, sowohl in Herzpräparationen von spontan hypertensiven Ratten als auch in Präparationen von Ratten mit Aortenstenose vermindert ist.

Der Versuch, eine Korrelation zwischen der Basalaktivität der Adenylatzyklase und dem Herzindex als Maß der Herzhypertrophie herzustellen, zeigt, daß keine hochkorrelative Beziehung zwischen beiden Parametern besteht (r = 0.54).

Die Aktivierung der Adenylatzyklase durch Isoprenalin in Herzpräparationen von Ratten mit Aortenstenose und in Präparationen von spontan hypertensiven Ratten macht deutlich, daß das Enzym bei letzteren weniger empfindlich gegenüber ß-adrenerger Stimulierung ist und auch nicht die gleiche maximale Stimulierung wie in Präparationen von Kontrolltieren erreicht wird. Das Verhalten der Adenylatzyklase in Herzpräparationen von Ratten mit Aortenstenose unterscheidet sich von dem spontan hypertensiver Ratten dadurch, daß die verminderte Empfindlichkeit gegenüber Isoprenalin noch stärker ausgeprägt ist, wie aus der Verschiebung der Dosiswirkungskurve nach rechts zu entnehmen ist. Die maximale Stimulierung wird dabei im gleichen Ausmaß wie in Präparationen von Kontrolltieren erreicht. Ein Vergleich der Aktivierung der Adenylatzyklase durch Guanylylimidodiphosphat (Gpp(NH)p) in den verschiedenen Herzpräparationen zeigt, daß während der Ausbildung der Herzhypertrophie infolge Stenosierung der Bauchaorta keine wesentlichen Abweichungen gegenüber den Kontrollwerten auftreten. In Herzpräparationen von spontan hypertensiven Ratten dagegen ist die Aktivierung des Enzyms durch Gpp(NH)p vermindert. Dieser Effekt beginnt sich bereits vor dem Manifestwerden der Hypertonie auszuprägen.

In der Literatur werden in Abhängigkeit von den verwendeten Modellen der Hypertension (renale Hypertension, Doca-NaCl-induzierte und spontane Hypertension) und der Herzhypertrophie (Isoproterenol) unterschiedliche und teilweise auch divergierende Befunde zur Veränderung der ß-adrenergen Rezeptoren und der Adenylatzyklase berichtet (1, 2, 4-7, 9-14).

Viele Befunde, auch unsere eigenen, sprechen dafür, daß die veränderte Reaktivität des Herzmuskels gegenüber ß-adrenerger Stimulierung bei Hypertension teilweise, wenn nicht ganz auf Veränderungen im ß-adrenergen Rezeptor-Adenylatzyklase-System zurückzuführen sind. Bei den verschiedenen Hypertoniemodellen können sich die Veränderungen in unterschiedlichem Maße an einzelnen Komponenten dieses Systems ausprägen, die in den gleichen physiologischen Effekt einmünden. Übereinstimmend wird eine Reduktion der Rezeptorzahl überall dort gefunden, wo durch einen erhöhten Sympathikotonus erhöhte extrazelluläre Konzentrationen von Adrenalin und Noradrenalin vorliegen.

Da Herzpräparationen von spontan hypertensiven Ratten und von Ratten mit Aortenstenose in bezug auf die Charakteristik der ß-adrenergen Rezeptoren und der Aktivierbarkeit der Adenylatzyklase deutliche Unterschiede erkennen lassen, kann die Frage klar in der Weise beantwortet werden, daß die beobachteten Veränderungen bei spontan hypertensiven Ratten nicht als eine Begleiterscheinung der Hypertrophieausbildung am linken Ventrikel angesehen werden kann.

Literatur

1 Amer, M. S., Gomell, A. W., Perhack, J. L., Ferguson, H. C. und McKinney, G. R., Proc. Natl. Acad. Sci. USA 71 (1974) 4930

2 Bhalla, R. C. und Ashley, T., Biochem. Pharmacol. 27 (1978) 1967

3 Fujiwara, M., Kucchi, M., Shibata, S., Europ. J. Pharmacol. 19 (1972) 1

4 Giachetti, A., Clark, T. L. und Berti, F., J. Cardiovasc. Pharmacol. 1 (1979) 467

5 Hodgins, D. S. und Fröhlich, E. D., Biochem. Pharmacol. 27 (1978) 1179

6 Howe, P. R. C., Provis, J. C., West, M. J. und Chalmers, J. P., J. Cardiovasc. Pharmacol. 1 (1979) 115

7 Klenerova, V., Albrecht, I. und Hynie, S., Pharmacol. Res. Commun. 7 (1975) 453

8 Kogan, A. C., Bjul. eksp. biol. med. 1 (1961) 112

9 Kunos, G., Robertson, B., Kan, W. H., Preiksaitis, H. und Mucci, L., Life Sci. 22 (1978) 847

10 Limas, L. C. und Limas. J. C., Biochem. Biophys. Res. Commun. 83 (1978) 710

11 Limas, C. J., Biochim. Biophys. Acta 588 (1979) 174

12 Sharma, R. V., Ramanathan, S., Kratzer, J., Winek, R. und Bhalla, Abstr. Cycl. Nucl. Conf. Vail/USA 1979

13 Tse, J., Powell, J. R., Baste, C. A., Priest, R. E. und Kuo, J. F., Endocrinol 105 (1979) 246

14 Woodcock, E. A., Funder, J. W. und Johnston, I., Circul. Res. 45 (1979) 560

Abb. 1 Herzindex (Herzgewicht/Körpergewicht x 10^3) und Adenylatzyklase Aktivität (Basalaktivität) in spontan hypertensiven Ratten (SPH) im Alter von 18 Wochen und bei Aortenstenose (21-30 Tage nach der Operation).

Abb. 2 Korrelationsgerade zwischen Adenylatzyklaseaktivität (Basalaktivität) und dem Herzindex. Als Kontrolltiere dienten normotensive Wistar-Ratten. AS: Aortenstenose.
SPH: spontan hypertensive Ratten

Abb. 3 Aktivierung der Adenylatzyklase in Herzpräparationen (30 000 x g).

Abb. 4 Aktivierung der Adenylatzyklase durch Gpp(NH)p in Herzpräparationen 18 Wochen alter spontan hypertensiver Ratten

Abb. 5 Aktivierung der Adenylatzyklase durch Gpp(NH)p in Herzpräparationen von Ratten mit Aortenstenose zu den angegebenen Zeiten nach Anlegen der Stenose.

	Control	SPH	Aortic Stenosis
n	15	6	9
Heart index	2.76 ± 0.18	4.02±0.55	3.66±0.45
Adenylate Cyclase (basal activity*)	16.03±3.3	9.1±1.5	8.69± 2.15

*pmol cAMP/mg protein × min

1

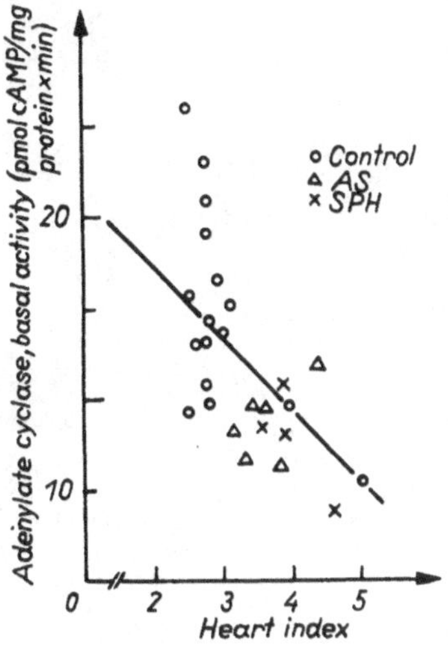

2

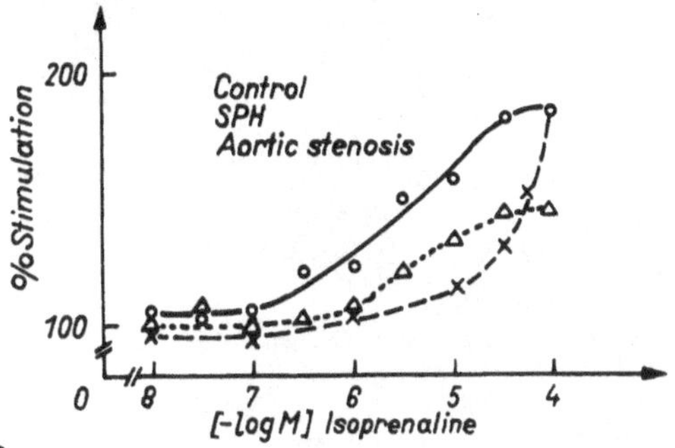

3

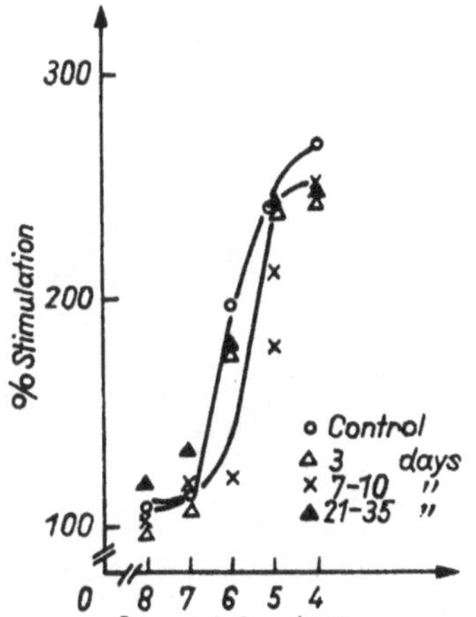

4

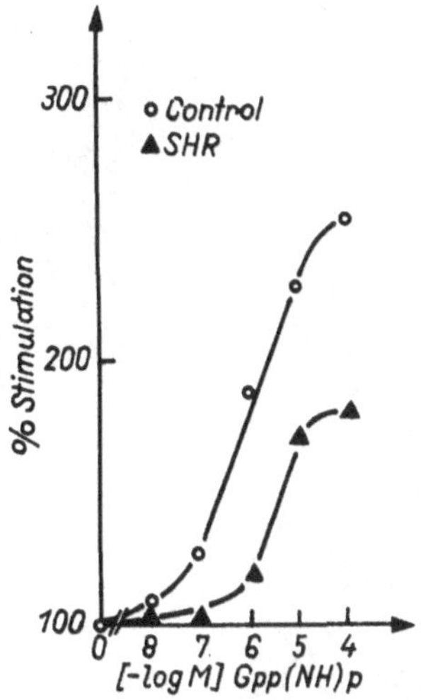

5

Zentralinstitut für Herz- und Kreislauf-Regulationsforschung der Akademie der Wissenschaften der DDR, Berlin-Buch (Direktor: MR Prof. Dr. sc. med. H. Heine)

Vorstellungen zum biochemischen Mechanismus der Entstehung einer Herzhypertrophie

B. Kleitke

Die Energiemengen, die der Herzmuskel in Form von ATP in ununterbrochenem Fluß zur Aufrechterhaltung seiner Kontraktionstätigkeit benötigt, werden so gut wie ausschließlich durch seine zahlreichen Mitochondrien geliefert. Dies erfolgt autoregulatorisch nach folgendem vereinfachten Schema (Abb. 1). Energieverbrauch und Energieerzeugung sind miteinander rückgekoppelte Prozesse. In dem Maße, wie ATP verbraucht wird, wird es in den Mitochondrien resynthetisiert. Der Reichtum an Herzmuskelmitochondrien sowie deren große Kapazität zur ATP-Produktion ermöglichen es dem Herzen, auch bei starken Belastungen, wie bei körperlich schwerer Arbeit, den beträchtlich gesteigerten Energieverbrauch über diesen Mechanismus zu decken. Voraussetzung für die Fähigkeit des Herzens, den Organismus den wechselnden Anforderungen entsprechend ausreichend mit Blut zu versorgen, ist demzufolge die Ausstattung des Herzmuskels mit einer entsprechend hohen Kapazität zur mitochondrialen ATP-Synthese.

Wird jedoch das Herz permanent stark belastet, wie beispielsweise bei arteriellem Hochdruck, so tritt ein zweiter Kompensationsmechanismus in Kraft. Das Herz erhöht seine funktionelle Masse an Mitochondrien, Myofibrillen u. a. zellulären Bestandteilen, es hypertrophiert und reduziert auf diese Weise den pro Gewichtseinheit anfallenden Arbeitsanteil auf den Normalwert. Trotz des erhöhten Energieverbrauchs verfügt das Herz wieder über genügend Reservekapazitäten zur ATP-Synthese für zusätzliche akute Belastungen (Übersichtsartikel zur Thematik:[5, 6, 16, 17, 20]). Daß dieses adaptive Herzwachstum zur Kompensation von Arbeitsüberlastungen nicht nur physiologisch sinnvoll, sondern auch unumgänglich ist, geht am besten aus Versuchen hervor, in denen bei Unterdrückung dieses Prozesses durch Hemmstoffe der RNS- oder Eiweißsynthese die überlasteten Herzen rasch insuffizient wurden[6]. Wie allerdings die unterschiedlichen Herzhypertrophie-induzierenden extrazellulären Stimuli, wie Hypertonie, Aorten-

oder Pulmonalstenose, Hypoxie, körperlich intensives Training etc., intrazellulär in ein biochemisches Signal umgewandelt werden, das die makromolekularen Syntheseprozesse startet, ist nicht bekannt. Daß es sich hierbei in erster Linie um einen Eingriff in die Regulation der DNS-abhängigen RNS Synthese handelt, geht daraus hervor, daß die früheste in überlasteten und hypertrophierenden Herzmuskelzellen zu beobachtende biochemische Veränderung auf der Ebene der Prozesse der Transkription und Translation die Stimulierung der Synthese nuklearer ribosomaler[20] und mitochondrialer[19] RNS ist und daß der Hypertrophieprozess durch Hemmstoffe der DNS-abhängigen RNS-Synthese blockiert wird[6]. In diesem Zusammenhang sei darauf hingewiesen, daß Muskelzellen adulter Herzen mitotisch inaktiv sind und ihre Masse nur durch Wachstum (Hypertrophie), nicht aber durch Zellteilung und Wachstum (Hyperplasie) erhöhen können[6].

In Abb. 2 ist schematisch die Sequenz der zur Herzhypertrophie führenden Ereignisse dargestellt. Zur Natur des mit einem Fragezeichen gekennzeichneten intrazellulären Triggers gibt es bisher nur spekulative Vorstellungen. Zwei davon, die dem Zyklo-AMP bei der Ihitiation des adaptiven Herzwachstums Bedeutung beimessen, sollen kurz erläutert werden.

So wurde von der Möglichkeit ausgegangen, daß Herzmuskelmitochondrien eine wichtige Funktion bei diesem Startprozess ausüben könnten. Grundlage dieser Überlegung sind folgende Tatsachen: 1. Die Herzmitochondrien nehmen eine zentrale Stellung als Kraftwerke zur Versorgung des Herzmuskels mit Energie ein. Jede Belastung des Herzens ist verbunden mit erhöhter Aktivität der Mitochondrien. 2. Herzmuskelmitochondrien reagieren schneller als andere Organellen auf bestimmte, das Herz belastende und Hypertrophie auslösende Bedingungen, wie angestrengte körperliche Tätigkeit oder Hypoxie[6]. 3. In überlasteten Herzen wird die Mitochondriengenese bevorzugt stimuliert[1, 8]. Es wäre vorstellbar, daß in Mitochondrien belasteter Herzen, möglicherweise unter Einbeziehung und Aktivierung des mitochondrieneigenen genetischen Apparates, ein Faktor produziert und ins Zytoplasma abgegeben wird, der dann das nukleo-zytoplasmatische genetische System aktiviert. Dieser Faktor könnte ein Protein sein, denn Chloramphenikol, ein spezifischer Hemmstoff der mitochondrialen Proteinsynthese in eukaryoten Zellen, hemmt auch das adaptive Herwachstum[2].

In Abb. 3 ist schematisch der Gedankengang dieser Hypothese zur Entstehung der Herzhypertrophie dargestellt. Untersuchungen unseres Laboratoriums deuten auf die Möglichkeit hin, daß Zyklo-AMP an der Regulation der Synthese mitochondrialer RNS beteiligt ist[7]. Es wäre vorstellbar, daß Zyklo-AMP das intrazelluläre biochemische Signal ist, das in überlasteten Herzen die Synthese des postulierten mitochondrialen Proteins anregt.

Einige Autoren diskutieren die Möglichkeit, daß Noradrenalin das Herzhypertrophieinduzierende Hormon sei, das über die Aktivierung der Zyklo-AMP-Synthese und die durch Zyklo-AMP bewirkte Stimulierung des nuklearen genetischen Systems direkt das adaptive Herzwachstum auslöst[9, 10, 12, 14]. Diese Hypothese stützt sich vor allem darauf, daß 1. die Verabfolgung kleiner Mengen an Noradrenalin, Adrenalin oder Isoproterenol, an Versuchstiere sowohl den Zyklo-AMP-Gehalt im Herzen erhöht als auch adaptives Herzwachstum auslöst[3, 4, 7]. 2. Zyklo-Amp in physiologischen Dosen in vitro die Synthese ribosomaler RNS in Kernen stimuliert[13] und 3. Noradrenalin bei verschiedenen Formen der Herzbelastung in erhöhten Mengen freigesetzt wird[14]. Diese Hypothese wird gestützt durch die Beobachtung, daß chemische Sympathektomie mittels Guanethidin bei Ratten die durch Schwimmtraining induzierbare Entwicklung einer Myokardhypertrophie vollständig blockierte[14]. Andere Autoren widersprechen der Annahme, daß Noradrenalin direkt adaptives Herzwachstum auslösen können, da dieser Prozess durch Practolol, einem ß-Blocker, und durch 6-Hydroxydopamin, einer Substanz zur chemischen Sympathektomie, nicht gehemmt wurde[3, 11]. In Abb. 4 sind die hier dargelegten spekulativen Vorstellungen zum Mechanismus der Auslösung adaptiven Herzwachstums und der Rolle, die Zyklo-AMP dabei spielen könnte, schematisch zusammengefaßt. Danach könnte Zyklo-AMP der intrazelluläre Trigger sein, der entweder direkt oder über den Umweg der Bildung eines Proteins in den Mitochondrien auf die Transkription des Kernes einwirkt. Möglicherweise sind auch beide Zyklo-AMP Wirkungen zur Auslösung des adaptiven Herzwachstums notwendig. Möglicherweise auch keine von beiden, denn es sei nochmals betont, daß hier nur spekulative Überlegungen vorgestellt wurden, deren Wahrheitsgehalt experimentell überprüft werden muß. Zyklo-AMP-unabhängige Mechanismen werden ebenfalls für die Hypertrophieausbildung in Betracht gezogen[15, 20].

Literatur

1 Albin, R., Dowell, R. T., Zak, R. und Rabinowitz, M., Biochem. 136 (1973) 629

2 Aschenbrenner, V., J. Molec. Cell. Cardiol. 9 (1977) 1

3 Cohen, J., Circul. Res. 34/35, Suppl. II (1974) 49

4 Källefelt, B. J., Hjalmarson, A. C. und Isaksson, O. G., J. Molec. Cell. Cardiol. 8 (1976) 787

5 Kleitke, B., Medizin und Sport 17 (1977) 249

6 Kleitke, B. und Wollenberger, A., Molekularbiologische Aspekte der Herzhypertrophie. In: Kettler, L. A. (Hrsg.) Pathologie der Herz- und Kreislauferkrankungen unter besonderer Berücksichtigung der Hypertonie, Ergebnisse der experimentellen Medizin, Volk und Gesundheit, Berlin 1974, Band 16, S. 39-57

7 Kleitke, B und Wollenberger, A., J. Molec. Cell. Cardiol. 10 (1978) 827

8 Kleitke, B., Wollenberger, A., Krause, E.-G., Will-Shahab, L. und Bartel, S., Effects of acute ischemia on cyclic AMP levels and other parameters in the cycosol and in mitochondria of hypertrophied and nonhypertrophied hearts. In: Manninen, V. und Halonen, P. I. (Hrsg.), Advances in Cardiology, Karger Verlag, Basel 1976, Vol. 18, S. 15-27

9 Laks, M. M., Am. Heart J. 94 (1977) 394

10 Laks, M. M. und Morady, F., Am. Heart J. 91 (1976) 674

11 Malik, A. B. und Geha, A. S., Proc. Soc. Exptl. Biol. Med. 150 (1975) 796

12 Nair, K. G., Am. Heart J. 94 (1977) 393

13 Nesher, R. Robinson, F., Gibb, L. Bishop, S. und Kruger, F. A., J. Molec. Cell. Cardiol. 9 (1977) 579

14 Östman-Smith, I., Neuroscience 1 (1976) 497

15 Rabinowitz, M., Circul. Res. 35 (1974) Suppl. II, 3

16 Rabinowitz, M. und Zack, R., Annual Rev. Med. 23 (1972) 245

17 Rabinowitz, M. und Zack, R., Circul. Res. 36 (1975) 367

18 Tse, J., Brackett, N. L. und Kuo, J. F., Biochim. Biophys. Acta 542 (1978) 399

19 Wollenberger, A. und Kleitke, B., Ribonucleic acid and protein synthesis in rat heart mitochondria isolated after aortic constriction, strenuous physical exercise, total myocardial ischemia, and theophylline treatment. In: Dhalla, N. S. (Hrsg.) Myocardial Metabolism: Recent Advances in Studies on Cardiac Structure and Metabolism, University Park Press, Baltimore 1973, Vol. III, S. 535-550

20 Zak, R. und Rabinowitz, M., Annual Rev. Physiol. 41 (1979) 539

Abb. 1 Energieverbrauch und Energieerzeugung als rückgekoppeltes System im Prozeß der Herzmuskelkontraktion

Abb. 2 Schematische Darstellung der Sequenz biochemischer Ereignisse bei der Entwicklung einer Herzhypertrophie

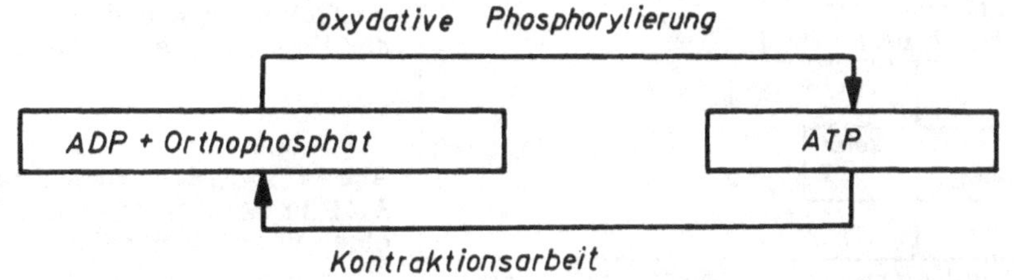
oxydative Phosphorylierung
ADP + Orthophosphat
ATP
Kontraktionsarbeit

1

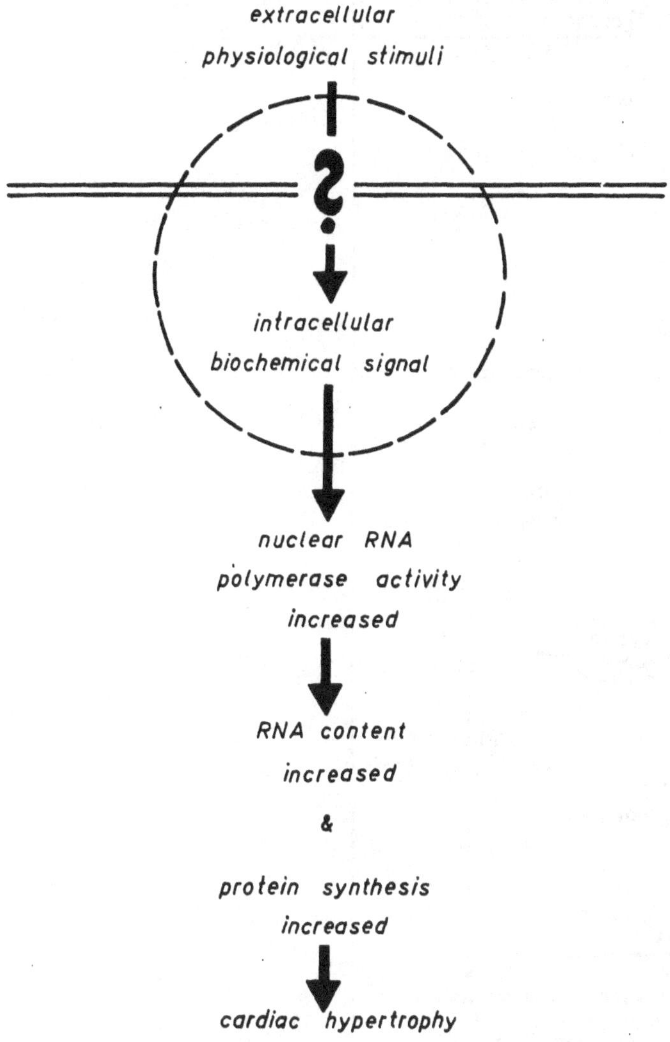
extracellular physiological stimuli
?
intracellular biochemical signal
nuclear RNA polymerase activity increased
RNA content increased
&
protein synthesis increased
cardiac hypertrophy

2

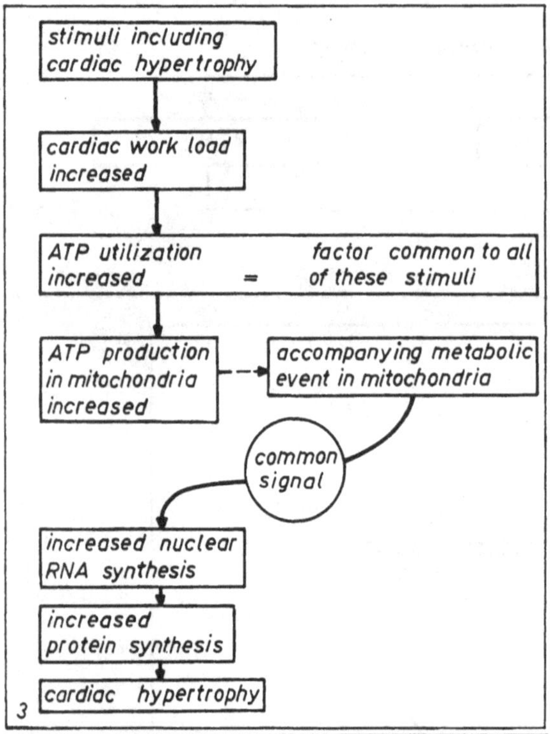

Abb. 3 Mögliche Bedeutung der Herzmuskelmitochondrien im Mechanismus der Entstehung einer Herzhypertrophie

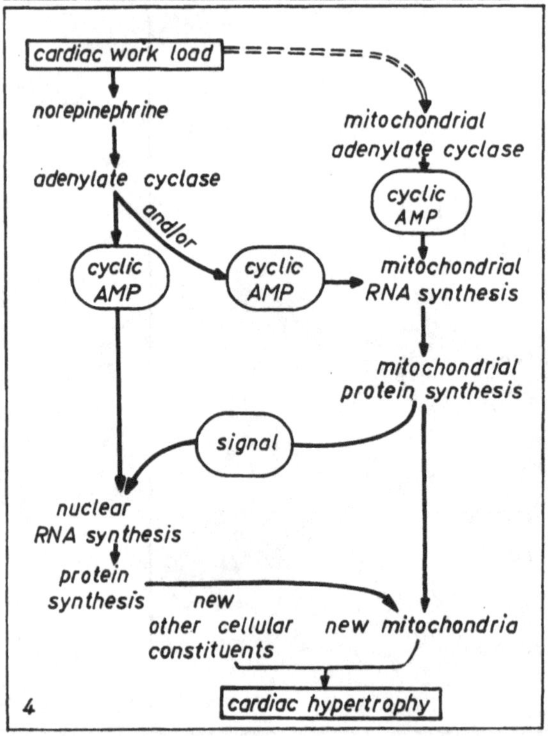

Abb. 4 Mögliche Beteiligung von Zyklo-AMP im Mechanismus der Entstehung einer Herzhypertrophie

Институт экспериментальной медицины АМН СССР,
Ленинград, СССР

В.И.Овсянников, Т.Г.Степанова

Реактивность сосудов сердца при катехоламиновом поражении миокарда и артериальной гипертензии

Одним из возможных патогенетических механизмов гипертонической болезни считают (Г.Ф.Линг, 1950; А.Л.Мясников, 1954; Pickering 1968) повышение реактивности сосудов к нейрогуморальным стимулам. В литературе нередко можно встретить высказывания о том,что при этом заболевании имеет место наклонность коронарных сосудов к неадекватным реакциям. Такое представление сложилось на основании наблюдений, свидетельствующих о том, что при артериальной гипертонии у людей чаще возникают нарушения коронарного кровообращения. С.В.Андреев и Ю.С.Чечулин (1965) пришли к выводу о наклонности коронарных артерий к спазму при гипертонии на основании опытов с введением лекарственных веществ в сосуды изолированных оживленных сердец людей, погибших от гипертонической болезни. Поэтому следует, очевидно, признать обоснованным предположение о наличии измененной реактивности коронарных сосудов при данном виде патологии. Вместе с тем обращает на себя внимание отсутствие в известной нам литературе прямых экспериментальных доказательств изменения при артериальной гипертонии реактивности сосудов сердца в отношении естественных стимулов, в частности, адренергических. В связи с этим в данном исследовании была поставлена задача изучить в опытах на животных с артериальной гипертензией характер и механизмы изменений реактивности коронарных сосудов к адреналину. В качестве экспериментальной модели была выбрана вызывавшаяся денервацией синокаротидных и аортальной зон гипертензия растормаживания. Выключение основных депрессорных зон, уменьшая тормозные влияния на сосудодвигательный центр, приводит к значительному усилению активности симпатоадреналовой системы. В этих условиях можно ожидать изменения реактивности сосудов сердца в результате поражений миокарда и коронарных артерий, аналогичных тем, которые возникают

(И.С.Заводская, Е.В.Морева, Т.А.Синицина, 1972) при чрезвычайном раздражении. С.В.Аничков с соавт. (1969) пришли к выводу, что эндогенные катехоламины, выделяющиеся при сильном возбуждении симпато-адреналовой системы, и катехоламины, введенные в организм в чрезмерных дозах извне, способны вызвать сходные поражения миокарда. Исходя из этого, наряду с изучением реактивности коронарных сосудов у животных с гипертензией растормoжения, мы провели также опыты, в которых реакции сосудов сердца на адренергическое воздействие исследовались на животных с катехоламиновым поражением миокарда. Последнее вызывали двухкратным, с интервалом в 24 часа внутривенным введением кофеина (25 мг/кг) с последующим (через 2 - 3 мин.) введением 0,1 % раствора адреналина в дозе 0,5 мг/кг.

Наличие изменений в сердечной мышце при экспериментальной патологии было подтверждено электрокардиографически. Изменения ЭКГ при катехоламиновом поражении миокарда характеризовались уменьшением или увеличением зубца R, смещением сегмента ST от изоэлектрической линии, уплощением зубца Т или его инверсией. Подобные изменения желудочкового комплекса ЭКГ наблюдали при адреналиновом поражении мокарда и другие авторы: у крыс (С.В.Аничков, И.С.Заводская, Е.В.Морева, З.И.Веденеева, 1969), кроликов (В.В.Фролькис, 1959) и кошек (И.Е.Ганелина, 1957). В электрокардиограмме животных с денервированными депрессорными зонами имели место следующие основные изменения по сравнению с дооперационным периодом: уменьшение вольтажа зубца R, уплощение зубца Т, смещение линии ST ниже изоэлектрического уровня.

Наше исследование включало 3 серии опытов:
1) контрольную, 2) на животных с катехоламиновым поражением миокарда и 3) на животных с артериальной гипертензией.
В одном и том же эксперименте регистрировали изменения сопротивления и емкости коронарного русла, силы и частоты сердечных сокращений, а также изменения поглощения кислорода миокардом при введении в коронарные сосуды адреналина в возрастающих дозах (0,01; 0,1 и 1,0 мкг). О наличии или отсутствии изменений реактивности коронарных сосудов у животных основной группы (с патологией) по сравнению с контрольными животными, судили, сравнивания зависимости доза-эффект, полученные для этих групп.

Проведенные нами исследования показали, что как в контрольной, так и в опытах на животных с катехоламиновым поражением миокарда и гипертензией расторможения, адреналин вызывал дилататорную реакцию коронарных артерий и уменьшение просвета венозных сосудов; при этом имело место возрастание силы, частоты сердечных сокращений и потребления кислорода миокардом. С возрастанием дозы адреналина выраженность всех реакций увеличивалась. Анализ зависимости доза-эффект показал, что величины изменений всех параметров находились в прямой зависимости от дозы адреналина.

В опытах на животных с катехоламиновым поражением миокарда была отмечена тенденция к увеличению, по сравнению с контролем, выраженности реакции венозных сосудов сердца, а также изменении поглощения кислорода миокардом и силы сердечных сокращений для высшей из примененных доз адреналина (I,0 мкг). Тенденция к увеличению выраженности изменений частоты сердцебиений проявилась для двух доз (0,I и I,0 мкг). При гипертензии расторможения имела место тенденция к усилению сдвигов поглощения кислорода миокардом и частоты сердцебиений для дозы адреналина I,0 мкг.

Развитие экспериментальной патологии привело к существенному изменению реактивности артериальных сосудов сердца: эффективность действия адреналина на коронарные артерии в опытах на животных с экспериментальной патологией была выше (P 0,05), чем в контрольной группе. Следует отметить, что особенно отчетливое усиление реакции проявилось в отношении второй (метаболической) фазы коронародилататорной реакции коронарных артерий. Что касается первой (- адренорецепторной) фазы дилататорной реакции коронарных артерий, то в опытах на животных с гипертензией расторможения имелось существенное (P 0,05), по сравнению с контролем, увеличение эффективности действия адреналина в дозах 0,I и I,0 мкг на коронарные артерии в первой фазе их реакции. При катехоламиновом поражении миокарда также имело место некоторое возрастание средней величины первой фазы реакции коронарных артерий на все дозы адреналина, однако уровень статистической достоверности этого увеличения был ниже, чем при гипертензии. Вместе с тем мы можем говорить о наличии при катехоламиновом поражении миокарда тенденции к увеличению эффективности действия адреналина на коронарные артерии в первую фазу их реакции.

В соответствии с современными представлениями (Johanson, 1974), изменение реактивности кровеносных сосудов может быть обусловлено как понижением или повышением чувствительности сосудистых гладкомышечных клеток к действующему на них стимулу, так и структурными изменениями в стенке сосуда (например, в результате ее гипертрофии или отека), приводящими к изменению толщины стенки и внутреннего диаметра сосуда (отношение "стенка/просвет" Folkow, Sivertsson, 1968). Отношение "стенка/просвет" может увеличиваться или уменьшаться также при изменении степени тонического сокращения гладкой мускулатуры сосудов.

Имеющиеся морфологические данные (В.А.Немсадзе, 1944; Е.М.Липовецкая, Е.Г.Степанюк, 1968; Ю.В.Анишлевич с соавт., 1963; И.С.Заводская, Т.А.Синицина, 1972) свидетельствуют о том, что при катехоламиновом поражении и нейрогенной дистрофии миокарда возникают изменения в стенках коронарных артерий (разрыхление, плазматическое пропитывание, геморрагическое инфарцирование и некроз, утолщение стенок вплоть до полной облитерации просвета сосудов). Эти данные позволяют предполагать, что в наших исследованиях поражение миокарда также сопровождалось изменением структуры сосудистой стенки.

Расчет сопротивления коронарного русла и сравнение его величин, полученных в контрольной серии и в опытах на сердцах с экспериментальной патологией, показывает, что величины коронарного сопротивления в группах животных с экспериментальной патологией существенно (P 0,01) превышает величину фонового сопротивления у животных контрольной группы. Эти данные свидетельствуют о том, что при катехоламиновом поражении миокарда и гипертензии расторможения действительно имело место изменение отношения "стенка/просвет" в артериальной части коронарного русла, Из этого следует, что вероятной причиной усиления эффективности коронародилататорного действия адреналина у животных с экспериментальной патологией было изменение отношения "стенка/просвет", т.е. структурный фактор.

Для того, чтобы решить, чем обусловлено усиление реакции, выраженной в единицах сопротивления, - большим сокращением (расслаблением) сосудистой мускулатуры или изменением исходного сопротивления, необходимо исключить влияние последнего на величины, которые характеризуют сосудистую реакцию. Одним из приемов, которым стремятся достичь этой цели, является отнесение величины реакции к исходному сопротивлению.

Сравнение величин изменений коронарного сопротивления (в процентах к исходному сопротивлению), полученных в контроле и в опытах на животных с экспериментальной патологией, показало, что ни при катехоламиновом поражении миокарда, ни при гипертензии рас - торможения не выявляется статистически достоверного по сравнению с контролем увеличения I-й фазы реакции коронарных артерий на адреналин. Следовательно, можно заключить, что увеличение I-й фазы реакции, выраженной в единицах сопротивления, было, очевидно, обусловлено не повышением чувствительности гладкомышечных клеток коронарных артерий к адреналину, а повышением исходного сопротивления, т.е. увеличением отношения "стенка/просвет".

Вместе с тем анализ величин изменений коронарного сопротивления, выраженных в процентах к исходному уровню, выявил различие между контролем и основной группой в отношении 2-й (метаболическо) фазы снижения коронарного сопротивления для доз адреналина 0,I и I,0 мкг (более четкое в группе с гипертензией расторможе - ния).

Кореляционный анализ, проведенный по методике, описанной в литературе (Myers, Honig, I969), показал, что ни при катехоламиновом поражении миокарда, ни при гиепртензии растормożения исходное сопротивление коронарного русла не было единственным фактором, обусловившим изменение реактивности коронарных артерий к адреналину во 2-й фазе их дилататорной реакции. Что касается знака "истинного" изменения реактивности коронарных артерий, то из проведенного анализа следует, что при гипертензии растормożения имеет место отчетливый сдвиг в сторону увеличения реактивности. В то же время для катехоламинового поражения миокарда полученная информация не была столь определенной: наблюдались случаи как увеличения, так и уменьшения реактивности коронарных артерий.

Исходя из метаболической природы 2-й фазы дилататорной реакции коронарных артерий на адреналин, можно предположить, что изменение величины этой фазы реакции у животных с экспериментальной патологией может быть обусловлено, во-первых, изменением по сравнению с контролем выраженности сдвигов метаболизма в миокарде при действии адреналина и, следовательно, более сильным (слабым) действием дилататорных метаболитов и, во-вторых, повышением (понижением) чувствительности гладкомышечных клеток сосудов к этим метаболитам.

Отсутствие существенных различий в сдвигах потребления кислорода в ответ на действие адреналина в контрольной группе и в группах с экспериментальной патологией делает маловероятным предположение о том, что при катехоламиновом поражении миокарда и гипертензии расторможения адреналин вызывает более выраженное по сравнению с контролем изменение уровня метаболизма в миокарде и тем самым более сильные (слабые) метаболические влияния на коронарные сосуды. Исходя из этого, можно заключить, что изменение реактивности коронарных артерий к адреналину во 2-ю фазу их дилататорной реакции обусловлено, по-видимому, изменением чувствительности гладкомышечных клеток сосудов к вазодилататорным метаболитам.

Литература

I. С.В.Аничков, И.С.Заводская, Е.В.Морева, З.И.Веденеева.
Нейрогенные дистрофии и их фармакотерапия.
"Медицина", Л., 1969.

2. С.В.Андреев, Ю.С.Чечулин.
Очерки по реактивности сердечно-сосудистой системы.
"Медицина", С., 1965.

3. И.С.Заводская, Е.В.Морева, Т.А.Синицина.
Морфологические и биохимические изменения в сосудистой стенке при нанесении животным чрезвычайного раздражения.
1972, 14, 3, 199 - 207.

4. Ю.В.Аншелович, А.В.Амелин, М.Я.Мелзобс.
Экспериментальное воспроизведение некрозов миокарда изадрином (изопропилнорадреналином).
Кардиология, 1963, 3, 1, 11 - 16.

5. И.Е.Ганелина.
Рефлексы с хеморецепторов кишечника на сердце при экспериментальном миокарде (по данным ЭКГ).
Бюлл. эксперим. биол. мед., 1957, 43, 1, 32 - 36.

6. Г.Ф.Ланг.
Гипертоническая болезнь.
М., 1950.

7. Е.М.Липовецкая, Е.Г.Степанюк.
Дистрофические изменения в стенках сосудов в ткани миокарда при длительном внутривенном введении адреналина.
В кн. тез. докл. научн. конф. "Действие нейрогенных средств на нервную и гормональную регуляцию", Л., 1968.

8. А.Л.Мясников.
Гипертоническая болезнь.
М., 1954.

9. В.А.Немсадзе.
Действие коразола и кордиамина на сердечно-сосудистую систему при экспериментальном миокарде.
Фарм. токсилог., 1944, 7, 6, 15 - 22.

IO. В.В.Фролькис.
Рефлекторная регуляция деятельности сердечно-сосудистой системы.
Киев, I958.

11. B.Folkow, R.Sivertsson.
Adaption changesin "reactivity" and wall/lumen ratio in cat blood vessels exposed to prolonged transmural pressure difference.
Life sci., 1968, 7, 1283 - 1289.

12. B.Johansson.
Determinants of vascular reactivity.
Federat. Proc., 1974, 33, 121 - 126.

13. H.A.Myers, C.R.Honig.
Influence of initial resistance on magnitude of response to vasomofor stimuli.
Am.J. Physiol., 1969, 216, 6, 1429 - 1436.

14. G.Pickering.
High blood pressure.
London, 1968.

Pathologisches Institut der Humboldt-Universität Berlin (Direktor: Prof. Dr. Simon), II. Pathologisches Institut der Semmelweis-Universität Budapest (Direktor: Prof. Dr. Jelinek), Zentralinstitut für Herz- und Kreislauf-Regulationsforschung der Akademie der Wissenschaften, Berlin-Buch (Direktor: MR Prof. Dr. sc. med. H. Heine)

Zur Genese der Koronararterienläsionen bei spontaner renaler Hypertonie

J. Kunz, A. Kádár, Ch. Kreher

Die These, daß Mediazellschäden den Intimaveränderungen bei der Entstehung der hypertensiven Angiopathie vorausgehen, findet in verschiedenen Publikationen der letzten Zeit eine experimentelle Stütze (Greditzer u. Fischer, 1978; Sunaga u. Mitarb., 1979). Andere Befunde weisen hingegen auf die primäre Läsion des Gefäßdothels bei Hypertonie (Westergaard u. Mitarb., 1977) und experimenteller Arteriosklerose (Kádár, 1976; Trillo u. Prichard, 1979) hin. Deshalb ist bei unseren Untersuchungen zur Genese der hypertensiven Koronararterienläsionen die Lokalisation der Initialveränderungen von großem Interesse; vor allem wollen wir zur vergleichenden Charakterisierung der Reaktionsmuster der Koronararterien bei renaler und bei spontaner Hypertonie beitragen und abschließend kurz zur Bedeutung der experimentellen Befunde für die Pathologie der hypertonischen Koronararteriensklerose des Menschen Stellung nehmen.

Die Untersuchungen wurden an männlichen Ratten mit spontaner Hypertonie (n = 33), mit renaler Hypertonie (n = 31) sowie an normotensiven Kontrolltieren (n = 36) durchgeführt. Die renale Hypertonie (Umkapselung einer Niere mit nachfolgender kontralateraler Nephrektomie) bestand bei Versuchsende 3 Wochen lang, während die spontan-hypertonen Tiere 1 Jahr alt waren. Die Blutdruckmessungen erfolgten mit dem Infrarotsystem nach Boucke-Brecht. Die Koronararterien wurden histologisch (Färbungen: HE, van Gieson, Toluidinblau), elektronenmikroskopisch und histoautoradiographisch nach intraperitonealer Gabe von ^{3}H-Thymidin (2 µ Ci/g KG), ^{3}H-Leucin (10 µ Ci/g KG) und ^{3}H-Prolin (7 µ Ci/g KG) untersucht (weitere methodische Einzelheiten s. Kunz und Mitarb., 1980). Außerdem bestimmten wir bei 25 spontan-hypertonen Tieren und bei 22 Kontrolltieren mittels Mikrometrie die mittlere Wanddicke (W) extra- und intramuraler Koronararterien unter Berücksichtigung des äußeren Gefäßdurchmessers (D). Für beide Tierkollektive wurden die Regressionsgeraden und die Korrelationskoeffizienten berechnet und der Quotient D/W mit dem t-Test auf Signifikanz geprüft.

Abb. 1 gibt einen Überblick über das Verhalten des systolischen Blutdruckes, des Körpergewichtes sowie des absoluten und relativen Herzgewichtes bei Versuchstieren und Kontrollen. Besonders auffällig ist der starke Anstieg des relativen Herzgewichtes aller hypertonen Tiere.

Die Koronararterienveränderungen bei spontaner Hypertonie sind im rechten und linken Ventrikel gleich stark ausgeprägt. Sie bestehen in einer deutlichen Wanddickenzunahme (Abb. 2), die sich für die Hauptstämme und größeren Äste (äußerer Durchmesser: 250 - 600 µm) als signifikant erweist ($p < 0,05$). Die stärkere Wandverdickung der proximalen Koronararterienabschnitte läßt sich auf die mit zunehmendem Gefäßkaliber ansteigende tangentiale Wandspannung zurückführen. Histologisch liegt der Wanddickenzunahme in diesem Hypertoniestadium in erster Linie eine Hypertrophie der Medialmuskelzellen zugrunde. Wie bei den Kontrollen - und im Unterschied zu den untersuchten Tieren mit renaler Hypertonie (s. auch Schmitt u. Mitarb., 1970) - finden sich bei chronischer spontaner Hypertonie keine ^{3}H-Thymidin-markierten Mediazellen. Nach elektronenmikroskopischen Befunden (Miura u. Mitarb., 1979) könnten auch Mediazellhyperplasie und Mediafibrose zur Wanddickenzunahme der Koronararterien bei spontaner Hypertonie beitragen. Im Vergleich mit normotonen Kontrollen ist die Korndichte über den Koronararterien von SH-Ratten nach ^{3}H-Leucin-applikation geringgradig erhöht (Abb. 3a), so daß auch noch in diesem Hypertoniestadium eine Stimulierung der Proteinsynthese der Mediazellen anzunehmen ist. 31 % der SH-Ratten wiesen regressive Koronarwandveränderungen (fokale Medianekrosen, Endothelverlust) und eine geringe Adventitiazellproliferation auf.

Die Koronararterienveränderungen bei renaler Hypertonie finden sich häufiger im rechten (82 %) als im linken Ventrikel (36 %). Dies ist unseres Erachtens auf den geringeren extravasalen Widerstand in der rechten Kammerwand bei der sich schnell entwickelnden renalen Hypertonie zurückzuführen. Histologisch sind Plasmaproteininsudate, sektorförmige oder zirkuläre Gefäßwandnekrosen sowie Intimazell- und perivasale Adventitiazellproliferate häufig anzutreffen (Abb. 3b). Diesen Veränderungen gehen subendotheliale und intramurale Fibrinablagerungen voraus (Kunz u. Mitarb., 1973); (Jelinek u. Mitarb., 1977), die zusammen mit basalmembranähnlichen Produkten von Endothel- und glatten Muskelzellen azelluläre hyaline Felder entstehen lassen. Neben regressiven Veränderungen sind starke proliferative Reaktionen erkennbar, die auch in einem Anstieg des ^{3}H-Thymidinmarkierungsindex in allen Wandschichten, besonders in der Adventitia zum Ausdruck kommt. Parallel dazu erfolgt eine starke Stimulierung der Synthese von Proteoglykanen und Kollagen (Abb. 4). Die Kollagenneubildung erreicht in der Aorta bereits nach einwöchiger Hypertoniedauer maximale Werte (Foidart u. Mitarb., 1978) und ist mit einer Konzentrationszunahme gekoppelt. An den Koronararterien läßt sich die durch Hypertonie erhöhte Kollagenproduktion der einzelnen Mediazelle aus dem mit zunehmender radioaktiver Versuchszeit steileren Anstieg der Korndichte nach ^{3}H-Prolin-applikation im Vergleich zu den Kontrollen ableiten (Kunz u. Mitarb., 1976). Dem entspricht die gesteigerte immunhistochemische Darstellbarkeit der Prolylhydroxylase in Mediazellen von Arterien und Arteriolen hypertoner Ratten (Ooshima u. Mitarb., 1979). Eine Typendifferenzierung des Kollagens - wie bei der Arteriosklerose des Menschen von McCullagh (1975) beschrieben - ist unseres Wissens bei der hypertonischen Angiopathie bisher nicht durchgeführt worden.

Die elektronenmikroskopischen Untersuchungen (proximaler Abschnitt der Art. coronaria sinistra, 7 Tiere mit renaler Hypertonie, 3 normotone Kontrolltiere) ergeben bei allen Hochdrucktieren stark aktivierte Endothelzellen: Die sich teilweise überlappenden Zellen weisen in das Lumen hineinragende Zellfortsätze, zahlreiche Pinocytosevesikel sowie eine Zunahme von Zellorganellen (Ribosomen, Mikrotubuli) auf. Im erweiterten subendothelialen Raum finden sich transformierte glatte Muskelzellen, vereinzelt auch aktivierte Zellen offenbar hämatogenen Ursprungs (Abb. 5a) sowie eine starke Zunahme extrazellulärer Matrix (basalmembranähnliches Material, Proteoglycanfilamente, Kollagenfibrillen, Mikrofibrillen und Elastinaggregate; Abb. 5b). Weitere Befunde, z. B. Verbreiterung der Lücken der inneren elastischen Grenzmembran, aktivierte oder regressiv veränderte glatte Muskelzellen der Media, treten in wechselnder Häufigkeit auf.

Die vergleichende Betrachtung der Koronararterienläsionen von Tieren mit spontaner und renaler Hypertonie führt zu folgenden vorläufigen Schlußfolgerungen:

1. Bei 1 Jahr alten spontan hypertonen Tieren dominiert die Wanddickenzunahme der Koronararterien, besonders die ihrer proximalen Abschnitte. Sie stellt eine adaptive Reaktion der Gefäßwand auf den allmählig ansteigenden Blutdruck dar und beruht hauptsächlich auf einer Hypertrophie der Mediazellen.
2. Nach 3-wöchiger renaler Hypertonie mit steilem Blutdruckanstieg stehen schwere mit stenosierenden Intimazellproliferaten gekoppelte destruktive Wandveränderungen der Koronararterien besonders des rechten Ventrikels im Vordergrund, die zu teilweise ausgedehnten ischämischen Veränderungen des rechtsventrikulären Myokards führen.
3. Nach elektronenmikroskopischen und histoautoradiographischen Befunden scheint die primäre Läsion der Koronararterien bei renaler Hypertonie in einer erhöhten Endothelpermeabilität für Plasmaproteine zu bestehen, während die Koronarwandverdickung bei spontaner Hypertonie offenbar durch die dehnungsbedingte Aktivierung der Mediazellen in Gang gesetzt wird.
4. Die hypertonische Koronararteriensklerose des Menschen (Hort u. Mitarb., 1977; Nauth u. Mitarb., 1979) unterscheidet sich u. a. in der histologischen Qualität, in

der Lokalisation und im Entwicklungstempo grundlegend von den beschriebenen experimentell induzierten hypertensiven Angiopathien. Die Koronararterienschäden bei Tieren mit renaler Hypertonie entsprechen jedoch weitgehend den von Rotter (1976) bei der seltenen malignen Hypertonie des Menschen gefundenen Gefäßveränderungen. Die weitere Untersuchung der durch spontane Hypertonie ausgelösten Angiopathie erlaubt demgegenüber neue Einblicke in die Pathogenese des chronisch-hypertonischen Gefäßwandschadens und damit auch Aufschlüsse über dessen Reversibilität.

Literatur

1 Foidart, J. M., Rorive, G.L., Nusgens, B. V. and Lapiere, C. M., Clin. Science and Molecular Medicine 55 (1978) 27

2 Grednitzer, H. G. und Fischer, V. W., Exp. molec. Path. 29 (1978) 12

3 Hort, W., Moosdorf, R., Kalbfleisch, H., Köhler, F., Milzner-Schwarz, U. und Frenzel, H., Z. Kardiol. 66 (1977) 333

4 Jellinek, H., Hüttner, J. und Moore, R. H., Expl molecul. Path. 26 (1977) 401

5 Kádár, A., Atherogenese 1 (1976) 61

6 Kunz, J., Keim, U., Braselmann, H., Kreher, Ch., Nitschkoff, St., Exp. Path. 8 (1973) 294

7 Kunz, J., Uerlings, I., Kreher, Ch., Keim, U. und David, H., Z. mikrosk.-anat. Forsch. 89 (1976) 1166

8 Kunz, J., Braselmann, H., Gottschalk, J., Kreher, Ch. und Pieper, S., Das myokardiale kollagene Bindegewebe bei der experimentellen Herzhypertrophie durch Schwimmtraining und Hypertonie, 1980 in Vorbereitung

9 McCullagh; K. G., Nature 258 (1975) 73

10 Miura, T., Yajima, G., Aihara, A., Nomura, M., Miyayama, K., Atarashi, J., Terashi, A., Asano, G., Hirohata, Y., Jap. Heart J. 20 (1979) 20, 696

11 Nauth, H. F., Hort, W. und Hubinger, R., Z. Kardiol. 68 (1979) 832

12 Ooshima, A., Nara, Y., Ohtaka, M., Horie, R., Yamori, Y., Jap. Heart J. 20 (1979) 718

13 Rotter, W., Maligne Hypertonie-Pathomorphologie und Pathogenese. Verhandlungsbericht über das 8. Angiologische Symposium Kitzbühel, F. H. Schattauer - Verlag Stuttgart-New York 1976, S. 45-51

14 Sunaga, T., Fujini, H., Tagami, M., Nishiyama, K., Ohmori, K., Uchimura, I, Sugiyama, H., Hattori, H. und Maezawa, H., Jap. Heart J. 20 (1979) 695

15 Schmitt, G., Knoche, H., Junge-Hülsing, G., Koch, R., Hauss, W. H., Z. Kreislaufforsch. 59 (1970) 481

16 Trillo, A. A., Prichard, R. W., Lab. Invest 41/4 (1979) 294

17 Westergaard, E., van Deurs, B. und Brondstedt, H. E., Acta neuropath. (1977) 37, 141

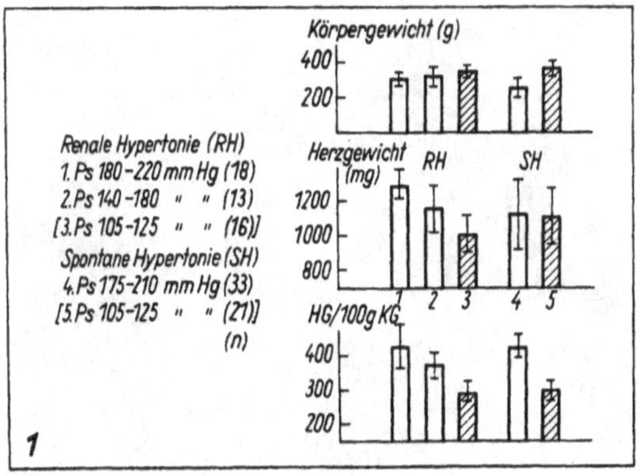

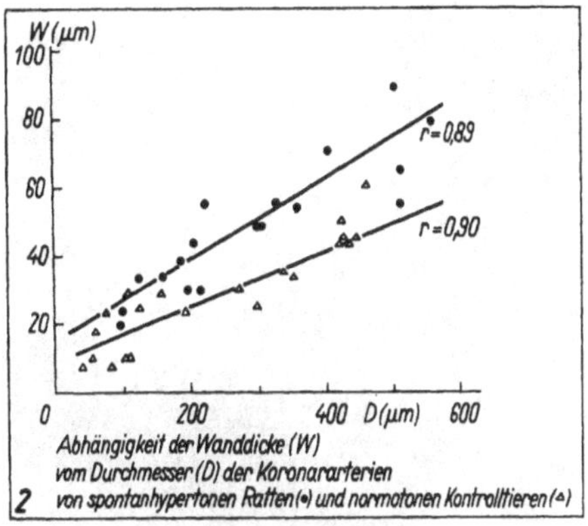

Abb. 1 Körpergewicht, Herzgewicht und Herzgewicht pro 100 g Körpergewicht bei Versuchstieren □ und Kontrollen ▤ Linke Bildseite: Anzahl der Versuchstiere pro Gruppe.

Abb. 2 Abhängigkeit der Wanddicke (W) vom äußeren Durchmesser (D) der Koronararterien von spontanhypertonen Ratten (●) und normotonen Kontrolltieren (△).

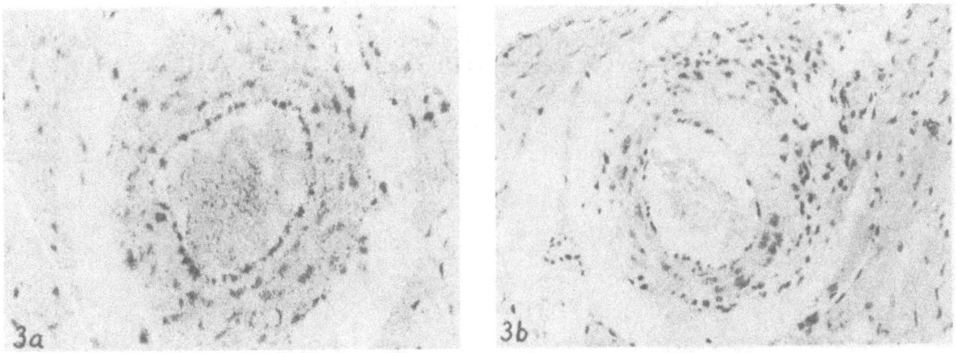

Abb. 3 Intramurale Koronararterie mit deutlicher Wandverdickung bei spontaner Hypertonie (Ps : 200 mm Hg). Autoradiagramm nach ^{3}H-Leucingabe: Gegenüber dem angrenzenden Myokard gering erhöhte Korndichte über den Mediazellen. HE, 480 x

Abb. 3b Intramurale Koronararterie mit sektorförmiger Wandnekrose und periadventitieller Fibroblastenproliferation bei renaler Hypertonie (Ps : 190 mm Hg); HE, 300 x

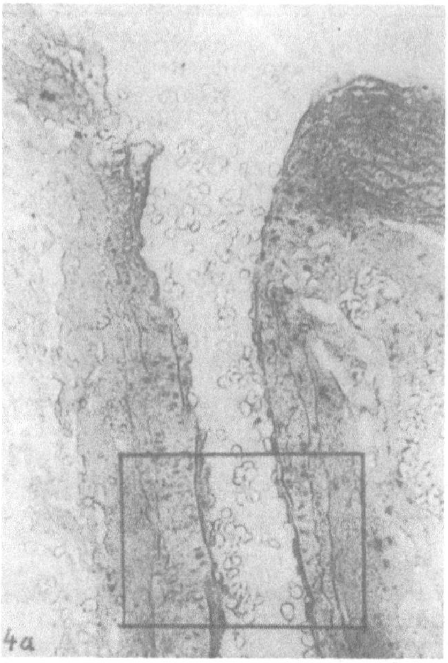

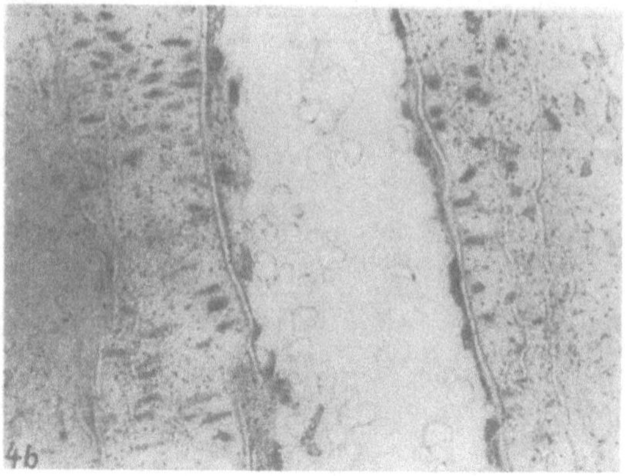

Abb. 4a Proximaler Abschnitt der Arteria coronaria sinistra bei renaler Hypertonie (Ps : 175 mm Hg). Aortenwandanteile in der oberen Bildhälfte. HE. 180 x

Abb. 4b Ausschnitt aus Abb. 4a. Autoradiogramm nach ^{3}H-Prolingabe: Mäßiggradige Mediazellhypertrophie mit starker Inkorporation des markierten Vorläufers. HE, 480 x

Abb. 5a Intimazellproliferation des proximalen Abschnittes der linken Koronararterie bei renaler Hypertonie (Ps : 185 mm Hg): Neben transformierten Mediamyozyten eine histiozytäre Zelle, wahrscheinlich hämatogenen Ursprungs (⟶).
Ua - Pb, 13200 x

Abb. 5b Verbreiterter subendothelialer Raum aus dem Bereich des ostiumnahen Aortenabschnittes mit Anreicherung von Matrixanteilen: Basalmembranartiges Material, Proteoglycanfilamente und kollagene Fibrillen. Renale Hypertonie (Ps : 180 mm Hg).
Ua - Pb, 52800 x

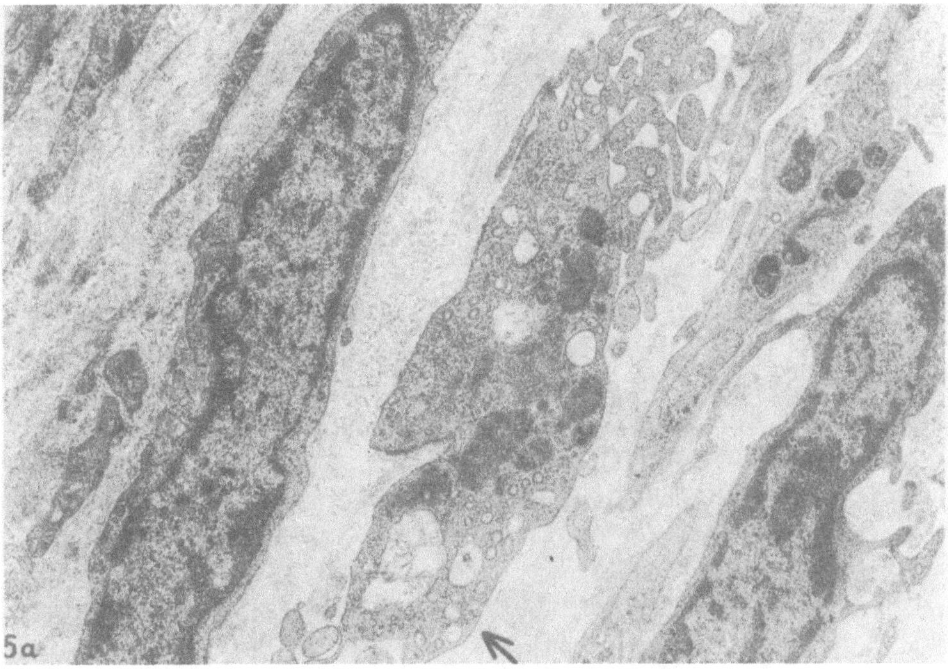
5a

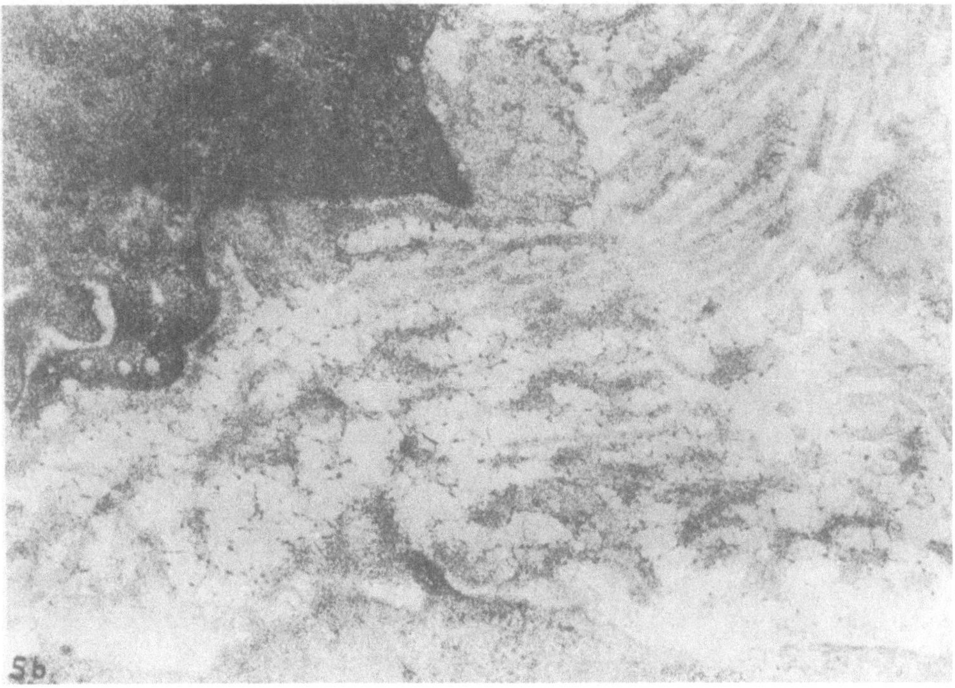
5b

Institut für Pharmakologie und Toxikologie der Ernst-Moritz-Arndt-Universität Greifswald (Direktor: Prof. Dr. A. Grisk

Biochemie der Gefäße unter dem Aspekt der arteriellen Hypertonie

A. Grisk

Neben hereditären und Umweltfaktoren beim Zustandekommen der essentiellen Hypertonie deuten die in den letzten Jahren gewonnenen Erkenntnisse darauf hin, daß einige Transmittoren des vegetativen Nervensystems am Zustandekommen und ihrem Verlauf einen wesentlichen Anteil haben.

Das wird nicht nur durch eine signifikante Erhöhung von Katecholaminen bei Hypertonikern (de Champlain u. a.[4]), sondern auch bei spontan hypertensiven Ratten (Grobecker u. a.[6]), während der Entwicklung einer Mineralokortikoid-Kochsalz-Hypertonie und der durch einseitiges Abbinden der A. renalis bedingten renovaskulären Hypertonie nach Goldblatt bestätigt. Auch der auf einer erhöhten Aktivität des Renin-Angiotensin-Systems beruhende Hypertonus wird auf eine erhöhte Aktivität des sympathischen Nervensystems zurückgeführt (de Quattro u. a.[10]).

Bei Anerkennung einer Vielzahl von Faktoren und Beziehungen zwischen den Blutdruck regulierenden Systemen, wie sie z. B. in der "Mosaik-Theorie" der Hypertonie nach Page[9] ihren Ausdruck findet, wird berechtigterweise die Frage nach einem einheitlichen pathogenetischen Mechanismus in den Gefäßen auf subzellulärer und molekularer Ebene gestellt und die Suche danach fortgesetzt.

Elementarer Ausdruck der Hypertonie ist der erhöhte Blutdruck mit folgender Gefäßwand- und Herzmuskel-Hypertrophie. Welche Elementarprozesse liegen dem gesteigerten Gefäßmuskeltonus, dem kontrahierten Zustand der Gefäßmuskulatur zugrunde? Dieser Mechanismus ist schematisch in der Abb. 1 dargestellt.

Die beiden Schlüsselproteine für die Muskelkontraktion sind das Aktin und Myosin, die nach dem Filament-Gleit-Mechanismus eine Spannungsentwicklung oder Muskelverkürzung bewirken. Aus diesem Funktionsmodell sollen 2 Fragen abgeleitet werden:

1. Geht der Hypertonus mit qualitativen oder quantitativen Veränderungen im Bereich

der kontraktilen und Steuerproteine einher?

2. Geht der Hypertonus mit qualitativen oder quantitativen Veränderungen der Kalzium-Funktion einher?

Die erste Frage wird in der Literatur unterschiedlich beantwortet: Das Aktin ist offenbar in seiner Struktur und Funktion in allen Zellen, in denen es beschrieben wurde, sehr ähnlich.

Das Myosin dagegen zeigt normalerweise Species-Differenzen. Hinzu kommt die Existenz verschiedener Myosin-Isoenzyme innerhalb verschiedener Muskeln einer Species, welche sich durch eine unterschiedliche Ca-Abhängigkeit auszeichnen. Der Gedanke liegt deshalb nahe, eine abweichende Funktion (Hypertonus) ursächlich oder in der Folge mit dem Auftreten abnormer Isoenzyme in Zusammenhang zu bringen. Einige ältere Befunde bestätigten nicht, daß die Hypertrophie mit der Bildung eines abnormen Myosins (Conway u. Roberts[5]) oder einer anderen Struktur der kontraktilen Filamente (Sobel u. Cohen[17]) einhergeht. In neueren Untersuchungen werden mittels subtiler Technik geringfügige, feine Unterschiede gefunden (Katagiri u. Morkin[8], Wikman u. a.[19], Shiverick u. a.[16]). Auf einige Belege für solche Differenzen sei auf die Arbeit von Shiverick[16] verwiesen. (Abb. 2)

Zwischen Kontrollen und hypertropher Myokard-Muskulatur bestehen weder Differenzen in den Molekulargewichten von Myosin bzw. der leichten Ketten, noch in ihren prozentualen Verhältnissen zueinander. Jedoch zeigt die SH-gruppen-abhängige Ca^{++}-aktivierte ATPase im hypertrophen Gewebe eine Erniedrigung:

Kontrolle: V_{max}: 0,103 $\pm$ 0,001; K_m: 0,084 $\pm$ 0,003 M
Hypertrophie: V_{max}: 0,056 $\pm$ 0,005; K_m: 0,075 $\pm$ 0,003 M

Hiernach kann man eine veränderte katalytische Aktivität des Myosins ableiten. Die Natur einer solchen Veränderung kann mit Hilfe des SH-Blockers pCMB, welcher Konformationsänderungen am aktiven Zentrum der Myosin-ATPase verursacht, beurteilt werden. (Abb. 3) Eine zunehmende Blockade der SH-Gruppen führt zu einer Aktivitäts-Zunahme, die von einer Aktivitätsabnahme gefolgt wird. Im Falle einer Hypertrophie ist die ATPase, wie bereits oben gezeigt, um 50 % erniedrigt und zeigt ein anderes, aber nur gerinfügig erniedrigtes Maximum. Immunochemische Differenzen wurden von Schwartz u. a.[14] am Myosin zwischen normalen und hypertrophierten Herzen gefunden.

Nach diesen Untersuchungen ist es wahrscheinlich, daß Differenzen zwischen beiden Myosin-Arten bestehen und bereits in der Primärstruktur begründet sind. In einem hypertrophierten Muskel könnten demnach differente Populationen von Myosin-Molekülen vorkommen. Differenzen einer veränderten Stöchiometrie von schweren und leichten Ketten des Myosins (Katagiri u. Morkin[8]) oder der Zahl der Thiolgruppen (Raszkowski u. a.[11]) werden von anderen Autoren z. B. (Shiverick u. a.[16]) nicht bestätigt. Nach Aoki[1] zeigt die spontan-hypertensive Ratte keine erhöhte Myosin-ATPase-Aktivität, so daß die myokardiale Mehrleistung aus der Massenzunahme resultiert.

Der Proteinsynthese in hypertrophierten Herzen geht eine gesteigerte Nukleotid-Synthese voraus, insbesondere ist das 5-Phosphoribosyl-1-pyrophosphat als wichtiger Vorläufer für die de novo-Synthese von Adeninnukleotiden (Zimmer u. Gerlach[21]) erhöht. Die ausgelöste Synthese myofibrillärer Proteine verläuft unterschiedlich schnell. Die Halbwertzeiten nehmen in der Reihenfolge Myosin HC = -Aktin-Tropomyosin $LC_1 = LC_2$ Aktin zu (Zack[20]).

Geht der Hypertonus mit qualitativen oder quantitativen Veränderungen der Kalzium-Funktion einher?

Diese Frage ist in der Literatur umfangreich bearbeitet worden und läßt einige gesicherte Aussagen zu: Das für die Kontraktion erforderliche Kalzium kann verschiedenen Quellen entstammen. Steigt die intrazelluläre Konzentration an Ca^{++} von 10^{-7} M auf 10^{-5} M an, wird der Sperrmechanismus des Troponin-Tropomyosin-Komplexes aufgehoben und gestattet die Wechselwirkung von Myosin und Atkin (s. Abb. 1)

Wir wissen, daß spasmodisch wirkende Substanzen, wie auch eine NaCl-Erhöhung und somit pathogenische Faktoren der Hypertonie das Aktivator-Kalzium aus unterschiedlichen Quellen freisetzen. Einige Beispiele sind in der Abb. 4 angegeben. Unter Abzug aller technischer Schwierigkeiten bei der Bestimmung von Elektrolyten in der Gefäßwand ergibt eine Übersicht von Schoffeniels[13], daß der Bluthochdruck mit einer Tendenz der Zunahme von Kationen verbunden ist; diese Tatsache läßt sich auch auf die verschiedenen Formen der experimentellen Hypertonie ausdehnen und betrifft besonders das Na^+ und das Ca^{++}.

Untersuchungen am sarkoplasmatischen Retikulum des Myokards und der subzellulären Membranen aus Arterienmuskulatur, die hier, ähnlich wie in der Skelettmuskulatur relaxierende Funktion haben, können einen weiteren Einblick in subzelluläre Mechanismen geben. Von Interesse ist deshalb ihre Ca-Bindungsfähigkeit, die mit einer ATPase-Aktivität in Verbindung steht. Die Untersuchungen von Aoki u. a.[2] an spontan hypertensiven Ratten führten zu folgenden eindrucksvollen Resultaten:

- hypertensive Ratten zeigen eine signifikant erniedrigte Ca-Bindungsfähigkeit des sarkoplasmatischen Retikulums (30 %) und der subzellulären Arterienmembranen (40 %). Dieser Sachverhalt wird durch Shibata u. a.[15] an der Beeinflussung der Superpräzipitation durch eine solche Vesikelfraktion belegt.
- hypertensive Ratten zeigen gleichermaßen an diesen Organellen eine signifikant erhöhte Ca^{++}-aktivierte ATPase-Aktivität (125 bzw. 175 %).

Diese Abnahme der Ca-Bindungsfähigkeit bedingt eine Erhöhung des freien intrazellulären Ca^{++}, d. h. des Aktivator-Ca. Das kann eine Ursache für einen erhöhten Gefäßtonus und für die Hypertonie sein. Außerdem wird durch die erhöhte Ca-aktivierte ATPase-Aktivität eine Entkopplung zwischen Ca-Aufnahme und Energiebedarf angezeigt.

Hiernach liegt eine Mangelfunktion der intrazellulären Speicherung als Ursache für einen Hypertonus vor.

Lassen sich auf der Grundlage einer veränderten Kalzium-Funktion verschiedene Hypertonieformen erklären?

Geht man bei der NaCl-bedingten Hypertonie von der bekannten Tatsache aus, daß Na^+ intrazelluläres Ca^{++} aus den Speichern freisetzen kann (Reuter[12]), so wird diese Wirkung in der Gefäßmuskulatur im Vergleich zur Skelettmuskulatur noch dadurch verstärkt, daß das sarkoplasmatische Retikulum hier schwächer entwickelt ist, und die Gefäßmuskulatur über einen weniger effektiven Pump-Mechanismus für den aktiven Auswärtstransport von Ca^{++} verfügt (Carafoli u. a.[3]).

Eine graphische Darstellung des Einflusses von Na^+ auf den Ca^{++}-uptake durch die Mikrosomen-Fraktion aus Arterien ist einer Arbeit von Shibata[15] entnommen (Abb. 5). Eine längerfristige Dauerinfusion von Angiotensin, gefolgt von einer Blutdruckerhöhung zwischen 40-60 mm Hg beim Hund ist auch von einer Zunahme des Na^+, Ca^{++} und Mg^{++} und einer Abnahme von K^+ begleitet (Villamil[18]).

Demnach könnten diese beiden Hypertonieformen auf den vorn beschriebenen Grundmechanismus zurückgeführt werden. Diese Aussage wird in ihrer Verallgemeinerungsfähigkeit durch die Befunde von Hollander u. a.[7] insofern etwas eingeschränkt, als er nachweisen konnte, daß jeder Bluthochdruck, unabhängig von humoralen Mechanismen zu Veränderungen in der Ionenzusammensetzung von Arterienwänden führt.

Zusammenfassung:

1. Die Suche nach pathogenetischen und ätiologischen Faktoren der Hypertension auf der Ebene der subzellulären Strukturen und ihrer Funktion gibt erwiesenermaßen neue Möglichkeiten des Erkenntniszuwachses.
2. Von den vielfältigen Möglichkeiten subzellulärer Elemente sollte der kontraktile Apparat mit seinen Hilfsmechanismen selbst im Mittelpunkt der Untersuchungen stehen.
3. Veränderungen an den kontraktilen Proteinen scheinen am Zustandekommen einer Hypertension weniger ausgeprägt zu sein, als solche bei der Regulation des Aktivator-Kalziums.
4. Bisherige Befunde dieser Art sollten z. Z. sowohl als Ausdruck einer Ursache, wie auch einer Folge der Hypertension betrachtet werden.

Die in der Literatur teilweise sich widersprechenden Befunde sind offenbar Ausdruck unterschiedlicher Techniken, Tiermaterials und unterschiedlicher Grade von pathophysiologischen Zuständen.

Literatur

1 Aoki, K., Ikeda, N. und Hotta, K., Jap. Circ. J. 35 (1971) 329

2 Aoki, K., Ikeda, N, Yamshita, K., Tazumi, K., Sato, I. und Hotta, K., Cardiovascular contraction in spontaneously hypertensive rat: Ca^{++}interaction of myofibrills and subcellular membrane of heart and arterial smooth muscle

3 Carafoli, E., Tiozzo, R., Lugli, G., Crovetti, F. und Kratzin, C., J. Mol. Cell. Card. 6 (1974) 361

4 de Chaplain, N. J., Coustenau, D. und Maguchi, M. R., The role of the sympathetic system in experimental and human hypertension. Tenormin-Symposium, Nizza 1976

5 Conway, G. F. und Roberts, J. L., Amer. J. Physiol. 208 (1965) 243

6 Grobecker, H., Saavedra, J. M., McCarry, R., Chlueh, C. C. und Kopin, I. J., Dopaminspiegel im Plasma: Experimentelle und essentielle Hypertonie. Tenormin-Symposium, Nizza 1976

7 Hollander, W., Kramson, D. M., Farmelant, M. und Madoff, I. M., J. Clin. Invest. 47 (1968) 1221

8 Katagiri, T., Morkin, E., Biochim. Biophys. Acta 342 (1974) 262

9 Page, I. H., J. Am. med. Ass. 140 (1949) 451

10 de Quattro, V., Campese, V., Miura, Y. und Meifer, D., Amer. J. Cardiol. 38 (1976) 801

11 Raszkowski, R. R., Welty, J. D. und Peterson, M. B., Circulat. Res. 40 (1977) 191

12 Reuter, H., Blaustein, M. P. und Haeusler, G., Phil. Trans. R. Soc. Lond. B 265 (1973) 87

13 Schoffeniels, E., Angiologica 6 (1969) 65

14 Schwartz, K., Bouvert, P., Bercovici, J. und Swynghedauw, B., FEBS LETTERS 93 (1978) 137

15 Shibata, N., Yamagami, T. und Akagami, H., Jap. Circ. J. 35 (1971) 533

16 Shiverick, K. T., Hamrell, B. B. und Alpert, N. R., J. Mol. Cell. Card. 8 (1976) 837

17 Sobel, H. und Cohen, F. H., Proc. Soc. Exp. Biol. Med. 99 (1958) 656

18 Villamil, M. F., Medicina 32 Suppl. Nr. 1 (1972) 57

19 Wikman-Coffelt, J., Walsh, R., Fenner, C., Kamiyama, T., Salel, A. und Mason, D. T., J. Mol. Cell. Card. 8 (1976) 263

20 Zack, R., Basic Res. Cardiol. 72 (1977) 235

21 Zimmer, H.-G. und Gerlach, E., Basic Res. Cardiol. 72 (1977) 241

Abb. 1 Elementarer Ablauf der Muskelkontraktion und Angriffsorte einiger Wirkstoffe

Abb. 2 Densitometrische Darstellung einer SDS-Polyacrylamid (PA)-Trennung von Myosinpräparationen aus dem Myokard. STD = Pyruvatkinase als Eichprotein; L_1 und L_2 = leichte Ketten des Myosins (n. Shiverick u. a.[16])

Abb. 3 Darstellung der Myosin-ATPase-Aktivität in Abhängigkeit von der p-Chlormercuribenzoat (PCMB)-Konzentration (n. Shiverick u. a.[16])

Abb. 4 Ca-Quellen in Abhängigkeit vom kontraktionsauslösenden Agens

Abb. 5 Einfluß von Na-Ionen auf die Aufnahme von Ca-Ionen durch eine Mikrosomenfraktion aus Arterien (n. Shibata u. a.[15])

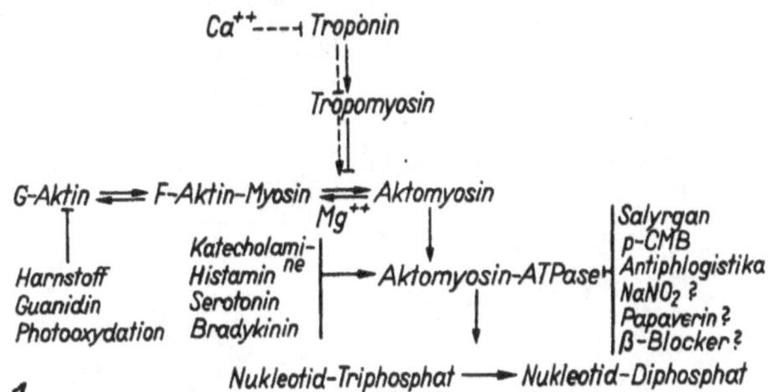

1

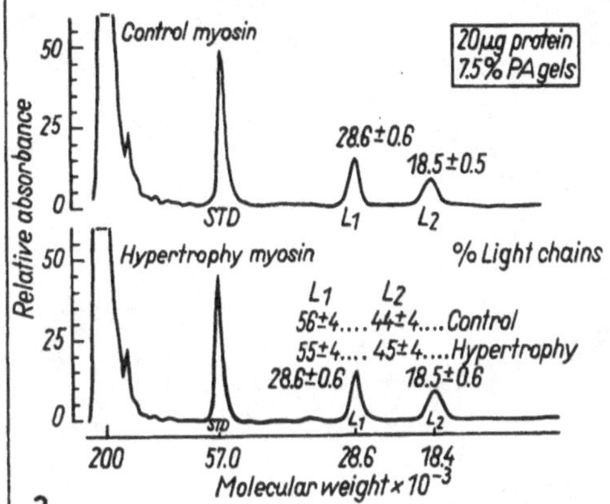

2

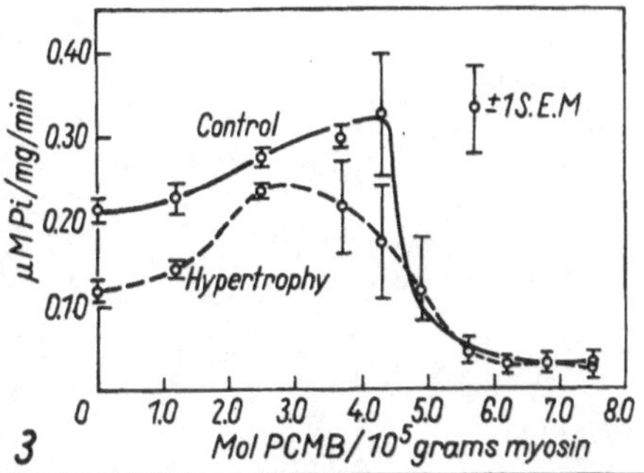

3

Herkunft des Aktivator–Ca bei verschiedenen Kontrakturformen	
Kontrakturform/Spasmodiku	Ca^{++}–Quelle
K^+-Depolarisation Ca^{++}-Kontraktur α-Adrenergika	Extrazellulärer Raum
α-Adrenergika Histamin Angiotensin	Intrazellulärer Raum
Arretierte K^+-Kontraktur F^--Kontraktur La^{+++}-Kontraktur	

4

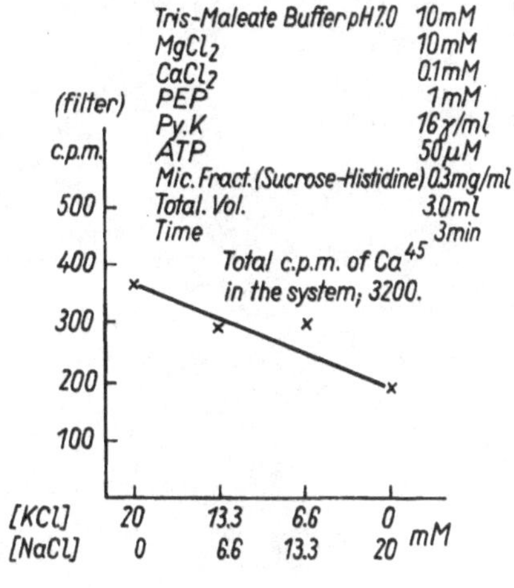

5

Institut für Pharmakologie und Toxikologie der Ernst-Moritz-Arndt-Universität Greifswald (Direktor: Prof. Dr. A. Grisk)

Zyklo-AMP als Mediator bei der gefäßspasmolytischen Wirkung

A. Grisk und R. Fermum

Die vermittelnde Rolle von Neuroregulatoren beim Zustandekommen eines Hypertonus ist in zahlreichen Untersuchungen belegt. Unter ihnen gilt dem cAMP- und cGMP-System vermehrtes Interesse, da eine Reihe gefäßtonusändernder Pharmaka und Wirkstoffe von Änderungen des cAMP- und cGMP-Gehalts in der Gefäßmuskulatur begleitet werden. In publizierten Übersichten, z. B. von Namm u. Leader[6] bleibt am Ende die Frage offen, ob Spasmus und Relaxation vom aktuellen Gehalt an zyclischen Nukleotiden in der Gefäßmuskulatur bestimmt werden.

Erste Hinweise auf cAMP-Konzentrationsänderungen bei spontan hypertensiven Ratten werden von Amer[1] gegeben. Hiernach zeigen Aorten der spontan hypertensiven Ratten einen erniedrigten cAMP-Gehalt und eine verminderte Aktivierbarkeit der Adenylatzyklase durch Isoproterenol sowie durch Fluorid-Ionen. R. Ramanathan und Shibata[7] fanden solche Veränderungen bereits vor dem Manifestwerden des Hypertonus, so daß insgesamt die Beteiligung der zyklischen Nukleotide am normalen und pathologisch veränderten Gefäßmuskeltonus sehr wahrscheinlich ist.

Ausgehend von diesen Befunden und der bekannten Tatsache, daß eine Reihe bewährter Antihypertensiva durch eine direkte gefäßspasmolytische Wirkung gekennzeichnet sind, stellten wir uns die Frage, ob das cAMP als Mediator gefäßspasmolytischer Pharmaka kausal beteiligt ist.

Die von Sutherland u. a.[8] formulierten folgenden vier allgemein akzeptierten Voraussetzungen müßten dann erfüllt sein. Spasmolytisch wirkende Antihypertensiva sollten einen nachweisbaren, möglichst selektiven Effekt auf die Adenylatzyklase- und/oder Phosphodiesterase-Aktivität besitzen, eine Veränderung in gleichsinniger Richtung, wirkungs- und zeitabhängig zum biologischen Effekt zeigen, durch gleichzeitige Gabe von PDE-Hemmern potenziert werden. Die Wirkungen sollten durch exogene Zufuhr von cAMP zur Gefäßmuskelpräparation imitierbar sein.

Methodik:

Unsere Untersuchungen führten wir an Gefäßsegmenten der linken Koronararterie frisch geschlachteter Rinder unter folgenden Bedingungen Fermum u. Möritz[4] durch. (Abb. 1) Die Standard-Lösung diente der Äquilibrierung des Gewebes auf einen Grundtonus. Die Differenzen zur Standard-Lösung sind durch Rechtecke angedeutet. Mittels K-reicher Lösung wird die sogen. K-Kontraktur, mittels F-reicher Lösung die sogen. Fluorid-Kontraktur erzeugt.

Das cAMP wurde im gleichsinnig vorbehandelten Material jeweils im paarweisen Vergleich nach Gefrierstop in flüssigem Stickstoff mittels Isotopenverdünnungsmethode nach Gilman[5] bestimmt. Die Adenylatzyklase-Aktivität wurde nach Drumond u. Duncan[2] ermittelt. Die Testsubstanzen und deren in Vorversuchen ermittelten wirksame Konzentrationen sind in der Abb. 2 zusammengestellt.

Ergebnisse und Diskussion

1. Nachweis der spasmolytischen Wirksamkeit untersuchter Testsubstanzen:

Die Abb. 3 zeigt die Wirkung der Testsubstanzen mit bekanntem Einfluß auf die Adenylatzyklase bzw. PDE auf den Muskeltonus: Adenylatzyklase-Aktivatoren wie Isoprenalin, cAMP und Adenosin senken den Tonus sowohl bei der Kalzium- wie auch bei der Fluorid-Kontraktur, jedoch bis maximal zu 50 %. Die Isoprenalin-Wirkung ist durch Propranolol antagonisierbar, was auf die Beteiligung von ß-Rezeptoren hinweist; eine -Blockade erweist sich als wirkungslos.

Die Phosphodiesterase-Inhibitoren Theophyllin, Oxyphedrin und Papaverin wirken an beiden Kontrakturformen spasmolytisch. Der PDE-Aktivator Imidazol steigert bei der Fluorid-Kontraktur den Tonus.

Adenylatzyklase-Inhibitoren wie die Alkylphosphate Diisopropylphosphat, (DFP) Paraoxon und Dimethoat[3] zeigen überraschenderweise keinen Einfluß auf den Spannungsverlauf. (Abb. 4)

2. Prüfung auf Übereinstimmung von Zeit-Wirkungs-Beziehungen von Tonus und cAMP-Änderungen

Die Abb. 5 zeigt, daß die Fluorid-Kontraktur wie auch die Kalium-Kontraktur unerwarteterweise mit einer Zunahme des cAMP-Spiegels einhergehen. Außerdem zeigen beide Prozesse unterschiedliche Geschwindigkeiten: die Fluoridkontraktur entwickelt sich innerhalb 20 min, der cAMP-Spiegel-Anstieg ist erst nach 60 min signifikant nachweisbar.

DFP mit fehlender Wirkung auf den Tonus bewirkt eine deutliche Senkung des cAMP; diese ist konzentrationsabhängig. (Abb. 6)

DFP, das auch die Isoprenalin- und Adrenalinbedingte Spasmolyse unbeeinflußt läßt, hebt deren cAMP-steigernden Effekt auf. (Abb. 7)

3. Nachweis der Änderungen des totalen cAMP-Gehaltes im Vergleich zwischen relaxiertem und Fluorid-kontrahiertem Zustand in Anwesenheit von Spasmolytika

Eine zusammenfassende Darstellung dieser Befunde ist in der Abb. 8 enthalten. Dabei werden durch die blauen Säulen die prozentualen cAMP-Gehalts-Abweichungen in der Standard-Inkubationslösung (=Kontrollen), durch die weißen Säulen die bei Fluorid-Kontraktur nach 10 min Einwirkungszeit veranschaulicht. Es wird sichtbar, daß alle getesteten Spasmolytika eine signifikante Erhöhung des totalen cAMP bedingen; diese Wirkung wird hier durch Stimulation der Adenylatzyklase (Isoproterenol, Adenosin, L-Thyoxin) und durch Inhibitoren der PDE (Oxyfedrin, Theophyllin, Papaverin) vermittelt. Der PDE-Aktivator Imidazol zeigt die erwartete cAMP-Senkung. Unter einer Fluorid-Kontraktur verlieren die untersuchten Spasmolytika die Fähigkeit, den cAMP-Spiegel signifikant zu erhöhen. Diese Wirkung kommt offenbar durch die Fluoridionen-Wirkung auf das cAMP-bildende System zustande. Die spasmolytische Wirkung ist hierbei voll erhalten. (s. vorn!) Das Ergebnis steht im Kontrast zu der postulierten cAMP-vermittelten Spasmolyse.

Diese dissoziierte Wirkung wird zusätzlich durch das Ergebnis einer kombinierten Testung von Imidazol und Isoproterenol oder Papaverin erhärtet. Hiernach konnte sichtbar gemacht werden, daß sowohl an der K^+- wie an der F^--Kontraktur die cAMP-senkende Wirkung des Imidazols ohne signifikanten Einfluß auf die Spasmolyse durch Isoprenalin oder Papaverin ist.

Zusammenfassung und Schlußfolgerungen:

Bei einer durch hohe Fluorid-Ionen-Konzentration ausgelösten Kontraktur der Rinderkoronarien-Muskulatur bleiben Gefäßspasmolytika mit cAMP-steigernder Wirkung wirksam, obwohl sie in diesem Fall keine signifikante Erhöhung dieses zyklischen Nukleorids zeigen. Es liegt eine echte Dissoziation zwischen spasmolytischer und cAMP-steigernder Wirkung vor, und somit keine Notwendigkeit eines cAMP-Anstieges für die Spasmolyse. Offenbar blockieren F-Ionen und das Alkylphosphat einen biochemischen Effekt, der der Besetzung von ß-Rezeptoren nachgeschaltet ist. Diese Beobachtung wird weiterhin dadurch gestützt, daß die wirksamen Konzentrationsbereiche des Isoprenalins für die biochemische bei 1-100 µM und für die relaxierende Wirkung bei 0,001-0,01 µM liegen.

Damit nehmen wir an, daß antihypertensiv gefäßspasmolytisch wirksame Pharmaka weder eine kausale Wirkung auf das cAMP zeigen, noch eine solche Wirkung aufweisen müssen.

Literatur

1 Amer, M. S., Science, N. Y. 179 (1973) 807
2 Drumond, G. J. und Duncan, L., J. biol. Chem. 245 (1970) 976
3 Bleyer, H., Möritz, K. -U., Grisk, A., Acta biol. med. germ. 35 (1976) 87
4 Fermum, R. und Möritz, K. -U., Acta biol. med. germ. 38 (1979) 1211
5 Gilman, A. G., Proc. Natn. Acad. Sci. USA 67 (1970) 305
6 Namm, D. H. und Leader, J. P., Blood Vessels 13 (1976) 24
7 Ramanathan, S. und Shibata, S., Blood Vessels 11 (1974) 312
8 Sutherland, E. W., Robinson, G. A. und Butcher, R. W., Circulation 37 (1968) 279

Composition of the test solutions (pH 7.4; 37°C)

[mM]	Standard Solution	High Potassium Solution	High Fluoride Solution
NaCl	125.0	–	–
KCl	2.7	127.7	127.7
$CaCl_2$	2.0	2.0	–
$MgCl_2$	1.2	1.2	1.2
Glucose	11.0	11.0	11.0
Tris	23.8	23.8	23.8
EGTA	–	–	0.2
KF	–	–	10.0

1

Drug	Abbreviation	Selected Concentration [mM]
DL-Isoproterenol	ISO	0.01
Adenosine	ADEN	0.1
L-Thyrosine	TH	0.001
Theophylline	THEO	1.0
Papaverine	PAPAV	0.1
DL-Oxyphedrine	OXY	0.1
Dibutyryl cyclic AMP	DB-cAMP	1.0
Imidazol	IMID	1.0
DL-Propanolol	PROP	0.01
Phentolamine	PHEN	0.01

2

Abb. 1 Versuchsbedingungen für die Untersuchungen an isolierten Koronararterien des Rindes.

Abb. 2 Eingesetzte Testsubstanzen mit ihren Abkürzungen und wirksamen Konzentrationen

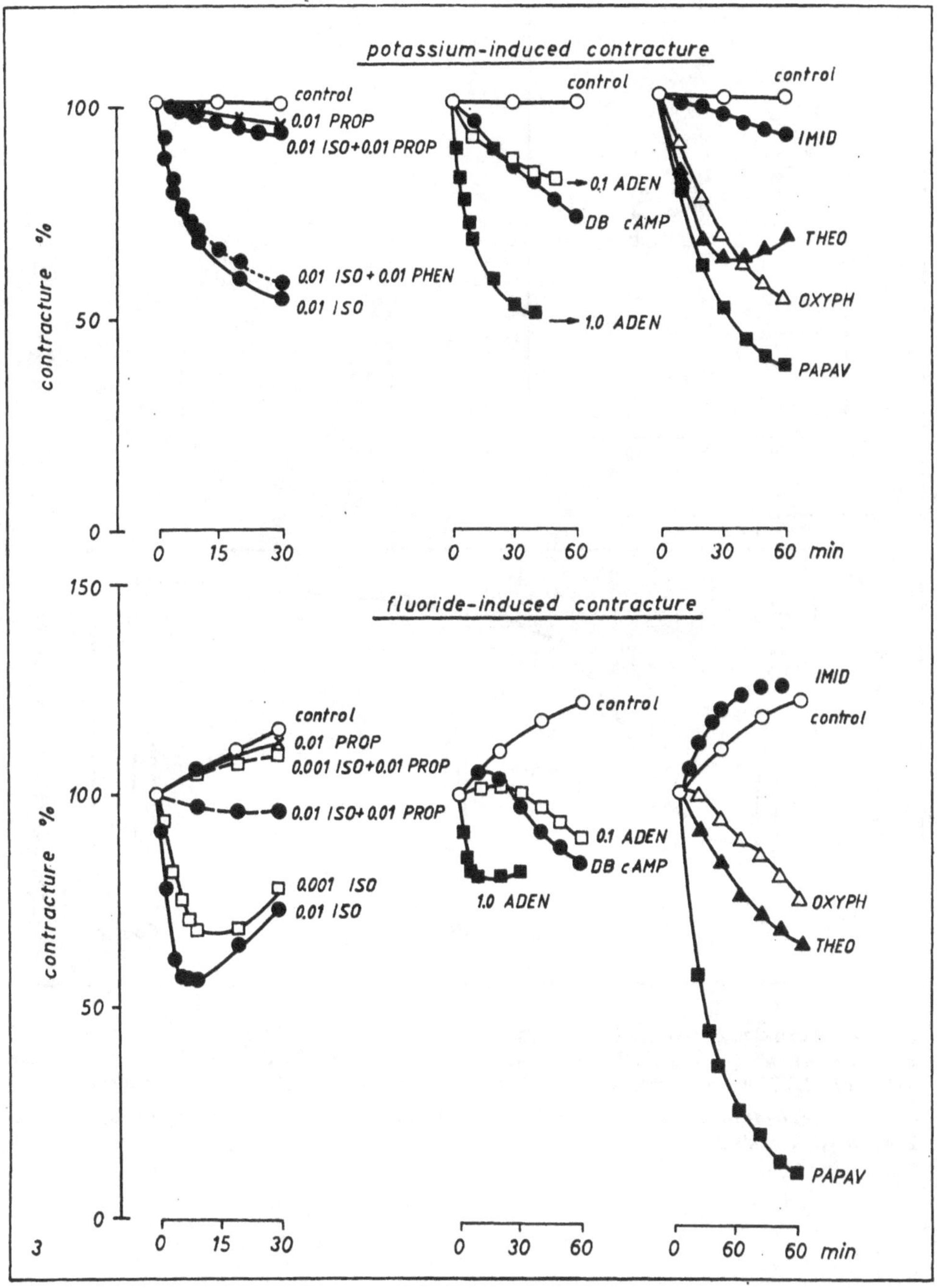

3

Abb. 3 Tonusändernde Einflüsse von Adenylatzyklase-Aktivatoren und Phosphodiesterase-Wirkstoffen auf die Kalium- (oben) und die Fluorid- (unten) Kontraktur der isolierten Koronararterie

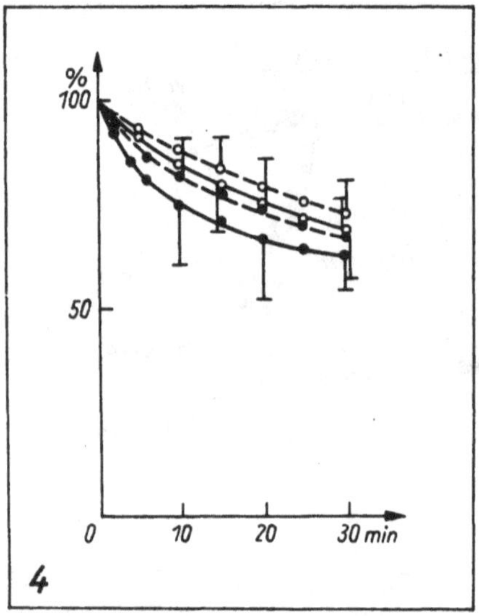

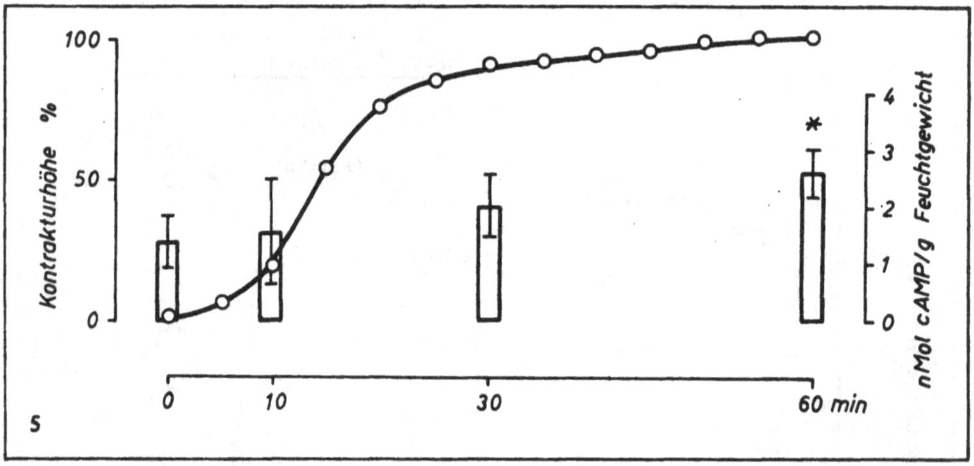

Abb. 4 Tonusändernde Einflüsse von 10 µM Isoprenalin ( ) und 10 µM Adrenalin (o) bei Anwesenheit (——) und Abwesenheit (- - -) von 10 µM DFP an isolierten Koronararterien. DFP wurde 5 min vor der Katecholamingabe der Badlösung zugesetzt

Abb. 5 Tonusänderungen und cAMP-Gehalt in isolierten Koronararterien unter der Fluorid-Kontraktur

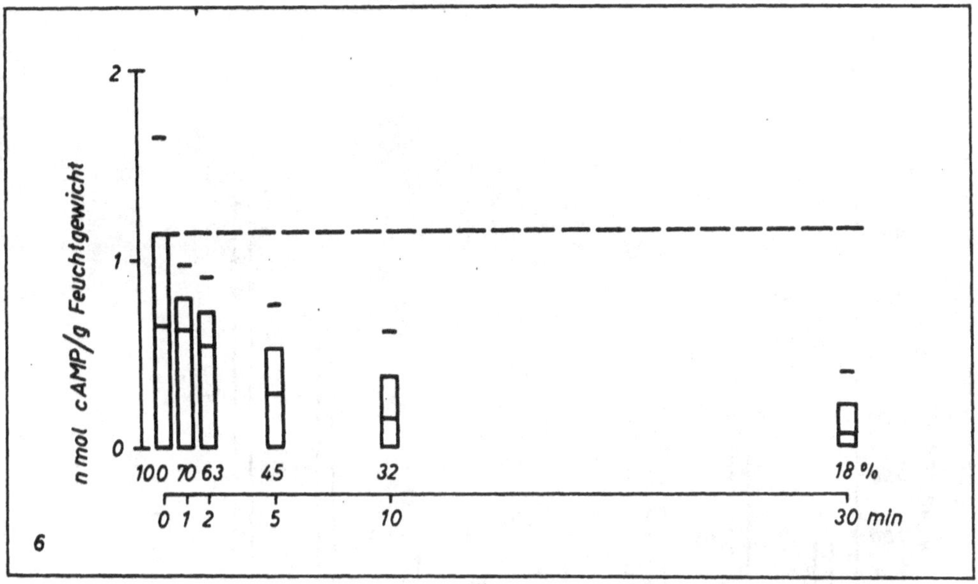

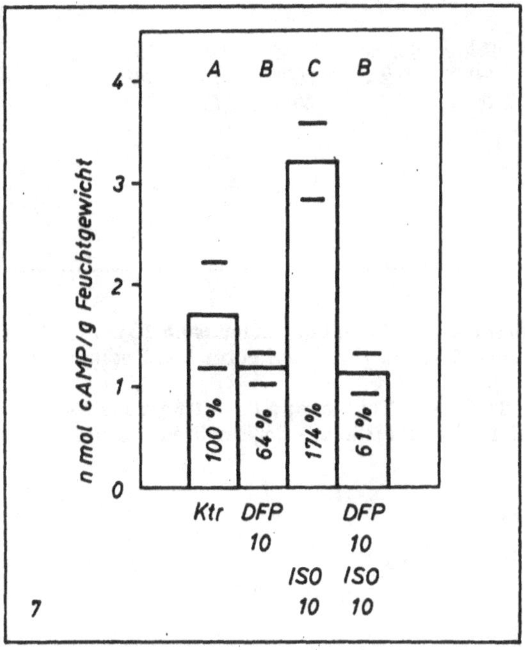

Abb. 6 Änderung des cAMP-Gehaltes isolierter Koronararterien bei Einwirkung von DFP (1 µM)

Abb. 7 Änderung des cAMP-Gehaltes in isolierten Koronararterien nach Einwirkung von DFP, Isoprenalin (ISO) und der Kombination von DFP + ISO im Vergleich zur Kontrolle (K). DFP wurde 5 min vor Isoprenalin, welches 10 min einwirkte, gegeben. Die Buchstaben zeigen statistisch signifikante Differenzen (p 0, 05) an

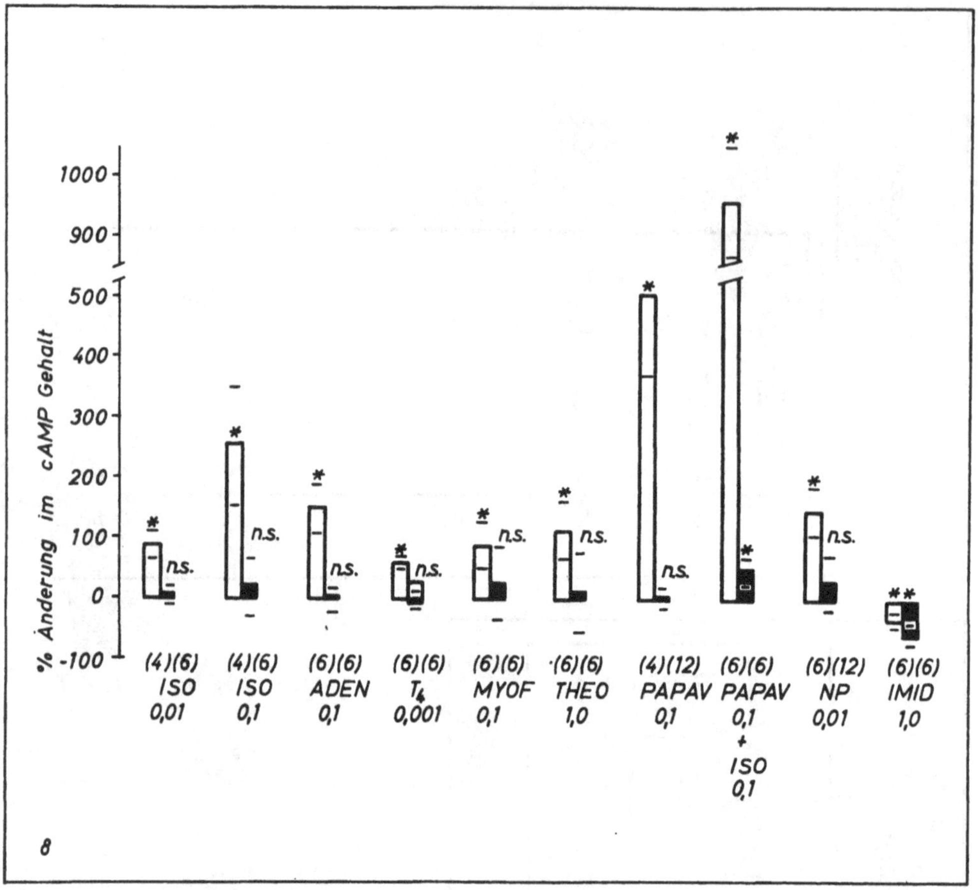

Abb. 8 Änderungen des cAMP-Spiegels isolierter Koronararterien nach 10 min langer Einwirkung gefäßaktiver Pharmaka in Standard-Lösung ( ) und unter den Bedingungen einer Fluorid-Kontraktur ( ).
Abkürzungen für Testsubstanzen s. Abb. 2; T_4 = L-Thyroxin; NP = Nitroprussid-Natrium. Konzentrationsangaben in mmol/l; * = signifikante Unterschiede zu den Kontrollen; n. s. = nicht signifikant

VII. Ätiopathogenetische Beziehungen zwischen Arteriosklerose und Hypertonie

Institut für Pharmakologie und Toxikologie der Medizinischen Akademie Erfurt (Direktor: Prof. Dr. Dr. F. Markwardt)

Beziehungen zwischen Blutplättchen und Arteriosklerose

F. Markwardt und E. Glusa

Die Aktivierung des plasmatischen Gerinnungssystems und der Blutplättchen an der sklerotisch veränderten Gefäßwand sowie die Störung der Blutströmung infolge von Stenosen oder die Ruptur von arteriosklerotischen Plaques spielt eine entscheidende Rolle für die arterielle Thrombose[25]. Die Thrombose wird aber nicht nur als eine Reaktion auf die arteriosklerotische Gefäßveränderung, sondern auch als pathogenetischer Faktor der Arteriosklerose angesehen. Bereits vor fast 140 Jahren (1841) wurde von ROKITANSKY[26] angenommen, daß die lokale Verdickung, atheromatöse Veränderung und Kalzifizierung der Arterienwand auf eine wiederholte Ablagerung von Blutbestandteilen auf der Gefäßwand zurückzuführen sei. Diese Hypothese wurde bekanntlich nicht allgemein akzeptiert. Der Haupteinwand bestand darin, daß die arteriosklerotische Läsion in der Intima und nicht an der Oberfläche lokalisiert ist. Es wurde aber später (1948), insbesondere von DUGUID[7] gezeigt, daß die auf der Intimaoberfläche gebildeten Fibrinablagerungen infolge der Organisation des Thrombus mit Endothel überwachsen und in die Gefäßwand inkorporiert werden können. Man nahm sogar an, daß dabei das Fibrin, wenn es nicht aufgelöst wird, einen Stimulus für die Proliferation der Fibroblasten darstellt. In diesem Zusammenhang gewinnen auch die Beziehungen zwischen Atherogenese und Fibrinolysevorgängen an Bedeutung[2].

In den letzten Jahren ist vom International Committee of Thrombosis and Haemostasis (ICTH) das sog. ROKITANSKY-DUGUID-Projekt organisiert worden. Dabei wird in einer multizentrischen internationalen Studie die Arterioskleroserate bei Patienten, welche an einer kongenitalen Hämostasestörung leiden, untersucht. Es ist zu erwarten, daß diese Studie eine Aussage zur Frage der Beziehung zwischen Blutgerinnung und Pathogenese der Arteriosklerose liefert.

Aus tierexperimentellen Untersuchungen ergaben sich Hinweise, daß auch Reaktionen der Blutplättchen eine Rolle bei der Entwicklung der Arteriosklerose spielen könnten. So wurde gefunden, daß sich bei Schweinen mit einer gestörten Plättchenadhäsion infolge einer von WILLEBRAND-JÜRGENS-Erkrankung sowohl spontan als auch nach Fütterung mit einer cholesterolreichen Diät signifikant weniger arteriosklerotische Plaques bilden als bei normalen Tieren[8]. Bei Kaninchen mit einer durch Gabe von Plättchenantiserum erzeugten Thrombozytopenie bildeten sich nach Endothelschädigung durch Aortenkatheter weniger arterisklerotische Veränderungen als bei Normaltieren[24] Der Rolle der Blutplättchen bei der Entstehung arteriosklerotischer Gefäßveränderungen wurde daher in den letzten Jahren eine besondere Beachtung geschenkt. Es begegnet uns somit die alte Hypothese der thrombogenen Atherogenese im neuen Gewand. Wechselwirkungen zwischen Blutplättchen und Gefäßwand sind derzeit Gegenstand intensiver Forschung.

Morphologische Reaktionen der Blutplättchen

Die Blutplättchen sind sehr reaktionsfähige Zellen, die die Fähigkeit besitzen, ihre Gestalt zu verändern, an fremden Oberflächen zu haften und sich zu Aggregaten aneinanderzulagern sowie die gespeicherten oder gebildeten biologisch aktiven Inhaltsstoffe freizusetzen (Lit. bei 3, 17).

Die morphologischen und biochemischen Veränderungen der Plättchen können durch eine Vielzahl von Stoffen (Tab. 1) und insbesondere bei einer Schädigung der Endothelzellschicht ausgelöst werden[19, 27]. Die Plättchen haften am subendothelialen Bindegewebe, breiten sich darauf aus und decken somit Lücken oder Defekte im Endothelverband ab. Durch den Kontakt mit dem bindegewebigen plättchenaktiven Bestandteilen des Subendothels kommt es zur selektiven Freisetzung von biologisch aktiven Substanzen (Tab. 2), die eine Aggregation weiterer Plättchen bewirken und zu einer Erhöhung der Permeabilität der Gefäßwand führen.

Im Zusammenhang mit der Genese der Arteriosklerose ist von Bedeutung, daß zu den freigesetzten Plättcheninhaltsstoffen auch Substanzen gehören, die die Endothelzellen und die Muskulatur der Gefäßwand beeinflussen (Übersichten bei 4, 13, 23, 25, 27)

Wenige Tage nach der Endothelschädigung beobachtete man eine Proliferation der glatten Muskelzellen mit Migration von der Media in die Intimaschicht. Wie aus Untersuchungen mit Muskelzellkulturen bei Zusatz von plättchenreichem Plasma hervorgeht, wird das Signal zur Proliferation der glatten Muskelzellen durch einen aus den Plättchen freigesetzten mitogenen Faktor gegeben[28]. Die aktivierten Muskelzellen sind auch für die Bildung von Mukopolysacchariden, Kollagenfibrillen und elastischen Fasern verantwortlich. Außerdem können sie die bei der Endothelläsion extrazellulär gebundenen Lipide inkorporieren.

Die proliferativen zellulär-bindegewebigen Veränderungen sind zunächst reversibel. Bei wiederholter Endothelschädigung wird jedoch, gefördert durch chronische Hyperlipidämie und hyperreaktive Plättchen, ein irreparabler Prozeß eingeleitet. Die verfetteten Muskelzellen sterben ab und es bilden sich fettreiche Gefäßwandnekrosen, die atheromatöse Plaques. Diese rufen wiederum die Anlagerung und Aggregation der Blutplättchen hervor. Somit werden die Reaktionsfolgen Wachstumreiz, Verfettung und Zelluntergang mit erneuter Plättchenanlagerung ständig unterhalten.

Diese, auch als "response to injury" bezeichnete Hypothese der Arterioskleroseentstehung mißt also der Adhäsion und Aggregation der Blutplättchen in der Frühphase der Arteriosklerose eine entscheidende pathogenetische Bedeutung zu[12].

Biochemische Reaktionen der Blutplättchen

Die biochemischen Grundlagen für die Aggregation der Blutplättchen und ihre Wechselwirkung mit der Gefäßwand wurden in den letzten Jahren entscheidend erweitert, nachdem der Stoffwechsel der Arachidonsäure, ein Bestandteil der Phospholipide in Zellmembranen aufgeklärt worden war (Abb. 1). Mit Hilfe moderner biochemischer Untersuchungsverfahren wurde entdeckt, daß in den Blutplättchen bei ihrer Haftung am subendothelialen Bindegewebe oder durch aggregationsauslösende Substanzen, wie Kollagen, aus den Phospholipiden der Zellmembran durch Phospholipase A_2 Arachidonsäure freigelegt wird[10, 11]. Diese wird über instabile Zwischenstufen, die Prostaglandinendoperoxyde, in Prostaglandine (PGe) und in eine gleichfalls instabile Verbindung, das Thromboxan A_2 (TxA_2), umgewandelt. TxA_2 besitzt zwei im Zusammenhang mit der Plättchen-Gefäßwand-Wechselwirkung wichtige Funktionen. Es fördert auf Grund ionophorähnlicher Eigenschaften die Aggregation und Freisetzungsreaktion der Plättchen und bewirkt eine Kontraktion von Arterien.

Weiterhin wurde vor einigen Jahren ein Gegenspieler von TxA_2 entdeckt[5, 19, 20]. In der Gefäßwand wird aus Arachidonsäure über PG-Endoperoxide ein anderes instabiles Prostaglandin, das Prostazyklin (PGI_2) gebildet. Die höchste Syntheserate für PGI_2 findet sich in den Endothelzellen. PGI_2 ist ein starker Hemmstoff der Plättchenaggregation und wirkt auch desaggregierend auf Plättchenaggregate. Im Gegensatz zu TxA_2 führt PGI_2 zu einer Vasodilatation. Es wird angenommen, daß bei intaktem Endothel ständig PGI_2 in die Zirkulation abgegeben wird, wodurch die Aggregation der Plättchen verhindert wird. Demnach liegt bei intakten Gefäßen ein Gleichgewichtszustand zwischen der Bildung des aggregationshemmenden und gefäßerweiternden Prostazyklins in der Gefäßwand und des aggregationsfördernden und gefäßverengenden TxA_2 in den Blutplättchen vor.

Störungen des Gleichgewichts zwischen beiden Produkten des PG-Stoffwechsels könnten zur Entstehung von muralen Plättchenthromben führen. Dieses Gleichgewicht ist bei arteriosklerotisch veränderten Gefäßen gestört, indem weniger PGI_2 als im normalen Gewebe gebildet wird[1, 6, 9]. Dementsprechend ist auch eine erhöhte Aggregationsneigung bei Patienten, die an Arteriosklerose leiden, gefunden worden. Außerdem ist die

Lebensdauer der Blutplättchen verkürzt, da die Plättchen durch Anlagerung an die arteriosklerotisch veränderten Gefäßbezirke verbraucht werden.

Bedeutsam für die Zusammenhänge zwischen Blutplättchen und Genese der Arteriosklerose ist weiterhin, daß die Synthese des PGI_2 durch Lipidperoxide, die in den verfetteten arteriosklerotischen Plaques vorkommen, blockiert wird[5, 19]. Die Hemmung der Prostazyklinbildung bei arteriosklerotischen Tieren geht mit einer erhöhten Aggregationsneigung der Plättchen einher[6]. Aus diesen Untersuchungsergebnissen wurde geschlossen, daß bei einem erhöhten Lipidgehalt im Blut relativ hohe Konzentrationen an Lipidperoxiden entstehen, welche die PGI_2-Bildung hemmen und damit die Anlagerung der Plättchen an der Gefäßwand begünstigen. Die Plättchen setzen dabei Faktoren frei, welche die glatten Muskelzellen der Gefäßwand zum Wachstum anregen und zum Einwachsen in die Endothelzellschicht veranlassen[27]. Nach dieser Konzeption ist eine Zerstörung der Endothelzellen als erster Schritt der Entwicklung des arteriosklerotischen Prozesses nicht erforderlich.

Pharmakologische Beeinflussung der Plättchenreaktion

Auf Grund der neuen Erkenntnisse über die Wechselwirkung Blutplättchen und Gefäßwand eröffnen sich auch Möglichkeiten zur medikamentösen Beeinflussung der Atherogenese[16]. Durch eine gezielte Beeinflussung der Plättchenfunktion könnte ihre Reaktionsfähigkeit mit der geschädigten Gefäßwand herabgesetzt und somit ein wichtiger Schritt bei der Atherogenese verhindert werden. Eingriffe in den Stoffwechsel der Arachidonsäure sind neuerdings in den Mittelpunkt des Interesses gerückt, und es werden Stoffe gesucht, welche die Bildung der aggregationsfördernden PGe hemmen oder die Bildung von aggregationshemmenden PGen fördern (Abb. 2).

Das Enzymsystem, welches die Arachidonsäure in Prostaglandinendoperoxide umwandelt, die Zyklooxygenase, wird durch nicht steroidale Antiphlogistika, wie Azetylsalizylsäure (ASS) und Indomethazin, gehemmt[11, 22]. Somit stehen keine Vorstufen zur Bildung von TxA_2 zur Verfügung, und die Aggregation der Plättchen bleibt aus. Dieser Mechanismus wird bereits durch Einsatz von ASS in einer besonderen Zubereitungsform (Micristin) für die Thromboseprophylaxe praktisch genutzt[18]. Da durch die Hemmung der Zyklooxygenase aber auch die Synthese von Prostazyklin unterbunden wird, bemüht man sich um Hemmstoffe, welche selektiv die Thromboxansynthetase und damit die Umwandlung der Prostaglandinendoperoxide in TxA_2 hemmen.

Eine weitere Möglichkeit ergibt sich durch die Entwicklung von stabilen prostzyklinanalogen Verbindungen, die die Plättchenaggregation hemmen. Schließlich gewinnen in diesem Zusammenhang auch Substanzen an Bedeutung, die die Synthese oder Freisetzung des Prostazyklins stimulieren oder seine Wirkung verstärken. Da die Prostazyklinwirkung an den Blutplättchen über zyklisches AMP vermittelt wird, können Stoffe, welche den Abbau des zyklischen Nukleotids durch Phosphodiesterase hemmen, die

Prostazyklinwirkung fördern[21].

Schlußbetrachtung

In den Ausführungen stehen die Zusammenhänge zwischen Blutplättchen und Arteriosklerose zur Diskussion. Diese neuen und faszinierenden Beobachtungen an Mensch und Tier haben die Front der Arterioskleroseforschung in Bewegung gebracht. Es ist jedoch zu bedenken, daß die Pathogenese der Arteriosklerose zweifellos komplex und multifaktoriell ist. Demnach wäre es übertrieben, allein unter dem Aspekt der Plättchenfunktion oder des Prostaglandinstoffwechsels das pathologische Geschehen zu betrachten. Es ist vielmehr nötig, die neuen Erkenntnisse in das vorhandene Wissen einzuordnen.

Es ist auch nicht zu übersehen, daß es einige gewichtige Argumente gibt, welche die allgemeine Gültigkeit der Prostazyklin-Thromboxan-Gefäßwand-Interaktion für die Thrombogenese und Atherogenese in Frage stellen. So wurde beobachtet, daß die Adhäsion der Plättchen am Subendothel nicht in dem Maße durch PGI_2 gehemmt wird, wie die Aggregation[14]. Auch ist die Thromboxanbildung nicht in jedem Falle für die Aggregation und Freisetzungsreaktion der Blutplättchen essentiell[15]. So ist die ADP-bedingte Aggregation PG-unabhängig und bei der durch Thrombin induzierten Aggregation kann die PG-Stoffwechselstrecke umgangen werden. Demnach würde eine Betrachtung der Plättchen-Gefäßwand-Wechselwirkung ausschließlich unter dem Aspekt des PG-Stoffwechsels eine zu weitgehende Vereinfachung darstellen.

Literatur

1 D'angelo, V., Villa, S., Mysliwiec, M., Donati, B. und de Gaetano, G., Thromb. Haemost. 39 (1978) 535

2 Astrup, T., Role of blood coagulation and fibrinolysis in the pathogenesis of arteriosclerosis. In: Connective Tissue, Thrombosis and Atherosclerosis. I. H. Page (ed.), Academic Press, New York 1959, S. 223-240

3 Barnhart, M. I., Molec. cell. Biochem. 22 (1978) 113

4 Baumgartner, H. R., Schweiz. med. Wschr. 107 (1977) 717

5 Buntig, S., Moncada, S. und Vane, J. R., Lancet II (1977) 1075

6 Dembińska-Kiêc, A., Gryglewska, T., Zmuda, A. und Grylewski, J. R., Prostaglandins 14 (1977) 1025

7 Duguid, J. B., J. Path. Bact. 60 (1948) 57

8 Fuster, V. und Bowie, E. J. W., Thromb. Haemost. 39 (1978) 322

9 Gryglewski, J. R., Dembińska-Kiêc, A., Zmuda, A., Gryglewska, T., Atherosclerosis 31 (1978) 385

10 Hamberg, M. und Samuelsson, B., Proc. Nat. Acad. Sci. USA 71 (1974) 3400

11 Hamberg, M., Svensson, J. und Samuelsson, B., Proc. Nat. Acad. Sci. USA 72 (1975) 2994

12 Harker, L. A., Ross, R. und Glonset, J. A., Thromb. Haemost. 39 (1978) 312

13 Harker, L. A., Ross, R., Slichter, S. J. und Scott, C. R., J. clin. Invest. 58 (1976) 731

14 Higgs, S. A., Moncada, S., Vane, J. R., Caen, J. P., Michel, H. und Tobelen, G., Prostaglandins 16 (1978) 17

15 Holmsen, H., Thromb. Haemost. 38 (1977) 1030

16 Markwardt, F. und Glusa, E., Z. ges. inn. Med. 33 (1978) 628

17 Markwardt, F., Glusa, E. und Klöcking, H.-P., DDR-Med. Report 8 (1979) 379

18 Markwardt, F. und Vogel, G., Medikamentöse Beeinflussung der Thrombozytenfunktion. Experimentelle und klinische Untersuchungen mit Azetylsalizylsäure. Sitzungsberichte der Akademie der Wissenschaften der DDR / Mathematik - Naturwissenschaften - Technik 8 N, 1979, Berlin, Akademie Verlag 1979

19 Moncada, S., Herman, A. G., Higgs, E. A., Vane, J. R., Thromb. Res. 11 (1977) 323

20 Moncada, S., Higgs, E. A. und Vane, J. R., Lancet I (1977) 218

21 Moncada, S. und Korbut, R., Lancet I (1978) 1286

22 Moncada, S und Vane, J. R., New. Engl. J. Med. 300 (1979) 1142

23 Moore, S., Thrombos, Diathes. haemorrh. (Stuttgart) 60 (1974) 205

24 Moore, S., Friedman, R. J., Singal, D. P., Gauldie, J., Blajchman, M. A. und Roberts, R. S., Thromb. Haemost. 35 (1976) 70

25 Mustard, J. F. und Packham, M. A., Thrombos. Diathes. haemorrh. (Stuttgart) 33 (1975) 444

26 Rokitansky, C., v., Über einige der wichtigsten Krankheiten der Arterien. K. K. Hof- und Staatsdruckerei, Wien, 1852

27 Ross, R. und Glomset, J. A., New Engl. J. Med. 295 (1976) 369; 420

28 Ross, R und Vogel, A., Cell 14 (1978) 203

Tabelle 1

Substanzen, die eine Aggregation und Freisetzungsreaktion auslösen

ADP
Adrenalin und Serotonin
Kollagen
Thrombin und andere proteolytische Enzyme
langkettige Fettsäuren
Prostaglandine, Prostaglandinendoperoxide, Thromboxane
Antigen-Antikörper-Komplexe
aggregierte Immunglobuline
Bakterien, Viren

Tabelle 2

Aus den Blutplättchen freigesetzte Inhaltsstoffe

Adeninnukleotide
Biogene Amina (Serotonin, Adrenalin, Histamin)
Kalzium, Kalium
Gefäßpermeabilitätssteigernder Faktor
Mitogener Faktor für glatte Muskelzellen
Chemotaktischer Faktor für Leukozyten
Lysosomale Enzyme
Aminosäuren und plättchenspezifische Proteine

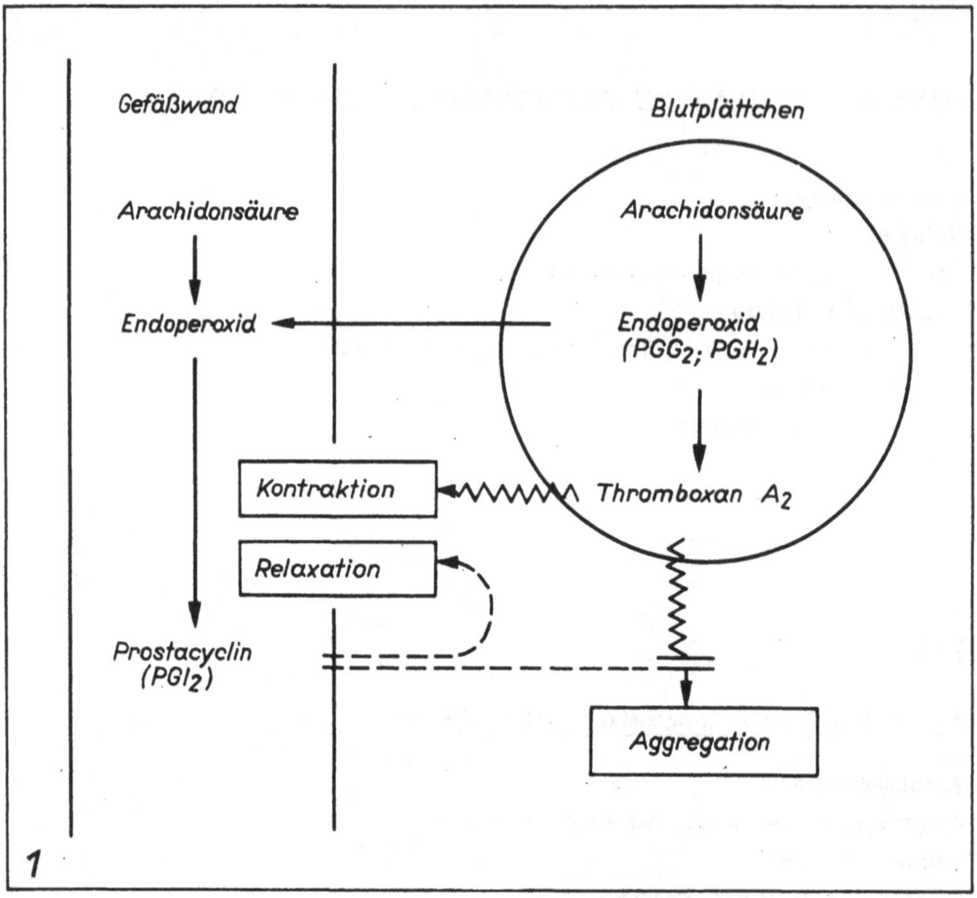

Abb. 1 Gefäßwand-(Prostazyklin)-Blutplättchen-(Thromboxan)-Wechselwirkung

Abb. 2 Schema der biochemischen Plättchenreaktionen und ihrer pharmakologischen Beeinflussung

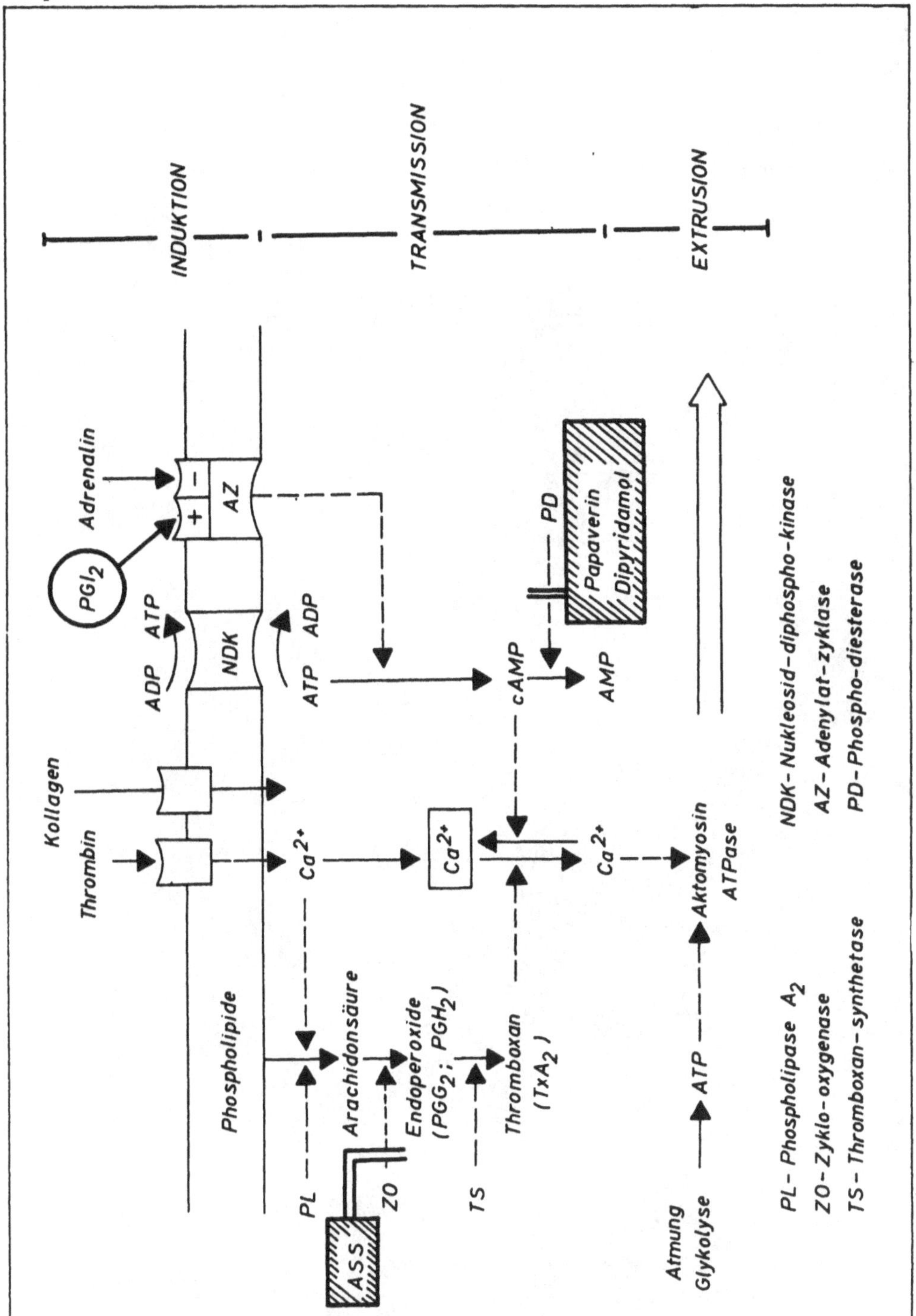
INDUKTION
TRANSMISSION
EXTRUSION
Thrombin
Kollagen
Adrenalin
PGI_2
+
−
AZ
NDK
ADP
ATP
ATP
ADP
Phospholipide
Ca^{2+}
Ca^{2+}
Ca^{2+}
cAMP
AMP
PD
Papaverin
Dipyridamol
PL
ZO
TS
ASS
Arachidonsäure
Endoperoxide (PGG_2; PGH_2)
Thromboxan (TxA_2)
Atmung
Glykolyse
ATP
Aktomyosin ATPase
PL- Phospholipase A_2
ZO- Zyklo-oxygenase
TS- Thromboxan-synthetase
NDK- Nukleosid-diphospho-kinase
AZ- Adenylat-zyklase
PD- Phospho-diesterase

2

Aus dem Pathologischen Institut des Bereiches Medizin der Karl-Marx-Universität Leipzig (Direktor: Prof. Dr. A. Hecht)

Elimination von Risikofaktoren und Regression arteriosklerotischer Veränderungen

A. Hecht

Nach WALKER (1977) ist in den USA die Sterblichkeit an der chronisch-ischämischen Herzkrankheit in den letzten 10 Jahren nicht unbeträchtlich zurückgegangen. Gleichzeitig zeigten der Tabakverbrauch und Fettverzehr eine rückläufige Tendenz, und es wurden in größerem Umfang Antihypertensiva verbraucht. Auch aus der Schweiz wird über eine rückläufige Entwicklung von Herz-Kreislauf-Krankheiten berichtet. In diesem Zusammenhang ist der Hinweis von EPSTEIN (1979) von Interesse, daß aufgrund theoretischer Überlegungen bei der Ausschaltung der wichtigsten Risikofaktoren der Arteriosklerose eine Reduzierung der Sterblichkeit an der chronisch-ischämischen Herzkrankheit um 30-50 % zu erwarten ist. Diese sicher noch zu überprüfenden und bestätigenden Angaben werfen die Frage auf, ob eine derart positive Beeinflussung der Lebenserwartung durch die Elimination von Risikofaktoren das Ergebnis der Beeinflussung des arteriosklerotischen Prozesses selbst ist einschließlich seiner örtlichen Komplikationen oder das Resultat einer metabolischen Wirkung auf das Herz. Uns beschäftigt hier die Frage, ob durch die Beseitigung von essentiellen Risikofaktoren eine Regression arteriosklerotischer Veränderungen zu erwarten ist. Diese Problematik ist fast so alt wie die Untersuchungen zur Ätiologie der Arteriosklerose selbst. So fiel bereits nach dem 1. Weltkrieg auf, daß es zu einer Abnahme arteriosklerotischer Erkrankungen beim Menschen kam, ein Befund, der auch im Ergebnis des 2. Weltkrieges bestätigt wurde. Die Beobachtungen nach dem 1. Weltkrieg nahm ANITSCHKOW (1928) zum Anlaß, sich mit der Rückbildung der experimentellen Kaninchenatherosklerose zu befassen. Er konnte eine solche tatsächlich nach Einstellung der atherogenen Diät in Form einer Cholesterolverfütterung beobachten. Die Behandlung der Problematik der Rückbildung arteriosklerotischer Veränderungen durch die Ausschaltung von Risikofaktoren setzt die Kenntnis der Beziehungen zwischen den bekannten essentiellen Risikofaktoren, also der Hypertonie, der Hypercholesterolämie bzw. Dyslipoproteinämie und dem Rauchen und der arteriosklerotischen Gefäßerkrankung voraus. Eine wesentliche Vorbedingung für die Entstehung arteriosklerotischer Veränderungen stellt die erhöhte Permeabilität des Gefäßendothels dar als Grundlage für die Permeation der arterioskleroseförderndenFaktoren in die Intima. An diese schließt sich die Proliferation und Modulation der glatten Muskelzellen an mit ihrer zahlenmäßigen Vermehrung und der Ausbildung lipidspeichernder Schaumzellen, der Bildung extrazellulärer Matrix wie von Glykosaminoglykanen und Kollagenfasern und schließlich die weiteren Veränderungen in Form von hyalin-fibrösen Plaques, Atheromen und Ulcera mit sekundärer Verkalkung. Wenn man der Frage nachgeht, über welchen Pathomechanismus die Risikofaktoren an der Induktion und dem Ablauf dieses Prozesses beteiligt sind, so muß es als sehr wahrscheinlich gelten, daß insbesondere die Hypertonie und das Rauchen wesentlich zur gesteigerten Endothelpermeabilität beitragen. Die "low density proteins", ein Thrombozytenmitosefaktor und auch niedermolekulare Proteine sind es, die durch Stimulation der Proliferation der glatten Muskelzellen den Prozeß der Arteriosklerose in Gang setzen. Das morphologische Bild der Arteriosklerose stellt also das Resultat eines Komplexes von metabolischen und strukturellen Veränderungen dar, wobei es auch hier müßig ist, den Streit nach dem Primat des einen oder des anderen wieder aufzugreifen, da beide ein untrennbare Einheit bilden. Ebenso sind wir auch nicht der Auffassung, daß das Risikofaktorenkonzept allein den komplizierten und komplexen Mechanismus der Arterioskleroseentstehung erklären kann. Gegenwärtig bildet es jedoch die einzig praktikable Grundlage für die Entwicklung von Vorstellungen zur Prävention und Regression des arteriosklerotischen Krankheitsprozesses. Wenn die Arteriosklerose kein sich selbst unterhaltendes und vorantreibendes Geschehen darstellt, eine Frage, die noch nicht zufriedenstellend beantwortet ist, so ist von der Ausschaltung der Risikofaktoren unter Berücksichtigung ihrer eben kurz skizzierten Wirkungsweise eine Einflußnahme auf den arteriosklerotischen Prozeß zu erwarten. In diesem Sinne sprechen zahlreiche Tierexperimente, die sich vor allem nach Unterbrechung einer Hypercholesterolämie mit dem Fortgang der Arteriosklerose in der Gefäßwand befassen. Als Kriterien zur Bewertung des Verhaltens der Arterienwand werden morphologische und metabolische Parameter herangezogen. Beachtet werden die Art und die Größe der Schädigung, das Ausmaß der Zellularität, die Rate der Zellproliferation, die Anhäufung von Lipidsubstanzen in den Zellen und im Extrazellularraum sowie das Verhalten der Glykosaminoglykane und kollagenen Fasern. Außerdem erfolgt eine chemische Bestimmung der Lipidsubstanzen vor allem des freien und veresterten Cholesterol, der Phospholipide und auch der Triglyzeride in der Gefäßwand. Je älter die arteriosklerotischen Veränderungen sind, umso tiefer dringen sie in die Gefäßwand ein und umso geringer ist die Wahrscheinlichkeit ihrer Rückbildung. Die meisten der an unterschiedlichen Tierspezies wie Ratten, Kaninchen, Tauben, Schwein, und Primaten durchgeführten Untersuchungen sprechen dafür, daß es selbst bei Vorliegen von Atheromen mit fibrösen Kappen zu einer Regression der Arteriosklerose mit Weiterstellung des ursprünglich eingeengten Gefäßlumens kommt. Voraussetzung ist eine drastische Senkung des Serumcholesterolspiegels über mehrere Monate auf einen Wert von weniger als 150 mg % durch Verfütterung einer normalen Standarddiät und/ oder den Einsatz hypolipidämisch wirkenden Substanzen wie Cholestyramin, Kortison oder auch des viel diskutierten Clofibrats. Im gleichen Sinne wirkt im Experiment auch eine Hyperoxie. Unter diesen Voraussetzungen tritt eine Verkleinerung der arteriosklerotischen Beete ein, die Dicke der Intima nimmt ab, und es ist eine deutliche Abnahme der Zellzahl zu beobachten. Diese kommt einmal zustande durch den Untergang der mit Fett beladenen Zellen. Die Schaumzellen, sowohl von den glatten Muskelzellen wie auch den Makrophagen abstammend, gehen zurück und die extrazellulären Lipide nehmen zu. Dabei gehen in der ersten Phase die von Makrophagen abstammenden Schaumzellen zugrunde mit Freisetzung der Lipide. Ein Absterben der lipidspeichernden glatten Muskelzellen ist dagegen kaum zu beobachten. Wie durch Untersuchungen von WEIDENBACH an unserem Institut gezeigt werden konnte, tritt in den myogenen Schaumzellen eine Neubildung von Membranstrukturen ein. Durch diese erfolgt eine Separation von mit Fett beladenen Zellarealen. Diese werden in den Extrazellularraum abgestoßen. Zurück bleibt eine primitive, organellenarme glatte Muskelzelle, die dann offensichtlich in einen neuen Funktionszyklus eintreten kann. Weiter ist eine Zunahme der sogenannten "ghost bodies" zu beobachten, die sich in diesem Fall von den glatten Muskelzellen herleiten. Schließlich ist eine Regeneration des geschädigten Endothels nachzuweisen. Chemisch ist außerdem eine Abnahme von Lipiden in der Gefäßwand zu beobachten. Diese ist vor allem auf eine Ausschleusung des Cholesterols zurückzuführen. Damit einher geht eine verstärkte Faserbildung, so daß eine Defektheilung eintritt und nicht etwa eine völlige restitutio ad integrum. Eine vollständige Rückbildung ist nur bei den Veränderungen zu erwarten, die im anglo-amerikanischen Schrifttum als "fatty streaks" bezeichnet werden und in einer reinen Lipideinlagerung mit nur geringer Faserbildung bestehen. Ein solcher positiver Effekt ist auch von der Reduktion eines Hypertonus zu erwarten, der im Zusammenhang mit einer gleichzeitig bestehenden Dyslipoproteinämie atherogen wirkt. Doch liegen hierzu noch keine umfassenden Untersuchungsergebnisse vor.

Trotz der somit insgesamt optimistisch stimmenden tierexperimentellen Ergebnisse bleiben einige Fragen offen. Einmal handelt es sich hier um am Versuchstier gewonnene Ergebnisse, die sowohl hinsichtlich ihrer Ätiologie, Resultat einer monofaktoriellen Ursache wie auch ihres morphologischen Erscheinungsbildes nur eingeschränkt auf den Menschen übertragbar sind. Es darf auch nicht übersehen werden, daß von verschiedenen Untersuchern keine Regression der arteriosklerotischen Veränderungen bei Senkung des Serumcholesterolspiegels nachgewiesen werden konnte. Außerdem werden im Tierexperiment sehr drastische Senkungen des Blutcholesterolspiegels bewirkt, wie sie beim Menschen nicht eintreten. Weiter ergibt sich die Frage nach dem Langzeiteffekt bei fortgeschrittenen Veränderungen mit Defektheilung. Hier sind sekundäre Schrumpfungsprozesse zu erwarten, die ihrerseits eine Stenosierung des Gefäßlumens bewirken können. Positiv ist zu bewerten, daß es anscheinend beim Primaten mit dem Menschen vergleichbaren Veränderungen gelingt, eine Regression zu erzielen. Über das Verhalten beim Menschen selbst liegen kaum direkte Untersuchungen vor. Doch bestehen auch hier aufgrund angiographischer Untersuchungen Anhaltspunkte dafür, daß eine Regression möglich ist.

Zusammenfassend scheinen mir die bisherigen Untersuchungsergebnisse nicht ausreichend, um die Frage nach den Beziehungen zwischen Ausschaltung von Risikofaktoren und Rückbildung arteriosklerotischer Veränderungen für den Menschen zufriedenstellend zu beantworten. Grundsätzlich sprechen die bisherigen tierexperimentellen Befunde dafür, daß eine Rückbildung von arteriosklerotischen Gefäßveränderungen möglich ist. Der Umfang der Regression hängt sicher auch vom Stadium der Arteriosklerose ab. Dabei ist auch zu beachten, daß der Gefäßschaden in den verschiedenen Gefäßprovinzen unterschiedlich ausgeprägt ist und die Geschwindigkeit der Progression wie auch der Regression sich in Abhängigkeit von der betroffenen Gefäßprovinz differenziert verhält. Die bisherigen Ergebnisse unterstützen deshalb auch die Auffassung, daß entsprechende Maßnahmen so früh wie möglich einsetzen müssen, wenn eine bemerkenswerte und funktionell wirksame Regression erzielt werden soll.

Literatur

Adams, C. W. M., Poston, R. N. und Morgan, R. S., Virchows Arch. A Path. Anat. Histol. 371 (1976) 53

Anitschkow, N., Verh. dtsch. Es. Path. 23 (1928) 473

Armstrong, M. L., Atherosclerosis regression in animal models - mesenchymal complications. In: Atherosclerosis III ed. by G. Schettler u. A. Weizel, Springer-Verlag, Heidelberg, Berlin, New York 1974, S. 300

Crawford, D. W. und Blankenhorn, D. H., Ann. Rev. Med. 30 (1979) 289

DeBakey, M. E., Atherosclerosis Rev. 3 (1978) 1

Epstein, F. H., Gutzwiller, F., Howald, H., Junod, B. und Schweizer, W., Schweiz. med. Wschr. 109 (1979) 1171

Gresham, G. A., Monographs in Atherosclerosis 7 (1976), Karger, Basel-New York

Guski, H. und Weiss, P., Exp. Path. 6 (1972) 214

Hecht, A., Z. ges. inn. Med. 34 (1979) 297

Krug, H. und Massmann, J., Med. akt. 4 (1978) 443

Massmann, J., Weidenbach, H., Müller, H., Kunnert, B., Wagner, J. und Krug, H., Z. ges. inn. Med. 33 (1978) 606

Stary, H. C., Adv. Exp. Med. Biol. 43 (1974) 59

Stary, H. C., Abh. d. Rhein.-Westf. Akad. Wiss. 63 (1978) 39

Stary, H. C., Virchows Arch. A Path. Anast. Histol. 383 (1979) 117

Stary, H. C. und Strong, J. P., Adv. exp. med. Biol. 67 (1976) 89

Strong, J. P., Prim. Med. 9 (1976) 1

Strong, J. P., Eggema, D. A. und Stary, H. C., Prim. Med. 9 (1976) 300

Vesselinovitch, D., Wissler, R. W., Fisher-Dzoga, K., Hughes, R. und Dubien, L., Atherosclerosis 19 (1974) 259

Vesselinovitch, D., Wissler, R. W., Hughes, R. und Borensztajn, J., Atherosclerosis 23 (1976) 155

Walker, W. J., New Engl. J. Med. 297 (1977) 163

Weidenbach, H., Csònka, E., Massmann, J. und Denes, R., Exp. Path. 15 (1978) 383

Wissler, R. W. und Vesselinovitch, D., Evidence for prevention and regression of atherosclerosis in man and experimental animals at the arterial level. In: Atherosclerosis III, ed. by G. Schettler and A. Weizel, Springer-Verlag Berlin, Heidelberg, New York 1974, S. 747

Zentralinstitut für Herz- und Kreislauf-Regulationsforschung der Akademie der Wissenschaften der DDR, Berlin-Buch (Direktor: MR Prof. Dr. sc. med. H. Heine)

Zur Thrombozytenfunktion bei Arteriosklerose

M. Stepanauskas, C. Norden, L. Heinemann, G. Zeschke und H. Heine

Die gestörte Interaktion von Gefäßwand und Blutplättchen ist ein wesentlicher Mechanismus in der Atherogenese, wobei Prostazyklin und Thromboxan als Modulatoren dieser Wechselbeziehungen wirken können (Baumgartner, 1978). In atherosklerotisch veränderten Gefäßen ist die Prostazyklinbildung gegenüber der normalen Gefäßwand vermindert[2, 3]. Prostazyklinmangel führt, sofern nicht durch Kompensationsmechanismen ausgeglichen, zum Thromboxanübergewicht und damit zu erhöhter Aggregationsneigung der Plättchen. Diese experimentellen Befunde erklären die seit langem bekannten[4, 5, 6] und auch von uns[7] beobachtete gesteigerte Thrombozytenaktivität, bei klinisch manifester Arteriosklerose. In diesem Sinne könnte die, wie auch Breddin[12] vermutet, permanent gesteigerte Aggregationsneigung der Plättchen als Risikofaktor der Arteriosklerose angesehen werden.

Da noch keine Methode zur klinisch-morphologischen Erkennung der Arteriosklerose im Stadium der Entstehung bekannt ist, gibt bisher nur die Erfassung und Behandlung der Risikofaktoren eine Möglichkeit zur Prävention. Für die Erfassung der erhöhten Aggregationsneigung ist der Plättchenaggregationstest (PAT I) gut geeignet[4]. Wir konnten feststellen[7] (Abb. 1), daß Patienten mit chronisch arteriellen Verschlußkrankheiten unter HK-Basistherapie die erhöhte Aggregationsbereitschaft, ein Fall ausgenommen, behielten und damit weiterhin Träger dieses Risikofaktors blieben.

Antikoagulantien scheinen einen günstigen Einfluß auf die Thrombozytenfunktion zu haben. In der Antikoagulantien behandelten Gruppe konnten häufiger als in der unbehandelten Gruppe normale Aggregationsstufen registriert werden. In keinem Fall dagegen wurde nach Micristinbehandlung eine gesteigerte Aggregabilität beobachtet. Dieser mikroskopisch auszuwertende Plättchenaggregationstest wurde dahingegend weiterentwickelt, daß mit einem Aggregometer der dynamische Prozeß der Aggregation kontinuierlich aufgezeichnet wird[8, 9].

Aufgrund der international guten Erfahrungen mit Rotationsaggregometern wurde an unserem Institut ein Gerät entwickelt, das zur Erkennung erhöhter Aggregationsneigung von Plättchen ohne Zusatz von Induktoren geeignet ist[10].

Bei diesem Verfahren rotiert eine Scheibenküvette etwa 20 Umdrehungen pro Minute bei 37°C im Strahlengang eines Photometers.

Bei fehlender Spontanaggregation wird innerhalb der 30-minütigen Meßzeit eine Gerade registriert (Abb. 2).

Aufgezeichnete Aggregationskurven werden wie folgt ausgewertet (Abb. 3):
Der Winkel Alpha ist das Maß für die Dynamik des Aggregationsgeschehens. Wichtige Parameter sind die Reaktionszeit vom Anfang der Küvettenrotation bis zum Beginn der maximalen Transmissionsänderung und die maximale Aggregation, die als prozentuale Änderung der Trübung notiert wird.

Für eine pathologisch erhöhte Aggregationsneigung sprechen Kurven mit gesteigerter Aggregationsdynamik, verkürzter Reaktionszeit und erhöhter prozentualer Maximalaggregation (Abb. 2), verglichen mit den durchschnittlicher aufgezeichneten Kurven von gesunden Blutspendern.

Durch Micristin wird die gesteigerte Spontanaggregation gemildert. Es werden Kurven registriert, die gegenüber dem Ausgangswert eine verzögerte Aggregationsgeschwindigkeit, eine verlängerte Reaktionszeit und eine verminderte maximale Aggregation aufweisen. Außerdem zeigen diese Kurven eine deutliche Desaggregation auf.
Herz-Kreislauf-Krankheiten, kombiniert mit erhöhter Spontanaggregation sollte Anlaß sein, Plättchenaggregationshemmer in den Therapieplan aufzunehmen. Wir behandelten derartige Fälle mit Micristin.

Die bekannte Tatsache, daß die Höhe und Dauer der Funktionshemmung individuellen Schwankungen unterliegt, ließ uns nach einem relativ wenig aufwendigen Parameter suchen, der zur Therapiekontrolle geeignet erscheint. Als zuverlässigen Kontrollparameter wählten wir die mit 5 µM ADP induzierten Thrombozytenaggregationstests[11].
Die Höhe der Desaggregationsrate war die Grundlage für die individuelle Micristindosierung. Als therapeutisch optimal wurde die geringste Micristindosis verordnet, die permanent zu Desaggregationsraten größer als 50 % führt[7].

Die Aggregationskurven unter Micristinapplikation demonstrieren sicher die Funktionshemmung der Thrombozyten. Sie liefern aber keinen Beweis dafür, ob die in vitro nachgewiesene Wirkung der Azetylsalizylsäure auch zur Senkung der Progredienz führt.

Hinweise für die klinische Relevanz des Testes gab uns eine über 4 Jahre geführte Studie micristinbehandelter Patienten mit chronisch arteriellen Durchblutungsstörungen. Der Vergleich von Desaggregationsrate und klinischem Verlauf der Erkrankungen hatte folgende Ergebnisse:

Alle Patienten, die nach unseren Kriterien unter Micristin nie die optimale Desaggregationsrate (50 % Desaggregation) erreichten, wiesen eine klinisch bzw. angiographisch gesicherte Progredienz auf.

In der Gruppe mit wechselndem Verhalten der Aggregationsraten wurden häufig klinische bzw. angiographisch gesicherte Progredienz oder aber unveränderte Befunde registriert.

Dagegen fanden wir in der Gruppe mit durchgängig therapeutisch optimaler Desaggregationsrate (50 % Desaggregation) kaum ein progredientes Verhalten der peripheren Arteriosklerose (Abb. 4).

Diese vorläufigen Beobachtungen stehen keineswegs im Gegensatz zu der von Herrn Prof. Markwardt geäußerten These, daß die ausschließliche Betrachtung des Prostazyclin-Thromboxansystems eine Simplifizierung darstellen kann.

Jedoch lassen sich unsere bisherigen Befunde in die Vorstellungen über die Rolle des Prostaglandinstoffwechsels gut einordnen.

Literatur

1 Baumgartner, M. R., Internist 19 (1978) 627

2 D' Angels, V., Villa, S., Mysliwiec, M., Donati, M. B. und De Gaetano, Thrombos. Haemostas. (Stuttg.) 39 (1978) 535

3 Sinzinger, H., Silberbauer, K., Feigl, W., Wagner, O., Winter, M. und Auerwald, W., Thrombosis and Haemostasis 42 (1979) 803

4 Breddin, K., Die Thrombozytenfunktion bei hämorhagischen Diathesen, Thrombosen und Gefäßkrankheiten. F. K. Schattauer Verlag, Stuttgart 1968

5 Glusa, E., Folia haematologica 102 (1975) 212

6 Lukomski, P. E., Ljussov, W. A. und Beloussov, J. B., Kardiologija 1 (1971) 5

7 Norden, C., Nugel, E. und Stepanauskas, M., Dtsch. Ges.wesen 31 (1976) 2373

8 Jäger, W., Kutschera, J., Wendeberg, H., Kauschmann, R., Riese, W., Pietsch, U., Berger, E. und Bennert, Ch., Blut XXX (1974) 184

9 Breddin, K., Grun, H., Krywanek, H. J. und Schremmer, W. P., Klin. Wschr. 53 (1975) 81

10 Norden, C., Zeschke, G., Kühne, L., Heinemann, L., Stepanuaskas, M. und Heine, H., Thrombozytenaggregometer 78 - ein Gerät zur turbidimetrischen Messung der spontanen Plättchenaggregation in ihrem zeitlichen Verlauf (i. Dr.)

11 Stepanauskas, M., Nugel, E., Brzezinka, K. und Egger, E., Z. med. Labor. Diagn. 18 (1977) 368

12 Breddin, K., Z. ges. inn. Med. 33 (1978) 615

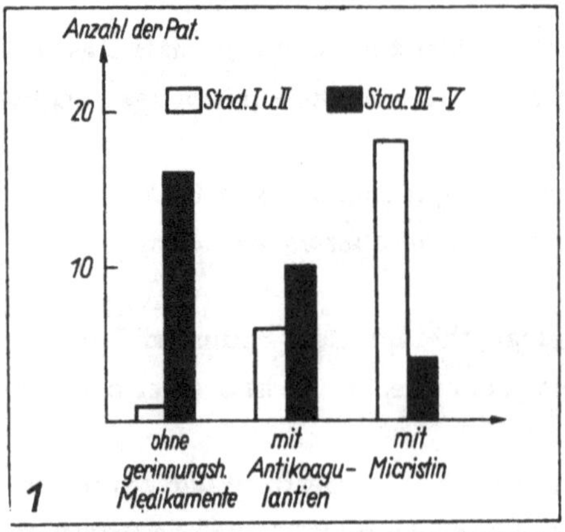

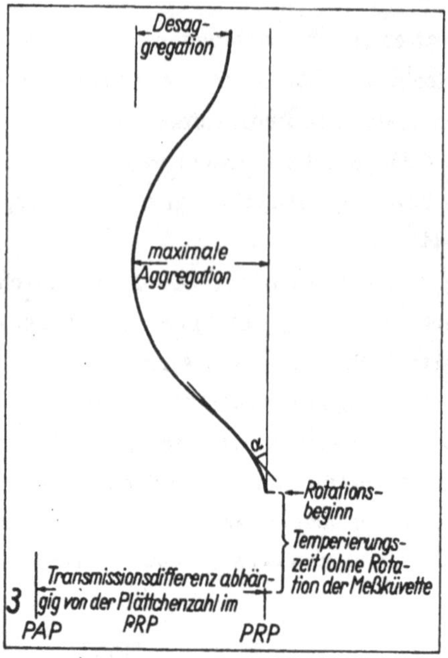

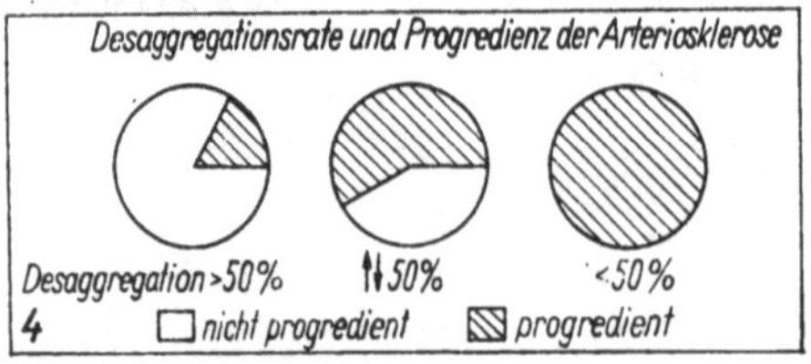

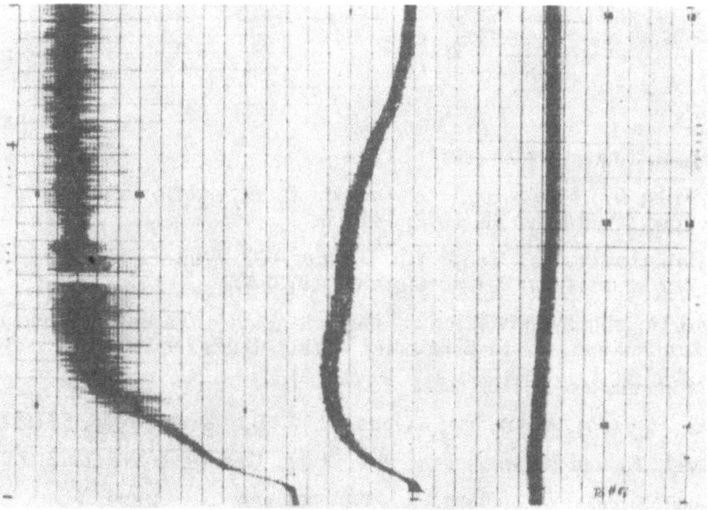

2

Abb. 1 Der Plättchenaggregationstest bei Patienten mit organischen arteriellen Durchblutungsstörungen ohne gerinnungshemmende Medikamente, unter Antikoagulantien und unter Micristin (nur Stad. III)

Abb. 2 Schreiberaufzeichnungen während der Bestimmung der "spontanen" Thrombozytenaggregation.
Bild recht: Fehlende "Spontan"-Aggregation
Bild links: Gesteigerte "Spontan"-Aggregation
Bildmitte: Normaosierung der gesteigerten "Spontan"-Aggregation nach Mikristinapplikation

Abb. 3 Auswertungsparameter der "Spontan"-Aggregationskurven

Abb. 4 Arterioskleroseprogredienz (klinische und angiographische Kriterien) in Abhängigkeit von der Desaggregationsrate

VIII. Gefäßveränderungen und Hochdruck

Zentralinstitut für Herz- und Kreislauf-Regulationsforschung der Akademie der Wissenschaften der DDR, Berlin-Buch (Direktor: MR Prof. Dr. sc. med. H. Heine)

Zur Pathogenese der Proliferationsprozesse in der Arteriolarwand der Ratte bei Hypertonie und Arteriosklerose

C. H. Becker, E. Engler und D. Matthias

Bei der Hochdruckkrankheit und der Arteriosklerose des Menschen und der Versuchstiere sieht man neben den Permeabilitätsstörungen, der Plasmainsudation und degenerativ-nekrotisierenden Vorgängen vor allem auch proliferative Prozesse. Diese entstehen sowohl gleichzeitig als auch reaktiv auf eine bereits erkennbare Alteration, sind bei verschiedenen Hochdruckmodellen aber auch eindeutig primärer Natur[4]. Sie können mit ihren Zelldifferenzierungen vor allem beim chronischen Verlauf ganz im Vordergrund des pathologischen Bildes stehen und für das Schicksal der Krankheit entscheidend sein[11]. Aus dem Verständnis ihrer Pathogenese wären somit Hinweise auf ein therapeutisches Eingreifen mit dem Ziel der Verlangsamung dieser Reaktionen und eventuell sogar ihrer Rückbildung zu erwarten. Wir möchten daher eine Auswahl vorwiegend ultrastruktureller Beobachtungen zur Pathogenese an den bisher wenig untersuchten Gefäßwänden der peripheren arteriellen Strombahn bei Ratten mit experimentell erzeugtem oder genetisch fixiertem Spontanhochdruck (SHR) wiedergeben und dabei auf die möglichen Beziehungen zur Arteriosklerose eingehen.

Bei Ratten, bei denen auf sehr verschiedenen Wegen sowohl kurzzeitige als auch die uns hier mehr interessierenden länger anhaltenden Blutdruckerhöhungen erzeugt wurden, haben wir elektronenmikroskopisch stets mehr oder weniger deutliche Reaktionen des Endothels festgestellt. Die am 3. Versuchstag einsetzende Regeneration von Endothelverlusten sahen wir in den peripheren Arteriolen ultrastruktuell und autoradiographisch noch in der fortgeschrittenen akuten Phase bei 6- bis 14-tägiger Angiotensinapplikation und 15 Tage nach der 2. Operation am renalen Modell. Interessanterweise zeigten sich Endothelproliferationen nicht selten noch bei älteren spontan hypertonen Ratten, offenbar als Reaktion auf die fast 12-monatige Irritation der Gefäßinnenauskleidung.

Die Beteiligung des Arteriolarendothels am Krankheitsgeschehen zeigt sich ferner in der gegenüber den Kontrollen deutlichen Zunahme gebündelter Myofilamente im Zellplasma, die wir nach 1- bis 2-wöchiger Blutdruckerhöhung um mindestens 30 - 40 mmHg infolge Angiotensinbehandlung (Abb. 1), aber auch bei SHR sahen. Die Zubildung dieser scheinbar "quergestreiften Muskelfasern" in den Endothelzellen bei Hypertonie ist auch von anderer Seite mehrfach beschrieben worden[3, 5], aber erst Moore u. a.[8] gelang 1977 der Nachweis, daß diese Organellen neben Actin auch Myosin enthalten und somit tatsächlich kontraktionsfähig sind. Ungeklärt ist jedoch weiterhin, ob sie nur der Stabilisierung des Endothels dienen, oder ob sie auch eine vorübergehende Öffnung der "junctions" zwischen den Endothelzellen durch kurzzeitige Kontraktion bewirken können. Sollten die Myofibrillen wirklich zu einer zusätzlichen funktionellen Störung der endothelialen Kontinuität beitragen, so wäre mit einer erhöhten Durchlässigkeit dieser Schicht auch für großmolekulare Substanzen mit den bekannten Folgen für die Pathogenese von maligner Hypertonie und Arteriosklerose zu rechnen. In jedem Fall gehört eine Permeabilitätssteigerung des Endothels, ob an den normalerweise dichten "junctions" oder transzellulär zu den erschwerenden Bedingungen dieser Krankheiten[1].

Die in der Media unter Fortsatzbildung primär oder reaktiv proliferierenden Mediozyten können je nach der Intensität der örtlichen Insudationsprozesse im einsikkernden Serum degenerieren oder aber als hypertroph-hyperplastische Proliferation mit geringfügigen Zelluntergängen fortbestehen. Diese letztgenannte Reaktionsform ist insbesondere bei der genetisch fixierten Spontanhypertonie und anderen Bluthochdruckmodellen der Ratte die Regel. Die zytoplasmatischen Fortsätze dieser polyvalenten Mediozyten zwängen sich schon am 6. Versuchstag selbst durch die Poren der noch nicht frakturierten elastischen Membran hindurch. Im meistens bereits geweiteten Subendothelialraum und in den Endothelzellen selbst erscheinen sie dann als aufgetriebene, organellenfreie, polymorphe Einschlüsse, deren dünne Plasmaverbindung zur Media im Schnitt nur ausnahmsweise getroffen wird (Abb. 2). Diese in der Intima großer Arterien besonders auffällige und gerade bei der Arteriosklerose vielfach beschriebene Tendenz der proliferierenden Medialzellen in Richtung auf das Lumen vorzudringen, läßt sich somit auch in den peripheren Arteriolen bei den SHR stets nachweisen. Das ist deshalb so bemerkenswert, weil bei diesem Hypertoniemodell die Zellvermehrung in der Media derart dominiert, daß sie unabhängig von anderen, die Proliferation anregenden Wandschichten zu sein scheint. Bei der Arteriosklerose dagegen werden die bekannten Intimaproliferationen von den Alterationen des Endothels bestimmt, bei denen es dann in zunehmendem Maße zur Fetteinlagerung, Degeneration, Zellnekrose und Verkalkung kommt. Allerdings können offenbar auch bei SHR die sehr heftigen Mediozytenproliferationen mit einer Endothelschädigung einhergehen, wie sich an nur 6 Wochen alten Versuchstieren zeigen ließ, die bereits in diesem frühen Alter systolische Blutdruckwerte im border-line-Bereich aufwiesen (Abb. 3). Daß hier der Anstoß zur Proliferation aus dem Lumen stammt, ist jedoch nicht wahrscheinlich, weil im Gegensatz zu allen anderen Modellen die Mediozytenproliferation das gesamte arterielle System gleichmäßig und nicht nur abschnittsweise erfaßt. Die exzessive Mediaverdickung bei den SHR geht dabei ohne nennenswerte Zubildung von Kollagenfasern einher. Überhaupt werden bei der Ratte, in Übereinstimmung mit der bekannten MPS-Armut in den Arterien dieser Tierart[6], von vornherein wesentliche Voraussetzungen der Arterioskleroseausbildung vermißt.

Diese Beobachtungen, nämlich 1. die bei allen Ratten mit erhöhtem Blutdruck primäre oder sekundäre Endothelalteration und -proliferation, 2. die zwar nicht bewiesene, aber doch mögliche Permeabilitätserhöhung durch die infolge der Myofibrillenzunahme kontraktionsfreudigeren Endothelzellen, und 3. die massive Proliferation und Einwanderung von Mediozyten (in den Arterien) bzw. ihren Plasmafortsätzen (in den kleinen und Terminalarteriolen) in den Subendothelialraum bei den SHR und anderen Modellen bei gleichzeitigem Kollagenfasermangel schienen zunächst nicht mit einem bei röntgenmikroanalytischen Untersuchungen nachgewiesenen erhöhten Siliziumgehalt in der Gefäßwand bei akutem und chronischem Hochdruck in Zusammenhang zu stehen. Dabei waren die Zellkerne von Endothel- und Mediazellen stets frei von Silizium. Das Endothelzellplasma in Arteriolen von Colon, Herz und Niere enthielt dagegen bei SHR (12 Monate alt) das 1,7-fache, bei akut erkrankten Ratten (6 Tage Depot-Angiotensin) aber das 2,2-fache, im Mediozytenplasma sogar das 3,5-fache der entsprechenden Kontrolltiermessungen an Silizium[2]. Eine Durchsicht der Literatur über dieses bis heute weitgehend für biologisch inaktiv gehaltene Element ergab jedoch folgendes:

1. Der höchste Gehalt an mobilem Silizium im tierischen Organismus findet sich in den 4 wichtigsten Bestandteilen der Glykosaminoglykane, vor allem in der Hyaluronsäure, die reichlich im Kollagen enthalten ist[9].
2. Die Glykosaminoglykane dienen in den Interzellularräumen als mechanische Puffer für Zellen und Fasern, sie bilden ein 3-dimensionales Maschenwerk, das als Diffusionsbarriere wirkt und in dem Silizium als "cross-linking-agent" unentbehrlich ist. Silizium absorbiert Kalzium und sichert die Integrität der elastischen und kollagenen Fasern[7].
3. Es besteht ein umgekehrt proportionales Verhältnis zwischen Schwere und Häufigkeit arteriosklerotischer Veränderungen auf der einen Seite und dem Siliziumgehalt in der Arterienwand andererseits[10].

Bei der großen pathogenetischen Bedeutung, die der gegenseitigen Abhängigkeit von Endothelalteration und Mediozytenproliferation und ihren Folgen für beide Krankheiten zukommt, verdient daher abschließend die folgende hypothetische Vorstellung diskutiert zu werden.

Bei der Reaktion von Endothel und glatter Muskulatur auf das Hochdruckgeschehen scheint ein erheblicher Silizium-Bedarf zu bestehen, der, wie aus der relativen Abnahme des Siliziums beim chronischen Hochdruck hervorgeht, offenbar ungenügend gedeckt wird. Überschießende Proliferationen der Mediozyten sind vielleicht zur Abdichtung der Gefäßwand erforderlich, weil es sich um ein infolge MPS-Mangels eventuell insuffizientes Zellmaterial handelt. Durch eine zusätzliche Versorgung der abdichtenden Glykosaminoglykane mit dem vernetzenden Silizium lassen sich möglicherweise die Glykocalyx auf dem Endothel, vor allem aber die Interzellularsubstanzen in den verschiedenen Gefäßwandschichten in der Qualität ihrer abdichtenden Eingenschaften wesentlich festigen. Versuche über eine solche Wirkung des "cross-linking-factor" Silizium wurden daher an Versuchstieren eingeleitet.

Literatur

1 Baumgartner, H. R., Schweiz. med. Wschr. 107 (1977) 712

2 Becker, C. H. und Janossy, A. G. S., Micron 10 (1979) 267

3 Gabbiani, G., Elemer, G., Guelpa, Ch., Valloton, M. P., Badomel, M. L. und Hüttner, I., Amer. J. Path. 96 (1979) 399

4 Greenberg, S., Palmer, E. C. und Wilborn, W. M., Clin. Sci. Mol. Med. 55 (1978) 31

5 Hammersen, F., Beitr. path. Anat. 157 (1977) 327

6 Kunz, J., Pathologie der Arterienwand mit besonderer Berücksichtigung der Glykosaminoglykane. Verlag Volk u. Gesundheit, Berlin 1975

7 Loeper, J., Loeper, J. und Fragny, M., The physiological role of the silicon and its antiatheromatous action. In: Bendz, G. und I. Lindquist (Hsg.), Biochemistry of silicon and related problems, Plenum Publ. Corp., Stockholm 1978, 281

8 Moore, A., Jaffe, E. A., Becker, C. G. und Nachman, R. L., Brit. J. Haemat. 35 (1977) 71

9 Schwarz, K., Fed. Proc. 33 (1974) 1748

10 Schwarz, K., Lancet 1 (1977) 454

11 Weber, G., Fabbrini, P. und Resi, L., Atherosclerosis Rev. 4 (1979) 97

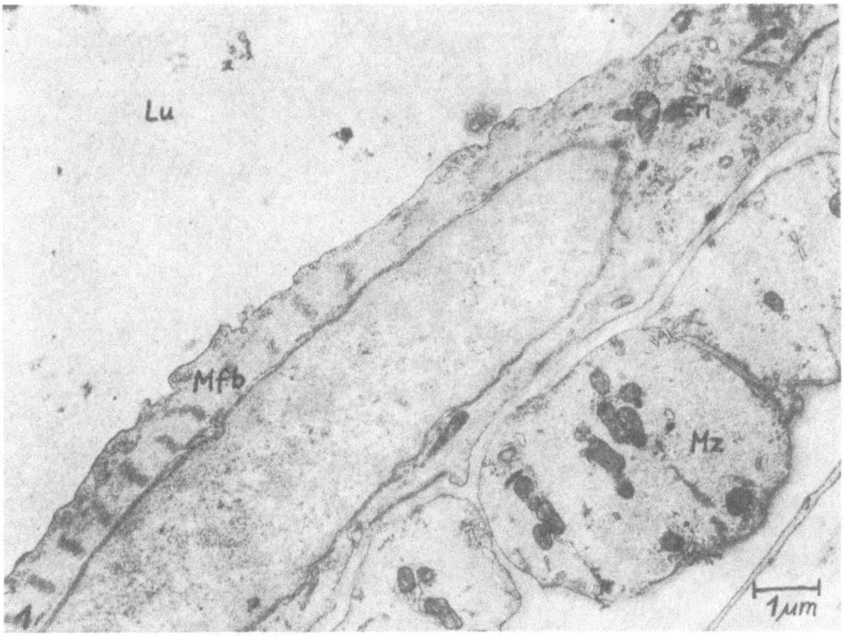

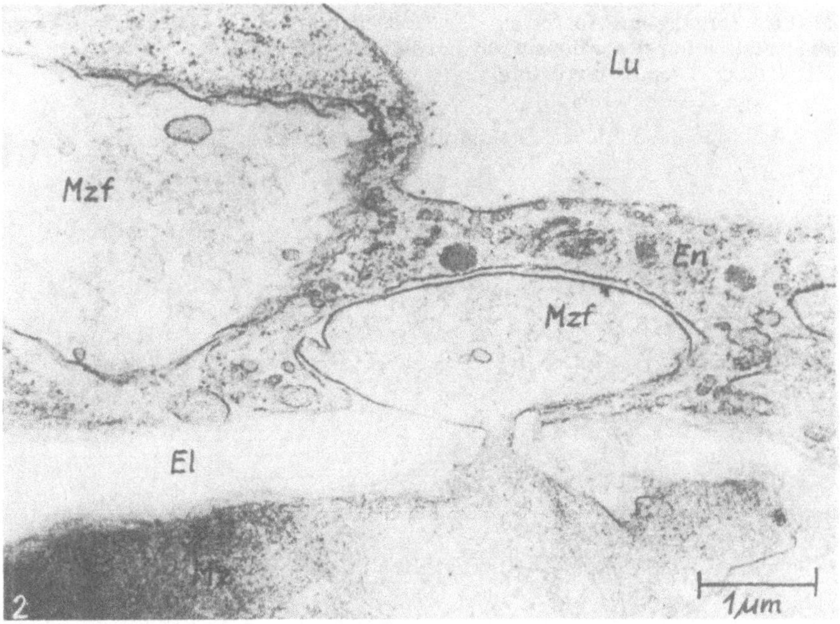

Abb. 1 Myofibrillenbündel (Mfb) im lumenseitigen Endothelzellplasma eines Gefäßlängsschnittes. - Ratte nach 14tägiger Applikation von 0, 15 mg Depot-Angiotensin/die; Colon, Terminalarteriole

Abb. 2 Mediozytenfortsatz (Mzf) durchdringt die L. elastica interna (El). Lu: Lumen, En: Endothel, Mz: Mediozyten. - SHR (4 Monate alt); Colon, kleine Arteriole

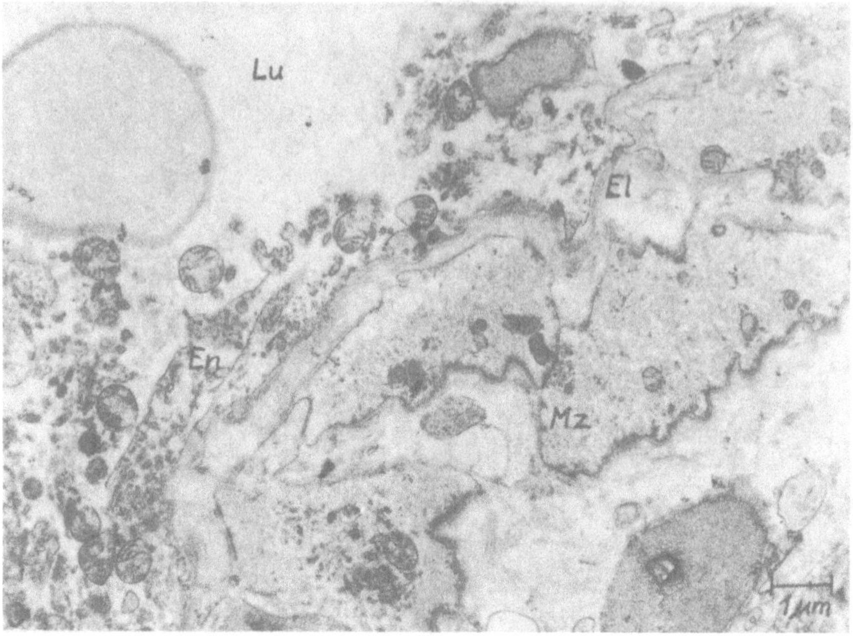

Abb. 3 Endotheluntergang mit Abstoßung der Zelltrümmer in das Lumen sowie Mediozytendissoziation bereits während des border-line-Hochdruckes. - SHR (6 Wochen alt); Colon, Terminalarteriole

Zentralinstitut für Herz- und Kreislauf-Regulationsforschung der Akademie der Wissenschaften der DDR, Berlin-Buch (Direktor: MR Prof. Dr. sc. med. H. Heine)

Zur Bedeutung einer strukturellen Adaptation der terminalen Strombahn bei intermittierender Hochdruckbelastung

E. Engler, C. H. Becker und D. Matthias

Bei der Suche nach der formalen und kausalen Genese der Langzeit-Autoregulation der arteriellen Hypertonie wurde in den letzten Jahren aufgrund ausgedehnter physiologischer Untersuchungen an Hochdruckratten und Hypertonikern von Folkow[7, 9] ein Perpetuierungsmechanismus wahrscheinlich gemacht, bei dem fortschreitende strukturelle Veränderungen an den Widerstandsgefäßen in Form von Gefäßwandverdickungen mit Lumeneinengung im Mittelpunkt des pathologischen Geschehens stehen. So sollen wiederholte Blutdruckanstiege durch zunächst nur minimale morphologische Abweichungen die Reaktivität auf pressorische Stimuli verstärken, wodurch wiederum die morphologischen Gefäßwandveränderungen zunehmen. Durch diesen Circulus vitiosus würde die Blutdruckerhöhung über eine strukturelle adaptive Autoregulation von der labilen Phase in den stabilen chronischen Hypertonus überführt werden. Die Kenntnisse über diese Vorgänge sind aber noch sehr unvollständig und z. T. auch widersprüchlich[1, 2, 10], zumal sich Alterationen und proliferative Abweichungen an den kleinsten, topographisch undefinierten und deshalb nicht direkt vergleichbaren Gefäßen nur schwer quantitativ erfassen lassen.

Wir untersuchten deshalb das hämodynamische und morphologische Anpassungsvermögen von Ratten an einen innerhalb von 4 Monaten mehrmalig mit Angiotensin II (A II) hervorgerufenen Widerstandshochdruck, um festzustellen, wie sich die wiederholten Blutdruckerhöhungen auf das strukturelle Verhalten der Widerstandsgefäße auswirken, ob dadurch eine Verstärkung von Gefäßveränderungen oder sogar eine Sklerosierung der Gefäßwände zu erreichen ist und ob diese wiederholten Belastungen in eine Perpetuierung des Geschehens münden würden.

Dazu erhielt eine Tiergruppe einmal bis zu 14 Injektionen und zwei weitere Tiergruppen in 3 bis 4 maligen Serien je 5-10 Injektionen von 1,25-2,5 mg Depot-Angiotensin II appliziert[6]. Dabei kam es bei jeder Serie in gleicher Weise mit zunehmender Zahl der AII-Applikationen zu kontinuierlichen, täglich weiter ansteigenden Blutdruckerhöhungen mit einem allmählichen Anheben auch des täglichen Blutdruckausgangswertes. Die einzelnen Injektionsserien unterschieden sich nicht signifikant voneinander. Unmittelbar nach dem Absetzen der Injektionen fiel der Blutdruck wieder zur Norm ab und schwankte auch in den 22-36-tägigen injektionsfreien Intervallen bis auf vereinzelte Ausnahmen um den Ausgangswert.

Zur Untersuchung der strukturellen Veränderungen wurden Pankreas, Magen-Darm-Trakt und Mesenterium histologisch, z. T. auch ultrastrukturell untersucht. Das Proliferationspotential der Gefäßwandzellen wurde autoradiographisch nach einer Pulsmarkierung mit 3H-Thymidin ermittelt. Die Gesamtanzahl aller arteriellen Gefäße sowie die Anzahl der markierten Gefäße und ihre Größenverteilung wurden auf einer Gesamtfläche von 50 mm^2 je Tier und Organ bestimmt.

Bereits nach den ersten Injektionen war die Anzahl der markierten Gefäße deutlich erhöht, blieb am 2. und 4. Tag unverändert und zeigte am 6. und 14. Versuchstag eine hochsignifikante Zunahme (Abb. 1). Dabei waren zunächst nur die Präkapillaren und Arteriolen gegenüber den Kontrollen häufiger markiert. Mit der Ausbildung der bereits von Matthias u. a.[12, 13] beschriebenen Alterationen der plasmatischen Vaskulose zwischen dem 2. und 6. Tag traten als Ausdruck einer Reparation mit Umbauprozessen vermehrt Proliferationen zunächst in den Arteriolen und später in zunehmendem Maße auch in den größeren arteriellen Gefäßen auf. Hierbei proliferierten vorwiegend Zellen der Media, aber auch der Adventitia und des Endothels.

Parallel dazu waren immer häufiger Markierungen der Media auch in den histologisch unveränderten Gefäßen vorhanden. Am 14. Tag fehlten bei allen Tieren die Alterationen der plasmatischen Vaskulose und selbst ultrastrukturell ließen sich nur vereinzelt noch regressive Veränderungen feststellen. Dabei fielen jedoch Gebiete mit einer Massierung größerer Gefäßquerschnitte auf, in denen die sonst unverändert erscheinende Media als Ausdruck einer Hyperplasie zahlreiche 3H-Thymidin markierte Mediazellen aufwies.

Diese Proliferationen traten im Verlauf der 14-tägigen Angiotensin-Hypertonie immer mehr an den größeren arteriellen Gefäßen auf. Während bei den Kontrolltieren 1 markiertes Gefäß der Größenordnung 80-160 μm auf einer Fäche von 15 mm^2 gefunden wird, sind es nach 14-tägiger Hypertonie 26,5 und zusätzlich 8,5 der nächst höheren Größenordnung bei nur geringgradiger Reaktion an den kleinsten Gefäßen (Abb. 2). Bei gleichbleibender Gesamtzahl aller arteriellen Gefäßanschnitte N_{Gesamt} hat dabei die Anzahl unmarkierter Gefäßanschnitte über 30 μm signifikant ($p < 0,01$) abgenommen (Tab. 1), so daß eine deutliche Rechtsverschiebung in den Gefäßreaktionen eingetreten ist. Gleichzeitig zeigt aber die signifikante ($p < 0,01$) Abnahme der Gesamtanzahl von

Gefäßen mit einem Durchmesser von unter 30 µm und die Zunahme größerer Gefäßquerschnitte ($p < 0,001$), daß die hypertroph-hyperplastischen Prozesse zu ganz beträchtlichen Wandverdickungen an den kleinen Gefäßen geführt haben (Tab. 1). Die Abnahme der Gefäßanschnitte unter 30 µm stellt somit keine echte Abnahme der Arteriolen dar, so daß also eine wirkliche Rarefikation nicht vorliegt.

Dieses veränderte numerische Größenverhalten von Präkapillaren und Arteriolen zu den Präarteriolen und kleinen Arterien bei unveränderter Vaskularisationsdichte blieb auch bei den Tieren bestehen, die nach mehreren Injektionsserien getötet worden waren. Vermehrte Proliferationen waren jedoch nicht feststellbar (Tab. 1).

Nach dem 3. injektionsfreien Intervall, also unmittelbar vor der 4. Injektionsserie, zeigten die Arteriolen und kleinen Arterien der Tiere eine erhebliche Verbreiterung der Zwischenzellräume und eine Massierung von Zellkernen, so daß die Media stark verdickt erscheint. Auffällig sind dabei die vielgestaltigen Zellkerne der glatten Muskelzellen mit irregulären Formen und vakuolig oder pyknotischen Veränderungen. Zum Teil erscheinen die Kerne durch Schwellung erheblich vergrößert. Häufig ist dadurch die Media ungleichmäßig verdickt, so daß das Lumen eingeengt und deformiert erscheint oder sogar vollständig bzw. bis auf einen schmalen Spalt verschlossen ist. Gefäße mit solch einem veränderten "strukturellen design" treten in herdförmigen Anhäufungen auf.

Bei den Tieren, die unmittelbar nach der letzten Injektion der 4. Injektionsserie getötet worden waren, konnten außer diesen hypertroph-hyperplastischen Wandverdickungen keine akuten Arteriolopathien ermittelt werden, wie sie während der ersten Injektionsserie vorkommen. Lediglich der Mesenchymstoffwechsel wies eine unspezifische Erhöhung auf, wahrscheinlich als Ausdruck der erneuten Hochdruckbelastung[4,5]. Darüberhinaus zeigten vereinzelt kleine Arterien an umschriebenen Stellen in der Media einen vermehrten 3H-Thymidin-Einbau, ohne daß jedoch dadurch das Gesamtproliferationsverhalten verändert wurde (Tab. 1). Eine Formation von Kollagen bzw. eine Faserbildung konnte nicht ermittelt werden.

Es läßt sich somit feststellen, daß auch bei der Angiotensininduzierten Hypertonie der Ratte im Vordergrund des Geschehens hypertroph-hyperplastische Prozesse an den Widerstandsgefäßen stehen, die zu erheblichen Wandverdickungen führen und sich nach Folkow[8] als Ausdruck einer strukturellen Adaptation auf die vermehrte Tonuserhöhung interpretieren lassen. Dabei werden die kleinsten präkapillaren Gefäße durch die akute Druckerhöhung zu einer sofortigen kurzfristigen Reaktion wahrscheinlich im Sinne der von Hauss u. a.[11] postulierten unspezifischen Mesenchymreaktion angeregt. Bei anhaltender Druckbelastung zeigen dann die vorgeschalteten Arteriolen und kleinen Arterien neben den funktionellen und hypertrophischen Reaktionen sich allmählich ausbildende hyperplastische Prozesse, die im weiteren Verlauf weiter zunehmen und die wahrscheinlich die metabolisch aktiven Gefäße der terminalen Strombahn vor der schädigenden Hochdruckbelastung schützen sollen.

Auch mit der intervallartigen Verabreichung von Depot-A II konnte, trotz der regelmäßigen erheblichen Blutdrucksteigerung während der Injektionsserien, in den injektionsfreien Intervallen der Blutdruck nicht auf einem erhöhten Niveau erhalten werden. Die wiederholten A II-Injektionen sind somit nicht in der Lage, den von Folkow[7, 9] postulierten Circulus vitiosus der adaptiven Autoregulation zu unterhalten. Das periphere Gefäßgebiet paßt sich durch die hypertroph-hyperplastische Wandverdickung an die A II-Wirkung, insbesondere an die dadurch ausgelöste Blutdrucksteigerung an, so daß die weiteren Injektionsserien, trotz gleichartiger Blutdruckreaktionen, zu keinen wesentlichen strukturellen Reaktionen mehr führten. Die Reagibilität der Gefäßwand gegenüber erneuten Anflutungen des Hormons ist dabei herabgesetzt.

Somit erscheint die plasmatische Vaskulose, die sich trotz weiterer A II-Injektionen und anhaltender Blutdruckerhöhung weitgehend zurückbildet, lediglich eine Phase der Dekompensation der funktionellen und strukturellen Autoregulation darzustellen und nicht die vorherrschende vaskuläre Läsion bei der experimentellen Hypertonie der Ratte zu sein. Die plasmatische Vaskulose der Gefäßwand scheint somit auch nicht mit der bei der malignen Hypertonie auftretenden Arteriolopathie des hypertonen Menschen übereinzustimmen, zumal diese beim Menschen mit großer Regelmäßigkeit in Hyalinosen und Arteriolosklerosen übergehen, die mit zur Perpetuierung des Prozesses beitragen können[14].

Wir können somit feststellen, daß es trotz wiederholter Blutdruckbelastungen bei der Ratte zu einer Phase der völligen strukturellen Adaptation der Gefäßwand der terminalen Strombahn gekommen ist, die durch die Akkumulation verdickter Arteriolen und Arterien mit teilweise eingeengten Lumina gekennzeichnet ist. Die Media dieser Gefäße weist ein verändertes "strukturelles design" auf, wobei insbesondere die Zellkerne der glatten Muskelzellen durch Schwellung und irreguläre Formen hervortreten. Wie die Normalisierung des Blutdrucks in allen injektionsfreien Intervallen bei fortbestehender Wandverdickung der Gefäße gezeigt hat, sind offensichtlich weder das veränderte "strukturelle design" noch die hypertroph-hyperplastische Wandverdickung der Arteriolen und kleinen Arterien in der Lage die Hypertonie zu manifestieren oder zu perpetuieren. Daraus geht hervor, daß zu den strukturellen Abweichungen andere Veränderungen, wahrscheinlich funktioneller Art - insbesondere der molekularen Basis in Form von Sensitivitätsänderungen - hinzukommen müssen, um zu einer Manifestierung der Hypertonie zu führen.

Literatur

1 Bohlen, H. G. und Lobach, D., Blood Vessels 15 (1978) 322

2 Bohr, D. F. und Berecek, K. H., Aust. N. Z. J. Med. 6 Suppl. 2 (1976) 26

3 Engler, E., Zur Proliferationskinetik an peripheren arteriellen Gefäßen bei experimenteller Hypertonie und ihre Quantifizierung im Autoradiogram. Acta histochem. (im Druck)

4 Engler, E., Matthias, D. und Becker, C. H., Cell-kinetical investigations in the peripheral arterial vessels of rats with depot-angiotensin hypertension between 3 hours and 14 days. In: Proceed. XIth Internat. Congress of Angiology, Prag 1978

5 Engler, E., Matthias, D., Herrmann, H.-J. und Becker, C. H., Ergebn. exp. Med. 16 (1974) 199

6 Engler, E., Matthias, D., Herrmann, H.-J. und Becker, C. H., Acta biol. med. germ. 35 (1976) 983

7 Folkow, B., Clin. Sci. molec. Med. 48 (1975) 205

8 Folkow, B., Clin. Sci. molec. Med. 55 (1978) 3s

9 Folkow, B, Hallbäck, M. und Noresson, E., Blood Vessels 15 (1978) 33

10 Friedmann, S. M., Nakashima, M. und Mar, M. A., Microvasc. Res. 3 (1971) 416

11 Hauss, W. H., Junge-Hülsing, G. und Gerlach, U., Die unspezifische Mesenchymreaktion. Thieme-Verlag, Stuttgart 1968

12 Matthias, D., Engler, E., Herrmann, H.-J. und Becker, C. H., Arch. exp. Vet. med. 28 (1974) 417

13 Matthias, D., Engler, E., Becker, C. H. und Herrmann, H.-J., Morphologische Erscheinungen von Adaptationsvorgängen bei Ratten mit einem durch Depot-Angiotensin erzeugten Widerstandshochdruck. In: Baumann, R. und J. K. Schchwazabaja (Hrsg.) / Symposium über Probleme der kardio-vaskulären Regulation, Akademie-Verlag, Berlin 1975, S. 223-225

14 Rotter, W., Maligne Hypertonie. Pathomorphologie und Pathogenese. In: Breddin, K., D. Gross und W. Rotter (Hrsg.) / 8. Angiologisches Symposium Kitzbühel, K. K. Schattauer-Verlag, Stuttgart-New York 1976, S. 45-58

Tab. 1 Vaskularisationsdichte und Größenverteilung arterieller Gefäße auf einer Fläche von 15 mm²

	N_{Gesamt}	N 30 µm	$N_{mark.}$	$N_{unmark.}$	N 30 µm	$N_{mark.}$	$N_{unmark.}$
Kontrolle	234,5 ± 20,7	193,5 ± 20,0	15,0 ± 2,0	178,5 ± 20,1	41,0 ± 3,1	6,5 ± 4,0	34,5 ± 5,9
14 Tage	243,5 ± 27,3	142,5 ± 34,3	28,0 ± 14,2	114,5 ± 28,9	101,0 ± 25,2	80,0 ± 23,8	21,0 ± 9,7
Intervall	223,0 ± 19,9	131,0 ± 18,2	12,0 ± 3,3	119,0 ± 16,9	92,0 ± 10,7	10,0 ± 3,5	82,0 ± 8,2

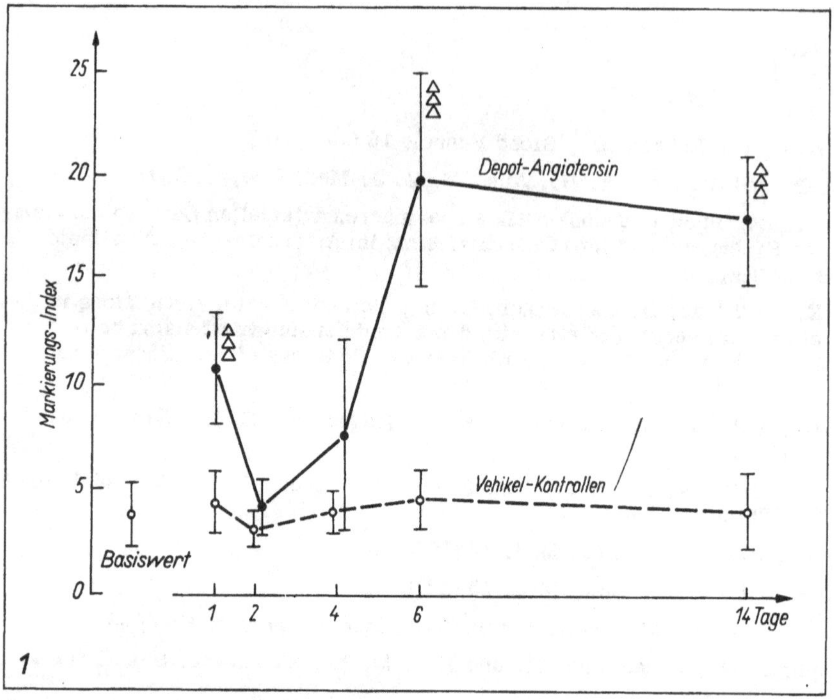

Abb. 1 Anzahl aller arteriellen Gefäßanschnitte mit 3H-Thymidin-markierten Gefäßwandzellen berechnet auf eine Flächeneinheit von 2,5 mm^2 im zeitlichen Verlauf einer 14-tägigen Depot-Angiotensin-induzierten Hypertonie und bei Vehikelkontrollen.

▲
▲ $p < 0,001$
▲

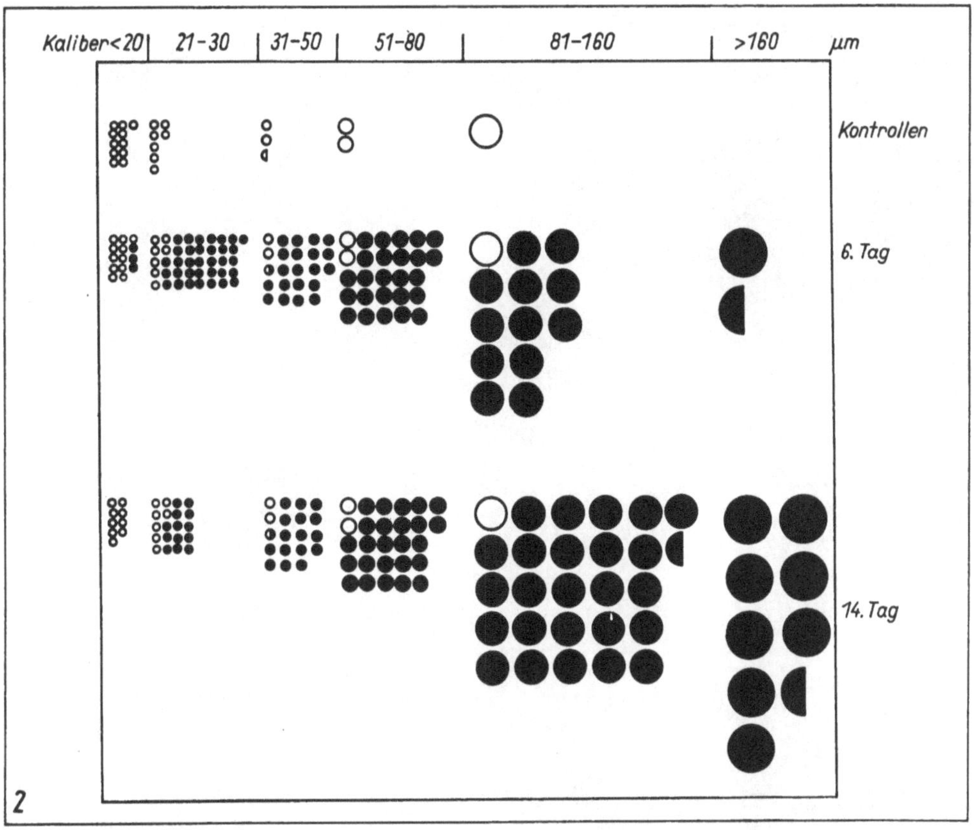

Abb. 2 Numerisches Größenverhalten aller 3H-Thymidin-markierten arteriellen Gefäßanschnitte auf einer Fläche von 15 mm^2 bei Kontrollratten und nach 6 bzw. 14-tägiger Depot-Angiotensin-induzierter Hypertonie

Pathologisches Institut der Karl-Marx-Universität Leipzig (Direktor: Prof. Dr. A. Hecht)

Die Permeabilität der arteriellen und kapillären Gefäße

U. Fuchs

Zustrom, Abfluß, Bindung an extrazelluläre Substanzen, etwa an Elastin oder Glykosaminoglykane, Ablagerung, beispielsweise von Cholesterol in Kristallen und Veränderungen im Zellstoffwechsel sind Teilfaktoren der Permeabilität der Gefäßwand, die von der orthologischen oder pathologisch veränderten Struktur beeinflußt werden. Aus dieser breiten Skala werden einzelne Befunde hervorgehoben. Die endotheliale Barriere zwischen Blutstrom und Gefäßwand enthält ein System kleiner Poren für Wasser und kleine lipidunlösliche Moleküle bis zu einem Molekulargewicht von 90 000 (die Interzellularfugen, die membrangedeckten Poren, die Mikrotubuli und Bläschenreihen) und große Poren für lipidunlösliche Moleküle, die größer als 3,6 bis 4,0 nm sind. Dies sind die Zytopempsis, Endothelporen ohne Diaphragma, inter- und intraendotheliale Lecks. Die Bläschen, die als verschiebbare Container in einer Brown' Bewegung soweit wir wissen in 40 % der Fälle mit einer Geschwindigkeit von 20 µm/min innerhalb von 3 - 5 sec die gegenüberliegende Zellmembran erreichen und die pro Bläschen durchschnittlich ~ 1,1 Moleküle Ferritin transportieren können, werden bei bestimmten pathologischen Prozessen verändert. Die Zytopempsis, also der transendotheliale Transport durch die Bläschen, ist in der Mikrozirkulation postischaemisch, bei der experimentellen Hypertension, nach der Injektion von Fraktionen der Vibrio cholerae und bei einer erhöhten Durchlässigkeit der Blut-Hirn-Schranke gesteigert. Bei einem toxischen eiweißreichen Ödem treten eindrucksvolle Vergrößerungen der Bläschen auf, die vermehrt als Tracer verabreichtes Ferritin aufnehmen. Nach Histamingabe nehmen der Radius der Vesikel, ihr Volumen, der Turnover und der Flüssigkeitstransport um die Faktoren 2,8, 2 - 3 bzw. 20 zu. Am Aortenendothel ist die Zytopempsis bei besonders niedrigem Blutdruck gesteigert.

Zu den Interzellularfugen zählen die septilaminaren Maculae communicantes, die der interzellulären Kommunikation dienen, und die pentilaminaren Zonulae occludentes, die Diffusionsbarrieren darstellen. Sie bestehen aus unterschiedlich vielen Zügen, deren Entfernung voneinander an den einzelnen Untersuchungsstellen variiert. So finden sich bei der Ratte die wenigsten Züge mit dem größten gegenseitigen Abstand in den perizytenhaltigen Venolen und die meisten, relativ eng gelagerten Züge in den Arteriolen. Dies erklärt, warum die Venolen die Achillesferse in der Mikrozirkulation darstellen. Auch in der Aorta finden sich topographische Differenzen im Aufbau der Interzellularfugen. Die Brustaorta der Ratte enthält mehr einfache oder doppelte punktuelle Membrankontakte im durchstrahlungselektronenmikroskopischen Bild als die Arteria iliaca, in der mehr Serien von Kontakten auftreten. Durch eine intravasale Drucksteigerung (venospastische Theorie), durch ein vermindertes perivasculäres kollagenes Widerlager, durch Endothelkontraktion oder infolge veränderter endothelialer Zellverknüpfung können die Endothelien nach der Gabe von Mediatoren in der Mikrozirkulation passager 100 - 800 nm weit auseinander weichen. Diese entzündliche Leckbildung tritt als vorübergehende ($<$ 30 min) oder als verzögerte und verlängerte (bis 36 Stunden, bis 10 Stunden Latenz) Sofortreaktion und als persistierende Frühreaktion auf, deren Lecks (in der gleichen Reihenfolge angegeben) in den Venolen, den Kapillaren und den Venolen und in den Arteriolen, den Kapillaren und den Venolen liegen. Sie sind durch Mediatoren oder direkte Zellschäden bedingt, die für den zuletzt genannten Typ charakteristisch sind, bei der vorübergehenden Reaktion jedoch selten und bei verzögerten Reaktionen etwas häufiger auftreten. Die Zellschäden führen zum Zerbrechen von Endothelien, eventuell sogar zu ihrer Abschwemmung. Auch an den Arterien führen mechanische und chemische Schäden zu einer Störung in der endothelialen Kontinuität. Hierzu zählen die Katecholamine, Angiotensin, Serotonin, Bradykinin, Endotoxine, CO bei Rauchern, Viren, die LDL und immunologische Mediatoren. Die Lecks werden durch die erschlaffenden Endothelien, die Koagulation und bei kleinen Blutgefäßen auch durch die Kontraktion vorgeschalteter Gefäße wieder verschlossen.

Die strukturellen Differenzen bewirken eine unterschiedliche Permeabilität der einzelnen Blutgefäße. Der mechanisch besonders belastete Arcus aortae weist eine höhere Permeabilität als die Aorta descendens auf. Die Aortenklappe lagert besonders viel Tracer ein. Bei einem Vergleich des Permeabilitätsindex der Arterien des Kaninchens nach unterschiedlich langer Zirkulation des als Tracer verwendeten markierten Albumins findet sich ein besonders hoher Zuwachs des Index in den Koronar- und Femoralarterien, während er an der Aorta etwa eine Zehnerpotenz niedriger ist. Dies legt die Hypothese nahe, daß Permeabilität und Atherogenese kausale Beziehungen aufweisen könnten, zumal bei der experimentellen Fütterungsatherosklerose die Permeabilität der Gefäßwand ansteigt.

Die erhöhte Permeation führt zu einer Insudation von großen Teilen Blutplasma in die Gefäßwand, wie sie für die Arteriolosklerose typisch ist, oder zu einer veränderten Austauschsituation für einzelne Substanzen, etwa der Ablagerung von $IgG_{1,2,4}$, nicht aber von IgG_3 im Nierenglomerulum bei der Glomerulonephritis oder zu dem erhöhten Influx von freiem und verestertem Cholesterol in die Plaques bei gleichzeitig verändertem Efflux, so daß Cholesterol in der Arterie retiniert wird.

Zusammenfassung: Die Permeabilität der Gefäßwand hängt von ihrer Struktur ab. Veränderungen der Zytopempsis, der Interzellularfugen und der Kontinuität der Endothelzellen werden erörtert.

Literatur

1 Fuchs, U., Morphologische Reaktionsmuster der terminalen Strombahn. In: Handbuch der Allgemeinen Pathologie, Bd. III/7, hrsg. v. H. Meesen, Berlin, Heidelberg, New York, Springer 1977, S. 477

2 Fuchs, U., Exper. Path. Suppl. 2 (1977)

Zentralinstitut für Herz- und Kreislauf-Regulationsforschung der Akademie der Wissenschaften der DDR, Berlin-Buch (Direktor: MR Prof. Dr. sc. med. H. Heine

Zur Kontroverse über die Beteiligung struktureller Endstrombahnreaktionen an der Erhöhung des peripheren Widerstandes bei der spontanen Hypertonie der Ratte

H.-J. Herrmann

Aus der tierexperimentellen und klinischen Forschung sind in den letzten Jahren zahlreiche Befunde bekannt geworden, die die Existenz struktureller Endstrombahnreaktionen nicht nur im Frühstadium, sondern auch nach erfolgreicher Therapie der Hypertonie belegen oder wahrscheinlich machen. Die Aufklärung des Wesens und der Entwicklung dieser pathomorphologischen Veränderungen ist somit für das Verständnis der Ätiopathogenese und der Behandlung des Hochdruckes gleichermaßen von Bedeutung. Mit der inzwischen durch weitere Untersuchungen mehrfach bestätigten Entdekkung einer Abnahme der Verzweigungsdichte des mikrovaskulären Systems bei SHR durch Hutchins und Darnell[14] ist die historische Kontroverse (Short[17] über das Wesen der dem Widerstandsanstieg in der Kreislaufperipherie zugrundeliegenden pathomorphologischen Gefäßreaktionen durch einen neuen Aspekt insofern bereichert worden, als diese Autoren sowie Bohlen und Lobach[1], Bohlen u. a.[2], Henrich u. a.[9], Hertel u. a.[13] in der mit der Arborisationsdichteminderung einhergehenden Abnahme des arteriellen Strombettvolumens den entscheidenden pathogenetischen Faktor erblicken. Demgegenüber machen Folkow und seine Mitarbeiter[3-5, 7, 8] eine auf Kosten des Lumens eingetretene Wandverdickung für die Resistenzerhöhung verantwortlich. Als histomorphometrische Beweise ihrer Auffassungen führen diese Autoren die von Furuyama[6], Suwa und Takahashi[18], Short[17] sowie Mulvany u. a.[16] an den großen arteriellen Gefäßen festgestellte Zunahme der Wanddicken-Lumenradius-Relation bzw. die Vergrößerung der Wandflächenwerte an, während sie die Normalisierung des Wand-Lumen-Verhältnisses an den Gefäßen mit einem Innendurchmesser unter 100 μm als Folgeerscheinung einer erhöhten Resistenzsteigerung im Strombahnbereich der großen Arterien, einer von diesen für das mikrovaskuläre System entwickelten Schutzfunktion interpretieren.

Beiden Hypothesen gemein ist die u. E. unzureichende Berücksichtigung der Möglichkeit auch unabhängig von einer Erhöhung der Wand-Lumen-Relation auftretender adaptiver Endstrombahngefäßwandverdickungen. Gegen die Vorstellung einer Abnahme der Verzweigungsdichte als dem alleinigen pathomorphologischen Substrat der Widerstandserhöhung in Ruhe und bei Kontraktion ist mit Hallbäck u. a.[8] einzuwenden, daß diese Autoren nach Verabreichung von Mikrosphäruli mit einem Durchmesser um 50 µm zwar die Resistenz bei maximaler Dilatation als Ausdruck einer Obturation von Arteriolen erhöht fanden, daß aber Steilheit und Maximum der Widerstandskurve nach Noradrenalinverabreichung nur unwesentlich anstiegen.

Der Annahme einer im wesentlichen auf die Arterien beschränkten Wanddickenzunahme steht entgegen, daß die hierfür herangezogenen histomorphometrischen Untersuchungsergebnisse von Furuyama[6] sowie Suwa und Takahashi[18] mit einer Meßmethode gewonnen wurden, die bei Beurteilung der Einzelgefäße an den anatomisch und in ihrer Versorgungsfunktion nicht definierten Endstrombahngefäßen Aussagen über Lumenweiten und damit Wanddickenänderungen nicht ermöglicht (Herrmann[12]). Mulvany u. a.[16] haben Gefäße mit einem Innendurchmesser unter 100 µm nicht untersucht. Short[17] fand in diesem Strombahnbereich eine Erhöhung der Wanddicke-Lumenradius-Relation, jedoch keine Zunahme der Wandgesamtquerschnittsfläche. Diese von ihm als Kontraktur interpretierten, bei essentieller Hypertonie des Menschen erhobenen Befunde bedürfen einer gesonderten Betrachtung.

Der intravaskuläre Druck ist in der Endstrombahn, besonders im Bereich der Arteriolen 3. Ordnung, deutlich erhöht (Bohlen u. a.[2], Hertel u. a.[13]), die Wandspannung hat um mehr als das Doppelte zugenommen (Hertel u. a.[13]). Nach den Gesetzen der allgemeinen Pathologie ist somit zu erwarten, daß die hiermit verbundene funktionelle Mehrbeanspruchung der Gefäßwandzellen auch in diesem Strombahnbereich mit einer strukturellen Adaptation beantwortet wird. Durch den Einsatz eines neuen, die Möglichkeiten der automatischen Bildverarbeitung nutzenden histomorphometrischen Verfahrens zur Objektivierung struktureller Reaktionen der Endstrombahngefäße (Herrmann u. a.[10]) an Schnittpräparaten der Skelettmuskulatur, des Pankreas und des Herzens von bisher 55 2 bis 12 Monate alten SHR wurde diese Annahme durch den Nachweis von Wanddickenzunahmen bestätigt (Herrmann u. a.[11]). Darüberhinaus ließen sich Abhängigkeiten vom Stadium der Erkrankung, von der untersuchten Kreislaufregion und den zum Vergleich herangezogenen Kontrollratten ermitteln. Durch Ausbau des automatischen Bildverarbeitungsgerätes QUANTIMET und seiner Rechnerperipherie konnte festgestellt werden, daß besonders die größeren Arteriolen mit einer Wanddickenzunahme antworten (unpubliziert). Aus den von Henrich u. a.[9] angegebenen vitalmikroskopischen Meßdaten ist ein entsprechendes Ergebnis abzuleiten.

Bohlen u. a.[2], Bohlen und Lobach[1] sowie Henrich u. a.[9] haben vitalmikroskopisch

Konstanz oder Zunahme der Arteriolenlumenweite und damit die Vorstellungen Folkows über die Lumenabnahme durch Wandverdickung für das mikrovaskuläre System in Frage gestellt. Die Bewertung der Endstrombahn als Ganzes auf der Grundlage morphologischer Gefäßreaktionen erfordert jedoch aus methodologischen Gründen (Folkow[4], Herrmann[12]) und im Hinblick auf die beträchtlichen Unterschiede, die an Gefäßen gleichen Kalibers des gleichen Organbereichs eines Tieres im intravaskulären Druck (Zweifach[20], Hertel u. a.[13]), in der tangentialen Wandspannung (Hertel u. a.[13]) und auch im histochemischen Verhalten auftreten, die Beurteilung von Ergebnissen, die das gesamte arterielle mikrozirkulatorische System einer bestimmten Organregion hinreichend repräsentieren. Parameter dieser Art sind die arterioläre Verzweigungsdichte und histomorphometrische Meßdaten, die nach dem Wagenvoort'schen Prinzip von sämtlichen Blutgefäßschnittflächen einer bestimmten Organebene gewonnen wurden. Die von Hutchins und Darnell[14] festgestellte und von Henrich u. a.[9] bestätigte Abnahme der Arteriolen 3. und 4. Ordnung auf die Hälfte hat eine Verminderung der Lumenquerschnittsgesamtfläche dieses Strombahnbereichs zur Folge, die nach unseren Berechnungen auch durch die von den genannten Autoren gemessene Dilatation der verbliebenen Gefäße nicht ausgeglichen werden kann. Dies bedeutet schon bei Konstanz, erst recht bei einer Zunahme der Wandgesamtfläche eine Erhöhung der Wand-Lumenquerschnittsflächen-Relation des mikrovaskulären Systems. Die sich hieraus ergebenden hämodynamischen Konsequenzen dürften zumindest in qualitativer Hinsicht denen an die Seite zu stellen sein, die von Folkow und seinen Mitarbeitern[3-5, 7, 8] auf den Anstieg des Wand-Lumen-Verhältnisses der Arterien zurückgeführt werden. Betrachtet man die nichtsklerotische Gefäßwandverdickung als morphologisches Korrelat der strukturellen Adaptation der Gefäßwandzellen an eine erhöhte funktionelle Leistung für die Langzeitvasotonussteigerung, dann ergibt sich aus einem Vergleich der prozentualen Wandflächenzunahme an Arterien und arteriellen Enstrombahngefäßen (Abb. 1), daß die letzteren keineswegs eine geringere Steigerung ihrer funktionellen Beanspruchung erfahren haben.

Zusammenfassend ist somit festzustellen, daß das Wesen des pathomorphologischen Substrats der Resistenzsteigerung bei SHR in einer sowohl Arterien als auch arterielle Gefäße des mikrozirkulatorischen Systems erfassenden Wanddickenzunahme und einer Abnahme der Lumenquerschnittsfläche liegt, die im Endstrombahnbereich durch eine Verminderung der Verzweigungsdichte verursacht wird.

Abb. 1

Zunahme der Wandfläche an Arterien und arteriellen Endstrombahngefäßen bei SHR

	Kreislaufregion Innendurchmesser (µm)	Alter	Zunahme
MULVANY u. HALPERN (15)	Mesenterium		
	250	5 Mon.	22 +
	150	5 - 6 Mon.	14
MULVANY u. a. (16)	Mesenterium		
	150 - 250	5 - 6 Mon.	31 +
WAHRSHAW u. a. (19)	Mesenterium	6 W.	22 +
	>100	50 W.	54 +
A T Pase - QUANTIMET - Verfahren	Pankreas	2 Mon.	19
	<100	4 Mon.	60 +
		12 Mon.	49 +
	Skelett-Muskulatur	2 Mon.	49 +
		4 Mon.	27 +
	<100	12 Mon.	52 +

+ signifikant, $p < 0,05$

Literatur

1 Bohlen, H. G., und Lobach, D., Blood Vessels 15 (1978) 322

2 Bohlen, H. G., Gore, R. W. und Hutchins, P. M., Microvascul. Res. 13 (1977) 125

3 Folkow, B., Med. Sci. Mol. Med. 55 (1978) (Suppl 4) 3

4 Folkow, B., Acta physiol. scand. 104 (1978) 496

5 Folkow, B., Blood Vessels 16 (1979) 277

6 Furuyama, M., Tohoku J. Exp. Med. 76 (1962) 388

7 Hallbäck, M., Lundgren, C. und Weiss, L., Acta phys. scand. 90 (1974) 57

8 Hallbäck, M., Göthberg, G., Lundin, S., Ricksten, S.-E. und Folkow, B., Acta physiol. scand. 97 (1976) 233

9 Henrich, H., Hertel, R., und Assmann, R., Pflügers Archiv 375 (1978) 153

10 Herrmann, H.-J., Mühlig, P., Kühne, Chr., und Läuter, J., Exp. Path. 17 (1979) 215

11 Herrmann, H.-J., Baumann, R., Moritz, V., und Mühlig, P., in: Adaptibility of vascular wall, Avicenum- u. Springer-Verlag, Prag und Heidelberg, im Druck

12 Herrmann, H.-J., Möglichkeiten und Grenzen histomorphometrischer Untersuchungen an arteriellen Gefäßen der terminalen Strombahn, Gegenbaurs Morph. Jahrb., im Druck

13 Hertel, R., Henrich, H., und Assmann, R., Experimentia 34 (1978) 865

14 Hutchins, P. M., und Darnell, A. E., Circul. Res. 34 (1974) (Suppl. I) 161

15 Mulvany, M. J. und Halpern, W., Circul. Res. 41 (1977) 19

16 Mulvany, M. J., Aalkjaer, C. A. und Hansen, P. K., Circul. Res. 43 (1978) 853

17 Short, D., Lancet I (1966) 1302

18 Suwa, N. und Takahashi, T., Morphological and morphometrical analysis of circulation in hypertension and ischemic kidney, Verlag Urban u. Schwarzenberg, München, Berlin, Wien 1971

19 Warshaw, D. M., Mulvany, M. J. und Halpern, W., Circul. Res. 45 (1979) 250

20 Zweifach, B. W., Circul. Res. 24 (1974) 843

IX. Hämodynamik der arteriellen Hypertonie - experimentelle Modelle

Институт экспериментальной медицины АМН СССР, Ленинград, СССР
и
Центральный институт по регуляции сердца и кровообращения АН ГДР, Берлин ГДР

Самойленко А.В., Ткаченка Б.И., Шенфельдер Г., Ничков С.

Изменение гемодинамической структуры прессорных сдвигов артериального давления на вазоактивные вещества, вызванное блокадой адренорецепторов сердечно-сосудистой системы

Задачей работы являлось изучение взаимоотношений основных гемодинамических параметров при повышении артериального давления в ответ на действие вазоактивных веществ в условиях различной активности адренорецепторов сердечно-сосудистой системы. Основное внимание было уделено исследованию взаимоотношений сердечного выброса и общего периферического сопротивления, т.е. участия сердечного и сосудистого компонентов в изменениях уровня артериального давления, а также взаимоотношений венозного возврата крови к сердцу по полым венам и сердечного выброса - вопроса о том, как реализуются изменения притока крови к сердцу на сдвигах сердечного выброса. Комплексное исследование этих вопросов представляется важным при изучении реактивности системы кровообращения в норме и при экспериментальной патологии, поскольку позволяет оценить значение различных ее отделов для изменений уровня артериального давления.

Эксперименты проведены на кошках, наркотизированных уретаном и хлоралозой в условиях вскрытой грудной клетки, искусственного дыхания и применения гепарина. Регистрировали системное артериальное давление в левой подключичной артерии электроманометром, сердечный выброс в восходящей аорте, кровоток в полых венах электромагнитными флоуметрами и частоту сердечных сокращений. С помощью аналоговых вычислительных машин рассчитывали общее периферическое сопротивление, суммарный венозный возврат крови к сердцу, ударный объем и работу левого желудочка. Вазоактивные вещества (адреналин 5 - 10 мкг/кг, норадреналин 1 - 2 мкг/кг и ангиотензин II 0,5 мкг/кг) вводили внутривенно автоматическим инъектором в течение 30 сек. Использование ангиотензина II было связано с тем, что при его действии может иметь место высвобождение катехоламинов из надпочечников (Fedberg a.Lewis, 1964; Harrison a.oth., 1973), а также в области окончаний симпатических вазомоторных нервов (Pals a. Fulton, 1968; Day a.Owen, 1969; Khairallah, 1972) и, следовательно, активация адренорецепторов сердечно-сосудистой системы. Для блокады альфа или бета-адренорецепторов применяли внутривенные введения соответственно регитина (0,2 - 0,5 мг/кг) и обзидана (0,3 - 0,5 мг/кг). Величины изменений гемодинамических параметров в процентах к исходной величине учитывались во время максимального подъема артериального давления.

Исследования показали, что в ответ на все применявшиеся вещества как до, так и после блокады альфа- или бета-адренорецепторов,на фоне прессорных реакций артериального давления, как правило, наблюдалось увеличение большинства из исследовавшихся параметров. Лишь ритм сердцебиений при действии ангиотензина II обычно урежался, а его изменения, также как и сдвиги ударного объема, при действии катехоламинов были не постоянными по направленности. Различия же в поведении большинства гемодинамических параметров при изменении активности адренорецепторов сердечно-сосудистой системы заключались преимущественно в неодинаковой степени изменений их величин в ответ на действие вазоактивных веществ.

Блокада альфа-адренорецепторов приводила к уменьшению величины прессорных реакций на катехоламины (рис. I). Степень повышения потоковых параметров - сердечного выброса и венозного возврата также уменьшалась. При этом число случаев снижения сердечного выброса или отсутствие его изменений в ответ на норадреналин уменьшалось, а на адреналин несколько возрастало; обратные соотношения в изменениях направленности реакций были отмечены для венозного возврата. Величина повышения общего периферического сопротивления уменьшалась при действии норадреналина и несколько возрастала при действии адреналина. Норадреналин не вызывал существенных изменений в величине сдвигов ударного объема и сердечного ритма, но приводивших к более выраженному увеличению работы левого желудочка, обусловленному, в частности, уменьшением числа случаев снижения величины указанных параметров. Учащение сердечного ритма в ответ на адреналин приводило к уменьшению ударного объема и сопровождалось менее выраженным увеличением работы левого желудочка, чем до блокады альфа-адренорецепторов, причем увеличивалось число случаев снижения величин этих параметров или отсутствия их изменений.

Приведенные данные свидетельствуют о том, что до и после блокады альфа-адренорецепторов повышение артериального давления при действии норадреналина осуществлялось как за счет сердечного, так и сосудистого компонентов. Уменьшение величины прессорных реакций артериального давления в условиях блокады происходило за счет уменьшения степени участия в реакции обоих компонентов. Однако, выраженность и направленность изменений сердечного выброса указывает на относительное возрастание степени участия сердечного компонента (по сравнению с сосудистым) в повышении артериального давления при блокаде альфа-адренорецепторов.

Гемодинамические механизмы прессорных реакций артериального давления в условиях блокады альфа-адренорецепторов при действии адреналина были иными, чем в ответ на норадреналин (рис. I). При этом несколько возрастала степень подъема общего периферического сопротивления сосудов и соответственно уменьшалась степень повышения сердечного выброса.

В отличие от катехоламинов введение ангиотензина II после блокады альфа-рецепторов вызывало более выраженные прессорные реакции артериального давления за счет уменьшения степени участия сосудистого компонента и существенного возрастания степени участия сердечного. Изменения ударного объема и работы левого желудочка также были более выраженными.

После блокады бета-адренорецепторов при действии всех исследовавшихся препаратов степень повышения артериального давления возросла (рис. 2). В его повышении также, как и до блокады принимали участие сердечный и сосудистый компоненты, однако, степень их участия в сдвигах артериального давления изменилась. Так, изменения гемодинамики в ответ на действие катехоламинов после блокады выражались в увеличении степени подъема общего периферического сопротивления, ударного объема и работы левого желудочка (более выраженных при действии адреналина) и уменьшением величины изменений венозного возврата, который лишь незначительно повышался. Сдвиги ритма сердцебиений не претерпели особых изменений. Наиболее существенными были различия в изменениях сердечного выброса, величина которого значительно возрастала после адреналина, и он практически не изменялся в ответ на норадреналин. Эти данные указывают на то, что увеличение прессорных реакций артериального давления после бета-блокады в ответ на катехоламины происходит за счет возрастания степени участия сосудистого фактора, наиболее отчетливо проявляющееся при действии норадреналина; адреналин же вызывает возрастание степени участия сосудистого и сердечного компонентов, причем в большей степени возрастает роль последнего.

Ангиотензин II после блокады бета-адренорецепторов вызывал прессорные реакции артериального давления почти в два раза большие,чем до блокады, вследствие резкого возрастания степени участия сосудистого компонента при уменьшении сердечного. Следует отметить, что изменение гемодинамических механизмов повышения артериального давления при действии ангиотензина II в условиях блокады альфа- и бета-адренорецепторов указывает на возможность активации им адренорецепторов сердечно-сосудистой системы, связанной с высвобождением катехоламинов из надпочечников и в области окончаний симпатических вазомоторных нервов.

Сравнительно с изменениями большинства гемодинамических параметров до блокады адренорецепторов наиболее постоянными по направленности были изменения венозного возврата, который обычно увеличивался в ответ на действие всех применявшихся препаратов. Оба вида блокады уменьшали величину сдвигов венозного возврата; после блокады альфа-адренорецепторов существенных изменений в направленности его сдвигов не наблюдалось, а после бета-блокады увеличилось число случаев снижения венозного возврата или отсутствия изменений. Изменения же сердечного выброса, как отмечалось выше, были непостоянными по направленности. В связи с этим при осуществлении сердечно-сосудистых реакций наблюдался дисбаланс в величинах изменений венозного возврата и сердечного выброса, т.е. преобладание величины сдвигов одного параметра по сравнению с другим. При этом имели место 4 основных варианта соотношений указанных параметров: один вариант проявлялся в увеличении венозного возврата и уменьшении сердечного выброса (рис. 3,б), а три других варианта наблюдались при однонаправленных изменениях обоих параметров, но при разной степени их увеличения (рис. 3, а, в, г). Средние величины изменений венозного возврата и сердечного выброса, как можно видеть на рис. I и 2, также отличались друг от друга в ответ на один и тот же препарат и при одних и тех же условиях опыта (т.е. до или после соответствующей блокады адренорецепторов).

Указанные варианты соотношений венозного возврата и сердечного выброса приводили либо к преобладанию величины изменений венозного возврата над величиной сердечного выброса (т.е. в "дефиците" величины сердечного выброса по сравнению с величиной притока крови к сердцу по полым венам), либо к более выраженным изменениям сердечного выброса сравнительно с изменениями венозного возврата (дополнительном "выбросе" крови левым желудочком по сравнению с притоком крови к правому сердцу). Представляется вероятным существование нескольких основных причин дисбаланса величин венозного возврата и сердечного выброса (А.В.Самойленко с соавт., 1979): изменения емкости сосудов малого круга кровообращения, изменение величины остаточного объема левого желудочка, шунтирование крови по бронхиальным анастомозом между большим и малым кругом кровообращения, изменение доли коронарного кровотока в величине общего сердечного выброса (коронарный кровоток в применявшихся методических условиях не учитывался). Среди этих причин наиболее существенную роль, по нашему мнению, играют изменения емкости малого круга кровообращения, приводящие к депонированию либо выбросу определенного объема крови из его сосудов.

При действии катехоламинов на сердечно-сосудистую систему до блокады адренорецепторов средние величины повышения венозного возврата были более выраженными, чем величины изменений сердечного выброса (рис. I, 2), т.е., вероятно, происходило депонирование крови в малом круге кровообращения. После блокады альфа-адренорецепторов также наблюдалось преобладание величины изменений венозного возврата над сдвигами сердечного выброса. Различия состояли в том, что после блокады степень депонирования в ответ на адреналин несколько уменьшалась, а на норадреналин - в среднем увеличилась,хотя при действии последнего стали чаще проявляться случаи дополнительного выброса крови в артериальное русло большого круга кровообращения. После бета-блокады соотношения в величинах изменений венозного возврата и сердечного выброса были иными (рис. 2). Адреналин вызвал более существенное возрастание частоты проявления и величины подъема сердечного выброса по сравнению с соответствующими изменениями венозного возврата. При действии норадреналина в условиях бета-блокады уменьшалась степень депонирования крови и чаще проявлялись случаи дополнительного выброса крови.

Ангиотензин II до блокады адренорецепторов вызывал обычно более выраженные по величине изменения сердечного выброса по сравнению со сдвигами венозного возврата, что указывало на возможность дополнительного выброса крови из малого круга кровообращения (рис. I, 2). Такие же по характеру различия между указанными параметрами сохранялись после блокады обоих видов адренорецепторов. Однако величина дополнительного выброса становилась более выраженной (особенно после блокады альфа-адренорецепторов) и лишь в 2-х случаях из I8 проявлялось депонирование крови в малом круге кровообращения.

Литература

1. Pals D.T., Fulton R.W.
Interrelatioship between angiotensin and vascular alpha adrenergic.
Amer.,J. Physiol., 214, Nr.3, 506 - 512, 1968.

2. Fedberg W., Lewis G.P.
The action of peptides on the adrenal medulla. Release of adrenaline by bradykinin and angiotensin.
J. Physiol. (Engl.), 171, 98 - 108, 1964.

3. Harrison T.S., Birbari A., Seaton J.F.
Reinforcement of reflex epinephrine release by angiotensin II.
Amer., J. Physiol., 224, Nr.1, 31 - 34, 1973.

4. Khairallah P.A.
Action of angiotensin on adrenergic nerve endings: inhibition of norepinephrine uptake.
Fed., Proc., 31, Nr.4, 1351 - 1357, 1972.

5. Day M.D., Owen D.A.A.
Potentiation by angiotensin of responses to endogenously released noradrenaline in the pitlud rat.
Arch. internat. pharmacodyn. et therap., 179, Nr.2, 469 - 479, 1969.

6. Самойленко А.В., Ткаченко Б.И., Орлов В.А., Ничков С., Шенфельдер Г.
Гемодинамическая структура прессорных реакций на вазоактивные вещества.
Физиолог. журнал СССР, 65, № I, 74 - 8I, I979.

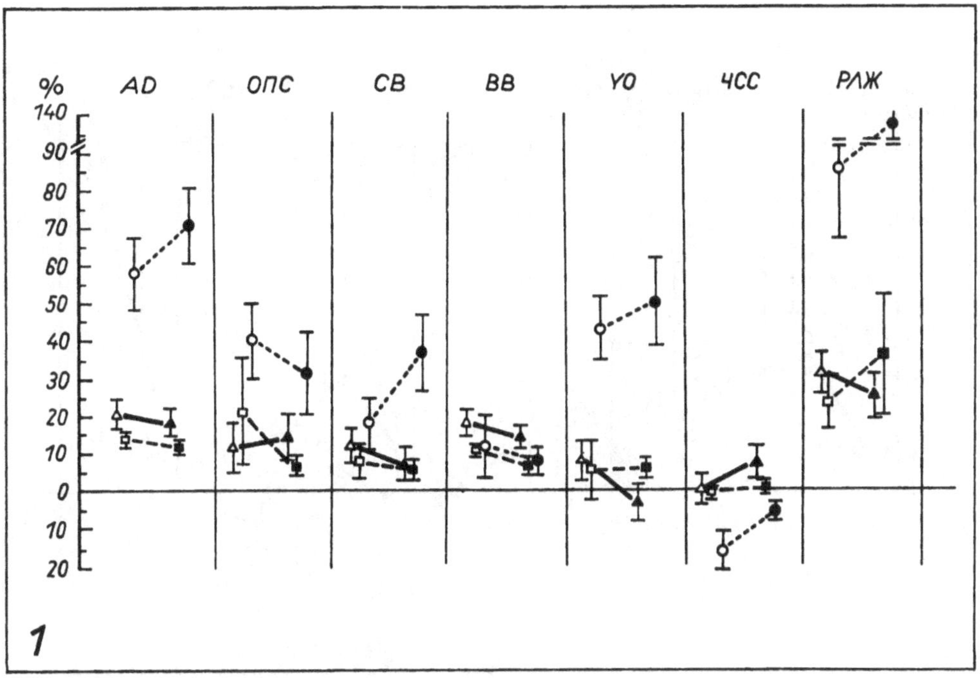

Рис.I. Средние величины изменений основных гемодинамических параметров в процентах к исходной величине до и после блокады альфа-адренорецепторов сердечно-сосудистой системы при действии прессорных вазоактивных веществ.

Обозначения: АД - системное артериальное давление,
ОПС - общее периферическое сопротивление,
СВ - сердечный выброс,
ВВ - венозный возврат,
УО - ударный объем,
ЧСС - частота сердечных сокращений,
РЛЖ - работа левого желудочка.

Треугольниками обозначены изменения параметров в ответ на адреналин, прямоугольниками - на норадреналин, кружками - на ангиотензин П.

Светлые фигуры - изменения параметров до блокады, темные - после блокады.

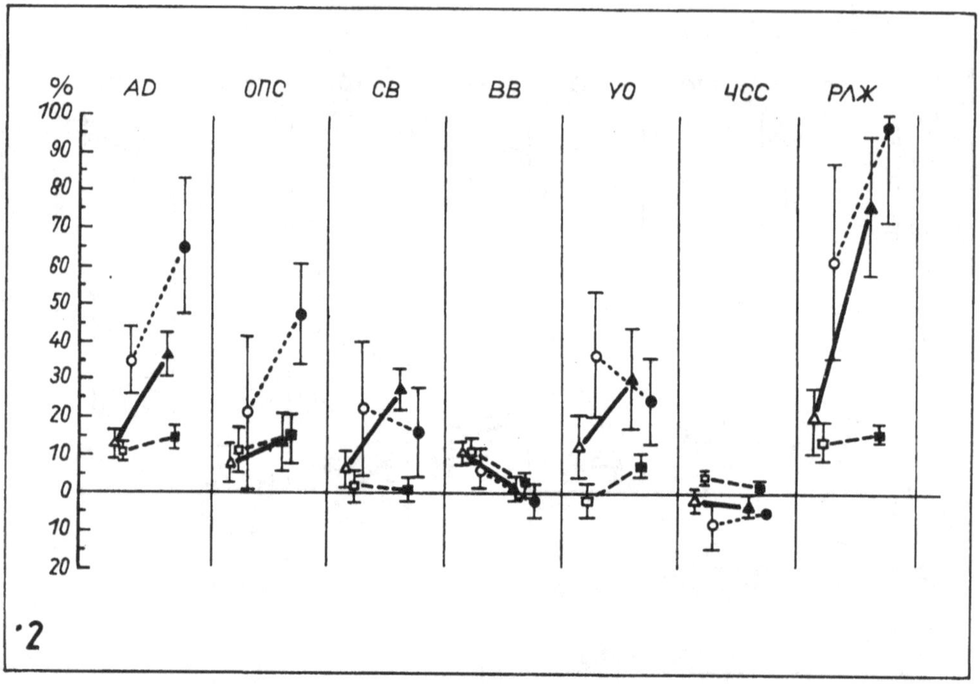

Рис.2. Средние величины сдвигов гемодинамических параметров в ответ на вазоактивные вещества до и в условиях блокады бета-адренергических рецепторов.
Обозначения те же, что и на рис.I.

Рис.3. Варианты соотношений сердечного выброса и венозного возврата при действии прессорных вазоактивных веществ.
Обозначения: а – большая степень увеличения сердечного броса по сравнению с венозным возвратом – дополнительный выброс крови в систему большого круга кровообращения;

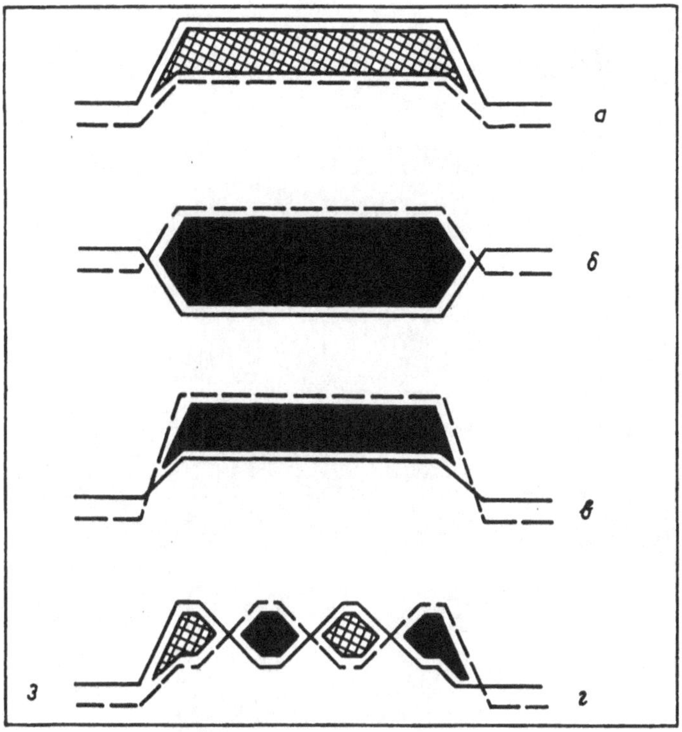

б – уменьшение величины сердечного выброса и увеличение венозного возврата – депонирование крови в малом круге;

в – превышение величины прироста венозного возврата по сравнению с приростом сердечного выброса – депонирование крови;

г – периодический разбаланс величин сердечного выброса и венозного возврата при практически одинаковом по величине повышении обоих параметров – чередование дополнительного выброса крови с ее депонированием.

Сплошная линия – сердечный выброс; пунктирная – венозный возврат; заштрихованные участки – дополнительный выброс крови; темные – депонирование крови.

Zentralinstitut für Herz- und Kreislauf-Regulationsforschung der Akademie der Wissenschaften der DDR, Berlin-Buch (Direktor: MR Prof. Dr. sc. med. H. Heine); Institut für Experimentelle Medizin der Akademie der Medizinischen Wissenschaften der UdSSR, Leningrad (Direktor: Prof. Dr. N. P. Bechterewa)

Veränderungen hämodynamischer Parameter bei Katzen mit nephrogener und neurogen-interorezeptiver Hypertonie unter dem Einfluß pressorischer vasoaktiver Substanzen

Ch. Kreher, A. W. Samoilenko, St. Nitschkoff und B. I. Tkatschenko

Unter den bereits im vorangegangenen Beitrag (Samoilenko u. a.[4]) dargelegten methodischen Bedingungen wurden verschiedene hämodynamische Parameter an Katzen mit nephrogener und neurogen-interorezeptiver Hypertonie untersucht. Eine nephrogene Hypertonie erzeugten wir durch Anlegen eines Silberclips an die linke Niere, eine neurogen-interorezeptive durch beidseitiges Ausschalten der sinoaortalen barorezeptorischen Afferenzen. Es wurde die Wirkung folgender vasoaktiver Substanzen getestet: Noradrenalin (2 µg/kg i. v.; 5 µg/kg i. v.), Adrenalin (10 µg/kg i. v.) und Angiotensin II (0,5 µg/kg i. v.). Die Veränderungen der hämodynamischen Parameter wurden zum Zeitpunkt der maximalen Blutdruckauslenkung erfaßt.

Ergebnisse

Der mittlere arterielle Blutdruck (P_m), gemessen in Pentobarbitalnarkose (40 bis 50 mg/kg), zeigte 5 bis 6 Monate nach dem Hypertonie-erzeugenden Eingriff bei beiden experimentellen Hypertonieformen einen deutlichen Anstieg gegenüber dem Ausgangswert. Damit wurde die Entwicklung einer Hypertonie bestätigt. Im akuten Versuch bei geöffnetem Thorax unter Chloralose-Urethan-Narkose kam es allerdings zu einem Blutdruckabfall, der bei den Tieren mit neurogen-interorezeptiver Hypertonie zu fast normotonen Werten führte (Abb. 1).

Ein Vergleich von Herz-Kreislauf-Parametern normotoner und hypertoner Tiere unter den Bedingungen des akuten Versuchs zeigte, daß der erhöhte P_m der hypertonen Tiere mit einem Anstieg des peripheren Gesamtwiderstandes (TPW) gekoppelt war. Die Werte der nephrogen-hypertonen Tiere wichen stärker von der Norm ab als die der neurogen-interorezeptiv-hypertonen. Herzminutenfrequenz (HMF) und Schlagvolumen (SV) veränderten sich nur geringfügig (Abb. 2). Der venöse Rückfluß entsprach dem HZV.

Unter dem Einfluß der pressorischen Substanzen veränderten sich die Herzkreislaufparameter bei beiden Hypertonieformen in unterschiedlicher Weise. P_m und TPW stiegen im Mittelwert nach Applikation aller drei Substanzen bei der neurogen-interorezeptiven Hypertonie stärker an als bei der nephrogenen. Die geringen mittleren Abweichungen des HZV kommen dadurch zustande, daß ein Teil der Tiere mit negativen, ein anderer mit positiven Veränderungen reagierte. Eine detaillierte Betrachtung der Beziehungen zwischen HZV und TPR bei der Realisierung der pressorischen Reaktionen zeigt, daß von Tier zu Tier der Grad der Beteiligung von Herz- und Gefäßkomponente variierte. In Anlehnung an Untersuchungen von Samoilenko u. a.[3] konnten wir ebenfalls 3 verschiedene Reaktionstypen unterscheiden: den Gefäßtyp, den Herztyp und den Herz-Gefäß-Typ. Bei den Reaktionen des Gefäßtyps steigt der TPW bei gleichzeitigem Abfall des HZV an, bei denen des Herztyps liegen umgekehrte Verhältnisse vor. Beim Herz-Gefäß-Typ sind beide Größen am Blutdruckanstieg beteiligt. Die verschiedenen Reaktionstypen resultieren aus individuellen Unterschieden im Herz-Kreislauf-System der Tiere und der Spezifik der jeweiligen pressorischen Substanz, wobei eine Beeinflussung der Herz-Kreislauf-Größen durch Narkose und präparativen Eingriff in Betracht gezogen werden muß. Abb. 1 zeigt, daß die pressorischen Reaktionen bei der neurogen-interorezeptiven Hypertonie vorwiegend vom Gefäß- und Herz-Gefäßtyp bestimmt sind. Reaktionen vom Herztyp treten in geringem Maße nur nach Adrenalin in Erscheinung. Bei der nephrogenen Hypertonie ist die Anzahl der Reaktionen vom Herztyp wesentlich größer, insbesondere unter Noradrenalineinfluß.

Der unter steady-state-Bedingungen der Ausgangssituation dem HZV gleiche VR nahm nach Applikation der vasoaktiven Substanzen bei der neurogen-interorezeptiven Hypertonie in stärkerem Maße zu als bei der nephrogenen, bei letzterer zeigte das venöse System die geringste Reaktivität unter Angiotensin II. Abb. 2 bringt die Beziehungen zwischen HZV und VR unter der Einwirkung der pressorischen Substanzen zum Ausdruck. Es wird die Anzahl der Fälle mit einem Zuwachs bzw. mit einer Abnahme des HZV im Vergleich zum VR dargestellt. Bei der neurogen-interorezeptiven Hypertonie überwiegt als Reaktion auf die pressorischen Substanzen bei weitem eine Abnahme des HZV gegenüber dem VR, d. h. es fließt mehr Blut zum rechten Herzen als aus dem linken ausgeworfen wird, so daß wir eine Blutstauung in der Lunge annehmen müssen. Die nephrogen-hypertonen Tiere reagieren etwa zu gleichen Teilen mit einem Zuwachs bzw. mit einem Abfall des HZV. Nur unter dem Einfluß von Angiotensin II überwiegen die Fälle mit einem Zuwachs des HZV deutlich, d. h. es kommt zu einer Entspeicherung der Lungendepots.

Diskussion

Wie unsere Ergebnisse zeigten, stiegen die bei der neurogen-interorezeptiven Hypertonie unter den vorliegenden Versuchsbedingungen relativ niedrigen Blutdrucke bei Einwirkung pressorischer Substanzen stärker an als die höheren Werte bei nephrogener Hypertonie. In diesem Zusammenhang sei auf das oft beobachtete umgekehrte Verhältnis zwischen Ausgangsblutdruck und pressorischer Reaktion hingewiesen (z. B. Phelan[2], Samoilenko u. a.[3]). Die intensiven Blutdruckerhöhungen der neurogen-interorezeptiv-hypertonen Tiere wurden vorwiegend durch das Gefäßsystem realisiert, erhöhte sich doch bei Applikation gleicher Dosen deren niedrigerer TPW stärker als der höhere der nephrogen-hypertonen Tiere. Dagegen zeigten letztere bei relativ niedrigem Ausgangs-HZV einen höheren Beteiligungsgrad des Herzen an den pressorischen Reaktionen. Vergleiche mit von Samoilenko u. a.[5] an der normotonen Katze ermittelten Werte lassen erkennen, daß für diese unterschiedlichen Auslenkungen keinesfalls nur das Ausgangsniveau, sondern auch hypertoniespezifische Mechanismen verantwortlich sind. So stiegen die während des akuten Versuchs im Normbereich liegenden P_m- und TPW-Werte der neurogen-interorezeptiv-hypertonen Tiere unter dem Einfluß pressorischer Substanzen stärker an als die der normotonen. Es liegt nahe anzunehmen, daß für die unterschiedlichen Reaktionen der Ausfall der regulierenden barorezeptorischen Reflexe bei der neurogen-interorezeptiven Hypertonie mit verantwortlich ist. Wahrscheinlich sind auch die bei der letzteren überwiegenden Zunahmen des VR unter diesem Aspekt zu sehen, da auch der venöse Tonus über die vasomotorischen Zentren der Medulla oblongata reguliert wird (Folkow u. Mellander[1]). Die im Verhältnis zur nephrogenen Hypertonie geringere Beteiligung des Herzens an den pressorischen Reaktionen ergibt sich aus den reflektorischen HZV-Abfällen, die mit den stärkeren TPW-Anstiegen einhergehen.

Zusammenfassend kann gesagt werden, daß die unterschiedlichen Reaktionen der beiden experimentellen Hypertonieformen auf pressorische Substanzen offensichtlich durch die Wechselwirkungen hypertoniemodell-spezifischer und von der Ausgangssituation des Herz-Kreislaufsystems abhängiger Gegebenheiten bestimmt wird.

Literatur

1 Folkow, B. und Mellander, S., Am. Heart J., 68 (1964) 397

2 Phelan, E. L., Am Heart J. 71 (1966) 50

3 Samoilenko, A. W., Tkatschenko, B. I., Orlov, W. A., Nitschkoff, S. und Schönfelder, G., Fiziol. Zurn. LXV (1979) 74

4 Samoilenko, A. W., Tkatschenko, B. I., Schönfelder, G. und Nitschkoff, S., Veränderungen hämodynamischer Parameter unter Applikation pressorischer vasoaktiver Substanzen
3. Deutsch-Sowjetisches Symposium Arterielle Hypertonie, 22. bis 25. Januar 1980 in Berlin

5 Samoilenko, A. W., Schönfelder, G., Nitschkoff, St. und Tkatschenko, B. L., Über Veränderungen hämodynamischer Parameter unter dem Einfluß vasoaktiver Substanzen, vor und nach Blockade der Adrenorezeptoren bei der Katze Unveröffentlicht

Tab. 1 Arterieller Mitteldruck (P_m) mm Hg (k Pa)

	vor operativem Eingriff	nach operativem Eingriff	
	Pentobarbital	Pentobarbital	Chloralose-Urethan
nephrogene Hypertonie	161 ± 19 (21, 5 ± 2, 5)	204 ± 30 (27, 2 ± 4, 0)	163 ± 15 (21, 7 ± 2, 0)
n = 9		p 0, 1%	p 1, 0%
neurogene Hypertonie	153 ± 17 (20, 4 ± 2, 3)	191 ± 28 25, 5 ± 3, 7	133 ± 21 (17, 7 ± 2, 8)
n = 7		p 1, 0%	p 2, 0%

Tab. 2 Kreislaufgrößen normotoner und hypertoner Katzen in Chloralose-Urethan-Narkose

	normoton n = 16	neurogen-interorezeptiv-hyperton n = 14	nephrogen-hyperton n = 11
P_m mmHg (kPa)	122 ± 12, 9 (16, 3 ± 1, 7)	132 ± 30, 0 (17, 6 ± 4, 0) p 0, 1 %	155 ± 18, 5 (20, 7 ± 2, 5)
TPR (RU)	0, 63 ± 0, 16	0, 80 ± 0, 35 p 1, 0 %	0, 98 ± 0, 30
HZV ml/min	203 ± 45, 8	186 ± 66, 0	169 ± 47, 8
HMF Schl./min	168 ± 26, 9	160 ± 25, 2	161 ± 24, 3
SV ml	1, 2 ± 0, 3	1, 2 ± 0, 5	1, 1 ± 0, 3

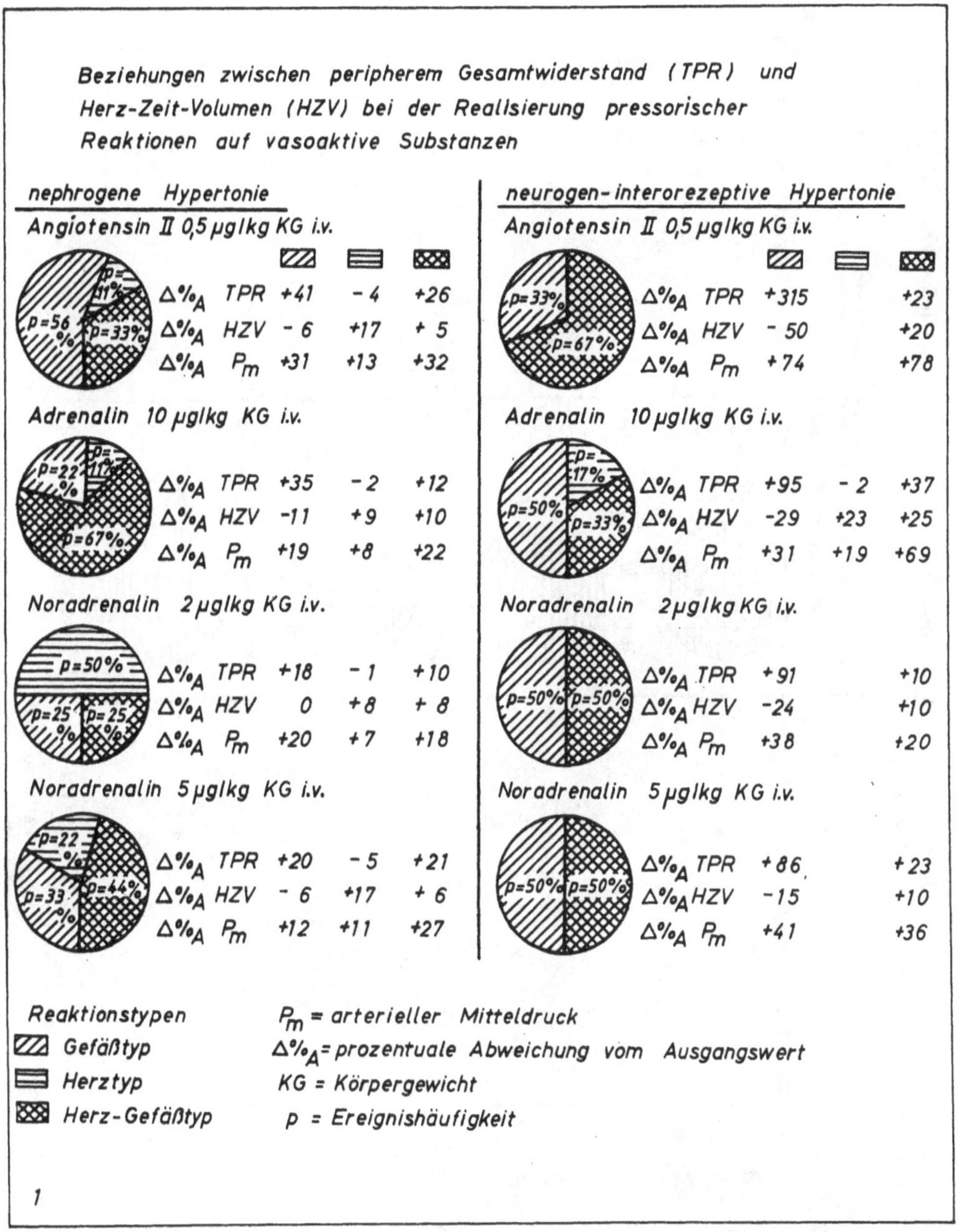

Abb. 1 Hämodynamik bei hypertonen Katzen

Abb. 2 Hämodynamik bei hypertonen Katzen

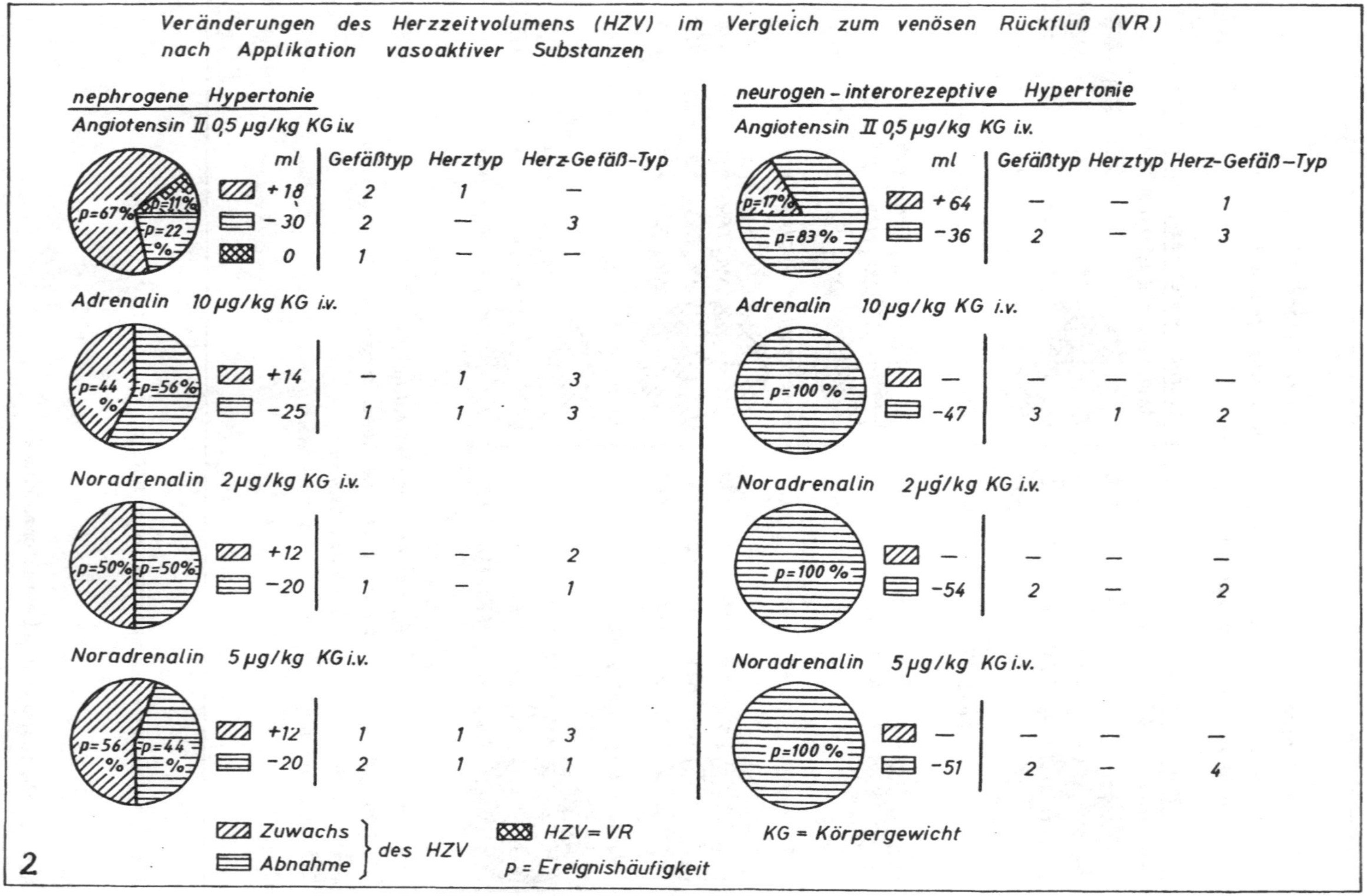
Veränderungen des Herzzeitvolumens (HZV) im Vergleich zum venösen Rückfluß (VR)
nach Applikation vasoaktiver Substanzen
nephrogene Hypertonie
Angiotensin II 0,5 µg/kg KG i.v.
p=67%
p=11%
p=22 %
ml
Gefäßtyp
Herztyp
Herz-Gefäß-Typ
+18
2
1
—
−30
2
—
3
0
1
—
—
Adrenalin 10 µg/kg KG i.v.
p=44 %
p=56%
+14
—
1
3
−25
1
1
3
Noradrenalin 2 µg/kg KG i.v.
p=50%
p=50%
+12
—
—
2
−20
1
—
1
Noradrenalin 5 µg/kg KG i.v.
p=56 %
p=44 %
+12
1
1
3
−20
2
1
1
neurogen-interorezeptive Hypertonie
Angiotensin II 0,5 µg/kg KG i.v.
p=17%
p=83 %
ml
Gefäßtyp
Herztyp
Herz-Gefäß-Typ
+64
—
—
1
−36
2
—
3
Adrenalin 10 µg/kg KG i.v.
p=100 %
—
—
—
—
−47
3
1
2
Noradrenalin 2 µg/kg KG i.v.
p=100 %
—
—
—
—
−54
2
—
2
Noradrenalin 5 µg/kg KG i.v.
p=100 %
—
—
—
—
−51
2
—
4
Zuwachs
Abnahme
des HZV
HZV = VR
p = Ereignishäufigkeit
KG = Körpergewicht
2

Allunionszentrum für Kardiologie der Akademie der Medizinischen Wissenschaften der UdSSR, Suchumi (Direktor: Prof. Dr. Lapin), Zentralinstitut für Herz- und Kreislaufregulationsforschung der Akademie der Wissenschaften der DDR, Berlin-Buch (Direktor: MR Prof. Dr. sc. med. H. Heine)

Neuroreflektorische Regulation der Nierendurchblutung

V. Sutschkow, U. Gnüchtel, D. Wallrabe, V. Brjuchovetzkij, Ju. Ganitsch, R. Bodewei und St. Nitschkoff

Es ist hinreichend bekannt, daß Störungen der Mikrozirkulation der Niere ein wichtiges Glied in der pathogenetischen Kette zwischen emotionalem Stress und der Auslösung einer arteriellen Hypertonie darstellen[3, 9, 10]. Dabei spielen extrarenale nervale Mechanismen eine besondere Rolle. Diese Tatsache wurde angesichts der an denervierten und transplantierten Nieren gewonnenen Erkenntnisse über die Autoregulation der Durchblutung dieses Organs bisher wenig berücksichtigt[8, 13, 15]. Insbesondere ist man der Auffassung, daß die Durchblutung der Nierenrinde autonomen Charakter hat, wohingegen die des Markes druckpassiv folgt[6, 13, 14]. Vermittler des Verhältnisses von Rinden- und Markdurchblutung stellen dabei humoral-hormonelle intrarenale Faktoren dar.

Es war daher das Anliegen der vorliegenden Untersuchungen, die Bedeutung der extrarenalen nervalen Kontrolle bei der Umverteilung des Blutflusses in Nierenrinde und -mark nachzuweisen.

Methodik

Die Untersuchungen wurden an Kaninchen durchgeführt. Die Aussagen basieren auf Bestimmungen von Flußparametern in Niere und Hirn, die unter Verwendung der Hydrogenclearance gewonnen wurden[1, 11, 12]

Ergebnisse

Die gleichzeitige Registrierung von lokalen Durchblutungsgrößen in kortikalen und medullären Bereichen der Niere sowie in hypothalamisch-retikulären Strukturen des ZNS bei 8 unnarkotisierten Kaninchen wies unter physiologischen Bedingungen charakteristische reziproke Schwingungen auf, unabhängig vom Systemdruck, der Herzfrequenz und der Atmung. Diese Schwingungen wurden durch Narkose aufgehoben, durch Hyperkapnie gedämpft und durch emotionelle Erregung verstärkt. Ursache dafür sind Schwankungen in der Durchblutung bzw. in der Sauerstoffspannung spezifischer limbisch-retikulärer Hirnareale.

Die Abhängigkeit der Mikrozirkulation der Niere von der aktuellen Blutversorgung des Gehirns wird unter den Bedingungen spontaner Herzfrequenz- bzw. Herzrhythmusstörungen oder einer kurzzeitigen Hypotension offenkundig.

Abbildung 1 demonstriert bei akutem Abfall des Systemdruckes und der Herzfrequenz eine Abnahme in der Durchblutung des Nuc. amygdalae, Nuc. supraopticus und der Formatio reticularis mesencephali, die zu zeitlich versetzten korrespondierenden Veränderungen in der Nierenrinde bei zunehmender Markdurchblutung führen.

Das gleiche reziproke Verhalten der Durchblutung von Rinde und Mark ist charakteristisch für eine Elektrostimulation emotionsrelevanter Hirnstrukturen bzw. für emotionale Erregung. (Abb. 2)

So ergab eine Elektroreizung des hinteren Hypothalamus in 19 von 24 Fällen eine deutliche Verminderung der Rindendurchblutung bei Steigerung des medullären Blutflusses. Wurden jedoch die Reizparameter so gewählt, daß ein kritischer Systemdruck zwischen 180 und 235 mmHg erreicht wurde, sistierte der kortikale wie auch etwas verzögert der medulläre intrarenale Fluß, gleichbedeutend mit einer Anämie der Niere. Diese Versuche zeigen, daß die medulläre wie auch die kortikale Durchblutung der Niere nerval vermittelt wird und in Abhängigkeit vom jeweiligen sympathiko-adrenalen Erregungsniveau dieses vorbeschriebene Durchblutungsmuster resultiert.

Die extrarenale nervale Kontrolle der totalen und lokalen Nierendurchblutung wird weiterhin dokumentiert durch die Teilnahme des durch den Barorezeptorreflex des Sinus caroticus vermittelten Sympathikotonus[2, 4, 5]. Die Frage, inwieweit der Kurzzeitregler Sinus caroticus auch an der Regulation der medullären Nierendurchblutung beteiligt ist, ist bisher praktisch noch nicht eindeutig beantwortet worden.

In einer ersten Versuchsserie an 7 nichtnarkotisierten Tieren untersuchten wir die lokale Durchblutung in Niere und Hirn nach unilateraler Deafferentation des Sinus caroticus. 5 Tage nach Ausschaltung der sino-aortalen Pressorezeptoren beobachteten wir eine Verminderung der Durchblutung im dorsolateralen Hypothalamus, in der Formatio reticularis mesencephali sowie im sensomotorischen Kortex. Diese eingeschränkte Durchblutung war begleitet von einer gleichsinnigen Veränderung im Nierenkortex um durchschnittlich 19 % sowie in der Medulla um 22 %. Während in Vorkontrolluntersuchungen eine Elektrostimulation der Formatio reticularis mesencephali, die mit Blutdruckanstiegen um durchschnittlich 17.5 % einherging, eine Verminderung der Rindendurchblutung um 62 % sowie eine Zunahme der Markdurchblutung um 58 % bewirkte, kam es nach Deafferentation unter den gleichen Reizparametern zu einem mittleren Blutdruckanstieg von 26 % bei einem nun gleichsinnigen Abfall der Durchblutungsgrößen in Rinde und Mark um etwa 43 %. Damit erwies sich das charakteristische mikrozirkulatorische Muster als eindeutig gestört.

In einer zweiten Versuchsserie an 13 narkotisierten Kaninchen wurde die lokale Nierendurchblutung in Abhängigkeit von unterschiedlichen endosinualen Druckstufen im isoliert perfundierten Sinus caroticus untersucht. Auch diese Experimente zeigten, daß die medulläre Durchblutung nicht immer in diesem antagonistischen Verhältnis zur Rindendrainage steht und entgegen der existierenden Meinung[13] nicht von Richtung und Niveau der Veränderung des arteriellen Druckes abhängt.

Während im unteren Teil der Abb. 3 das charakteristische intrarenale Durchblutungsmuster auf einen depressorischen sino-caroticalen Reflex repräsentiert wird, geht aus der oberen grafischen Darstellung hervor, daß sich die renale kortikale Durchblutung in Abhängigkeit von den jeweiligen endosinualen Druckänderungen gleichsinnig zur Reaktion des Systemdruckes verhält, während die Durchblutung der Medulla in allen Fällen zunimmt und sich damit als unabhängig vom kortikalen und damit vom Systemdruck erweist.

Als überzeugenden Beweis für die Existenz einer zentralen reflektorischen Kontrolle der Prozesse der intrarenalen Mikrozirkulation möchten wir Untersuchungen werten, die unter den Bedingungen einer unterschiedlichen sinusoalen Afferentation bei einem mittels Stabilisator konstant gehaltenen Systemdruck durchgeführt wurden. (Abb. 4)

Die an 9 Tieren gewonnenen Ergebnisse zeigen, daß bei konstant gehaltenem arteriellen Druck nerval-reflektorische Einflüsse des Sinus caroticus auf die Nierendurchblutung nicht nur aufrechterhalten, sondern in einer Reihe von Fällen sogar besser ausgeprägt sind. Dabei wird die Richtung der kortikalen und medullären Durchblutung entweder beibehalten oder sie kehrt sich um. Auch damit wird die Unabhängigkeit der Mikrozirkulation der Niere allein vom Systemdruck nachgewiesen.

Mit der Möglichkeit einer direkten oder reflektorischen nervalen Einflußnahme auf die Durchblutung des Nierenmarkes ist damit zugleich eine potentielle nerval-vasokonstriktorisch vermittelte Minderdurchblutung mit funktionellem Ausfall der Bildung depressorischen Materials gegeben[7].

Unter diesen Bedingungen verliert die Niere ihre wesentliche antihypertensive Fähigkeit. Dieser Zustand im Verein mit der gegenüber Konstriktorimpulsen äußerst vulnerabel reagierenden Nierenrinde macht die Niere somit zu einem schwachen Glied in der pathogenetischen Kette zwischen zentralnervösem Erregungsniveau und Blutdruckeinstellung.

Literatur

1 Aukland, K., Bower, B. F., Berliner, R. W., Circ. Res. 14 (1964) 164

2 Barger, A. C. und Herdi, J. A., Am. Soc. Physiol. Sect. 8, Chapter 10, (1973) 249

3 Holst, D. V., J. Comp. Physiol. 78 (1972) 236

4 Iriuchiyima, J., Cardiovascular Physiology Nerve, Flow and Pressure. Igaki Shoin LTD, Tokio 1972, Chapter 5, S. 63-75

5 Johnson, J., Davis, J. und Witty, R., Circ. Res. 29 (1971) 646

6 Katz, M. und Shear, L., Nephron 14 (1975) 246

7 Lee, J. B., Arch. Intern. Med. 133 (1974) 56

8 Moffat, J. Fourman, Blood vessels of the kidney. Springer-Verlag, Berlin, New-York 1972

9 Mjasnikov, A. L., Hypertoniekrankheit und Arteriosklerose. Verlag Medizin, Moskau 1965 (russ.)

10 Schwazabaja, I. K., Kardiologia 8 (1973) 71 (russ.)

11 Stosseck, K., Lübbers, D. W. und Cottin, N., Pflügers Arch. 348 (1974) 225

12 Suckov, V. V., Kardiologia 28 (1978) 94

13 Thurau, K., Amer. J. Med. 36 (1964) 698

14 Trueta, J., Barclay, A. E. und Daniel, P. M., Studies of the renal circulation. Blackwell Scientific Publ., Oxford 1947

15 Ueda, H., Yasuda, H. und Takabatake, Y., Jap. Heart J. 8 (1967) 498

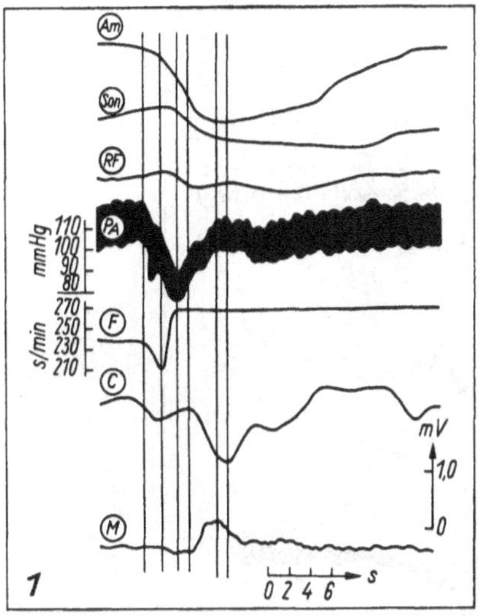

1

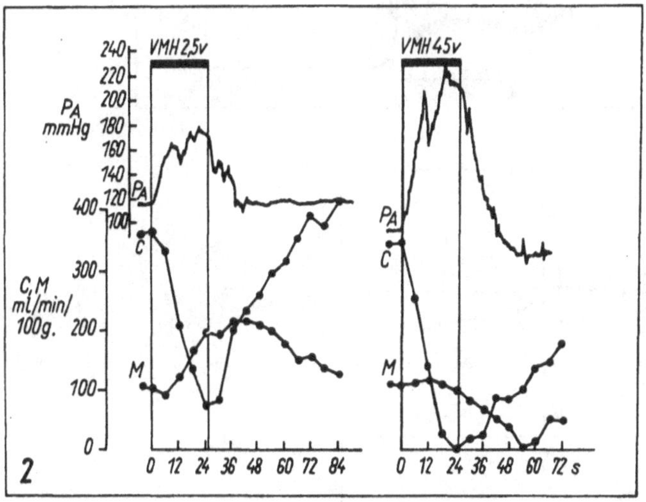

2

Abb. 1 Veränderung der Sauerstoffspannung in subkortikalen Hirnstrukturen sowie in Nierenrinde und -mark bei spontanem Abfall des arteriellen Druckes und der Herzfrequenz. Am- Nucl. amygdalae, SOH-Nucl. supraopticus, RF-Formatio reticularis mesencephali, Pa- arterieller Druck, F-Herzfrequenz C-Nierenrinde, M-Nierenmark

Abb. 2 Umverteilung der Nierenduchblutung in Abhängigkeit von der Intensität einer hypothalamischen Elektrostimulation und dem Grad der hypertensiven Reaktion. Pa-arterieller Mitteldruck, C-lokale Durchblutung im Nierenkortex, M- im Nierenmark

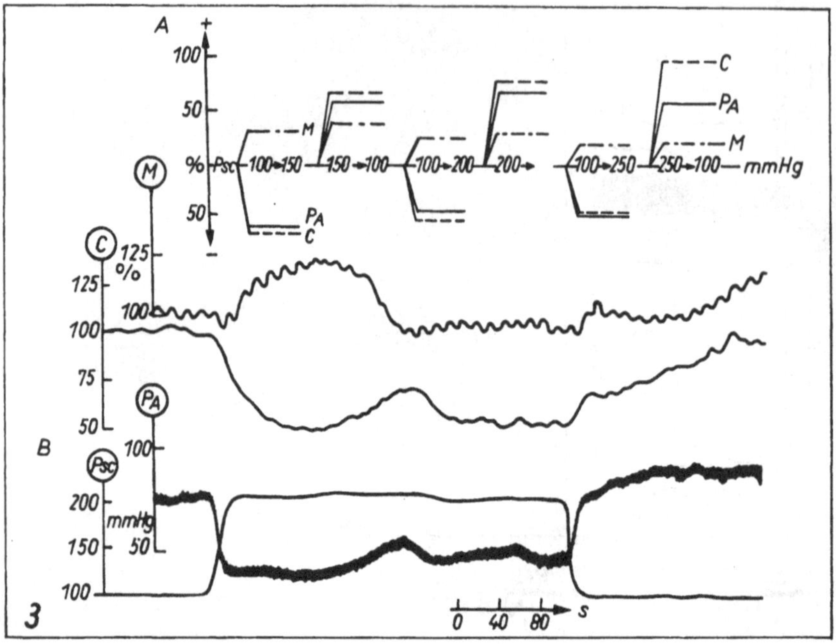

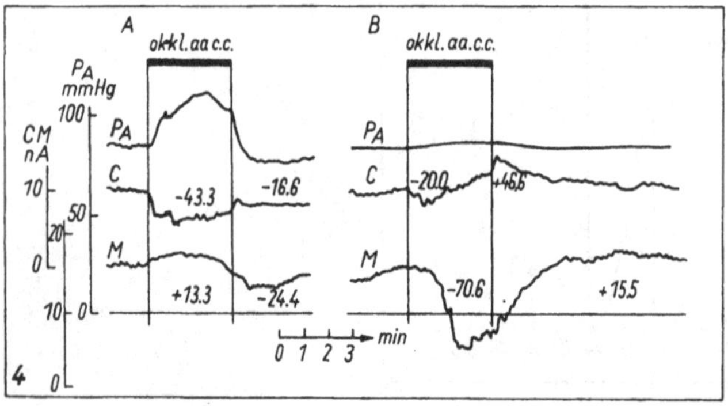

Abb. 3 Wechselbeziehung zwischen Rinden- und Markdurchblutung der Niere bei gradueller Veränderung des Perfusionsdruckes im isolierten Sinus caroticus (A)
B- Originalkurvenverlauf zur Veränderung der lokalen Nierendurchblutung beim depressorischen Sinus caroticus-Reflex. Psc-intrasinusualer Druck, Pa-arterieller Mitteldruck, C-Rindendurchblutung, M-Medulläre Durchblutung der Niere

Abb. 4 Veränderungen der lokalen Durchblutung der Niere während eines pressorischen sinocarotikalen Reflexes in der Norm (A) und unter den Bedingungen einer experimentellen Stabilisierung des Systemdruckes (B)

Zentralinstitut für Herz- und Kreislauf-Regulationsforschung der Akademie der Wissenschaften der DDR, Berlin-Buch (Direktor: MR Prof. Dr. sc. med. H. Heine)

Experimentelle Veränderung der vaskulären Reaktivität an isolierten Gefäßabschnitten sowie am Primaten als Modell einer Hochdruckdisposition

D. Wallrabe, U. Gnüchtel, R. Bodewei, G. Schönfelder und St. Nitschkoff

Als eine der möglichen Ursachen für den bei der sogenannten essentiellen Hypertonie erhöhten peripheren Widerstand wird eine gesteigerte vaskuläre Reaktivität gegenüber pressorisch wirkenden Reizen zufolge einer gestörten transmembranalen Kationenverteilung diskutiert.

Im Gegensatz zu einer sekundär veränderten Reiz-Reaktionsbeziehung durch druckbedingte Veränderung der Gefäßgeometrie[1, 2] beruht eine echte gefäßinhärente Steigerung der Reaktivität auf Prozessen, die an der Einstellung der extra-/intrazellulären Ionengradienten der glatten Gefäßmuskelzelle beteiligt sind. So werden sowohl veränderte Membraneigenschaften im Sinne einer erhöhten Permeabilität mit gesteigertem Na-Influx[7, 5] als auch Anomalien des aktiven elektrogenen Kationentransportes[3, 6] als mögliche Ursachen der Na-belasteten Zelle angesehen. Resultat einer derartig veränderten Gefäßmuskelzelle ist eine verstärkte Membrandepolarisation mit konsekutiv erhöhter Reaktivität auf pressorische Stimuli[9].

Unter diesem Aspekt wurden in Modellversuchen zur Frage möglicher Entstehungsmechanismen der primären Hypertonie drei unterschiedliche Reiz-Reaktionsmuster untersucht.

Unter den Bedingungen einer ouabaininduzierten Hemmung der Na-K-Pumpe überprüften wir in einer ersten Versuchsreihe an 22 Kaninchen den Einfluß des Glykosids auf den isoliert perfundierten Sinus caroticus als Teil der arteriellen Strombahn mit Rezeptorbesetzung (Abb. 1).

Hierbei bewirkt Ouabain in einer Konzentration von 0.25×10^{-6}M ab 6. min. eine Erhöhung der Schwellenempfindlichkeit der Druckrezeptoren bei stufenweiser Steigerung des endosinualen Druckes. 12 min nach Beginn der Perfusion war die Reiz-Reaktionsbeziehung völlig erloschen und erst nach Spülung mit Krebs-Henseleit-Lösung in der

50. min wieder nachweisbar.

Eine Einschränkung der mit intrakarotikaler Drucksteigerung korrelierenden Herzfrequenzminderung war ab 18. min zu beobachten. Nach Spülung mit Krebsscher Lösung setzte die Hemmwirkung auf die Pulsrate ab 10. min wieder ein und war ab 45. min wieder normal wirksam (Abb. 2). Die Ouabainhemmung des Barorezeptorreflexes erwies sich bei dieser Versuchsreihe als reversibel und konzentrationsabhängig[8].

In einer zweiten Serie wurden in 12 Versuchen am isoliert perfundierten Rattenschwanz die pressorischen Reaktionen, gemessen als Zunahme des Perfusionsdruckes, auf Elektrostimulation bei kontinuierlich bis maximal 6 x 10^{-9}M anwachsender Glykosidkonzentration überprüft (Abb. 3).

Rechteckimpulse von 10 Hz, 50 msec, 3-6 V und 20 sec Dauer bewirkten in 75 % der untersuchten Fälle eine im Vergleich zur NaCl-Vorkontrolle deutlich verstärkte Vasokonstriktion bei einer Strophanthinkonzentration von 0.3 µg. Mit zunehmendem Ouabaineinfluß war eine rückläufige Tendenz in der pressorischen Antwort zu beobachten, wobei die erreichten Mittelwerte jedoch oberhalb des Ausgangsniveaus verblieben. Nach Absetzen des Glykosids und Spülung mit physiologischer NaCl-Lösung wurde die Reaktion der Vorkontrolle nicht mehr erreicht.

In einem weiteren Versuch wurde die Wirkung eines hormonalen vasokonstriktorischen Reizes bei zugrundeliegender Elektrolytverteilungsstörung am Modell des isoliert perfundierten Kaninchenohres (n = 14) untersucht (Abb. 4).

In dieser Abbildung wurden die bei zunehmender Ouabaineinwirkung (Endkonzentration 0.2 x 10^{-5}M) gemessenen Veränderungen des Perfusionsdruckes auf Noradrenalin von 0.1 bzw 0.5 µg zusammengestellt. Daraus geht hervor, daß im ersten Falle 14 min nach Perfusionsbeginn eine Zunahme der pressorischen Antwort erkennbar wird. Dabei wurden die deutlich höheren Druckmaxima in der gleichen Zeit erreicht, was auf eine gesteigerte Kontraktilität des untersuchten Gefäßabschnittes hinweist. Die Reaktivitätssteigerung wurde durch 10-minütige Spülung mit Krebs-Henseleit-Lösung wieder aufgehoben. In den Fällen, die zufolge einer primär geringeren Ansprechbarkeit gegenüber Noradrenalin eine 5fach höhere Dosis erhielten, beobachteten wir einen entsprechenden Verlauf. Wurde die Perfusion mit Ouabain weiter fortgesetzt, trat ab 30. min eine spontane Zunahme der Vasokonstriktion auf. Eine Tendenz zur Normalisierung zeigte sich dann erst nach längerer Spülung mit Krebs-Henseleit-Lösung[4].

Analog zu den beschriebenen Experimenten an ausgewählten Gefäßabschnitten der arteriellen Strombahn versuchten wir auch die Modellierung einer vaskulären Hyperreaktivität am Gesamtorganismus.

Dazu wurden 4 Paviane drei Monate lang der Einwirkung von per se nicht blutdruckwirksamen DCA- und NaCl-Dosen (3 mg/kg KG/Woche bzw. 5 g/Tier/Tag mit dem

Futter) ausgesetzt.

Wie Abb. 5 zeigt, traten signifikant stärkere pressorische Reaktionen auf Noradrenalin-Infusion (1 µg/kg KG/min i. v., 5 min lang) im Vergleich mit entsprechenden Vorkontrolluntersuchungen, vor allem im diastolischen Bereich auf. Entsprechende Reaktionen beobachteten wir auch nach Einzelinjektion von 0.5 µg/kg KG i. v. Angiotensin II (Abb. 6). Diese Hyperreaktivität war sowohl im Wachzustand der Tiere unter Benutzung einer indirekten unblutigen Meßmethode als auch unter den Bedingungen einer blutigen Messung in Pentobarbitalnarkose nachweisbar.

Aus den dargelegten Untersuchungsergebnissen möchten wir schlußfolgern, daß

1. eine experimentelle transmembranale Elektrolytverteilungsstörung durch Ouabainhemmung des aktiven elektrogenen Kationentransportes in verschiedenen Abschnitten der arteriellen Strombahn zu Veränderungen der jeweils spezifischen Reiz-Reaktionsbeziehungen führt.

   Das im besonderen Falle des isoliert perfundierten Sinus caroticus resultierende funktionelle resetting der Barorezeptorschwelle mit erhöhtem sympathischen outflow verhält sich bei gleichzeitig bestehender vaskulärer Hyperreaktivität der arteriellen Strombahn auf elektrische oder hormonale Stimulation hinsichtlich einer Erhöhung des Blutdruckniveaus synergistisch. Damit wäre zugleich auch eine Pathokonstellation auf vaskulärer Ebene gegeben, die die Auslösung und Perpetuierung eines Hochdruckes begünstigen könnte.

2. Die am Gesamtorganismus nachgewiesene vaskuläre Hyperreaktivität durch mineralokortikoidbedingte Membranstabilität ist mit den an isolierten Gefäßabschnitten gewonnenen Erkenntnissen durchaus verträglich. Dabei stellt die Na-belastete glatte Gefäßmuskelzelle unseres Erachtens ein durchgängiges pathogenetisches Prinzip für das anomale Reaktionsverhalten unterschiedlicher Abschnitte der arteriellen Strombahn dar, welches als hypertonielle vaskuläre Disposition aufgefaßt werden kann.

Literatur

1 Folkow, B., Clin. Exp. Pharmacol. Physiol. (Suppl. 2) (1975) 55

2 Folkow, B., Proc. 2nd Int. Sympos. Vasc. Neuroeff. Mech. J. Bevan (Hrsg.), Karger, New York, 1976

3 Friedman, S. M., Blood Vessels 16 (1979) 13

4 Gnüchtel, U., Wallrabe, D. und St. Nitschkoff, Cor Vasa 20 (1978) 409

5 Holloway, E. T. und Bohr, D. F., Circ. Res. 33 (1973) 678

6 Overbeck, H. W., Pamnani, M. B., Akera, T., Brody, Th. M. und Haddy, F. J., Circ. Res. 38 (1976) II-48

7 Postnov, Y. V., Orlov, S. N., Shevchenko, A. und Adler, A. M., Pflügers Arch. 371 (1977) 263

8 Wallrabe, D. und Gnüchtel, U, Acta biol. med. germ. 35 (1976) 745

9 Wessels, F., Essentielle Hypertonie, Untersuchungen zur Ätiologie und Pathogenese, Urban & Schwarzenberg, München-Berlin-Wien 1975

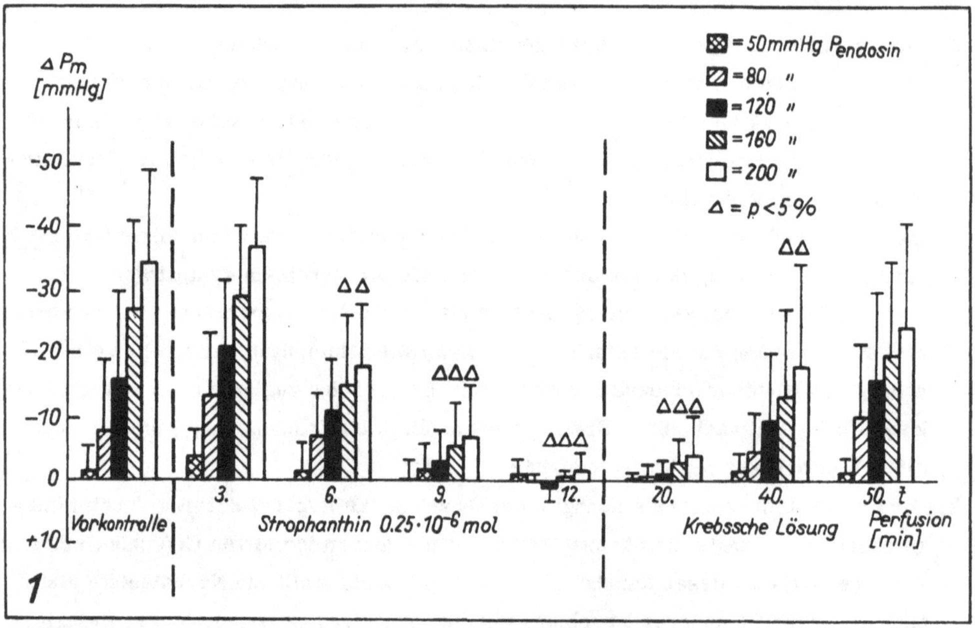

Abb. 1 Blutdruckcharakteristik nach endosinualer Drucksteigerung in Abhängigkeit von zunehmender Strophanthinwirkung (0, 25 x 10^{-6}M)

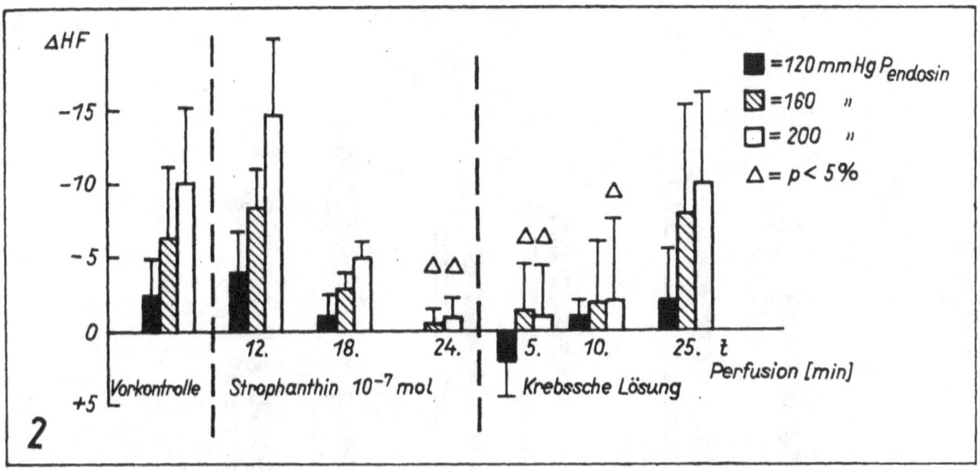

2

Abb. 2 Herzfrequenzdepression durch Auslösen des Barorezeptorreflexes in Abhängigkeit von der Strophanthinwirkung (10^{-7}M)

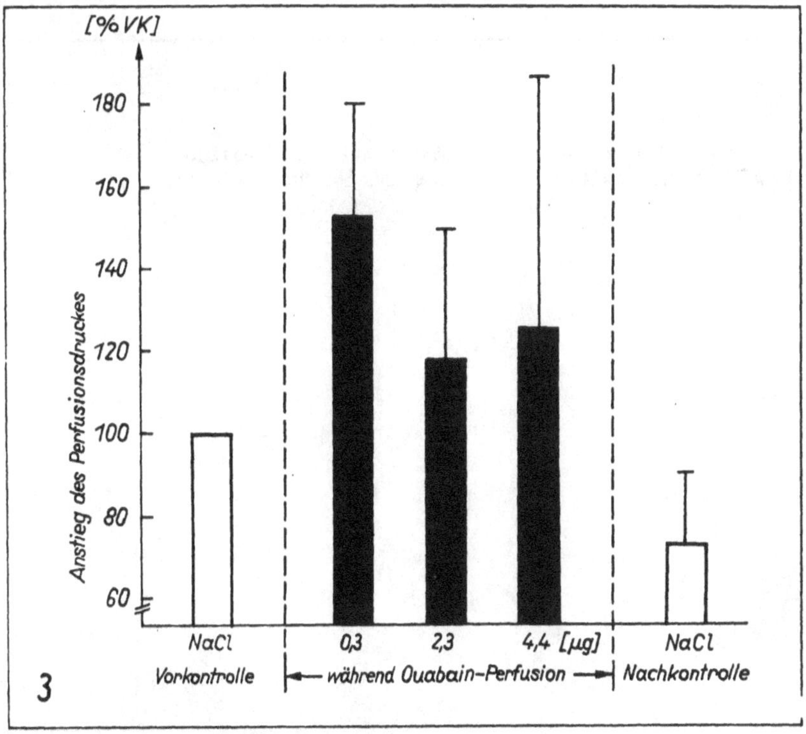

3

Abb. 3 Prozentualer Anstieg des Perfusionsdruckes auf Elektrostimulation (Rechteckimpulse 10 Hz, 50 msec, 3-6 V, 20 sec Dauer) bei zunehmender Glykosidkonzentration bis 6 x 10^{-9}M am isoliert perfundierten Rattenschwanz (n=12)

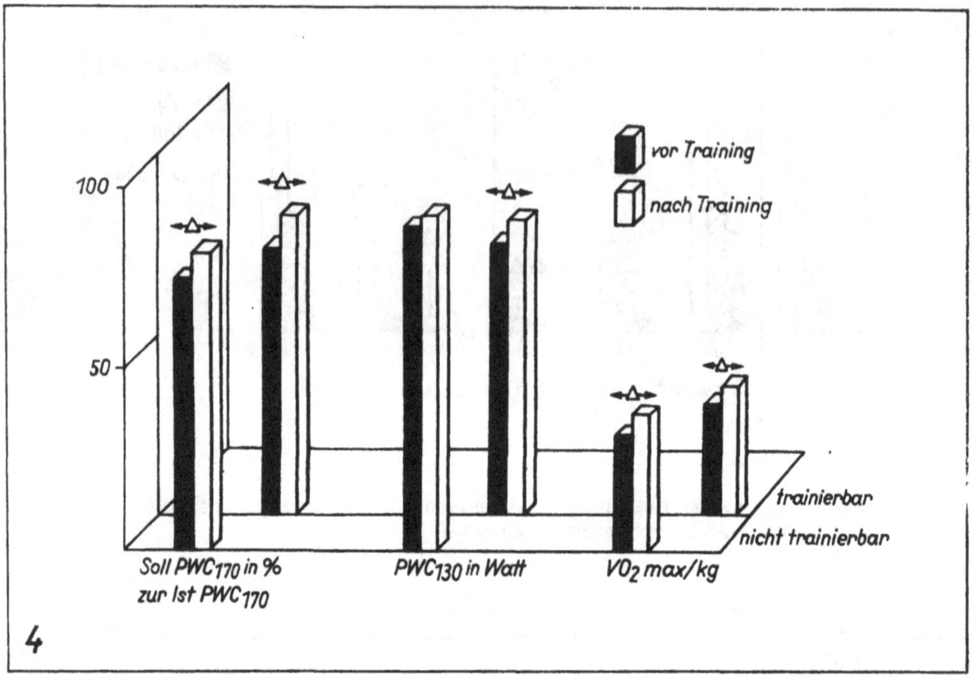

Abb. 4 Änderung der vasokonstriktorischen Antwort auf Noradrenalinapplikation (0.1 bzw. 0.5 µg) (n=14) ΔP = Anstieg des Perfusionsdruckes

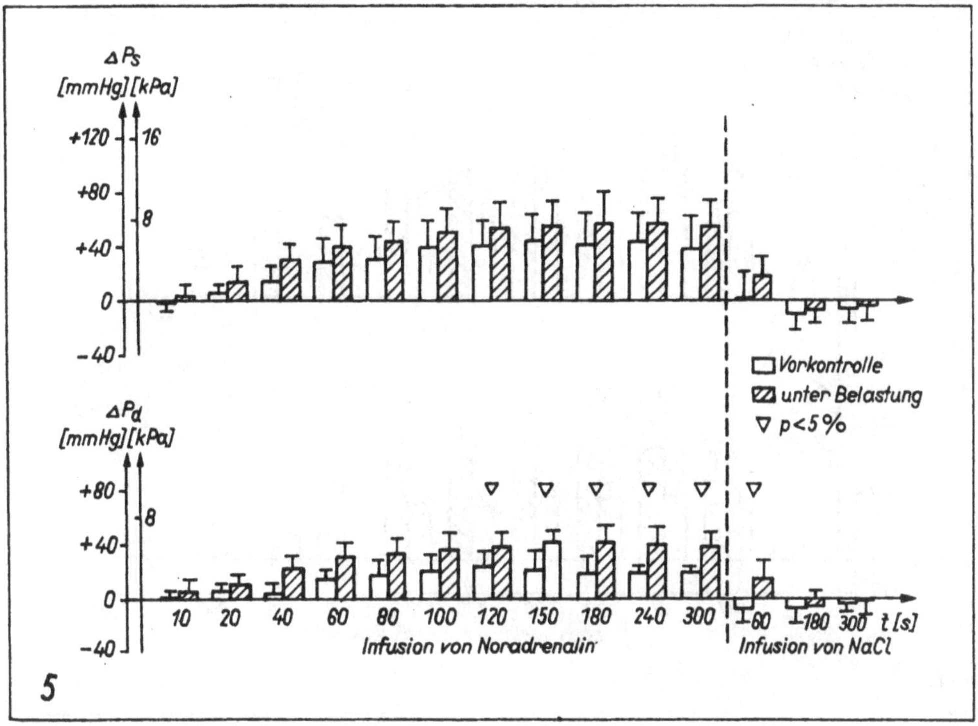

Abb. 5 Noradrenalinbedingte Steigerung des Systemdruckes unter DCA- und NaCl-Belastung Noradrenalin: 1 µg/kg KG/min i.v., 5 min lang
DCA: 3 mg/kg KG/Woche; NaCl: 5g/Tier/Tag mit dem Futter

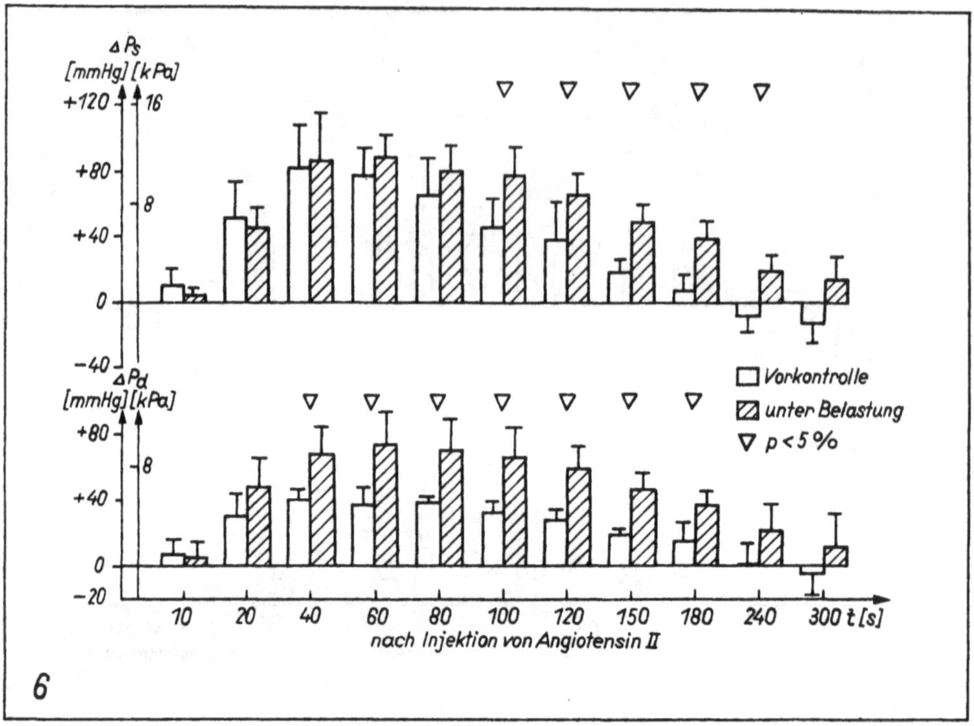

Abb. 6 Mittlere Steigerung des Systemdruckes nach Injektion von 0. 5 µg/kg KG i. v. Angiotensin II unter DCA- und NaCl-Belastung

Zentralinstitut für Herz- und Kreislauf-Regulationsforschung der Akademie der Wissenschaften der DDR, Berlin-Buch (Direktor: MR Prof. Dr. sc. med. H. Heine)

Die kontinuierliche Bestimmung der zentralen Kreislaufparameter in chronischen Untersuchungen an Kaninchen

G. Zeschke

Im Rahmen einer modernen Herz-Kreislauf-Regulationsforschung spielt die Erfassung des dynamischen Verhaltens der zentralen Kreislaufparameter eine wesentliche Rolle, da auf diesem Wege das Wechselspiel zwischen den einzelnen Parametern (Frequenz, Schlagvolumen, Widerstand), d. h. die konkrete Organisation des Gesamtsystems erkennbar wird.

Die konkrete Organisation des Herz-Kreislaufsystems, d. h. zum Beispiel die Frage ob ein Versuchstier auf eine bestimmte Provokation die zu einem hypertensiven Kreislaufzustand führt, primär mit einer Steigerung der Herzfrequenz oder des Schlagvolumens oder des Widerstandes reagiert, kann ein wesentlicher Ausgangspunkt zur Aufdeckung pathogener Mechanismen bei der Entwicklung von Erkrankungen des Herz-Kreislaufsystems sein. Es ist klar, daß funktionelle Störungen im Herz-Kreislaufsystem nur dann zu erkennen sind, wenn für die Analyse des Systems entsprechende quantitative Daten zur Verfügung stehen. Dabei kann es sich nicht um die Erfassung statischer Relationen zwischen den einzelnen Parametern handeln, da nach den Erkenntnissen der Regeltheorie ein kompliziertes Regelsystem nur durch Analyse seines dynamischen Verhaltens, d. h. durch Analyse der Übergangsfunktionen, durch Ermittlung der Regelgüte u. ä. zu charakterisieren ist.

Derartige Fragestellungen können experimentell jedoch nur dann erfolgreich bearbeitet werden, wenn mit Hilfe einer geeigneten Meßtechnik kontinuierlich eine komplexe Analyse des arteriellen Systems an einem normal funktionsfähigen Kreislauf d. h. ohne den Einfluß einer Narkose durchgeführt werden kann.

Das Problem besteht dabei darin, daß die entsprechenden Meßwerte d. h. vor allem der Aortendruck und der Blutfluß in der Aorta ascendens kontinuierlich am wachen Tier das heißt im chronischen Experiment zu gewinnen sind. Das kann aber nur dann erreicht werden, wenn in die Versuchstiere die entsprechenden Druck- und Flußgeber implantiert werden (sog. instrumented animals[1]), die über mehrere Wochen oder Monate kontinuierlich Meßwerte liefern.

Zur Registrierung des Blutflusses in der Aorta ascendens verwenden wir die Ultraschall-Doppler-Technik, wodurch wir mit Hilfe der implantierten Flußgeber den Aortenfluß bis zu einem Jahr kontinuierlich registrieren können. Da wir die hierbei im chronischen Experiment auftretenden Probleme schon früher eingehend behandelt haben[2], soll hier auf diese Problematik nicht näher eingegangen werden.

Wesentlich problematischer ist jedoch die meßtechnische Erfassung des zentralen Blutdruckes in chronischen Experimenten, da sowohl die flüssigkeitsgefüllten Katheter mit extrakorporaler Wandlung[3-7], als auch die sog. Tip-Manometer mit intravasaler Wandlung[8-12], für chronische Experimente mit kleineren Versuchstieren (Kaninchen, Katzen) wesentliche Nachteile haben[13].

Wir haben daher für unsere Untersuchungen speziell einen implantierbaren Druckwandler entwickelt[14], der in der Literatur bisher noch nicht beschrieben worden ist und im Folgenden kurz charakterisiert werden soll.

Das Kernstück unserer Druckwandler besteht aus einem geschlossenen Folienkatheter aus Polyäthylen- oder Polypropylenfolie, das mit einer Flüssigkeit blasenfrei gefüllt wird[15]. Durch das Einfügen eines starren Rohrabschnittes wird dieses Katheter in drei Funktionsbereiche unterteilt: Der Abschnitt a befindet sich im Blutgefäß und wird durch den anliegenden Druck mehr oder weniger komprimiert, so daß über diesen Abschnitt die Druckaufnahme erfolgt. Der Abschnitt b dient der transmuralen Druckübertragung wobei der Gefäßstumpf durch Ligatur an dem starren Rohrabschnitt befestigt wird. Der Abschnitt c wird durch eine elastische Feder zusammengedrückt, so daß der Blutdruck gegen diesen Federdruck wirkt, der gleichzeitig als Referenzdruck gilt. Da diese Kompressionsfedern mit Halbleiterdehnungsmeßstreifen beklebt sind, führt eine Deformation dieser Federn zu einem druckproportionalen elektrischen Signal. Zum Schutz gegen äußere Einflüsse wird der gesamte Teil c von einem dünnwandigen Körper aus Duracryl umgeben. (Abb. 1)

Die Abbildung 2 zeigt die von uns implantierten Druckwandler in zwei verschiedenen Konstruktionsformen, die folgende Eigenschaften haben: Gewicht 2 - 3 Gramm, lineare Druckabhängigkeit bis 300 mm Hg mit einem Linearitätsfehler von ca. 2 % der Gesamtskala, Druckhysteresis ca. 3 % der Gesamtskala, Temperaturabhängigkeit zwischen 27 °C und 38 °C : 0,7 mm Hg/°C, Nullpunktverschiebung innerhalb von 24 Stunden: ca. 4 mm Hg, Druckanstiegsgeschwindigkeit in Abhängigkeit von der Viskosität der Füllflüssigkeit: zwischen 10 000 mm Hg/sec und 15 000 mm Hg/sec, Eigenfrequenz zwischen 120 Hz und 250 Hz.

Diese Druckwandler werden über die carotis dextra in die Aorta ascendens eingeführt, wobei der Geberkörper parallel zur Trachea unter der Halsmuskulatur fixiert wird. Die elektrischen Zuleitungen werden subcutan bis zum Kopf geführt auf dem sich ein Miniaturstecker für den Geräteanschluß befindet. (Abb. 2)

Durch die gemeinsame Implantation dieser Druckgeber mit den Ultraschall-Doppler-Flußgebern steht uns nun eine Meßtechnik zur Verfügung, die im chronischen Experiment an Kaninchen eine arterielle Systemanalyse in folgendem Umfange ermöglicht: Kontinuierliche Bestimmung der Schlagfrequenz, des Schlagvolumens, der maximalen Austreibungsgeschwindigkeit, der Beschleunigung des Blutes, des mittleren Aortenblutflusses, des Aortendruckes (diastolisch und systolisch) sowie des totalen peripheren Widerstandes.

Derartige Untersuchungen haben wir bisher an 10 Kaninchen durchgeführt, wobei wir zur Herbeiführung hypertensiver Kreislaufzustände sowohl physikalische als auch pharmakologische Provokationen benutzt haben.

Aus unseren Untersuchungen zeigt die Abbildung 3 ein Beispiel über die Veränderungen der Herzfrequenz, des Aortendruckes, des Aortenflusses, des Schlagvolumens und des totalen peripheren Widerstandes bei der intravenösen Applikation von Adrenalin in verschiedenen Dosen (2,8 - 8,5 µg/Kg). (Abb. 3)

Diese Daten stammen aus einer Testserie, die 14 Tage nach der Implantation des zweiten Gebers durchgeführt wurde. Wir können der Abbildung entnehmen, daß es mit steigender Dosis zu einer zunehmenden Senkung der Herzfrequenz kommt, was zu einer wachsenden Abnahme des Aortenflusses führt. Während die Blutdruckerhöhung zwischen 5,7 und 8,5 µg/Kg keine dosisabhängige Steigerung erkennen läßt, wächst der totale periphere Widerstand mit zunehmender Dosis deutlich an, wobei das Schlagvolumen in zunehmendem Maße reduziert wird.

Da jedoch die Applikation vasoaktiver Pharmaka in der Regel für das Herz-Kreislaufsystem eine sehr starke Provokation darstellt, suchen wir die Analyse der konkreten Organisation des Systems auch auf der Grundlage reproduzierbarer natürlicher Provokationen physikalischer Art durchzuführen. Wir verstehen unter diesen Kreislaufprovokationen z. B. den Orthostasetest sowie auch eine definierte Auf- und Abbewegung der Transportkiste, in der sich das Kaninchen während der Untersuchungen befindet.

Die beiden letzten Abbildungen zeigen, daß die verschiedenen Versuchstiere auf die gleiche Provokation (5-maliges Heben und Senken der Transportkiste um ca. 30 cm) mit ihrem Kreislauf sehr unterschiedlich reagieren. Dabei zeigen die in den Abbildungen eingetragenen Standardabweichungen, daß die Kreislaufreaktionen individuell so konstant sind, daß wir offenbar von einem Reaktionstyp sprechen können. (Abb. 4)

Die Daten stammen von 4 verschiedenen Tagen, etwa 14 Tage nach der Implantation des zweiten Gebers.

Durch die Bewegung der Transportkiste ergibt sich bei dem Kaninchen Nr. 71 bei

9 Provokationen ein mittlerer Blutdruckanstieg um ca. 40 mm Hg, der bei einer geringen Frequenzerhöhung von einem Abfall des Blutflusses in der Aorta durch Abnahme des Schlagvolumens begleitet ist, so daß hier die Blutdruckreaktion durch ein Ansteigen des totalen peripheren Widerstandes zu erklären ist.

Demgegenüber reagiert das Kaninchen Nr. 51 auf die gleiche Provokation mit einer starken Frequenzzunahme.

Wie in der Abbildung 5 zu entnehmen ist, wird bei diesem Kaninchen der Blutdruckanstieg um ca. 30 mm Hg, bei konstantem Schlagvolumen primär durch eine Frequenzerhöhung bedingt, was zu einer Erhöhung des Aortenblutflusses führt; dadurch kommt es zu einer leichten Senkung des peripheren Widerstandes. Bezogen auf die angewandte Provokation können wir also unter typologischem Aspekt feststellen, daß wir mit dem Kaninchen Nr. 71 einen Widerstandstyp und mit dem Kaninchen Nr. 51 einen cardialen Typ identifiziert haben.

Diese wenigen Beispiele lassen schon erkennen, daß wir auf dem Wege der komplexen Systemanalyse in chronichen Experimenten tiefer in die Gesetzmäßigkeiten der Organisation des Herz-Kreislaufsystems eindringen können, um pathogene Mechanismen der Herz-Kreislauferkrankungen aufspüren zu können.

Literatur

1 Van Citters, R. L. und Franklin, D. L., J. Appl. Physiol. 21 (1966) 1633

2 Zeschke, G., Schönfelder, G. und Nitschkoff, St., Acta biol. med. germ. 37 (1978) 1025

3 Gould, K. L., Trenholm, S. und Kennedy, J. W., J. Appl. Physiol. 34 (1973) 263

4 Yanof, H. M., Rosen, A. L., McDonald, N. M. und McDonald, D. A., Phys. Med. Biol. 8 (1963) 407

5 McCutcheon, E. P., Evans, J. M. und Stanifer, R. R., Anesthesia and Analgesia 51 (1972) 746

6 Dear, H. D. und Spear, A. F., J. Appl. Physiol. 30 (1971) 897

7 Marlon, A. M., Adams, M. K. und Harrison, D. C., Fed. Proc. 30 (1971) 612

8 Konigsberg, E., A pressure transducer for chronic intravascular implantation, Proc. 4th National Biomedical Sciences Instrumentation, Vol. 3 (1966) 259-268

9 Millar Micro-Tip Pressure Transducer: Millar Instruments Inc. Houston, Texas USA

10 Sensotec Division of Scientific Advances, Inc. Columbus, Ohio USA

11 Kulite Semiconductor Products, Inc. Ridgefield, New Jersey USA

12 Moibenko, A. A., Golov, D. A. und Grabovskij, L. A., Bull. exp. Biol. 1 (1975) 84

13 Sandler, H., Future Directions for implantable Pressure Transducers - The Users Point of View, in: Indwelling and Implantable Pressure Transducers, C R C - Press, Cleveland, Ohio (1976) S. 195-199, Ed. D. G. Fleming, W. H. Ko und M. R. Neuman

14 Zeschke, G., Ein implantierbarer Wandler zur kontinuierlichen Messung des Blutdruckes in chronischen Experimenten, Patentschrift WP A 61 B/203 649 (1978)

15 Zeschke, G., Acta biol. med. germ. (1980) im Druck

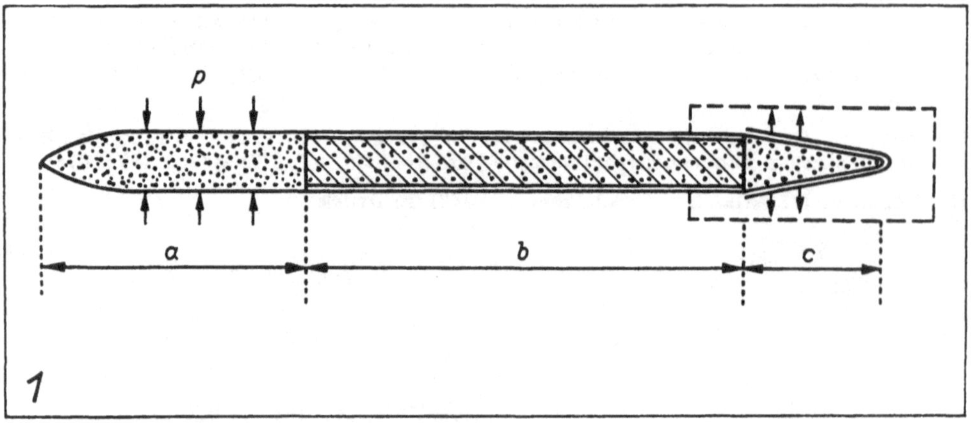

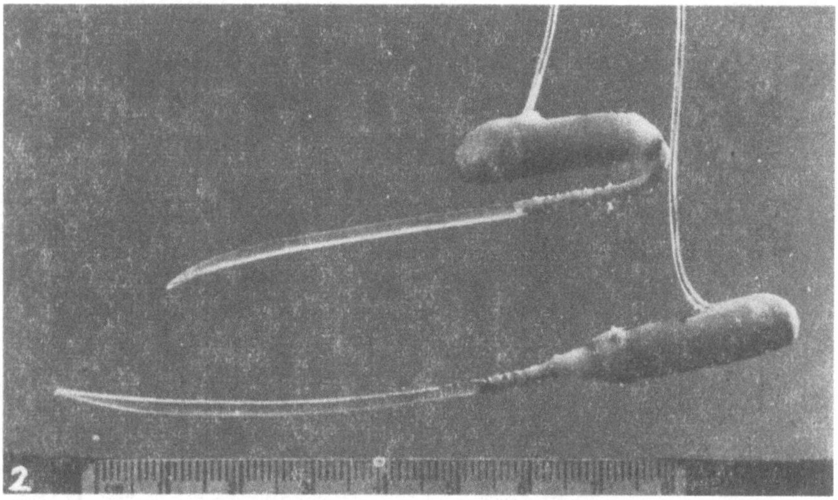

Abb. 1 Prinzipieller Aufbau der implantierbaren Druckwandler. Erläuterungen im Text.

Abb. 2 Geamtansicht der implantierten Druckgeber. Die obere Konstruktionsform wird für die Implantation über die carotis dextra verwandt.

Abb. 3 Die Veränderungen der Herzfrequenz (HF), des Aortendruckes (P), des mittleren Aortenflusses ($\bar{v}$), des Schlagvolumens (SV) und des totalen peripheren Widerstandes (W) bei intravenöser Applikation von Adrenalin in verschiedenen Dosen

Abb. 4 Die Veränderungen der Herzfrequenz (HF), des Aortenmitteldruckes (P_m), des mittleren Aortenflusses ($\bar{v}$), des Schlagvolumens (SV) und des totalen peripheren Widerstandes (W) beim Kaninchen Nr. 71

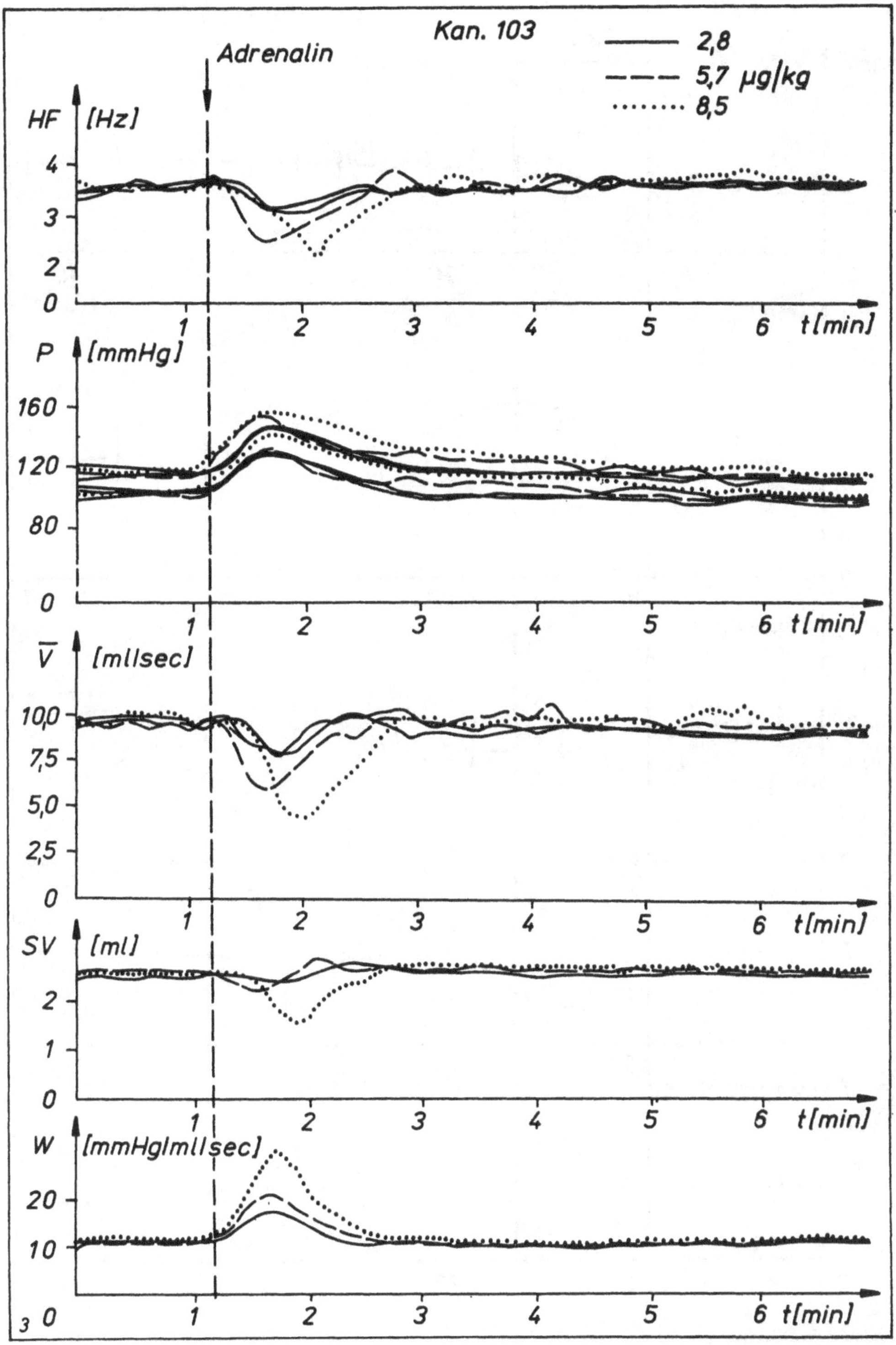
Kan. 103
Adrenalin
2,8
5,7 μg/kg
8,5
HF [Hz]
4
3
2
0
1 2 3 4 5 6 t[min]
P [mmHg]
160
120
80
0
1 2 3 4 5 6 t[min]
V̄ [ml/sec]
10,0
7,5
5,0
2,5
0
1 2 3 4 5 6 t[min]
SV [ml]
2
1
0
1 2 3 4 5 6 t[min]
W [mmHg/ml/sec]
20
10
0
1 2 3 4 5 6 t[min]
3

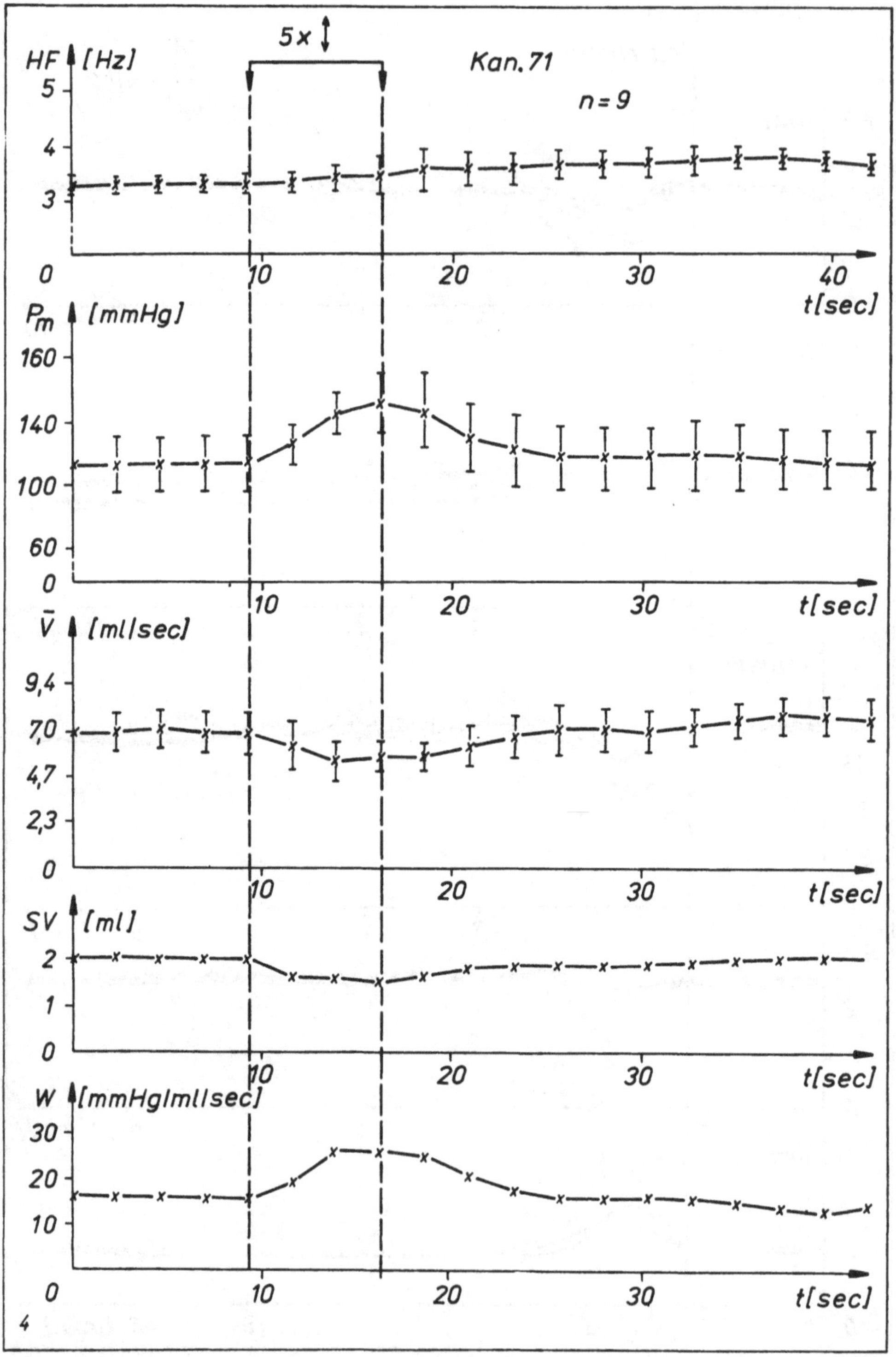
5x
HF [Hz]
Kan. 71
n = 9
t[sec]
P_m [mmHg]
$\bar{V}$ [ml/sec]
SV [ml]
W [mmHg/ml/sec]
4

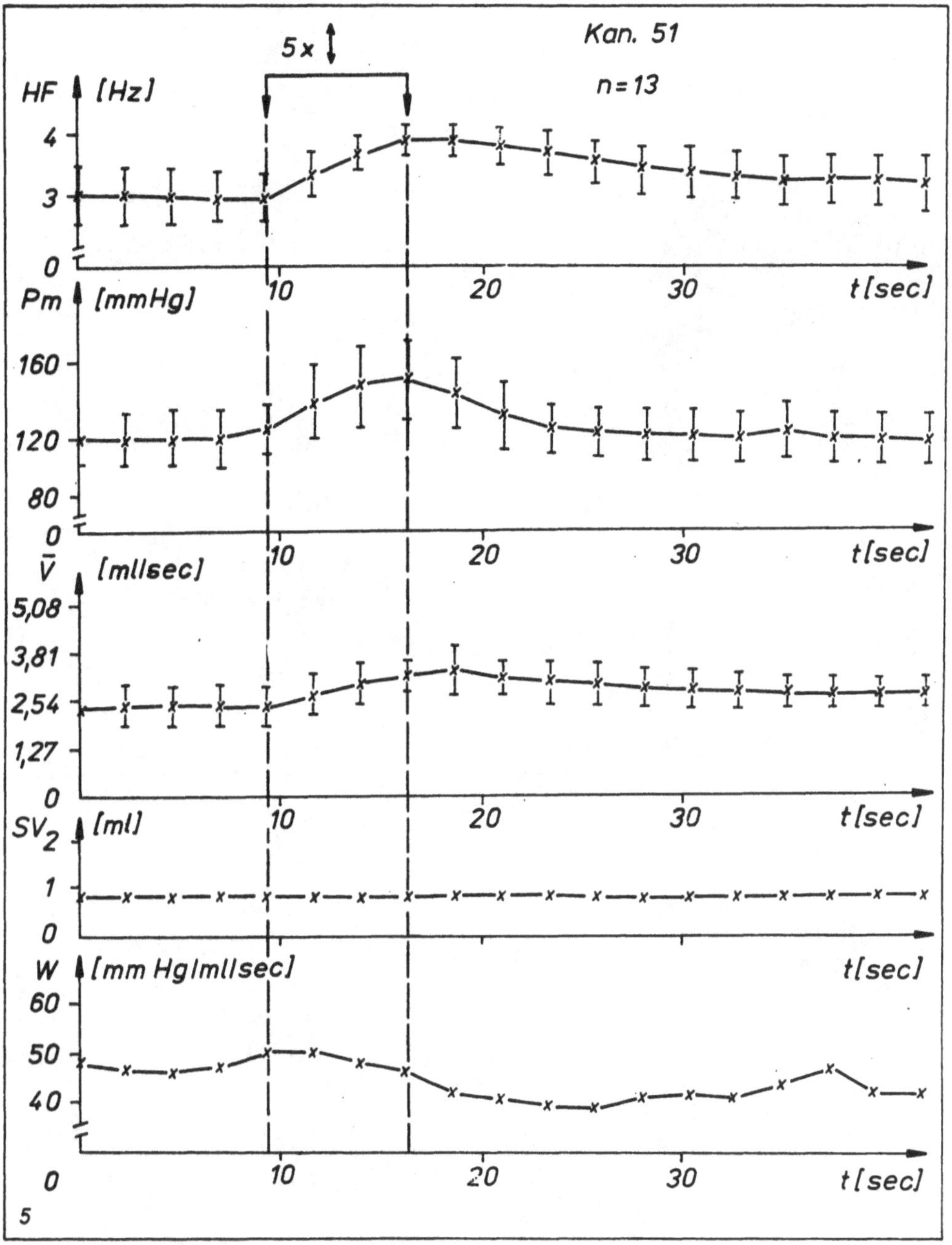

Abb. 5 Die Veränderungen der Herzfrequenz (HF), des Aortenmitteldruckes (P_m), des mittleren Aortenflusses ($\bar{V}$), des Schlagvolumens (SV) und des totalen peripheren Widerstandes (W) beim Kaninchen Nr. 51

X. Hämodynamik der arteriellen Hypertonie-Klinik

Regierungskrankenhaus der DDR, Berlin (Direktor: Prof. Dr. H. Wittbrot) und
II. Medizinische Klinik des Bereichs Medizin (Charité) der Humboldt-Universität
zu Berlin (Direktor: Prof. Dr. F. Renger)

Das Verhalten von zentraler und peripherer Hämodynamik bei arterieller Hypertonie in Ruhe und unter körperlicher Belastung

G. Linß, J. Frille, R. Vollmar, W. Mohnike, J. Schmidt, D. Strangfeld und
H. Siewert

Die Hämodynamik als Lehre von den physikalischen Grundlagen für die Blutströmung ist bei chronischer arterieller Hypertonie vielfach untersucht (Frille[1], Linß[3, 4], Lori[5], Schwazabaja[6], Strangfeld[7], Vollmar u. a.[8]). Das gilt vor allem für Ruheuntersuchungen, die unter dem Aspekt pathogenetischer, pathophysiologischer, klinischer und therapeutischer Fragestellung erfolgten.

In den letzten 10 Jahren untersuchten wir das hämodynamische Regulationsniveau an Hypertonikern unterschiedlicher Schwere und Ätiologie unter körperlicher Belastung, um einerseits Ursachen der Leistungsminderung des Hypertonikers näher zu analysieren und andererseits eine hämodynamisch ausgerichtete antihypertensive Therapie durchzuführen.

Methodik

Aus dem komplexen unblutigen Untersuchungsprogramm fand für die Ermittlung volumetrischer Größen die quantitative Radiokardiographie Anwendung (Strangfeld[7], Fürst u. a.[2]). Die Blutdruckmessungen erfolgten unblutig nach Riva-Rocci-Korotkoff. Die Untersuchungen wurden in Ruhe und während kontinuierlicher Fahrradergometerbelastung (Umdrehungszahl 60/min) in liegender Position des Patienten durchgeführt. Als erste Belastungsstufe wählten wir 25 Watt. Jeweils nach 6 Minuten erfolgte eine Steigerung der Belastungsstufen um jeweils 25 Watt. Blutdruckmessungen wurden vor, in Minuten-Abstand unter und bis zur 10. Minute nach Belastung vorgenommen. Zur Errechnung der Belastungsblutdrücke gelangten die Mittelwerte auf jeder Watt-Stufe.

Die radiokardiographischen Untersuchungen erfolgten in Ruhe und in der 6. Minute der Watt-Stufen 50, 100 und 125, bzw. auf der höchsten noch tolerierten Belastungsstufe. Als Abbruchkriterien galten: Systolischer Blutdruck = 240 mm Hg (= 32 kPa), diastolischer Blutdruck = 130 mm Hg (= 17,3 kPa). Auch die anderen Abbruchkriterien entsprachen den Empfehlungen der WHO[9,10].

Zur Auswertung gelangten folgende Merkmale:

1. Systolische und diastolische Blutdruckwerte (SBD, DBD)
2. Hämodynamische Größen
   - Blutvolumen (TBV)
   - Herzminutenvolumen (HMV)
   - Schlagvolumen (SV)
   - Linksventrikuläre Schlagarbeit (LVSA)

$$LVSA = \frac{SV \times SBD \times 13{,}6}{1000} \quad p \times m$$

   - Compliance (C)

$$C = SV \times SBD \quad ml/mm\ Hg$$

   - Peripherer Widerstand (W)

$$W = \frac{MD \times 60 \times 1332}{HMV \times 1000} \quad mp \times s \times cm^{-5}$$

Untersuchungsgut

Wir untersuchten 40 Normotoniker - 30 Männer und 10 Frauen - und 55 unbehandelte Hypertoniker - 35 Männer und 20 Frauen - der WHO-Stadien II und III. Das mittlere Alter der Normotoniker betrug 48 $\pm$ 13 Jahre, das der Hypertoniker liegt mit 41 $\pm$ 10 Jahren signifikant niedriger (p 0,05). Bezüglich Größe und Gewicht ergeben sich keine Unterschiede zwischen den beiden Gruppen.

Ergebnisse

Die mittlere maximal erreichte Arbeitskapazität war bei den Normotonikern signifikant höher als bei den Hypertonikern. Bei jeweils 6 Hypertonikern betrug die höchste Watt-Stufe 25 bzw. 50 Watt, 8 Hypertoniker und 5 Normotoniker erreichten 75 Watt, 19 Hypertoniker und 8 Normotoniker 100 Watt, 12 Hypertoniker und 14 Normotoniker 125 Watt und 4 Hypertoniker und 13 Normotoniker 150 Watt (Abb. 1).

Die systolischen Blutdruckwerte unterscheiden sich signifikant im Ausgangsniveau und auf allen Belastungsstufen zwischen Hypertonikern und Normotonikern. Der prozentuale Anstieg ist jedoch zwischen beiden Gruppen nicht unterschiedlich, wobei berücksichtigt werden muß, daß mit ansteigendem Belastungsniveau immer mehr Hypertoniker wegen Überschreitens der zulässigen Blutdruckgrenzwerte ausscheiden (Abb. 2). Aber auch bereits die Patienten, deren höchste Belastungsstufe nur 25 Watt betrug, zeigten nur in einem Falle einen exzessiven Druckanstieg. Die anderen Patienten hatten bereits in Ruhe Blutdruckwerte, die für die Praxis Belastungsuntersuchungen erst nach medikamentöser Blutdrucksenkung erlauben würden. Auch für die Patienten, die auf der 50 Watt-Stufe abbrechen mußten, waren nichtexzessive Blutdruckanstiege die Ursache."

Die diastolischen Blutdruckwerte steigen unter Belastung im Mittel kaum an. Hier sind wir uns jedoch des methodischen Fehlers bewußt (Abb. 3)."

Das Verhalten der Herzfrequenz zeigt, daß die hier untersuchten Hypertoniker in Ruhe, auf der 50 und 100 Watt-Stufe signifikant höhere Werte aufweisen. Der prozentuale Gesamtanstieg der Ruhewerte bis zu denen der 125 Watt-Stufe ist jedoch ähnlich."

Bezüglich der radiokardiographisch ermittelten Werte ergibt sich folgendes Bild: Das Blutvolumen beträgt bei den Normotonikern im Mittel $6,3 \pm 1,2$ l, bei den Hypertonikern $5,4 \pm 1,6$ l. Der Unterschied ist nichtsignifikant.

Das Herzminutenvolumen (HMV) ist in Ruhe bei den unbehandelten Hypertonikern signifikant größer als in der normotonen Kontrollgruppe. Unter Belastung - 50 und 100 Watt-Stufe - steigt das HMV in beiden Gruppen signifikant an. Bei Hypertonikern findet sich auf den niedrigen Belastungstufen eine prozentual größerer, auf der höchsten Belastungstufe ein prozentual geringerer Anstieg des HMV (Abb. 4).

Das Schlagvolumen unterscheidet sich in Ruhe im Mittel nichtsignifikannt zwischen beiden Gruppen. Das Verhalten unter Belastung entspricht dem des HMV. Auf der 125 Watt-Stufe ist allerdings ein nichtsignifikanter Abfall des SV zu verzeichnen (Abb. 5).

Die linksventrikuläre Schlagarbeit (LVSA) ist bereits in Ruhe bei Hypertonikern signifikant größer als bei Normotonikern. Der Anstieg der LVSA, allerdings auch die Streuung der Einzelwerte, ist bis zur 100 Watt-Stufe bei Hypertonikern signifikant größer als in der Kontrollgruppe. Auf der 125 Watt-Stufe steigt die LVSA bei Normotonikern weiter an, während sie bei Hypertonikern absinkt.

Die Compliance (C) sinkt bei Normotonikern unter Belastung gering ab, bei den Hochdruckpatienten ist zunächst ein Anstieg bis auf 100 Watt und ein Absinken bei 125 Watt zu verzeichnen.

Der periphere Widerstand (W) sinkt zunächst bis zur 50 Wattstufe bei beiden Gruppen um etwa 35 % ab. Auf der 100 Watt-Stufe ist er bei Hypertonikern sogar signifikant niedriger als bei Normotonikern. Bei noch höheren Belastungen ergeben sich für den W keine signifikanten Unterschiede (Abb. 6)."

Zusammenfassung

1. Die körperliche Leistungsfähigkeit ist bei unbehandelten Hypertonikern im Vergleich zu Normotonikern signifikant erniedrigt. Ursache dafür ist in erster Linie das bereits in Ruhe bestehende erhöhte Blutdruckniveau.
2. Der prozentuale Blutdruckanstieg auf den verschiedenen Belastungsstufen ist bei Hypertonikern und Normotonikern nicht signifikant unterschiedlich.
3. Für die Merkmale der zentralen Hämodynamik resultiert auf niedrigen Watt-Stufen ein stärkerer Anstieg bei Hypertonikern als bei Normotonikern. Mit steigender Arbeitsleistung ist zunächst kein Unterschied zwischen beiden Gruppen nachweisbar. Auf Belastungsstufen über 100 Watt verschlechtert sich dagegen das Hämodynamische Regulationsniveau bei den Hochdruckpatienten.
4. Die Regulation zwischen Größen der zentralen und peripheren Hämodynamik ist bei Hypertonikern unter körperlicher Belastung nicht gestört.
5. Die Veränderungen der Hämodynamik unter Belastung können nicht als primäre Ursache für die verminderte Leistungsfähigkeit der unbehandelten Hypertoniker angesehen werden.

Literatur

1 Frille, J., Zum Verhalten von Hämodynamik und Herzfunktion bei Patienten mit arterieller Hypertonie in Ruhe und unter ergometrischer Belastung, sowie vor und unter antihypertensiver Therapie bei zusätzlicher Glykosidapplikation. Promotion A, Humboldt-Universität, Berlin 1978

2 Fürst, G., Vollmar, R., Linß, G., Drescher, E. und Schöpe, I., 1. Mitteilung: Methodische Probleme bei der quantitativen Radiokardiographie. Dtsch. Ges. wes. 35 (1980) i. Dr.

3 Linß, G., Bewertung anamnestischer Angaben und unblutiger Kriterien von Hämodynamik und Herzfunktion bei arterieller Hypertonie unter Nutzung elektronischer Datenverarbeitung und Reduktion qualitativer und quantitativer Merkmale. Promotion B, Humboldt-Universität, Berlin 1975

4 Linß, G. und Schmidt, P. K. H., Arterielle Hypertonie - Diagnostik und Therapie. VEB Volk und Gesundheit, Berlin 1980 (i. Dr.)

5 Lori, M., Hämodynamische Methoden und Kriterien zur differentialdiagnostischen Abgrenzung verschiedener Hypertonieformen und Hypertoniestadien. In: Baumann, R., Wollenberger, H. und Faulhaber, H. D. (Hrsg.): Weltstandsanalyse. Zentralinstitut für Herz- u. Kreislaufregulationsforschung der Akademie der Wissenschaften der DDR. Arbeitsmaterialien des Forschungsverbandes für Herz-Kreislauf-Krankheiten, Berlin 1975, S. 330

6 Schwazabaja, J. K., Baljasnaja, N. F., Serebrowskaja, Yu. A. und Kiselewa, Z. M., Kardiologija 13 (1973) 11, 38

7 Strangfeld, D., Die quantitative Radiokardiographie und ihre Anwendungsmöglichkeiten zur Feststéllung hämodynamischer Veränderungen bei Patienten mit fortgeschrittener Niereninsuffizienz. Promotion B, Berlin 1970

8 Vollmar, R., Linß, G., Schöpe, I., Drescher, E., G. Fürst und Zimmermann, W. Dtsch. Ges. wes. 35 (1980) i. Dr.

9 WHO, Evaluation of rehabilitation programms for patients with myocardial infarction Report on a working group (Part I), Bordeaux 1970, World Health Organization, Regional Office for Europe, Copenhagen 1970

10 Evaluation of comprehensive rehabilitation and preventive programms for patients after acute myocardial infarction Prague 1971, Moscow 1972, World Health Organization, Regional Office for Europe, Copenhagen 1973

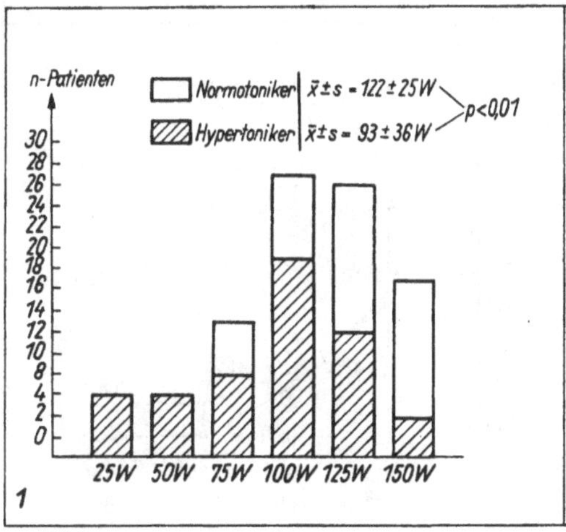

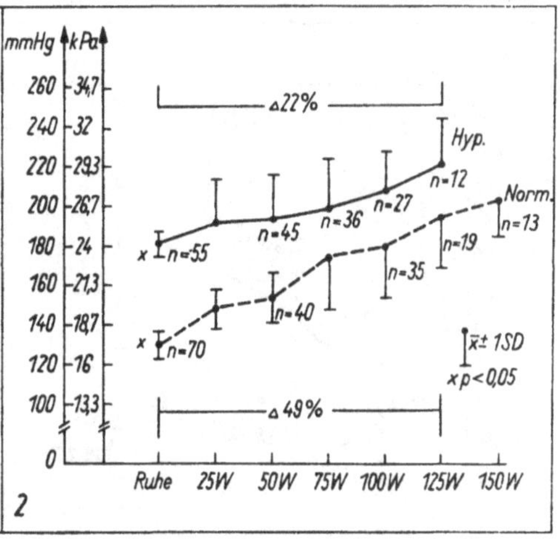

Abb. 1 Höchste Belastungsstufen der untersuchten Normotoniker und Hypertoniker

Abb. 2 Systolische Blutdruckwerte ($\bar{x} \pm s$) in Ruhe und unter Belastung bei Normotonikern und Hypertonikern

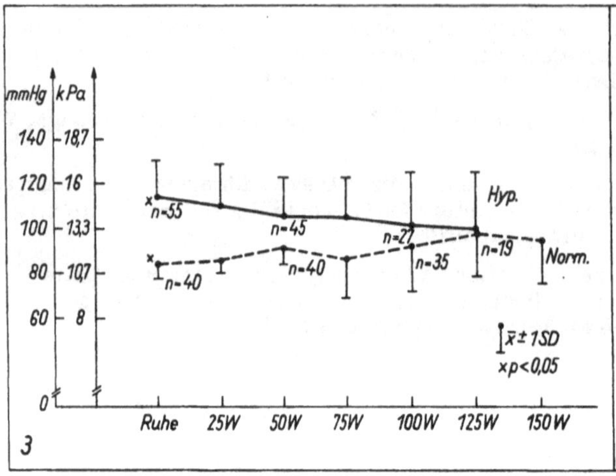

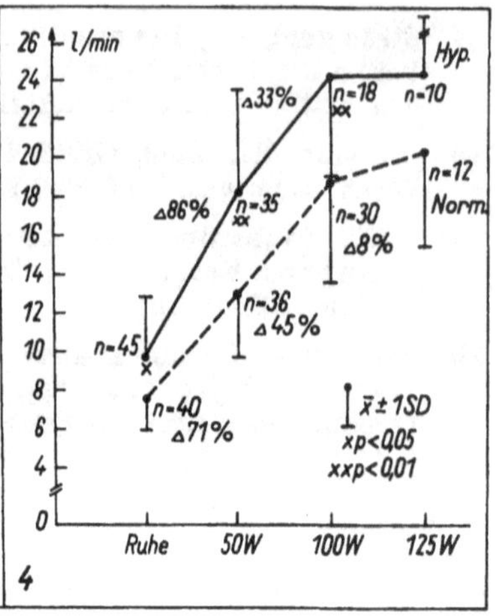

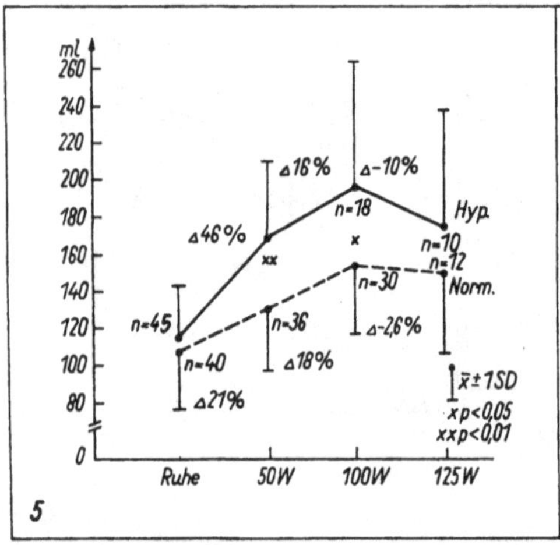

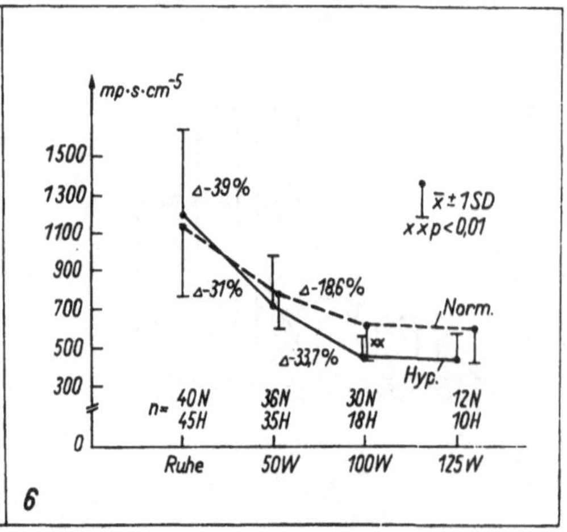

Abb. 3 Diastolische Blutdruckwerte ($\bar{x} \pm s$) in Ruhe und unter Belastung bei Normotonikern und Hypertonikern

Abb. 4 Herzminutenvolumenwerte ($\bar{x} \pm s$) in Ruhe und unter Belastung bei Normotonikern und Hypertonikern

Abb. 5 Schlagvolumenwerte ($\bar{x} \pm s$) in Ruhe und unter Belastung bei Normotonikern und Hypertonikern

Abb. 6 Werte des peripheren Widerstandes ($\bar{x} \pm s$) in Ruhe und unter Belastung bei Normotonikern und Hypertonikern

Zentralinstitut für Herz- und Kreislauf-Regulationsforschung der Akademie der Wissenschaften der DDR, Berlin-Buch (Direktor: MR Prof. Dr. sc. med. H. Heine)

Aussagekraft der Echokardiographie bei der Entwicklung der Linksherzhypertrophie bei verschiedenen Schweregraden der arteriellen Hypertonie

L. Pahl und K. M. Hamann

Die Bestimmung der Herzfunktion bei der arteriellen Hypertonie und dabei besonders des linken Ventrikels ist eine Aufgabenstellung, der insbesondere im Hinblick auf die bessere Beurteilung des Krankheitsstadiums, ihrer Verlaufsform und der Erkennung und Bewertung morphologischer und funktioneller Veränderungen am Herzen als Folge der arteriellen Druckerhöhung Bedeutung beizumessen ist. Dies gilt vor allem für die Ermittlung solcher Parameter, die schon in den Frühstadien der Erkrankung eine meßbare Auslenkung aus der Norm erfahren.

Die klinische Erfahrung belegt, daß bei der arteriellen Hypertonie der klinischen Schweregrade II, III und IV nach NITSCHKOFF, R. BAUMANN und GRAFF die elektrokardiographischen Zeichen einer Linksherzhypertrophie meist übereinstimmend mit dem Röntgenbefund zu finden sind.

Andererseits wurde mehrfach in Publikationen der Nachweis geführt, daß die EKG-Zeichen der Linksherzhypertrophie bezüglich der verläßlichen Erfassung und des Ausmaßes der Hypertrophie vor allem in den Frühstadien der Erkrankung keine sichere Aussage bringen[1, 2].

Unzureichend geklärt ist auch noch die Bedeutung der die Hypertrophieentwicklung des Myokards beeinflussenden Faktoren.

Ähnlich ist die Situation bei der Gewinnung zuverlässiger Funktionsparameter des linken Ventrikels. Dem berechtigten Interesse des Klinikers nach einer qualitativen und quantitativen Beurteilung der kardialen Funktionen stehen im Einzelfall bei Hypertonikern insbesondere niederer Schweregrade berechtigte Bedenken zur Rechtfertigung einer invasiven Diagnostik entgegen.

So war es naheliegend, diagnostische Methoden zu suchen und zu erproben, die auf nichtinvasivem Wege eine möglichst zuverlässige Beurteilung von Morphe und Funktion des Herzens gestatten. Innerhalb der Palette nichtinvasiver Verfahren hat sich die

Echokardiographie hierfür als besonders wertvoll erwiesen. Ihre Vorzüge fehlender Alteration des Patienten, risikolosen Einsatzes bei fehlender Strahlenbelastung, der beliebigen Wiederholbarkeit der Untersuchung und ihrer geringen Aufwendigkeit kommen den Wünschen einer möglichst störungsarmen Gewinnung von Herz-Kreislauf-Größen sehr entgegen.

Echokardiographische Untersuchungen von DUNN und Mitarbeiter[3], FROHLICH[4], GERSTENBLITH[5] und WALLACE[9] bei Hypertonikern ergaben, daß mit zunehmender Schwere der Hypertonie im allgemeinen eine Zunahme der linksventrikulären Myokardmasse bei gleichzeitiger Abnahme der relativen Querschnittsverkürzung und bei höheren Schweregraden der Ejektionsfraktion resultiert. Als gemeinsamen Mangel wiesen diese Arbeiten aber eine unzureichende Differenzierung der Hypertonikergruppen auf.

In der t-m-Technik erlaubt die Echokardiographie bei hoher Impulsfolge und damit hohem Auflösungsvermögen im Unterschied zur zweidimensionalen Technik unter standardisierten Ableitbedingungen eine zuverlässige Messung interner, systolischer und diastolischer Durchmesser, der Wandstärke von Septum und Hinterwand des linken Ventrikels (siehe Abb. 1) und einiger abgeleiteter Parameter unter Zuhilfenahme eines geometrischen Modells des linken Ventrikels[8].

Ergebnisse

Nach Abschluß einer gemeinsamen ersten Studie mit Jurenjew in Moskau bestätigten Untersuchungen bei 185 Hypertonikern im Vergleich mit 20 Normalpersonen unter Bezug auf die aktuelle Blutdruckhöhe, daß bereits in den Frühstadien der Erkrankung eine signifikante Zunahme der Myokardmasse des linken Ventrikels zu verzeichnen ist, die mit zunehmender Schwere der Hypertonie weiter ansteigt (siehe Abb. 2). Eine nachfolgende Studie von 233 Hypertonikern unter Bezug auf die klinische Schweregradeinteilung ergab im Vergleich mit 50 Normalpersonen eine gleichartige Konstellation bei der linksventrikulären Myokardmasse (siehe Abb. 3).

Beide Studien ergaben übereinstimmend, daß für die Hypertrophieentwicklung wie auch für die linksventrikuläre Funktion zunehmendes Lebensalter und die Dauer des Bestehens der Hypertonie bedeutsame Einflußfaktoren sind, demgegenüber aber Geschlechtsunterschiede dafür nicht so bedeutsam sind.

Bezieht man neben der Myokardmasse die enddiastolischen Durchmesser des linken Ventrikels in die Betrachtung ein, so wird eine Differenzierung in konzentrische und exzentrische Formen der Hypertrophie möglich, wobei es sich in unseren Studien überwiegend um konzentrische Formen handelte.

Die Messung der Wandstärken von Septum interventriculare (IVS) und linksventrikulärer Hinterwand (LVPW) ergaben eine konstante Relation beider Wände bei Dickenzunahme mit zunehmender Schwere der Hypertonie.

Der Vergleich der Befunde von Echokardiogramm und Elektrokardiogramm zur Linksherzhypertrophie ergab bei einem hohen Anteil eindeutiger Hypertrophien mit 62,4 % ein hohes Maß der Übereinstimmung zum Vorliegen einer Linksherzhypertrophie. Übereinstimmung zum Fehlen einer Myokardhypertrophie wurde sogar in 89,6 % der Fälle erreicht. Falsch negative Ergebnisse wurden in 17,8 %, falsch positive Ergebnisse in 1,3 % der Fälle beobachtet.

Innerhalb der Gruppe der bestimmbaren Funktionsparameter des linken Ventrikels ist die mittlere (frequenzkorrigierte) zirkumferentielle Faserverkürzungsgeschwindigkeit (Vcf) als Maß der Kontraktilität der linken Herzkammer von besonderem Wert. Wir fanden bereits beim klinischen Schweregrad I der arteriellen Hypertonie eine deutliche Abnahme der Werte der Vcf gegenüber der Kontrollgruppe (siehe Abb. 4). Im Unterschied hierzu zeigte die Ejektionsfraktion als Maß der Pumpfunktion des linken Ventrikels eine weniger ausgeprägte Minderung seiner Werte und war erst beim Schweregrad IV deutlich eingeschränkt.

Eine versuchte Differenzierung der Hypertonikergruppen nach der Konstellation von Herzzeitvolumen und peripherem Widerstand (Hyperkinese und Normokinese) machte deutlich, daß eine solche Aufgliederung sinnvoll ist und die Unterteilung ein unterschiedliches Parameterverhalten aufdeckt (siehe Abb. 5).

Diskussion

Die Ergebnisse zeigen, daß bereits in den Frühstadien der arteriellen Hypertonie echokardiographisch faßbare morphologische und funktionelle Veränderungen einsetzen, die eine Abgrenzung zur Norm gestatten.

Aus der Messung der Wandstärke von IVS und LVPW und der Berechnung der Myokardmasse des linken Ventrikels ist eine zuverlässige Erkennung einer muskulären Hypertrophie des linken Ventrikels möglich. Übereinstimmend mit den Erfahrungen von Voruntersuchern[1, 2] ist die Echokardiographie im Vergleich mit der Elektrokardiographie für die Entdeckung einer Linksherzhypertrophie als die subtilere Methode anzusehen. Die Hypertrophieentwicklung setzt bereits im klinischen Schweregrad I der arteriellen Hypertonie ein und verläuft ansteigend mit zunehmender Schwere der Erkrankung.

Im Unterschied zu den Ergebnissen von STRAUER[7] ist eine Minderung der Kontraktilität aus dem Verhalten der Vcf bereits beim klinischen Schweregrad I ablesbar.

In der Praxis im Einzelfall oft als widersprüchlich anmutende Befunde bei Hypertonikern wären gegebenenfalls besser einzuordnen, wenn Analysen zur Charakterisierung der Herzfunktion in stärkerem Maße Zeitanalysen der hämodynamischen Arbeitsweise des Herzens in die Betrachtung einbeziehen könnten und dabei Dauer der Hochdruckerkrankung und Lebensalter berücksichtigt würden.

Literatur

1 Baxley, W. A., Doge, H. T. und Sandler, H., Circulation 37 (1968) 509

2 Bennett, D. H. und Evans, D. W., Brit. Heart J. 36 (1974) 911

3 Dunn, F. G., Chandraratna, P., deCarvalho, J. G. A., Basta, L. L. und Frohlich, E. D., Amer. J. Cardiol. 39 (1977) 789

4 Frohlich, E. D., Tarazi, R. C. und Dustan, H. P., Circulation 44 (1971) 446

5 Gerstenblith, G., Frederiksen, J. u. a., Circulation 56 (1977) 273

6 Nitschkoff, S., Baumann, R. und Graff, Chr., Dtsch. Ges.wesen 19 (1964) 20

7 Strauer, B. E., Z. Kardiol. 67 (1978) 375

8 Teichholz, H., Kruelen, T., Herman, M. V. u. a., Amer. J. Cardiol. 37 (1976) 7

9 Wallace, J. M., Amer. J. Cardiol. 36 (1975) 670

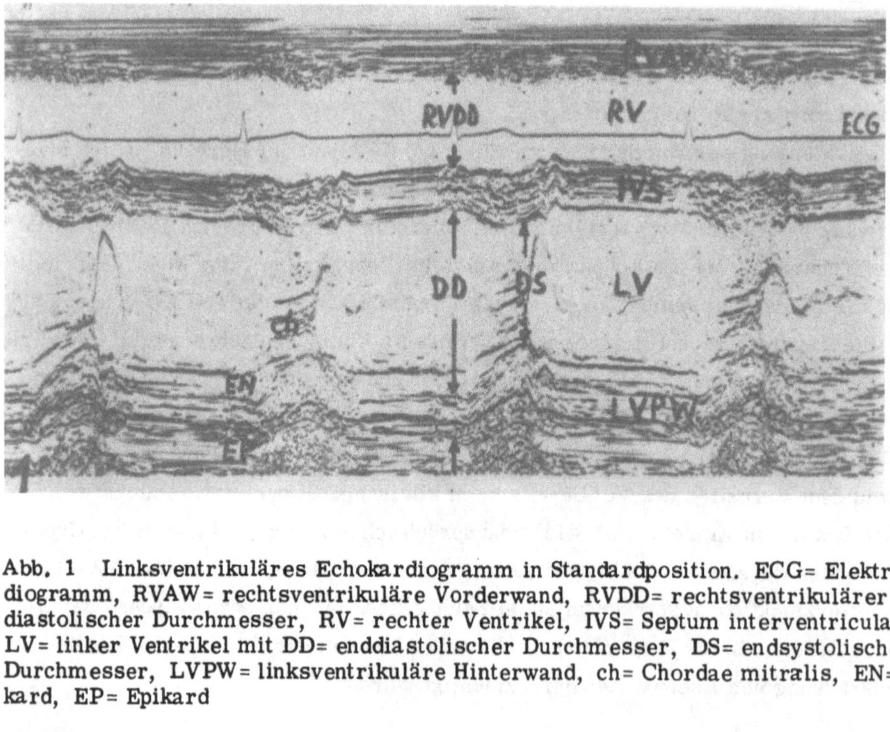

Abb. 1 Linksventrikuläres Echokardiogramm in Standardposition. ECG= Elektrokardiogramm, RVAW= rechtsventrikuläre Vorderwand, RVDD= rechtsventrikulärer enddiastolischer Durchmesser, RV= rechter Ventrikel, IVS= Septum interventriculare, LV= linker Ventrikel mit DD= enddiastolischer Durchmesser, DS= endsystolischer Durchmesser, LVPW= linksventrikuläre Hinterwand, ch= Chordae mitralis, EN= Endokard, EP= Epikard

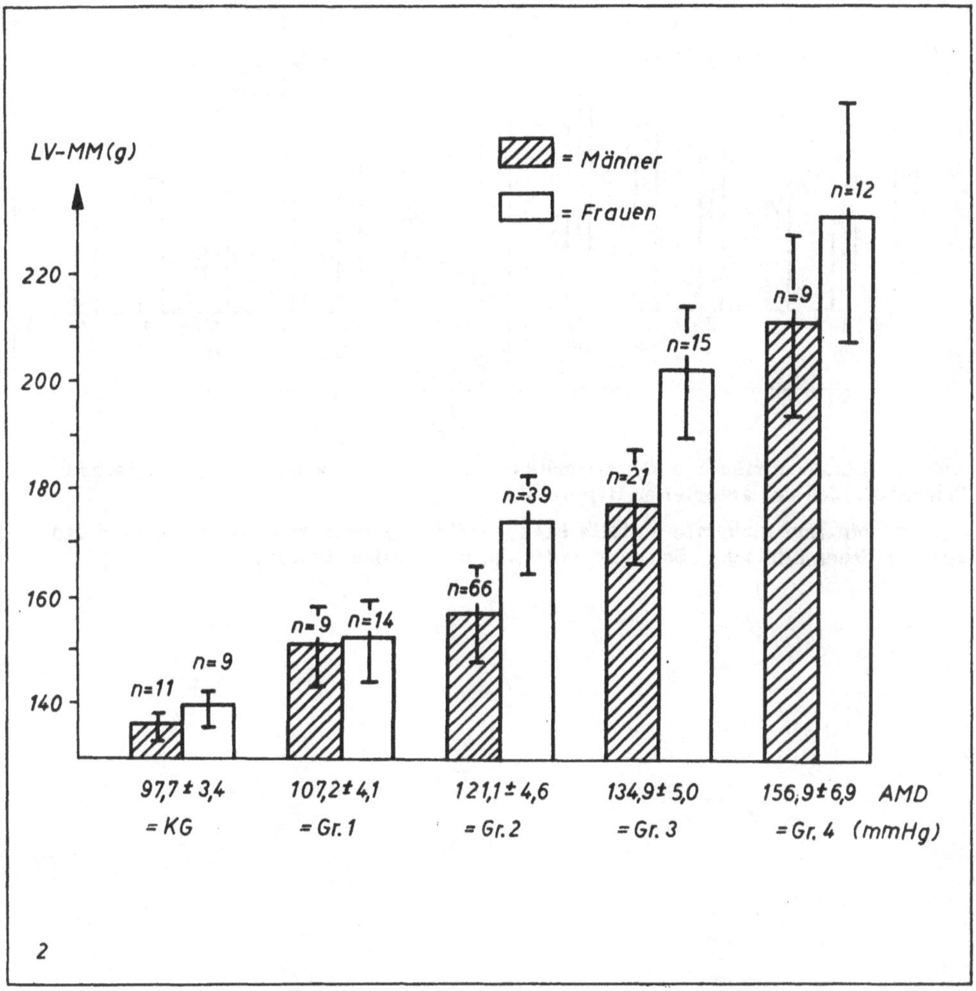

Abb. 2 Graphische Darstellung zum Verhältnis von linksventrikulärer Myokardmasse (MM) und aktueller Höhe des arteriellen Mitteldruckes (AMD)

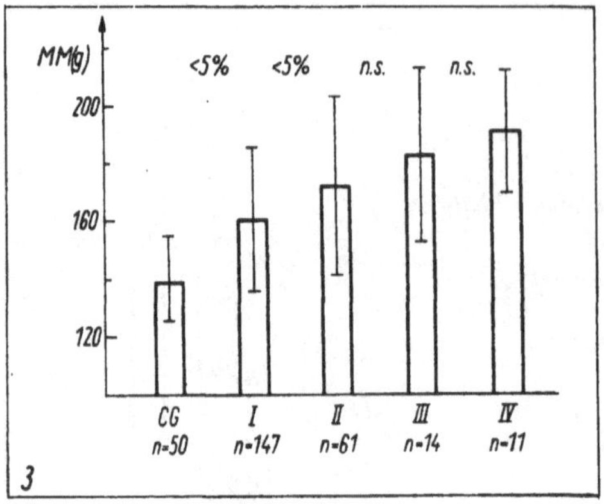

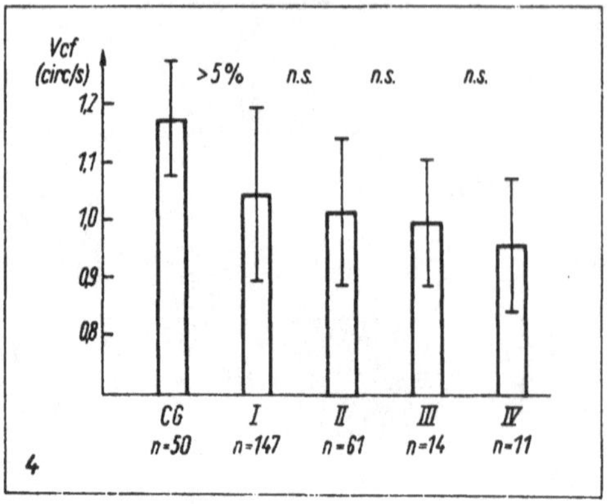

Abb. 3 Linksventrikuläre Myokardmasse (MM) bei den verschiedenen klinischen Schweregraden der arteriellen Hypertonie

Abb. 4 Mittlere zirkumferentielle Faserverkürzungsgeschwindigkeit (Vcf) bei den verschiedenen klinischen Schweregraden der arteriellen Hypertonie

Abb. 5 Differenzierung der Hypertonikergruppen nach der Konstellation von Herzzeitvolumen und peripherem Widerstand (PR) und Verhalten von Ejektionsfraktion (EF), zirkumferentieller Faserverkürzungsgeschwindigkeit (Vcf) und linksventrikulärer Myokardmasse (MM). cardiac output = Herzminutenvolumen

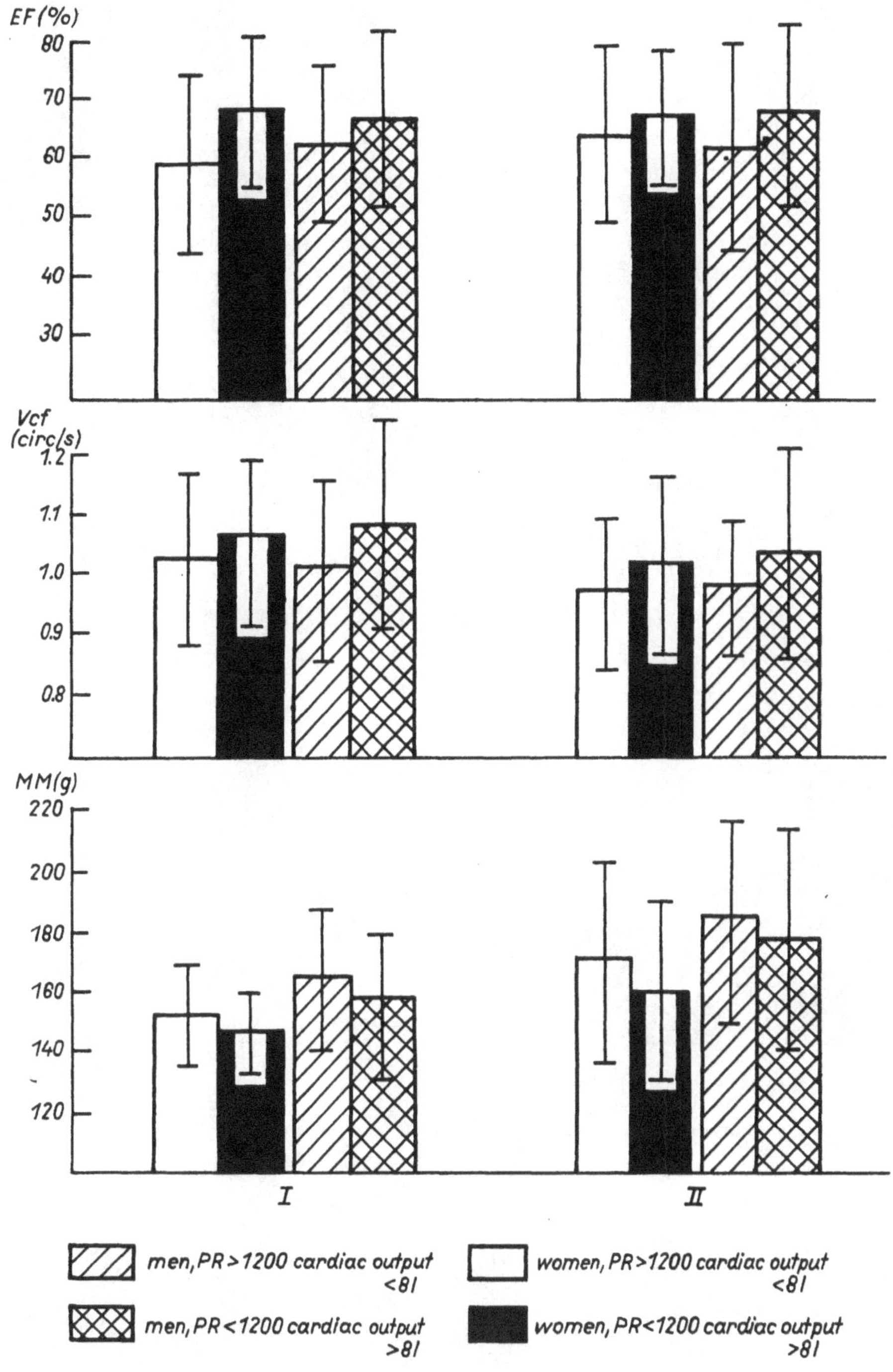
EF (%)
80
70
60
50
40
30
Vcf (circ/s)
1.2
1.1
1.0
0.9
0.8
MM (g)
220
200
180
160
140
120
I
II
men, PR > 1200 cardiac output < 8 l
women, PR > 1200 cardiac output < 8 l
men, PR < 1200 cardiac output > 8 l
women, PR < 1200 cardiac output > 8 l

5

Aus der II. Medizinischen Universitätsklinik (Direktor: Prof. Dr. sc. med. F. Renger) und der Nuklearmedizinischen Klinik (Direktor: Prof. Dr. sc. med. H.-J. Correns) der Charité Berlin

Untersuchungen mit Indium-113m zur Regulation des venösen Gefäßsystems bei arterieller Hypertonie

H. Siewert, J. Schmidt, D. Strangfeld und W. Mohnike

Eine der zahlreichen Störgrößen, die den Blutdruckregelkreis beeinflußt, ist die Orthostase [1, 2]. In der Initialphase der hydrostatischen Belastung, d. h. gleich nach dem Aufstehen aus der liegenden Position, reagiert das Hoch- und Niederdrucksystem unterschiedlich. Im arteriellen Gefäßbeitt der Beine steigt der Druck um die hydrostatische Säule blitzartig auf über 200 Torr im Fußbereich an. Die Venenklappen fangen diese Druckbelastung im venösen Gefäßbett primär ab. Der über das Kapillargebiet einströmende Blutfluß drückt die Klappen jedoch innerhalb von 1 bis 2 Minuten von unten nach oben sukzessiv auf, so daß der Druck in den Fußvenen im Stehen 100 Torr erreicht. Die Anstiegsgeschwindigkeit des Venendruckes ist eine Funktion des arteriellen Einstromes [3] und der Füllungskapazität des Venensystems. Der steigende Venendruck erhöht den Transmuraldruck [4], der die Gefäßwand in ihrer Querrichtung dehnt. Dadurch erhöht sich die Blutfülle in den unteren Extremitäten. Die Menge des versackten Volumens wird hauptsächlich durch den Füllungszustand und durch die Dehnbarkeit der Niederdruckgefäße sowie durch den mittleren venösen Druck im betreffenden Gefäßgebiet bestimmt.

Das Verhalten der Blutfülle läßt sich leicht mittels Radioisotopen nach deren Gleichverteilung im Blut bestimmen. Gut geeignet ist dazu z. B. Indium-113m, da damit leicht meßbare Impulsraten erzeugt werden können. Bei dem von uns angewendeten Radioorthostasetest werden die Impulsraten mittels über dem Unterschenkel fixierter Szintillationsmeßsonde und angeschlossenem Impulsdichtemesser mit Schreiber sowohl im Liegen als auch im Stehen registriert. Die Impulsratenzunahme beim Übergang von der liegenden in die stehende Position der Patienten mittels Kipptisch ist der Blutvolumenverschiebung in den unteren Extremitäten direkt proportional.

Die Abb. 1 zeigt im unteren Teil ein Registrierbeispiel für das Aktivitätsverhalten über dem Unterschenkel beim Übergang vom Liegen zum Stehen. Man erkennt aus dem Kurvenverlauf, daß der Blutvolumenanstieg nach kurzer Zeit (hier etwa 40 s) beendet ist und ein neues Blutfüllniveau erreicht wird. Schlüsse auf die Sofortreaktion des kapazitiven Gefäßsystems im Unterschenkel nach Lageänderung sind nur aus dem ersten Teil der Blutfüllekurve möglich.

Um etwas über die auftretende Einstromgeschwindigkeit des Blutes in die untere Extremität beim und unmittlebar nach dem Lagewechsel aussagen zu können, haben wir die Originalkurve für das Aktivitätsverhalten graphisch differenziert. Die differenzierte Kurve ist im oberen Teil der Abbildung dargestellt. Man erkennt aus der Kurvenform, daß sofort nach Einleitung des Kippvorganges eine von Null verschiedene Bluteinstromgeschwindigkeit auftritt. Der Zeitpunkt des Maximums der Einstromgeschwindigkeit fällt mit dem Abschluß des Kippvorganges zusammen. Zu dieser Zeit ist die Blutfüllekurve (Aktivitätskurve) noch in ihrem unteren Drittel. Die Geschwindigkeitsabnahme der Blutvolumenverschiebung nach dem erreichten Maximum MEG verläuft annähernd nach einer e-Funktion.

Wenn das steady state der Blutvolumenverschiebung erreicht wird, ist die Geschwindigkeit auf Null abgefallen. Wie man aus der Abbildung der Originalkurve erkennt, fällt der größte Teil der Blutvolumenverschiebung zwischen der liegenden und stehenden Position in den Teil der exponentiellen Geschwindigkeitsabnahme.

Aus der Kurve für das Geschwindigkeitsverhalten der Blutvolumenverschiebung unmittelbar nach Lagewechsel liegend-stehend haben wir folgende Größen ermittelt und auf ihre Aussage über die Sofortreaktion des kapazitiven Gefäßsystems geprüft:

1. den Zeitpunkt der maximalen Einstromgeschwindigkeit (ZME),
2. die maximale relative Einstromgeschwindigkeit (MEG), die als Vielfaches des Blutfüllequotienten stehend 3. Minute zu liegend ausgedrückt wird,
3. die Halbwertszeit (HWZ) der Reduzierung der Bluteinstromgeschwindigkeit und
4. den Eintritt des steady state (stst) der Blutfülle.

Die Prüfung dieser die Sofortreaktion beschreibenden Parameter wurde an einer Gruppe von 11 Hypertoniepatienten der Schweregrade I - III zwischen 22 und 55 Jahren (6 Frauen, 5 Männer) vor und unter einer medikamentösen Therapie vorgenommen. Die Patientengruppe wurde erst einer Monotherapie mit Depressan und daran anschließend einer Monotherapie mit Obsidan unterzogen. Dabei kam es bei 8 Patienten unter Depressan und bei 10 Patienten unter Obsidan zu einer signifikanten Senkung des Blutdruckes.

Die Blutfülle, die durch das Aktivitätsverhalten 3. Minute stehend zu liegend ausgedrückt wird, steigt in jedem Fall sowohl unter der Depressan- als auch unter der Obsidantherapie gegenüber dem Wert vor der Therapie an. Zwischen Depressan und Obsidan wird kein Unterschied gefunden.

Von den Parametern, die von uns zur Charakterisierung der Sofortreaktion des kapazitiven Gefäßsystems herangezogen werden, hat der Parameter Zeitpunkt der maximalen Einstromgeschwindigkeit (ZME) nur eine geringe Bedeutung. Er beschreibt im wesentlichen die Zeit für den Kippvorgang und ist unabhängig von der Therapie. In unserer Untersuchungsgruppe lag der Zeitpunkt der maximalen Einstromgeschwindigkeit zwischen 2 und 4 Sekunden. Die maximale Einstromgeschwindigkeit (MEG) lag bei unseren Patienten zwischen dem 1,5- und 5-fachen der Blutfülle 3. Minute stehen zu liegen und zeigte keinen Therapieunterschied.

Einen deutlichen Einfluß zeigt die Therapie mit Depressan oder Obsidan auf die Halbwertszeit (HWZ) der Reduzierung der Bluteinstromgeschwindigkeit. (s. Abb 2). In der Abbildung sind die Halbwertszeiten in Sekunden unter der Therapie gegen die Werte vor der Therapie dargestellt. Die gestrichelte Gerade ist die Identitätsgerade. Man erkennt, daß die HWZ unter Depressan (Punkte) gegenüber den Ausgangswerten verkürzt werden und unter der Identitätsgerade liegen, während es unter Obsidan (Dreiecke) zu einer deutlichen Verlängerung der HWZ kommt. Die Obsidanwerte liegen über der Identitätsgeraden.

Die Zeit für das Erreichen des steady state (stst) ist für das Obsidan gegenüber den Zeiten vor der Therapie deutlich verlängert (s. Abb. 3). Alle Werte liegen über der Identitätsgeraden. Zwischen den steady state - Zeiten unter der Depressantherapie und den Zeiten vor der Therapie treten keine signifikanten Unterschiede mehr auf. Die Werte sind gleichmäßig um die Identitätsgerade verteilt. Da die steady state-Werte beider Medikamente zwischen 30 und 170 Sekunden liegen, beschreiben sie nur noch das Ende der Sofortreaktion.

Zusammenfassend kann gesagt werden:
Der günstigste Parameter für die Beschreibung der Blutauffüllung in den unteren Extremitäten gleich nach Lagewechsel der Patienten ist die Halbwertszeit (HWZ) der Reduzierung der Bluteinstromgeschwindigkeit. Die HWZ läßt Schlußfolgerungen auf die Sofortreaktion des kapazitiven Gefäßsystems gleich nach dem Lagewechsel zu. Eine unterschiedliche Sofortreaktion zwischen den untersuchten Medikamenten Depressan und Obsidan wird nur in der HWZ deutlich. Beide Medikamente zeigen in der Spätphase die gleiche Dilatation des Venensystems.

Literatur

1 Rieckert, H., Cardiology 61 (Suppl. 1) (1976) 69

2 Marées, H. de, Cardiology 61 (Suppl. 1) (1976) 78

3 Gauer, O. H. and Thron, H. L., Postural changes in the circulation, Handbook of Physiology, Vol. 3 sec. 2 (1965)

4 Burton, A. C., Physiologie und Biophysik des Kreislaufes, Schattauer Verlag, Stuttgart 1969

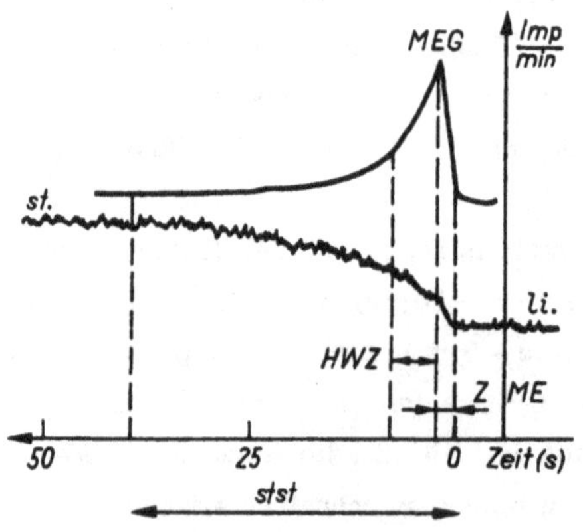

1

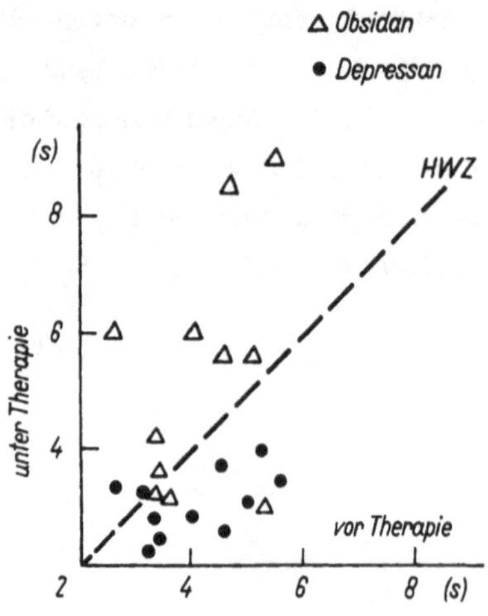

2

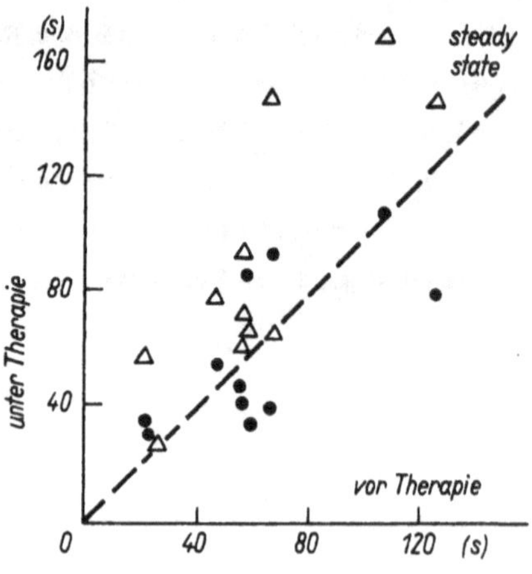

3

II. Medizinische Universitätsklinik der Humboldt-Universität Berlin (Direktor: Prof. Dr. F. Renger

Zum Einfluß von Lebensalter, Hypertoniedauer und Hypertoniestadium (nach WHO) auf die periphere und zentrale Hämodynamik

W. Mohnike, D. Strangfeld, J. Schmidt, H. Siewert und G. Linß

Bei Patienten mit arterieller Hypertonie liegt ein Mißverhältnis zwischen kardialer Pumparbeit und dem Abstromwiderstand der peripheren Strombahn vor. Die Mehrzahl der Autoren geht heute davon aus, daß im Frühstadium der Hochdruckkrankheit ein erhöhtes Herzminutenvolumen bei normalem oder gesenktem peripheren Widerstand vorliegt.

Wir untersuchten 50 männliche und 30 weibliche Patienten mit einer essentiellen Hypertonie der Stadien I - III nach WHO.

Alle Versuchspersonen waren zum Zeitpunkt der Untersuchung ohne antihypertensive oder sonstige Therapie. Das Durchschnittsalter der Patienten lag bei ca. 40 Jahren, der jüngste Patient war 17, der älteste 65 Jahre alt. Dabei fällt auf, daß die Muskelperfusion bei körperlicher Ruhe trotz des hohen Masseanteils der Muskulatur - sie macht etwa 1/3 des Körpergewichts aus - einen relativ bescheidenen Anteil an der Gesamtperfusion hat. Das ändert sich schon bei leichter körperlicher Arbeit deutlich zugunsten der Muskelperfusion. Die Grundlage ist eine Verminderung des Widerstandes in diesem Strombahngebiet, bedingt durch eine Senkung des Arteriolentonus. Durch die Bestimmung der Muskelperfusion in Ruhe und unter standardisierter Arbeit verfügen wir über ein einfaches Modell zur Untersuchung der Adaptationsfähigkeit des Arteriolentonus in einer zudem leicht zugänglichen Meßstrecke, der Skelettmuskulatur.

Bei unseren Patienten überprüften wir in Abhängigkeit vom Alter, der Hypertoniedauer und vom Stadium nach WHO das Verhalten der peripheren und zentralen Hämodynamik. Zur Bestimmung der peripheren Perfusion setzten wir die Xenon-133-Muskeldurchblutungsmessung ein, wobei wir als Auswertungsgröße die Halbwertzeit benutzten. Eine Umrechnung in den Fluß erfolgte nicht. Aus der Halbwertzeit und dem unblutig gemessenen Druck ermittelten wir den von uns eingeführten funktionell wirksamen Gefäßquerschnitt A. Das Herzminutenvolumen wurde mit der Radiokardiographie bestimmt und der totale periphere Widerstand rechnerisch ermittelt.

Ergebnisse

Die Xenon-133-Halbwertzeit korreliert signifikant mit dem Lebensalter, d. h. mit steigendem Lebensalter ist eine verminderte Perfusion der arbeitenden Muskulatur erkennbar. Das gilt auch für den funktionell wirksamen Gefäßquerschnitt A.

Auch zur Hypertoniedauer ist für beide Größen ein signifikanter Zusammenhang nachweisbar. Man kann zweifellos davon ausgehen, daß zwischen dem Lebensalter und der Hypertoniedauer inhaltliche Zusammenhänge in dem Sinne bestehen, daß längere Hypertonieverläufe in höherem Lebensalter häufiger erwartet werden können. Entsprechend schwächt sich der Zusammenhang zwischen der Xenon-Halbwertzeit und dem Lebensalter deutlich ab, wenn eine konstante Hypertoniedauer durch Berechnung der partiellen Korrelationen vorgegeben wird. Die Beziehung zwischen der Xenon-Halbwertzeit und der Hochdruckdauer existiert unabhängig vom Lebensalter. Wir entnehmen aus diesen Befunden den Hinweis, daß der Zusammenhang der Muskeldurchblutung zur Hochdruckdauer einen höheren Rang als zum Lebensalter hat. Ähnliche Verhältnisse gelten für den funktionell wirksamen Gefäßquerschnitt A.

Diesen direkt peripher gemessenen Werten stellten wir den indirekt aus dem Herzminutenvolumen und dem mittleren arteriellen Druck ermittelten totalen peripheren Widerstand gegenüber.

Dabei ergab sich für unsere Patienten folgendes Bild: Während mit steigendem Lebensalter eine Zunahme des totalen peripheren Widerstandes beobachtet werden kann, findet sich keine signifikante Beziehung zur Hypertoniedauer. Die spezifischen Veränderungen im Widerstandssystem werden nach unseren Ergebnissen durch die Xe-133-Perfusionsmessung besser beschrieben als durch den totalen peripheren Widerstand bei Zugrundelegung der Ruhe-Radiokardiographie. Andere Autoren konnten unter Bezug auf die Belastungs-Radiokardiographie zu günstigeren Ergebnissen kommen, was wiederum für die Bedeutung der Muskelstrombahn als Partialwiderstand spricht.

Auch zur Stadieneinteilung nach WHO ließen sich für unsere Parameter signifikante Beziehungen nachweisen. Mit Fortschreiten der Hypertonie verlängert sich die Xenon-Halbwertzeit und der funktionell wirksame Gefäßquerschnitt A verkleinert sich. Wir fassen die Beziehungen als Ausdruck der engen Wechselwirkung zwischen der Akzelleration der Hochdruckkrankheit und den Veränderungen der peripheren Strombahn auf

Diskussion

Der Hypertoniker reagiert auf Muskelarbeit nicht mit einer entsprechenden Vasodilatation und Senkung des peripheren Widerstandes und unterzieht sein Herz damit einer verstärkten Druckbelastung. Die Manifestation der Gefäßveränderungen mit längerer Hypertoniedauer und fortschreitender Veränderungen (gemäß WHO-Klassifikation) konnte durch die Anwendung der Xenon-133-Muskelperfusionsmessung unter Belastungsbedingungen unkompliziert nachgewiesen werden. Der Einfluß des Lebensalters tritt nach unseren Ergebnissen hinter der Hypertoniedauer zurück. Der aus dem Ruheherzminutenvolumen und dem mittleren arteriellen Druck berechnete totale periphere Widerstand erscheint nach unseren Befunden zur Beschreibung dieser Veränderungen ungeeignet. Erst bei Einsatz der Belastungsradiokardiographie gelangten Duwier und Mitarbeiter zu ähnlichen Ergebnissen wie wir mit der Xenon-133-Perfusionsmessung. In Übereinstimmung mit Lori und Mitarbeitern sind wir der Meinung, daß eingeschränkte körperliche Leistungsfähigkeit von Hypertonikern, die fahrradergometrisch nachgewiesen werden konnte, Ausdruck einer eingeschränkten Conductance sind. Folgerichtig sollte ein wesentlicher Teil des antihypertensiven Therapieregimes die verstärkte körperliche Aktivität beinhalten. Erste Ergebnisse eines gemeinsam mit der Kureinrichtung Bad Elster durchgeführten Konditionierungsprogrammes bestätigten in der Tat, daß parallel zur Verbesserung der Muskelperfusion der Blutdruck sich signifikant senkte. Wir halten diese ersten Ergebnisse für ermutigend und werden die Problematik weiter verfolgen.

Zusammenfassung

Die Xenon-133-Halbwertzeit stellt eine einfache, aber aussagekräftige Methode dar, mit der direkte Schlußfolgerungen unter Ruhe- und Belastungsbedingungen möglich sind. Keinesfalls sollte der Eindruck entstehen, daß die Berechnung des peripheren Widerstandes (pW) dadurch ersetzt werden könnte. Spezielle Fragen des Verhaltens der Widerstandsgefäße können jedoch durch Einsatz der Xenon-133-Muskelperfusionsmessung sehr subtil untersucht werden. Aus den dargestellten Ergebnissen wird deutlich, daß der Einfluß von Veränderungen der vaskulären Conductance auf das Blutdruckverhalten in Ruhe und unter Belastungsbedingungen kaum überschätzt werden kann.

Aus dem Physiologischen Institut (Direktor: Prof. Dr. sc. med. A. Beckmann) und der Abteilung für Kardiologie (Leiter: Prof. Dr. sc. med. G. Teichmann) der Klinik für Innere Medizin des Bereichs Medizin der Wilhelm-Pieck-Universität Rostock (Direktor: Prof. Dr. sc. med. H. Klinkmann)

Die Blutdruckamplitude als ein Parameter für die periphere Regulation

P. Eckermann, G. Teichmann, K. Schröder

Während der antihypertensiven Therapie kommt es oft zu unerwünschten Nebenwirkungen der verwendeten Medikamente. Orthostatische Dysregulationen gehören zu den häufigsten Nebenwirkungen. Wenn bei der Therapie außer der Blutdrucksenkung auch die Nebenwirkungen minimiert werden können, würde dies eine merkliche Verbesserung bedeuten. Eine größere Effektivität der blutdrucksenkenden Therapie und eine bessere Compliance der Patienten können damit erzielt werden. Dazu müßte man aber die Medikamente klassifizieren können. Bei der Untersuchung insbesondere der orthostatischen Nebenwirkungen wurden wir auf einen Zusammenhang mit der Blutdruckamplitude aufmerksam.

Wir interessierten uns für die Frage, ob es gewissermaßen einen "Normwert" der Amplitude gibt. Zu diesem Zweck wurden je 100 Blutdruckwerte von Normotonikern und unbehandelten Hypertonikern in Abständen von 0,7 kPa (5 mm Hg) zufällig aus eigenen Beobachtungen und der Literatur gesammelt und die Amplitude über dem systolischen bzw. diastolischen Wert aufgetragen. Es ergibt sich eine Abhängigkeit der Amplitude z. B. von dem diastolischen Druck, deren Regressionsgerade $\pm 1\sigma$ in der Abb. 1 eingezeichnet ist. Man erkennt, daß zu jedem Blutdruckwert eine ihm zugehörige Blutdruckamplitude existiert. Mit infolge vergrößerten peripheren Widerstandes steigendem Druck ist offenbar auch eine größere Differenz zwischen systolischem und diastolischem Blutdruck nötig, um die Durchblutung der Peripherie zu gewährleisten. Der Blutdruckamplitude ist eine Bedeutung für die periphere Regulation zuzuerkennen.

Zusätzlich ist in diesem Diagramm der Abb. 1 der normale Zusammenhang zwischen diastolischen und systolischen Blutdruckwerten von Normotonikern unter Arbeit eingetragen. Die Schnitte dieser Linien mit unserem $\Delta p = f_{(pD)}$ legen gewissermaßen den Bereich der Normotonie für die Blutdruckamplitude fest.

Abweichungen von diesem Normgebiet in das Hypertoniegebiet lassen sich jetzt gut unterteilen in einen Bereich systolischer Hypertonie (oberhalb 1δ) und einen Bereich diastolischer Hypertonie (unterhalb 1δ). Uns erscheint wesentlich, daß die Entscheidung, ob eine Hypertonie vorliegt oder nicht und welcher Typ, nicht allein von den absoluten Werten der Blutdrucke, sondern von ihrem Zusammenspiel auch hinsichtlich der Amplitude abhängt. Dieser "Normzusammenhang" sollte auch während der antihypertensiven Therapie gewahrt oder erreicht werden. Zu diesem Zweck ordneten wir die Wirkung von verschiedenen Pharmaka in das Schema ein. Eingetragen wurden die Mittelwerte vor und nach Therapie einer Gruppe von Patienten, welche jeweils mit dem gleichen Medikament behandelt worden waren. Abb. 2 zeigt, wie sich die Zusammenhänge des Blutdrucks vor und nach der Behandlung bei verschiedenen drucksenkenden Pharmaka verhalten. Hiernach lassen sich die Medikamente durchaus in ihrer Wirkung unterscheiden.

Im Vergleich mit der Regressionsgeraden weisen die Medikamente Clonidin (1) und Diisopropylamin (2) eine Verschiebung der Blutdruckamplitude in Richtung auf eine diastolische Hypertonie mit relativer Überhöhung diastolischer Werte auf. Bei effektiver Drucksenkung ist damit eine verstärkte Orthostaseneigung gegeben. Diese Verschiebung tritt bei Clonidin in nur sehr geringem Maße auf, ist aber bei Diisopropylamin sehr ausgeprägt.

Eine gegenteilige Wirkung mit Verschiebung in Richtung auf relativ zu hohe systolische Werte finden sich in geringem Maße bei Dihydralazin (3), mäßig bei Propranolol (4) und verstärkt bei Prazosin (5). Demzufolge sind diese letzteren Pharmaka besonders indiziert bei mehr diastolischen Hypertonien und führen hier zu einer Wirkung, die einer Normalisierung auch hinsichtlich des Verhaltens der Blutdruckamplitude und der peripheren Regulation nahekommen.

Auffällig erscheint die erhebliche Verschiebung in Richtung hoher systolischer Werte bei dem Saluretícum Triampur compositum (Triamteren und Hydrochlorothiazid), wenn auch die Änderung der Druckwerte nur geringfügig ist. Daraus ließe sich eine günstige Wirkung hinsichtlich des Verhaltens der Blutdruckamplitude bei der Kombinationstherapie mit Pharmaka erwarten, die eine Neigung zu diastolischer Hypertonie aufweisen.

Zusammenfassend läßt sich feststellen, daß einem diastolischen Blutdruckwert eine bestimmte Höhe der Blutdruckamplitude als "Normwert" zugeordnet werden kann. Diese Zuordnung kann bei Hypertonien gestört sein. Die antihypertensiv wirkenden Pharmaka lassen eine unterschiedliche Beeinflussung dieser Zuordnung erkennen. Diese kann bei der Indikationsstellung im Sinne einer Differentialtherapie zur Vermeidung gestörter auch peripherer Regulationen genutzt werden.

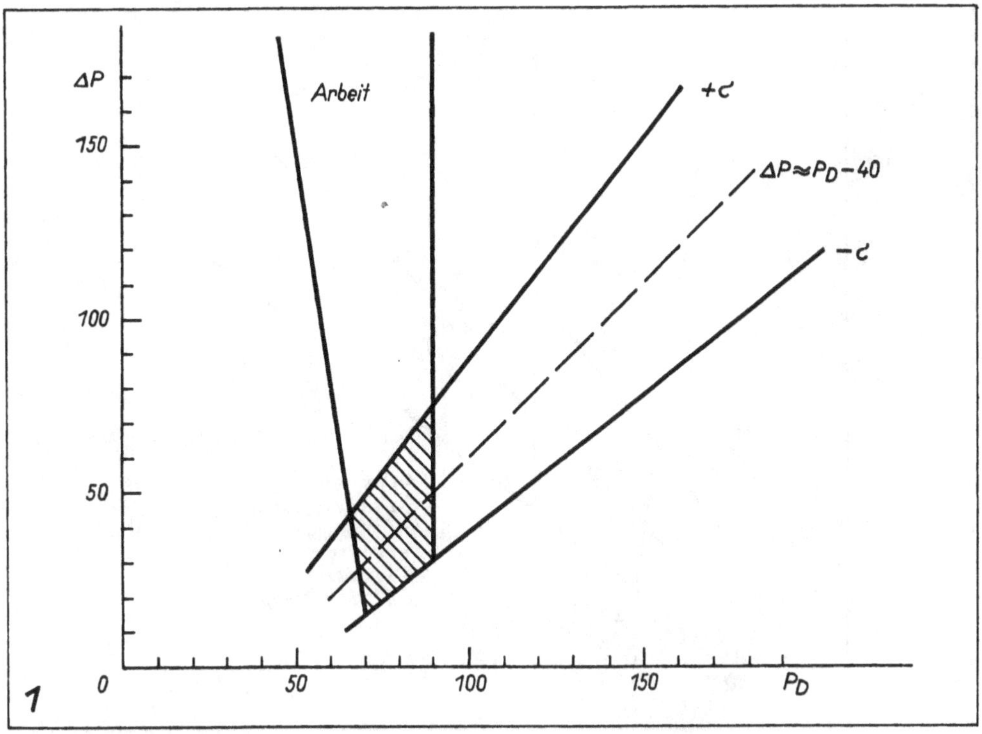

Abb. 1 Statistisch ermittelte Abhängigkeit der Blutdruckamplitude vom diastolischen Blutdruck

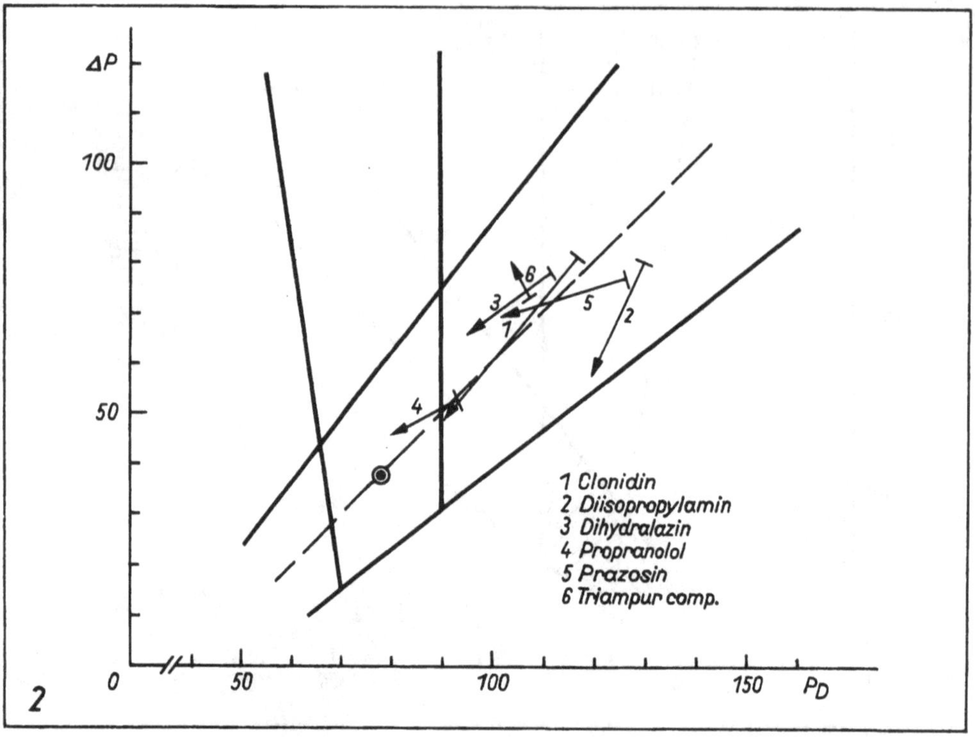

Abb. 2 Wirkungsrichtung verschiedener Antihypertensiva hinsichtlich des Zusammenhanges Δp/pd

Zentralinstitut für Herz- und Kreislauf-Regulationsforschung der Akademie der Wissenschaften der DDR, Berlin-Buch (Direktor: MR Prof. Dr. sc. med. H. Heine)

Bradykarde Herzrhythmusstörungen bei arterieller Hypertonie

K. J. Rostock und A. Schirdewan

Bradykarde Herzrhythmusstörungen sind ätiologisch in der überwiegenden Zahl der Fälle durch degenerative Schädigungen des Reizbildungs- und Erregungsleitungssystems auf der Basis einer chronisch-ischämischen Herzkrankheit bedingt. Die klinische Erfahrung erweckt den Eindruck, daß die Prognose derartiger Dysrhythmien bei gleichzeitigem Vorliegen einer arteriellen Hypertonie ungünstiger ist. - Ziel der vorliegenden Untersuchung ist eine Aussage, in welchem Maße ein Hypertonus Herzrhythmusstörungen hinsichtlich ihres Schweregrades, des Verlaufes und Therapie modifiziert bzw. kompliziert.

In die vorliegenden Untersuchungen wurden insgesamt 152 Patienten (80 Frauen, 78 Männer) einbezogen. Alle zur Verfügung stehenden anamnestischen Angaben und klinischen Daten wurden erfaßt und in die statistische Analyse einbezogen. Alle Patienten wurden mittels His-Bündel-Elektrographie zur Beurteilung der Funktion der einzelnen Kompartimente des Reizbildungs- und Erregungsleitungssystems und des Schweregrades der Rhythmusstörung untersucht. - Nach Lokalanästhesie der Fossa inguinalis erfolgte mittels Seldinger-Technik die Punktion der V. femoralis dext. sowie die Einführung zweier multipolarer Elektrodenkatheter. Eine Sonde wurde im oberen rechten Vorhof zur Stimulation und Ableitung des bipolaren atrialen Elektrogrammes, der zweite Katheter am septalen Segel der Valva tricuspidalis zur Registrierung des His-Bündel-Elektrogrammes plaziert. Das Stimulationsprogramm wählten wir entsprechend den Erfordernissen des Einzelfalles. Alle elektrophysiologischen Parameter wurden sowohl bei Sinusrhythmus als auch unter atrialer Stimulation bestimmt.

Unter den 152 Patienten mit bradykarden Rhythmusstörungen fanden sich 52 Fälle mit therapiebedürftiger arterieller Hypertonie (34,2 %). Zwischen Fällen mit und ohne Hypertonus fand sich eine statistisch signifikante Altersdifferenz von 10 Jahren (Abb. 1).

Eine klinisch gesicherte chronisch-ischämische Herzkrankheit konnte bei Patienten mit Hypertonus signifikant häufiger beobachtet werden. Eine Herzinsuffizienz kam in beiden Gruppen in annähernd gleicher Verteilung vor. Besondere Beachtung verdient die Beobachtung, daß Schwindelattacken bzw. manifeste Synkopen bei Hypertonikern extrem häufiger sind.

Der elektrokardiographische Befund zeigte hinsichtlich der Häufung von Störungen der Sinusknoten- bzw. Av-Knotenfunktion keine Differenzen. (Abb. 2) Störungen der intraventrikulären Erregungsleitung i. S. uni- und bifaszikulärer Blockierungen wurden bei Hypertonikern deutlich häufiger beobachtet.

Der elektrophysiologische Befund der Sinusknotenfunktion (Abb. 3) zeigte aufgrund des Verhaltens von Periodendauer, maximaler Sinusknotenerholungszeit, sinu-atrialer Leitungszeit sowie der Reaktion des Sinusknotens auf Karotissinusreizung eine statistisch nicht signifikante Tendenz zu höheren Schweregraden einer Sinusknotenfunktionsschädigung bei Hypertonikern.

Die Mittelwerte der elektrophysiologischen Parameter der Vorhoffunktion (atriale Leitungszeit, effektive und funktionelle Refraktärzeit) unterscheiden sich in beiden Gruppen nicht (Abb. 3).

Hypertoniker weisen gleichfalls keine höhergradigen Störungen der Av-Knotenfunktion (Abb. 4) auf. Die Mittelwerte der Av-Knotenleitungszeit AH bei Sinusrhythmus und atrial pacing sowie der funktionellen und effektiven Refraktärzeiten des Av-Knotens sind nahezu identisch.

Entsprechend des Befundes einer größeren Häufung intraventrikulärer Leitungsstörungen innerhalb des Kollektives der Patienten mit arterieller Hypertonie lassen sich auch elektrophysiologisch auf dieser Ebene des Erregungsleitungssystems höhere Schweregrade nachweisen (Abb. 4). Die His-Bündel-Faszikel-Purkinje-Leitungszeit HV ist sowohl bei Sinusrhythmus als auch atrialer Reizung signifikant länger. Die intraventrikuläre Erregungsausbreitung, gemessen an Hand der Breite des QRS-Komplexes, ist bei Hypertonikern signifikant länger.

Unter einer kontinuierlichen ambulanten Überwachung aller Patienten und einer gezielten antiarrhythmischen Therapie ist der Zeitraum einer möglichen konservativen Führung bis zur definitiven Implantation eines Schrittmachers bei Patienten mit arterieller Hypertonie im Mittel 1 Jahr kürzer als bei Patienten ohne Hochdruck.

Die vorliegenden Untersuchungen weisen nach, daß die arterielle Hypertonie den Verlauf und die Prognose von bradykarden Herzrhythmusstörungen kompliziert. Bei Hypertonikern ist bereits in früheren Lebensaltern mit bedrohlichen bradykarden Dysrhythmien zu rechnen. Im Falle einer Bradykardie sind Hypertoniker weit häufiger durch manifeste Synkopen bedroht. Weiterhin müssen innerhalb dieser Patientengruppe prognostisch häufiger zusätzlich auftretende intraventrikiläre Erregungsleitungsstörungen erwartet werden. Die Therapie führt früher als bei allen übrigen Patienten zur Implantation eines elektrischen Impulsgebers. Zusammenfassend muß die Schlußfolgerung gezogen werden, daß Patienten mit Hypertonus bei vorliegenden bradykarder Herzrhythmusstörungen hinsichtlich einer erhöhten Komplikationsrate einer gesonderten und besonders aufmerksamen ambulanten Überwachung und Therapie bedürfen.

Abb. 1

Klinische Befunde bei Patienten mit bradykarden Herzrhythmusstörungen mit bzw. ohne arterielle Hypertonie (Häufigkeiten; $\bar{x} \pm s$)

	Patienten ohne art. Hypertonie	Patienten mit art. Hypertonie	Irrtumswahrscheinlichkeit
Alter (Jahre)	57,4 ± 11,4	47,6 ± 17,6	1 %
chronisch-ischäm. Herzkrankheit	40 (40 %)	48 (96 %)	5 %
Adams-Stokes-Syndrom	12 (12 %)	46 (92 %)	0,01 %
Rechtsherzinsuffizienz	4 (4 %	6 (12 %)	n. s.
Linksherzinsuffizienz	18 (18 %)	18 (36 %)	n. s.

Abb. 2

Elektrokardiographische Befunde bei Patienten mit bradykarden Herzrhythmusstörungen mit bzw. ohne arterielle Hypertonie

	Patienten ohne art. Hypertonie (n = 100)	Patienten mit art. Hypertonie (n = 52)	Irrtumswahrscheinlichkeit
Sinusbradykardie	46 (46 %)	36 (72 %)	5 %
sa-Block	16 (16 %)	6 (12 %)	n. s.
av-Block	18 (18 %)	9 (18 %)	n. s.
Linksschenkelblock	10 (10 %)	9 (18 %)	5 %
Rechtsschenkelblock	18 (18 %)	18 (36 %)	1 %
links-anteriorer Faszikelblock	26 (26 %)	20 (40 %)	5 %
links-posteriorer Faszikelblock	2 (2 %)	1 (2 %)	n. s.
His-Bündel-Block	34 (34 %)	24 (48 %	5 %

Abb. 3

Elektrophysiologische Befunde bei Patienten mit bradykarden Herzrhythmusstörungen mit und ohne arterielle Hypertonie

	Patienten ohne arterielle Hypertonie (n = 100)	Patienten mit arterielle Hypertonie (n = 52)	Irrtumswahrscheinlichkeit
SINUSKNOTENFUNKTION:			
Periodendauer (ms)	889 ± 171	947 ± 192	5 %
max. Sinusknotenerholungszeit (ms)			
absolut	1454 ± 581	1559 ± 593	n. s.
korrigiert	563 ± 462	619 ± 494	n. s.
sinu-atriale Leitungszeit (ms)	138 ± 52	123 ± 46	n. s.
VORHOFFUNKTION:			
PA-Intervall (ms)	35 ± 9	35 ± 11	n. s.
FRP/A (ms)	274 ± 42	278 ± 47	n. s.
ERP/A (ms)	230 ±	238 ± 30	n. s.

Abb. 4

Elektrophysiologische Befunde bei Patienten mit bradykarden Herzrhythmusstörungen mit bzw. ohne arterielle Hypertonie ($\bar{x} \pm s$)

	Patienten ohne art. Hypertonie (n = 100)	Patienten mit art. Hypertonie (n = 52)	Irrtumswahrscheinlichkeit
AV-KNOTENFUNKTION:			
AH-Intervall (Sinusrhythm.)	128 ± 64	114 ± 42	n. s.
AH-Intervall (110/min)	180 ± 65	176 ± 78	n. s.
FRP/AVN (ms)	474 ± 113	492 ± 117	n. s.
HIS-BÜNDEL-FASZIKEL-FUNKTION:			
HV-Intervall (Sinusrhythm.)	52 ± 15	57 ± 16	n. s.
HV-Intervall (110/min)	52 ± 16	62 ± 22	5 %
QRS-Dauer (ms)	103 ± 27	116 ± 32	5 %

XI. Endokrine Faktoren bei der Hypertonieentwicklung

Nervenklinik der Humboldt-Universität zu Berlin (Direktor: Prof. Dr.
Zentralinstitut für Wirkstoffforschung der Akademie der Wissenschaften der DDR, Berlin (Direktor: Prof. Dr. B. Oehme)

Neuroendokrine Veränderungen in der frühen Entwicklung einer neurotischen arteriellen Hypertonie

M. Poppei, K. Hecht, A. Moreira Aquino, H. Hilse, L. Piesche, K. Kellner, H. Marek und P. Oehme

Die Untersuchungen an dem stressinduzierten tierexperimentellen Modell haben das Ziel, bleibende funktionelle und morphologische Veränderungen im Organismus nach chronischem Stressoreneinfluß zu erfassen, detaillierte Kenntnisse über die Entwicklungsphasen des Stresses zu erhalten, um erkennen zu können, wann und mit welchen Mitteln die Stressentwicklung verhindert, vermindert und reversibel gestaltet werden kann.

Selye[1] der den Begriff Stress für eine Reaktionsfolge des Organismus, der durch eine Vielzahl von Umweltreizen ausgelöst wird, übernahm, erkannte, daß Reize im Organismus einen unspezifischen Reizzustand verursachen, der zu einem bestimmten stereotyp ablaufenden und für alle Individuen geltenden Reaktionsmuster führt, welcher sich phasenhaft entwickelt und als Adaptationssyndrom bezeichnet wird. Es enthält wie bekannt die Stadien

Alarmreaktion, Stadium des Widerstandes oder der Resistenz und
Stadium der Erschöpfung.

Das Hauptaugenmerk Selyes galt primär den endokrinen Folgereaktionen. Erst in den letzten Jahren bezog er das Nervensystem in das Stressgeschehen mit ein.

Dieser Umstand führte zur kritischen Beurteilung der Seleyschen Theorie. Nitschkoff[2] führte folgendes aus: "Das Nervensystem, insbesondere die höhere Nerventätigkeit, ist die Brücke zwischen Organismus und Umwelt, ist der primäre Anlassermechanismus, der andere periphere und intrazerebrale Funktionskreise in Bewegung setzt und durch Rückkopplungsmechanismen verschiedener Art die Peripherie den Funktionszustand des ZNS beeinflussen kann, die Erregungs- und Hemmungsprozesse regulieren und somit den Organismus als ganzes den äußeren Einflüssen adaptionsfähig gestalten. Das Hypophysen-Nebennieren-System ist nur ein Teil dessen".

Auch das Erschöpfungsstadium, daß nach Selye zum Exitus führen soll, konnte weder durch sehr starken kurzdauernden noch Monate währenden Stressoreneinfluß bestätigt werden.

Außerdem beruht das Adaptationssyndrom vorwiegend auf Ergebnissen, die in akuten kurzzeitigen Untersuchungen gewonnen wurden.

Die phasischen Veränderungen von ZNS-, viszeralen und hormonellen Parametern und die Schlußfolgerungen aus den Ergebnissen sollen Gegenstand der vorliegenden Arbeit sein.

Dabei sind bereits publizierte und neueste Ergebnisse zusammengefaßt worden.

Um einen Vergleich des Verlaufs der verschiedenen Parameter vornehmen zu können, wurden die Werte normiert, wobei der höchste dem maximalen Wert (100 %) und der niedrigste Wert dem minimalen Wert (0 %) zugeordnet wurden.

Im Verlaufe des Stressoreneinflusses ließ sich nach 1 Woche folgendes verifizieren:

- eine starke Einschränkung der Lernleistung, gekoppelt mit einem niedrigen Korrelationskoeffizienten der dabei gemessenen Reaktionszeiten,
- eine Erregungssteigerung, die sich in verkürzten Reaktionszeiten und einer Zunahme der Orientierungsreaktion im open-field-Versuch zeigt,
- ein Schlafdefizit, die Wachphasenlängen nehmen zu, die Schlafphasenlängen nehmen ab,

  gleichzeitig verlängern sich die Latenzzeiten bis zum Eintritt der ersten charakteristischen Merkmale der jeweiligen Schlafphase und treten Veränderungen im REM auf (Abb. 1).
- Parallel hierzu ist der Stoffwechsel im Gehirn (Untersuchungen von Konitzer[3] und Hetey[4]) mit Ausnahme des Hypothalamus eingeschränkt, verbunden mit einer funktionellen Hypoxie.
- Der systolische Blutdruck und der Nüchternblutzuckerspiegel (Untersuchungen von Moritz[5] sind nur geringfügig erhöht.
- Das Körpergewicht ist verringert (Abb. 2).

Nach Levi[6] müssen bei der Interpretation der komplizierten Stressproblematik zwei zerebro-viszerale Funktionssysteme berücksichtigt werden:

1) das neurokardiovaskuläre Regulationssystem und
2) das neuroendokrine Regulationssystem.

Das neurovaskuläre System reguliert die Katecholaminfreisetzung und -wirkung.

Hierbei erfolgt die Informationsübertragung von den Hirnzentren zur peripheren Drüse unter Umgehung der Hypophyse auf nervalem Wege. Im Blutdruck verändert sich:

- der Acetylcholingehalt nicht
- die Katecholamine nehmen zu, wobei interessanterweise das Adrenalin viel stärker

ansteigt als das Noradrenalin, was nach Literaturdaten für einen allg. Zustand der Erregung spricht.

Zu den neuroendokrinen Reaktionen auf stressende Belastung gehören Veränderungen der Kortikosteroide und der Schilddrüsenhormone.

- Unter unseren Versuchsbedingungen steigen nach einwöchiger Belastung ACTH und Kortikosteron leicht an.
  Die Schilddrüsenhormone Trijodthyronin (T_3) und Thyroxin (T_4) zeigen ein inverses Verhalten; T_3 steigt an, T_4 nimmt ab.
  Dieses Verhalten könnte dahingehend interpretiert werden, daß im Initialstadium der Stressorenbelastung eine verminderte Aktivität der Schilddrüse vorhanden ist (Abb. 3).

Nach dreiwöchiger Belastung lassen sich verifizieren:

- optimale Lernleistung (bedingt-reflektorisch)
- im open-field-Versuch bei starker Erregung eine Zunahme der Hemmungsprozesse
- die Schlafstörungen erreichen den Höhepunkt (Abb. 1)
- erhöhter Hirnstoffwechsel mit Beginn der Normalisierung der Synaptosomenaktivität
- das Körpergewicht nimmt langsam zu
- der Blutdruck und Nüchternblutzuckergehalt erhöhen sich weiter (Abb. 2)
- das adrenerge und cholinerge System sind stimuliert, wobei das NA stärker erhöht ist, was laut Literatur in Zusammenhang mit der Zunahme der geistigen Konzentration gebracht wird. Der ACH-Gehalt verändert sich nicht
- die hormonellen Parameter zeigen gegenüber 1wöchiger Belastung ein inversives Verhalten
  ACTH, Corticosteron und Insulin sind im peripheren Blut geringfügig verringert.
  Der T_3-Gehalt erreicht seinen höchsten Wert und die Konzentration von T_4 nimmt gering zu.
  Bis auf die Hormone ACTH, Insulin und Corticosteron zeigen alle Parameter zu diesem Zeitpunkt der Belastung eine Mobilisierung (Abb. 3)

Länger andauernde Stressorenbelastung (6, 12 bzw. 17 Wochen) weist aus:

- eingeschränkte Lernleistung
  Auflösung biorhythmischer Verläufe der bedingt-reflektorischer Prozesse
- defekten Schlaf, der seiner Schutz- und Wiederherstellungsfunktion nicht mehr gerecht wird (Abb. 1)
  diese Ergebnisse belegen den negativ emotionellen Spannungszustand.
- Der Hirnstoffwechsel ist noch gering erhöht, trotzdem kann sich kein normales Verhalten ausbilden
- hypertone Blutdruckauslenkungen im Borderline-Bereich und hypertone Blutdruck-

auslenkungen mit Veränderungen des insulären Anteils des Pankreas weisen ebenfalls auf einen sich entwickelnden pathogenen Prozeß hin (Abb. 2)
Die Balance zwischen Energiemobilisierung/Energieverbrauch und erneuter Energieproduktion/Energiespeicherung ist offenbar gestört.

Hierfür sprechen die Untersuchungen mit der Substanz CH100, dem Isopropylaminsalz der p-Chlorphenoxyessigsäure, die durch eine Verbesserung der Glukoseutilisation im Gehirn die Energiebereitstellung erhöht und durch Dilatation der peripheren Gefäße eine bessere Blutversorgung bewirkt. Nach Verabreichung dieses Medikamentes werden die zentral-nervalen Funktionsstörungen, die hypertone Blutdruck- und Nüchternblutzuckerauslenkung trotz Weiterbestehens der belastenden Situation beseitigt.

In dieser Phase werden auch sanogenetische Prozesse sichtbar u. a. im Verhalten des zyklischen Adenosinmonophosphat-Adenyzyklase-Systems (die Untersuchungen wurden von Kranz durchgeführt).

Im Gegensatz zur manifesten Hypertonie, bei der es zu einem Abfall der Stimulierbarkeit des Systems kommt, bleibt bei der neurotisch-induzierten Blutdruckerhöhung die Stimulierbarkeit erhalten bzw. ist gesteigert.

Für einsetzende pathogenetische Prozesse sprechen Dissoziationen in den einzelnen Systemen, so im Verhalten des Acetylcholins zu den Katecholaminen (Abb. 4) zwischen Corticosteron und Adrenocorticotropem Hormon (Abb. 5) im Blut. Dieser nicht gleichsinnige, nicht parallele Verlauf der Systeme deutet auf schwere Störungen in den Regulationssystemen hin. Interessante, aber wegen der großen Streubreite noch schwer zu interpretierende Ergebnisse ergaben Noradrenalinmessungen im Gewebe verschiedener Hirngebiete, des Herzmuskels und der Nebennieren. Alle Abweichungen, bis auf die im Herzmuskel, sind trotz teilweise starker Veränderungen nicht signifikant. Jede Gruppe umfaßt 12 Tiere, und erneute Untersuchungen mit größeren Tierkollektiven werden notwendig sein, um definitive Aussagen machen zu können (Abb. 6).

Bis jetzt läßt sich soviel sagen, daß die Lateralität des Gehirns, die in früheren Untersuchungen nachgewiesen werden konnte, auch hier sichtbar wird. Die Ergebnisse des linken und rechten Hippocampus und des Neokortex belegen das.

Im Vergleich zu Selyes Stadien des Adaptationssyndroms weisen unsere im chronischen Experiment gewonnenen Ergebnisse (Abb. 7) nach, daß das Initialstadium durch Inhibition, die man als Schutzfunktion gegenüber der Belastung ansehen könnte, gekennzeichnet ist. Erst danach werden Adatationsmechanismen mobilisiert, wir bezeichnen dieses Stadium als Stadium der Mobilisierung zusätzlicher Adatationsmechanismen.

Eine Unterscheidung in Resistenz- und Erschöpfungsstadium konnte wegen der gleichzeitig auftretenden sano- und pathogenetischen Faktoren nicht vorgenommen werden, sondern entsprechend der Vorstellung von Baumann und Hecht über die Gesundheits- Krankheits-Dynamik als prämorbides Stadium bezeichnet.

Legt man dem Begriff "Gesundheit" die Definition des Gesundheitsministers unserer DDR zugrunde, so kann man die Phasen Inhibition und Mobilisierung zusätzlicher Adaptationsvorgänge nicht mehr der Gesundheit zurechnen, sondern dem Vorfeld der sich entwickelnden Krankheit.

Literatur

1 Selye, H., Einführung in die Lehre vom Adaptationssyndrom, Georg Thieme Verlag, Stuttgart 1953

2 Nitschkoff, St. und Kriwitzkaja, G., Lärmbelastung, akustischer Reiz und neurovegetative Störungen, Georg Thieme Verlag, Leipzig 1968, S. 9

3 Konitzer, K., Voigt, S., Poppei, M. und Hecht, K., Regionaler Stoffwechsel des Rattengehirns im Verlaufe eines Hypokinesestresses. In: R. Baumann und K. Hecht (Hrsg.) Stress, Neurose, Herz-Kreislauf, VEB Dtsch. Verlag der Wissenschaften, Berlin 1977, S. 185-192

4 Hetey, L., Poppei, M. und Hecht, K., Der Energiestoffwechsel kortikaler Synaptosomen von Ratten durch Hypokinese. In: R. Baumann und K. Hecht (Hrsg.) Stress, Neurose, Herz-Kreislauf, VEB Dtsch. Verlag der Wissenschaften, Berlin 1977, S. 192-195

5 Moritz, V., Baumann, R., Hecht, K., Poppei, M. und Treptow, K., Acta biol. med. germ. 30 (1973) 231

6 Levi, L., Stress: Nebenniere und Schilddrüse. In: Seelische und körperliche Störungen durch Stress. Hrsg. A. W. v. Eiff, Gustav Fischer Verlag, Stuttgart und New York 1976, S. 47 ff.

7 Kranz, D., Wollenberger, A., Poppei, M. und Hecht, K., Acta biol. med. germ. 35, H. 7 (1976) 819

8 Hecht, K., Corduva Castro, A., Iglesia del Castrilia, E. und Poppei, M. unter technischer Mitarbeit von Draeger, W., Zur Rolle emotionsrelevanter Hirnstrukturen (Hippocampus) in der Pathogenese einer stressinduzierten Neurose und neurotischen Blutdruckregulationen, Nationaler Kongreß für Kardiologie, 30. 6. - 2. 7. 1977 Havanna, Cuba

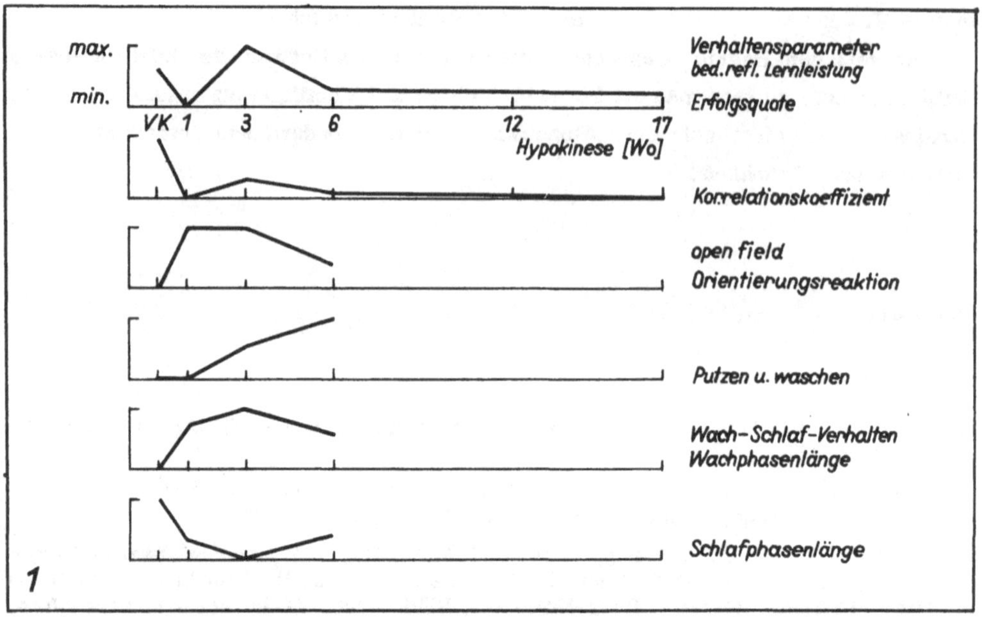

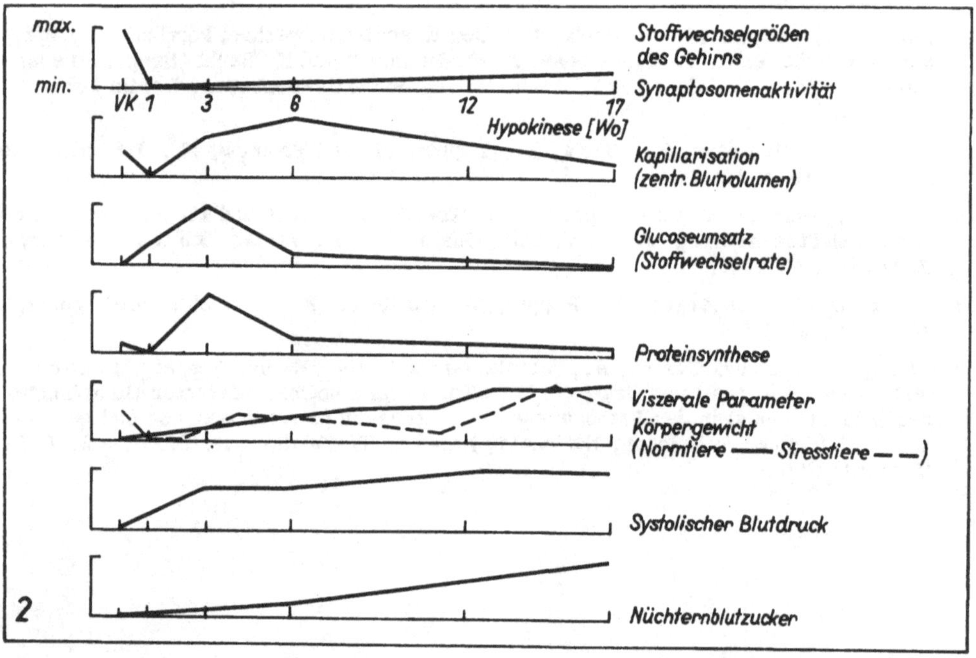

Abb. 1 Veränderung von Verhaltensparametern nach chronischem Stressoreneinfluß Normierte Werte, wobei der höchste Wert dem maximalen Wert (100 %) und der niedrigste Wert dem minimalen Wert (0%) zugeordnet wurde.

Abb. 2 Veränderung des Hirnstoffwechsels und viszeraler Parameter nach chronischem Stressoreneinfluß / sh. Abb. 1

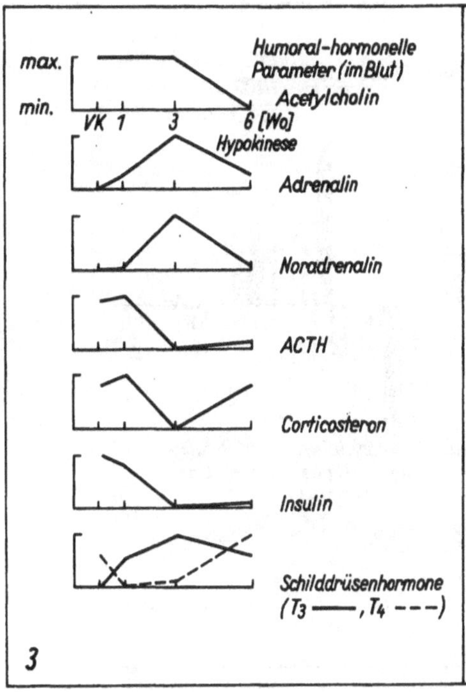

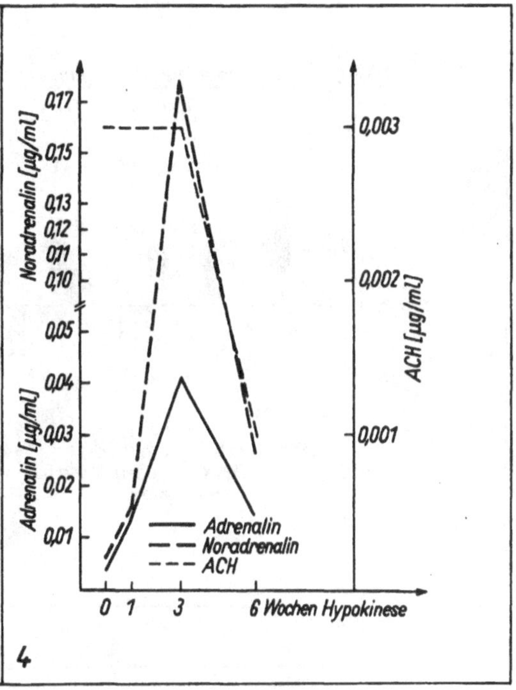

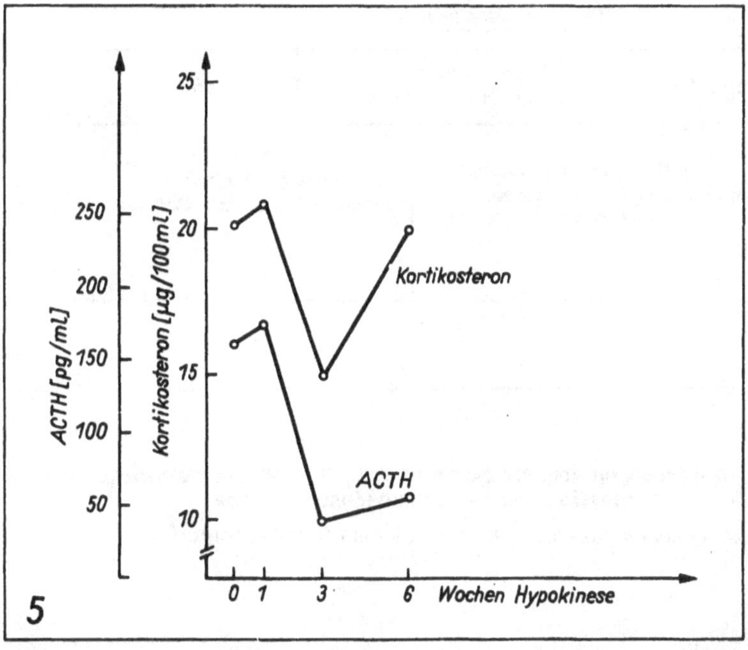

Abb. 3 Veränderung von Transmitter und Hormonen im Blutplasma nach chronischen Stressoreneinfluß

Abb. 4 Verhalten von ACH und Katecholaminen im Plasma nach Stressbelastung

Abb. 5 Verhalten nach ACTH und Kortikosteron im Rattenplasma nach Stressbelastung

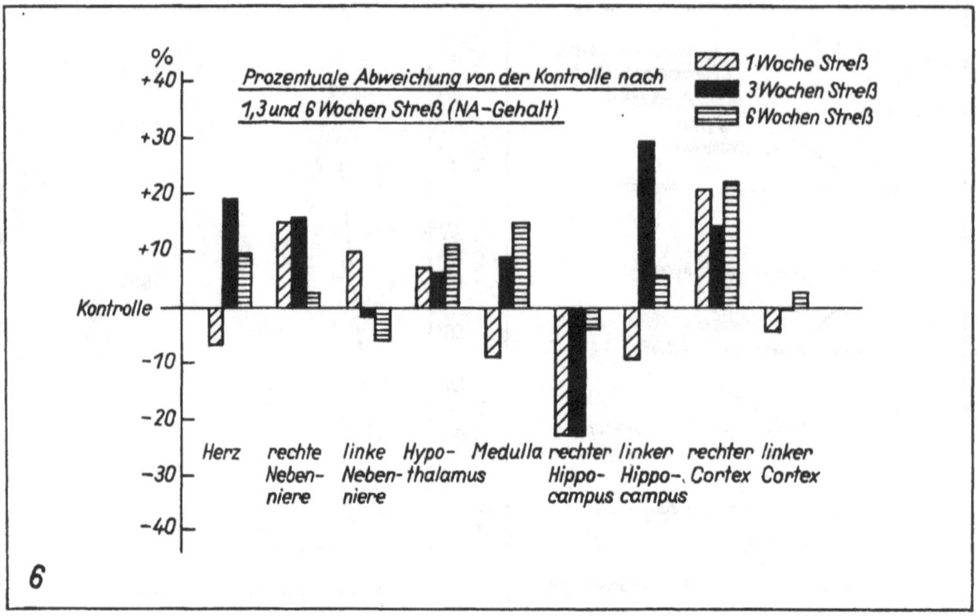

Phasen im Streßverlauf

Selye	*Alarmreaktion*	*Resistenz oder Widerstandsphasen*	*Erschöpfung*
eigene Schluß-folgerungen	*Inhibition*	*Mobilisierung zusätzlicher adaptiver Prozesse (hyperreaktive Prozesse)*	*Prämorbides Stadium Sanogenese ⇌ Pathogenese*

7

Abb. 6 Prozentuale Abweichungen von der Norm nach 1, 3, 6 Wochen einwirkendem Hypokinesestressor des Noradrenalingehaltes verschiedener Gewebe

Abb. 7 Stadien der Stressentwicklung nach chronischem Stressoreneinfluß

Physiologisches Institut der Tschechoslowakischen Akademie der Wissenschaften, Prag

Altersunterschiede in der Reaktivität des Renin-Angiotensin-Systems bei zwei verschiedenen Formen experimenteller Hypertonie

J. Jelinek, P. Karen, J. Kunes, I. Pohlová

Bei jungen unreifen Ratten, die mit einer kochsalzreichen Diät gefüttert wurden, ruft die Regeneration der Nebennierenrinde eine arterielle Hypertonie hervor (Skelton u. Buillebeau 1956). Es wurde festgestellt, daß in der Pathogenese dieser Hypertonie eine Ausschüttung von Mineralokortikoiden eine entscheidende Rolle spielt. Es ist aber nicht gelungen, diese abartige Sekretion der regenerierenden Nebenniere näher zu definieren (Hall u. a. 1977) sowie die Beschränkung ihrer hypertensogenen Wirkung auf junge unreife Tiere zu klären. Man kann nicht ausschließen, daß die Sekretionsspektren der regenerierenden Nebenniere, und daher auch ihre hypertensogene Wirkung, vom Reifegrad der Tiere abhängig sein könnten. Da die Kombination von erhöhter Kochsalzzufuhr und Mineralokortikoid-Einwirkung die Aktivität des Renin-Angiotensin Systems (RAS) hemmt (Gross u. a. 1965), könnten Altersunterschiede von diesem Parameter bei Ratten mit regenerierenden Nebennieren mögliche altersabhängige Unterschiede der Mineralokortikoid-Ausschüttung widerspiegeln.

Wir haben daher bei den unreifen und erwachsenen, durch unilaterale Nephrektomie sensibilisierten und statt Wasser eine 1 % Kochsalzlösung trinkenden Ratten die Regeneration der Nebenniere hervorgerufen und 10 Tage später den Reningehalt der Nieren sowie die Plasmakonzentration von Renin und seinem Substrat bestimmt. Die (als Prozent der Kontrollwerte von uninephrektomierten, Wasser trinkenden Ratten ausgedrückten) Reninwerte in Nieren und Plasma blieben bei den erwachsenen Ratten praktisch unverändert, während die Reninsubstrat-Konzentration im Plasma sank. Bei unreifen Tieren dagegen sanken die beiden Reninwerte und die Substratkonzentration überstieg die Kontrollwerte. Die zur Regeneration der Nebenniere führenden Enukleation dieser Drüse ist mit einer vorübergehenden relativen Nebenniereninsuffizienz verbunden (Rapp 1964), für die ein höherer Plasma- und Nierenrenin-Spiegel sowie eine Senkung der Reninsubstrat-Konzentration im Plasma charakteristisch ist. Eine mit der Mineralokortikoid-Verabreichung kombinierte erhöhte Kochsalzzufuhr übt dagegen eine entgegengesetzte Wirkung aus (Carreterro u. Gross 1967). Unsere Ergebnisse weisen also darauf hin, daß bei den jungen unreifen Tieren die Nebennieren-Regeneration entweder schneller vorangeht oder das die Ansprechbarkeit des RAS höher ist, als bei den Erwachsenen.

Um dies zu testen, haben wir bei uninefrektomierten Ratten die erhöhte Kochsalzzufuhr mit Einwirkung vom DOCA kombiniert, das beiden Altersgruppen in gleicher Dosierung pro Gewichtseinheit verabreicht wurde. Es hat sich wiederum ergeben, daß der Nierenreningehalt bei den jungen Tieren nach 7-tägiger Behandlung schneller abgenommen hat, als bei den Erwachsenen. Der Nierenreningehalt ist der Kochsalzaufnahme oder dem Blutdruckspiegel indirekt proportionell (Gross u. a. 1965). Keine dieser Größen war bei jungen Ratten höher als bei den Erwachsenen und es kann also angenommen werden, daß bei den Jungtieren das RAS mehr reaktiv ist.

Diese Tatsache könnte die höhere Sensitivität der jungen unreifen Ratten gegen die verschiedenen Formen der Kochsalzhypertonie (Jelinek 1970) erklären. Es wurde nachgewiesen, daß die Hemmung des renalen RAS mit einer Abnahme der autoregulatorischen Fähigkeit des vas afferens verknüpft ist (Ploth u. a. 1977). Die schnelle Abnahme der RAS Aktivität bei den unreifen Ratten könnte also einen Anstieg von intravasalem Druck in den glomerulären Kapillaren und dem postglomerulären Gefäßgebiet in der Entwicklungsstufe verursachen, in welcher diese Strukturen noch nicht reif (Crane u. Dutta 1964) und gegen die schädigende Druckwirkung mehr empfindlich sind (Karen u.a. 1977). Ein "circulus vitiosus" zwischen der Nierenschädigung und dem Blutdruckanstieg (Byrom u. Dodson 1949) könnte sich also unter diesen Umständen leichter ausbilden als bei den erwachsenen Ratten und zu einer beschleunigten Entwicklung einer progressiven Hypertonie führen.

Im Einklang damit ist der Blutdruck- und Nierenreninreaktion bei der Goldblatt-Hypertonie, die wir durch Aortadrosselung zwischen dem Abgang der beiden Nierenarterien bei unreifen und erwachsenen Ratten hervorgerufen haben.

Wird die Aorta bei 10 Tage alten Ratten gedrosselt, dann nimmt ähnlich wie bei den Erwachsenen der Blutdruck zu und der Reningehalt in der Niere mit unbeschränkter Blutzufuhr ab. Die Reninabnahme findet aber schneller statt als bei den Erwachsenen, da der Unterschied schon 6 Tage nach der Aortadrosselung gut ausgeprägt ist. Die Drosselung (zu 0,4 mm äußerem Durchschnitt) war in den beiden Altersgruppen gleich und daher bei den jüngeren und kleineren Tieren relativ geringer. Wird zwei Monate später die für die Hypertonie verantwortliche kontralaterale Niere mit beschränkter Blutzufuhr entfernt, nimmt die Hypertonie in beiden Gruppen ab. Die prozentuale Abnahme ist bei den jungen Tieren allerdings kleiner, da in dieser Altersgruppe die Hypertonie öfter erhalten bleibt. Es ist nachgewiesen worden, daß für diese überdauernde Hypertonie die Schädigung der nicht entfernten Niere verantwortlich ist (Tobian 1972). Diese Tatsache wird durch eine kleinere Abnahme des Blutdruckanstiegs bei den jungen Ratten angezeigt.

Unsere Resultate deuten also darauf hin, daß die Hemmung des renalen RAS in der frühen postnatalen Periode die Nieren zur Druckschädigung disponiert und so die Entwicklung und den Verlauf der Hypertonie beeinflußt.

Literatur

Byron, F. B., Dodson, L. F., Clin. Sci., 8 (1949) 1

Carretero, O., Gross, F., Am. J. Physiol., 213 (1967) 695

Crane, W. A. J., Dutta, L. P., J. Path. Bact., 88 (1964), 291

Gross, F., Brunner, H., Ziegler, M., Recent Progr. Hormone Res., 21 (1965) 119

Hall, C. E., Nasseth, D., Hall, O., Can. J. Physiol. Pharmacol., 56 (1977) 591

Jelínek, J., Pre-puberty as a critical period for the occurrence of experimental hypertension in the rat. Proc. of a symposium of Czechoslovak Acad. Sci., Liblice 1967. In: The postnatal development of phenotype, ed. Kazda, S. and Denenberg, V. H., Academia, Prague and Butterworths, London 1970, 45

Karen, P., Havránek T., Jelínek, J., Physiol. bohemoslov., 26 (1977) 315

Ploth, D. W., Schnerman, J., Dahlheim, H., Hermle, M., Schmidtmeier, E., Kidney Int., 12 (1977) 253

Rapp, J. P., Am. J. Physiol., 206 (1964) 93

Skelton, F. R., Guillebau, J., Endocrinol., 59 (1956) 201

Tobian, L., Am. J. Med., 52 (1972) 595

Medical Academy, Research Institute of Pediatrics, Sofia (Director: Prof. Dr. Ishev)

The hypertensive states and thymus-suprarenal cortex interrelation

Z. Kemileva, T. Ilieva, M. Petkova, R. Grigorova

Recent evidence[2, 3, 4, 8] as well as our previous investigations[7, 10] indicate that exstirpation of thymus gland performed on adult rats induces increased activity of suprarenal cortex accompanied by moderate hypertensive reaction. The data available about the main corticosteroid hormone (corticosterone) in rats are rather contradictory. Fachet et al.[6] point out the decreased plasma corticosterone level on the 14th day following thymectomy of rats and Grozdov[8] finds an increase of the hormone level for the same term. Buntner et al.[3] report a rise of corticosterone and 18-desoxycorticosterone levels in thymectomized rats 42-days after thymectomy. Baloutsov[2] finds the corticosterone level increased in plasma and suprarenal tissue on the 2nd, 6th and 12th week after thymectomy. The problem of the pathogenetic role that the increased suprarenal function plays in initiation and flow of the hypertensive reaction found after thymectomy remains unsolved.

The contradictory data concerning changes of suprarenal function following thymectomy could possibly be due to seasonal changes in suprarenal[12] and thymic activity[13].

The aim of the present study is to follow arterial blood pressure changes and plasma and suprarenal corticosterone level in parallel at different terms after adult thymectomy. An attempt was made to find out their correlation during decreased activities of suprarenal gland and thymus.

Material and methods

The experiments were carried out on 3 months old male white Wistar rats from September to December. The animals were distributed in 3 groups: controls, thymectomized by Defendi's technique[5] and a third group with autotransplants of thymus in fossa axillaris. The direct arterial blood pressure was examined in all animals in the right carotid artery by mercuric manometer after preliminary Nembutal narcosis (3mg/100 g. b. w.). The corticosterone contents of a homogenate of suprarenal tissue and of the plasma was determined fluorometrically by the modified (Ankov et al.[1]) method of Silber, Busch, Oslapas. Investigations were carried out in dynamics on the 30th, 60th and 90th day on thymectomized animals, respectively following autotransplantation and on controls at the corresponding age.

Results and Discussion

The results obtained are presented in table 1 and 2.

As shown in table 1 the arterial blood pressure in thymectomized rats tends to increase constantly at all terms experienced, the increase being proved significant for the 60th and 90th day. A coincidence of the present experimental data with those of Baloutsov[2] and with our previous results[2, 10] was noticed. By animals with autotransplanted thymus the arterial blood pressure ranges from 105 up to 155 mm Hg for each animal. High values were found in two animals only. The statistical proceeding proved almost constant mean values not quite differing from those by controls.

The results obtained show that a moderate hypertensive reaction is being developed by thymectomized animals regardless of the season the investigations are performed. Normal blood pressure established in animals with thymic autotransplants gives rise to the assumption of the "thymic factor" participating in blood pressure regulation and influence by autotransplantation.

Plasma corticosterone were significantly lower on the 60th and 90th day. A greater decrease of corticosterone content was observed in suprarenal tissue (table 2). These data could possibly be due to seasonal changes of suprarenal activity already described by Kolpakov[12].

Plasma and suprarenal corticosterone in thymectomized rats show similar changes - significant decrease on the 60th and 90th day. As a result of lowered suprarenal function thymectomy is a stimulating factor of suprarenal cortex, the stimulation being significant 30th day after thymectomy, being weaker on the 60th day and lacking on the 90th.

The plasma and suprarenal tissue corticosterone in animals subjected to thymus autotransplantation displays similar changes - decrease at later terms of the experiment. The indices investigated show lowering of plasma corticosterone on the 30th and 90th day and rise on the 60th and 90th day of the hormone found in suprarenal tissue in comparison with the value in the controls.

Unpublished data of Baloutsov demonstrate accepting of thymus tissue by autotransplantation followed by gradual involution 30 days after.

From the results obtained a conclusion could be drawn that thymectomy causes moderate hypertension, which can be compensated for by autotransplantation of thymus at the terms discussed above. The increased suprarenal function is rather not admissable as a leading factor in developing hypertension after thymectomy having in mind that the intensity of hypertensive reaction does not correspond in term and degree to the changes of suprarenal function.

References

1 Ankov V. K., Kolebinov, N., Jelev, N., Shouleva, M., Suvr. Med. 21 (1970) 23

2 Baloutsov, M. S., Studies on the dynamics and some mechanisms of arterial hypertension in white rats after thymectomy, Dissertation, Sofia 1979

3 Buntner B., Szymik, N., Endocr. exp. 8 (1974) 1, 31

4 Comsa J., Philipp, E. M., Leonhardt, H., Israel J. Med. Sci. 13 (1977) 354

5 Defendi, V. et all., the Thymus in immunobiology, R. A. Good, A. E. Gabriel sen (eds), New York, Hoeber-Harper 1964, 504

6 Fachet, J. et all, Acta med. Hung. 18 (1962) 561

7 Grigorova, R., Petkova, M., Kemileva, Z., Ilieva, T., Suvr. Med. 29 (1978) 10, 59

8 Grozdov, S. P., Probl. Endocr. 21 (1975) 1, 98

9 Ilieva, T., Arterial blood pressure dynamic changes in rats after thymectomy measured by indirect and direct methods, VI National Congress of Internal Diseases with symposium on the pathogenesis and prophylaxis of arterial hypertension, Plovdiv 3-5 Oct. 1976

10 Ilieva, T., Petkova, M., Kemileva, Z., Exp. med. morph. 17 (1978) 2, 75

11 Kemileva, Z., Baloutsov, M., C. R. Acad. Bulg. Sci. 29 (1976) 1849

12 Kolpakov, M. G., Kazin, E. M., Avdeev, G. G., Baginska, N. V., Probl. Endocr. 21 (1975) 5, 59

13 Potop, J., Milcu, S. M., Thymic hormones, ed. by T. D. Luckey, Urban & Schwarzenberg, München etc. 1973, 205-273

Table 1

Arterial blood pressure

Group	Statistical indices	Normal	30th day	60th day	90th day
Thymectomy	n	7	6	13	12
	$\bar{x}$	126,43	140,83	147,69	154,58
	m	2,10	6,64	2,76	3,45
	p		0,05	0,001	0,001
Thymectomy and autotransplantation	n	7	6	12	6
	$\bar{x}$	126,43	123,33	123,34	123,33
	m	2,10	2,11	4,65	4,02
	p		0,05	0,05	0,05

Table 2

Group	Statistical indices	Corticosterone in plasma 30th day	60th day	90th day	Corticosterone in suprarenal tissue 30th day	60th day	90th day
Control	n	8	6	6	8	6	6
	$\bar{x}$	15,94	7,20	7,20q	22,72	4,48	4,48
	m	1,01	1,25	1,25	1,94	0,53	0,53
Thymectomy	n	7	14	13	7	14	13
	$\bar{x}$	20,85	10,14	7,10	17,20	4,35	5,22
	m	1,79	0,73	0,92	2,03	0,57	0,63
	p	0,05	0,05	0,05	0,05	0,05	0,05
Thymectomy and autotransplantation	n	5	11	6	5	12	6
	$\bar{x}$	11,70	9,71	2,50	19,06	8,54	7,65
	m	1,53	2,00	0,60	1,59	1,37	1,06
	p	0,05	0,05	0,01	0,05	0,02	0,02

XII. Klinische Epidemiologie

Medizinische Klinik der Medizinischen Akademie "Carl Gustav Carus", Dresden
(Direktor: Prof. Dr. H. Haller)

Zur Epidemiologie der Hypertonie bei definierten Stoffwechselstörungen

H. Haller, M. Hanefeld, W. Leonhardt und U. Julius

Umfassende prospektive Studien haben gezeigt, daß arterielle Hypertonie, Adipositas sowie Erkrankungen des Fett- und Kohlenhydrat-(KH)-Stoffwechsels und wahrscheinlich Hyperurikämie zu den Risikofaktoren degenerativer Gefäßerkrankungen zählen.

Die epidemiologische Situation der Hypertonie bei metabolischen Störungen soll daher anhand unserer Befunde untersucht und mit einem Kollektiv unausgewählter Berufstätiger (Dresdner Studie) verglichen werden.

In der Dresdner Studie finden wir bei 1 216 Probanden im Alter von 15 bis 65 Jahren, die für etwa 10,4 Millionen der DDR-Bevölkerung als repräsentativ anzusehen sind, bei 16,7 % der Männer und 18 % der Frauen insgesamt bei 17,3 % eine Hypertonie entsprechend den WHO-Kriterien (Haller et al. 1979, Hanefeld et al. 1973, 1978, Leonhardt et al. 1973). (Abb. 1)

Betrachtet man die Korrelationskoeffizienten des systolischen und diastolischen Blutdruckes zu verschiedenen Parametern, so ergibt sich in abnehmender Korrelation folgende Reihenfolge: Alter, Gewichtsindizes, Triglyzeride, Cholesterol, Harnsäure und Glukose, wobei bis auf die Harnsäure die Korrelation zum systolischen Blutdruck enger ist als zum diastolischen. Sämtliche Korrelationskoeffizienten bis auf Glukose zum diastolichen Blutdruck sind mit einer Irrtumswahrscheinlichkeit von $< 0,1$ % gesichert. (Abb. 2)

Nach Eliminierung von Alter und Körpergewicht geben die partiellen Korrelationskoeffizienten den Grad der Interrelationen bei Personen gleichen Alters und Körpergewichts an. Auffällig ist die zentrale Stellung der Triglyzeride. (Tab. 1)

Die engste Korrelation der Hypertonie besteht, abgesehen vom Alter, zum Körpergewicht. Das wird auch durch Befunde von Kannel et al. (1967) unterstrichen, die das Risiko zur Entwicklung einer Hypertonie bei Patienten mit 20 % Übergewicht achtmal höher fanden als in der Gruppe mit 10 % Untergewicht. Das ist auch in der bisher größten Studie zu dieser Frage deutlich, bei der an über 1 Million Probanden übergewichtige Personen zwischen dem 20. und 39. Lebensjahr doppelt so häufig wie Normalgewichtige und dreimal so oft wie Untergewichtige an einer Hypertonie erkrankten (Stammler et al. 1978).

In der Dresdner Studie betrug der Anteil der Adipositas unter Zugrundelegung eines Idealgewichtsindex von 1,2 als oberen Grenzwert für beide Geschlechter bei den Männern 7 %, bei den Frauen 21,7 %, insgesamt 14,7 %.

Die engen Beziehungen zwischen Blutdruck und Körpergewicht gehen auch aus den Korrelationskoeffizienten zum Broca-Index hervor. Hier zeigen sich die engsten Korrelationen der Fettsucht zum systolischen und diastolischen Blutdruck.

Unsere Ergebnisse des Verhaltens von Blutdruck und Körpergewicht bei einem Kollektiv Adipöser vor und nach Entfettungskur weisen ebenfalls auf die Zusammenhänge zwischen Hypertonie und Körpergewicht hin. (Abb. 3)

Sowohl bei Diabetikern, bei Patienten mit gestörter Glukosetoleranz als auch Nichtdiabetikern ist im Paarvergleich ein signifikanter Abfall des systolischen Blutdruckes nach Entfettung zu verzeichnen. Das gleiche Verhalten läßt der diastolische Blutdruck erkennen. Lediglich bei Diabetikern fällt er nicht signifikant ab, was eventuell mit dem Entstehen einer Mikroangiopathie in Zusammenhang gebracht werden kann. Vergleicht man die Blutdruckabnahme pro Kilogramm Gewichtsabnahme, so ist sie bezüglich des systolischen Blutdruckes bei manifesten Diabetikern sogar deutlicher gegenüber den anderen beiden Gruppen. Der diastolische Blutdruck unterscheidet sich nicht signifikant. (Tab. 2)

Auch die metabolischen Parameter Cholesterol, Glukose, Triglyzeride und Harnsäure zeigen bei Hypertonikern größere prozentuale Häufigkeiten als bei Normotonikern. (Abb. 4)

Zur Frage des Zusammenhanges der Hypertonie mit Diabetes mellitus untersuchten wir drei Diabetikerkollektive:

1. ein Kollektiv unausgewählter Insulin spritzender Diabetiker (n = 330) mit einem durchschnittlichen Lebensalter von 57 Jahren und einer durchschnittlichen Diabetesdauer von 13 Jahren
2. ein Kollektiv unausgewählter oral behandelter Diabetiker (n = 242) mit einem durchschnittlichen Lebensalter von 62 Jahren und einer durchschnittlichen Diabetesdauer von 8 Jahren
3. ein Kollektiv rein diätetisch eingestellter Diabetiker als Vergleichskollektiv (n = 226).

In allen Diabetikerkollektiven waren die Frequenzen von Cholesterol, Triglyzeriden, HLP, Hyperurikämie, Adipositas und Hypertonie signifikant häufiger als im Normalkollektiv. Während wir in der Dresdner Studie eine Hypertoniefrequenz von 17,3 % fanden, betrug sie bei rein diätetisch behandelten Patienten 69,5 %, im Kollektiv der oral behandelten Diabetiker 72,1 % und bei Insulinbehandlung 58,7 %. Die Hypertoniefrequenzen sind auch in Altersgruppen spezifischer Zuordnung signifikant different zur Dresdner Studie .

Am Beispiel der insulinpflichtigen Diabetiker ist die Abhängigkeit der Prävalenzen von Geschlecht und Alter dargestellt. (Abb. 5)

Es zeigt sich eine eindeutige Abhängigkeit vom Lebensalter, ebenso vom Manifestationsalter, nicht jedoch von der Diabetesdauer bei den untersuchten Kollektiven.

Zwischen den geprüften Indizes besteht ein Netzwerk von Korrelationen. Ohne Einzelheiten diskutieren zu können, werden die Korrelationen in der Reihenfolge unausgewählte Bevölkerung, Insulin behandelte, oral behandelte und rein diätetisch behandelte Diabetiker schwächer. (Abb. 6)

Ein solches Netzwerk von Korrelationen finden wir auch bei einem von uns untersuchten Kollektiv primärer HLP (n = 259). Die Hypertoniefrequenz bei HLP betrug insgesamt fast 50 %. Bei Differenzierung nach den Typen von Fredrickson und Lees war bei allen HLP die Hypertoniefrequenz erhöht, am stärksten bei den Typen III - V (50 - 63 %).

Schließlich sei noch erwähnt, daß die Hypertonie bei Hyperurikämie et viceversa in 40 - 60 % je nach Untersuchungsbedingungen gefunden wurde.

Unsere Untersuchungen zeigen, daß Hypertonie gegenüber einer Kontrollgruppe bei verschiedenen Kollektiven von Adipositas, Diabetikern und HLP signifikant häufiger vorkommt. Dasselbe trifft auch für die Hyperurikämie zu. Das gleichzeitige Vorkommen von Hypertonie, Adipositas, HLP, Diabetes mellitus und Hyperurikämie wurde von uns als metabolisches Syndrom zusammengefaßt. (Abb. 7)

Die aufgezeigten Beziehungen stellen keine Kausalzusammenhänge dar, sondern unterstützen eher die Annahme Baumann's et al. (1971), daß ein Muster gemeinsamer pathogenetischer Faktoren bei der Entwicklung der primären Hypertonie und metabolischer Störungen wirksam ist.

Die Zunahme des Körpergewichtes ist stark korreliert mit der Hypertonie, nicht jedoch das Körpergewicht im 20. Lebensjahr. Die Patienten mit Entwicklung der Fettsucht im 20. - 50. Lebensjahr gehören dem hypertrophischen Fettsuchttyp an. Die große Fettzelle ist gegenüber Insulin unempfindlicher, was zu den beschriebenen KH- und Fettstoffwechselstörungen führen kann. Sowohl bei der primären HLP als auch bei gestörter Glukosetoleranz, wie maturity on/set diabetes, liegt eine exzessive Fettzellhypertrophie vor, wie wir in verschiedenen Arbeiten zeigen konnten. (Haller et al. 1973, Haller et al. 1979, Hanefeld et al. 1973, Leonhardt et al. 1971, 1972, 1978 a/b).

Bei all diesen metabolischen Störungen besteht ein adaptativer Hyperinsulinismus und zum Teil auch reaktiver Hyperkortisolismus. Beides ist durch Gewichtsreduktion signifikant zu senken. So wäre es vorstellbar, daß in metabolischen Faktoren eine

Teilursache der Hypertonie zu sehen ist. In diesem Sinne ließen sich auch Befunde von Ries et al. (1973) verwerten, die unter Adipösen mit metabolischen Störungen in 84 % und ohne metabolische Störungen in nur 48 % eine Hypertonie mit und ohne Koronarinsuffizienz fanden. Die metabolischen Faktoren wirken sich am Altersgang für die Hypertonie aus. Jenseits des 50. Lebensjahres treten sie jedoch als Risikofaktoren für das Gefäßsystem in den Hintergrund.

Literatur

Baumann, R., Thybusch, D., Gädielle, W., Kleinau, E. und Baus, D., Dtsch. Ges. wesen 26 (1971) 525

Haller, H., Leonhardt, W., Hanefeld, M. und Schulze, J., II. Dresdner Lipidsymposium 1976, 119

Haller, H., Leonhardt, W., Hanefeld, M. und Knorr, A., Dtsch. Ges.wesen 34 (1979) 778

Haller, H., Hanefeld, M. und Jaroß, W., Lipidstoffwechselstörungen, VEB Gustav Fischer Verlag, Jena 1975

Haller, H., Leonhardt, W., Hanefeld, M., Schulze, J., Fritz, Th., I. Dresdner Lipidsymposium über Lipidstoffwechselkrankheiten, Dresden 1973, S. 264

Haller, H., Leonhardt, W., Hanefeld, M., Zschornack, M., Schneider, H., Julius, U., Grabsch, H.-Ch., 8. Kongreß der Internationalen Diabetesförderation Brüssel 1973, Excerta Medica Nr. 280 International Congress Service

Haller, H., Leonhardt, W., Moser, W. und Hanefeld, M., Medical Tribune 8 (1973) 5

Haller, H., Leonhardt, W., Hanefeld, M. und Julius, U., Endokrinologie 74 (1979) 63

Hanefeld, M., Leonhardt, W., Haller, H., Noack, R., Lüder, W., Schneider, H., Dtsch. Ges.wesen 28 (1973) 325

Hanefeld, M., Hofmann, D., Reichelt, M., Jaroß, W. und Haller, H., Dtsch. Ges.-wesen 33 (1978) 1552

Hanefeld, M., Haller, H., Leonhardt, W. und Moser, W., Dtsch. Ges.wesen 28 (1973) 1498

Kannel, W. B., Brandt, N., Skinner, J. J., Dawber, T. R. und McNamara, P. M., Ann. Int. Med. 67 (1967) 48

Leonhardt, W., Hanefeld, M., Schneider, H., Haller, H., Diabetologie 8 (1972) 287

Leonhardt, W., Hanefeld, M. und Haller, H., Lancet 7717 (1971) 221

Leonhardt, W., Hanefeld, M. und Haller H., Intern. J. Obesity 2 (1978) 33

Leonhardt, W., Haller, H., Hanefeld, M., Intern. J. Obesity 2 (1978) 429

Leonhardt, W., Moser, M., Hanefeld, M., Heinrich, J. und Haller, H., Dtsch. Ges.-wesen 28 (1973) 1538

Ries, W., Hunecke, J., Reuter, W. und Sauer, J., I. Dresdner Symposium über Lipidstoffwechselerkrankungen, Dresden 1973, S. 352

Stammler, R. et al., J. Amer. Med. Assoc. 240 (1978) 1607

Tabelle 1

	Cholesterol	Harnsäure	Blutglukose	systol. Blutdruck	diastol. Blutdruck
Triglyzeride	0, 237	0, 277	0, 095	0, 072	0, 063
Cholesterol			0, 041	0, 038	-0, 006
Harnsäure			-0, 015	0, 114	0, 123
Blutglukose				0, 068	-0, 020

Tabelle 2

	n	Körpergewicht vor kg	nach kg	syst. Blutdruck vor kPa	nach kPa	p (1)	diastol. Blutdruck vor kPa	nach kPa	p(1)
Nicht-diabetiker	17	111, 7	99, 0	19, 1	16, 9	0, 05 %	12, 5	10, 9	0, 05 %
patholog. o. G. T. T.	15	105, 4	94, 7	19, 4	17, 5	2, 5 %	12, 4	11, 2	5 %
Diabetes mellitus	30	85, 0	77, 9	20, 3	18, 2	0, 05 %	11, 8	11, 4	= 5 %

	Blutdruckabnahme pro kg Gewichtsabnahme systolisch kPa/kg	p (2)	kPa/kg	p (3)	diastolisch kPa/kg	p (2)	kPa/kg	p (3)
Nicht-diabetiker	0, 180 ±0, 165	1 %			0, 125 ±0, 157	1 %		
patholog. o. G. T. T.	0, 197 ±0, 313	2, 5 %	0, 188 ±0, 241		0, 117 ±0, 203	5 %	0, 121 ±0, 177	
Diabetes mellitus	0, 369 ±0, 365	1 %		= 1 %	0, 075 ±0, 231	10 %		n. s.

(1) im Paarvergleich
(2) Signifikanz gegen Null
(3) Vergleich (Nichtdiabetiker + patholog. o. G. T. T. gegen Diabetes mellitus)

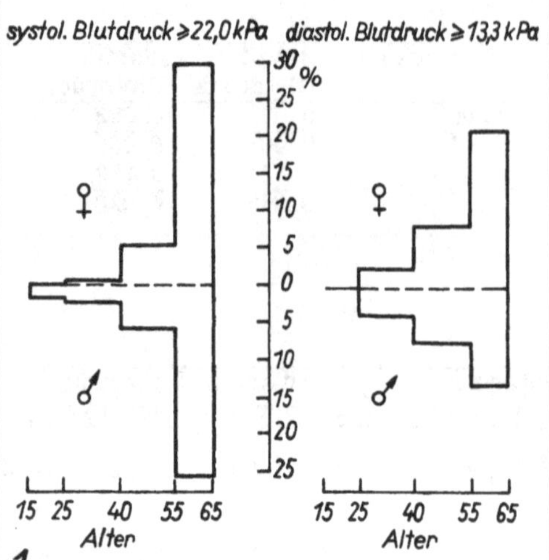

1

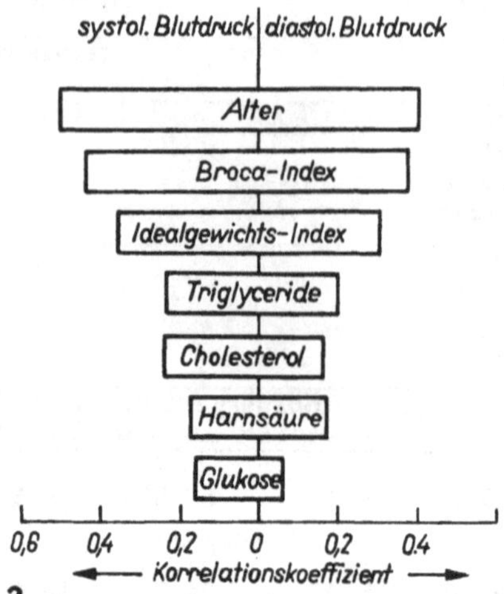

2

Abb. 1 Alters- und geschlechtsbezogene Häufigkeit von systolischem und diastolischem Blutdruck

Abb. 2 Korrelationskoeffizienten des systolischen und diastolischen Blutdrucks zu anderen Parametern

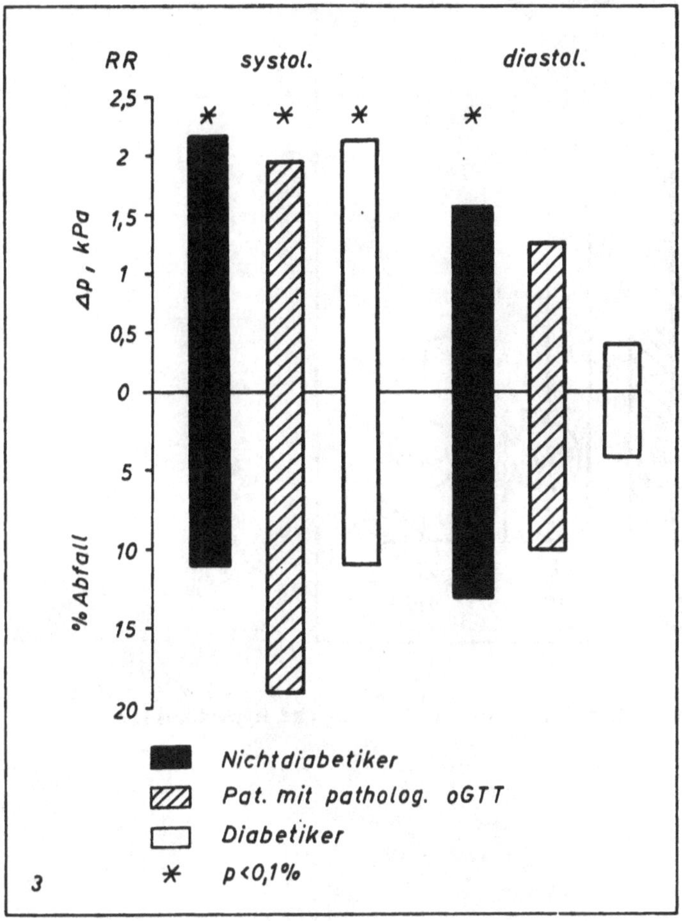

Abb. 3 Blutdruckverhalten nach Entfettung

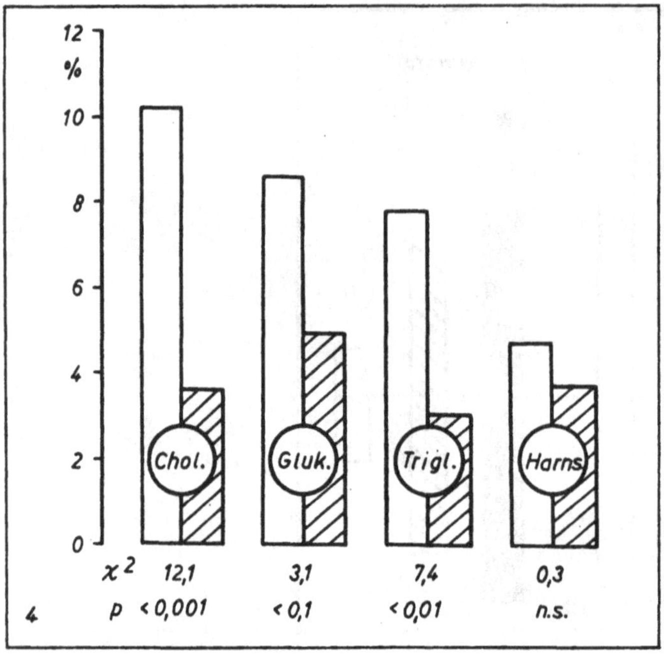

Abb. 4 Häufigkeit metabolischer Parameter bei Normo- und Hypertonikern

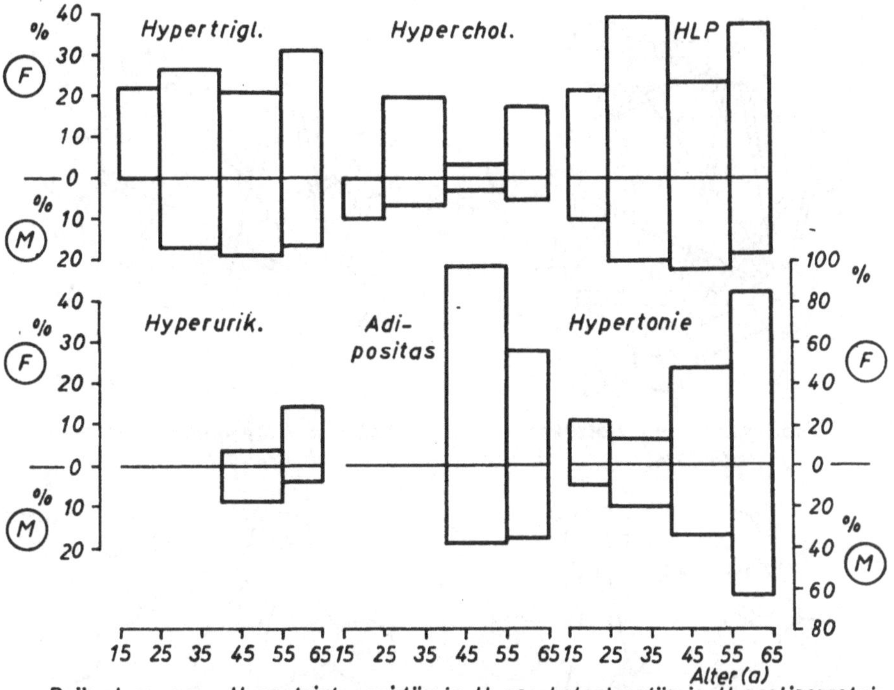

5 *Prävalenz von Hypertriglyzeridämie, Hypercholesterolämie, Hyperlipoproteinämie, Hyperurikämie, Adipositas und Hypertonie (rechter Maßstab) bei insulinpflichtigen Diabetikern in Abhängigkeit von Geschlecht und Alter*

Abb. 5 Prävalenz von Hypertriglyzeridämie, Hypercholesterolämie, Hyperlipidproteinämie, Hyperurikämie, Adipositas und Hypertonie (rechter Maßstab) bei insulinpflichtigen Diabetikern in Abhängigkeit von Geschlecht und Alter

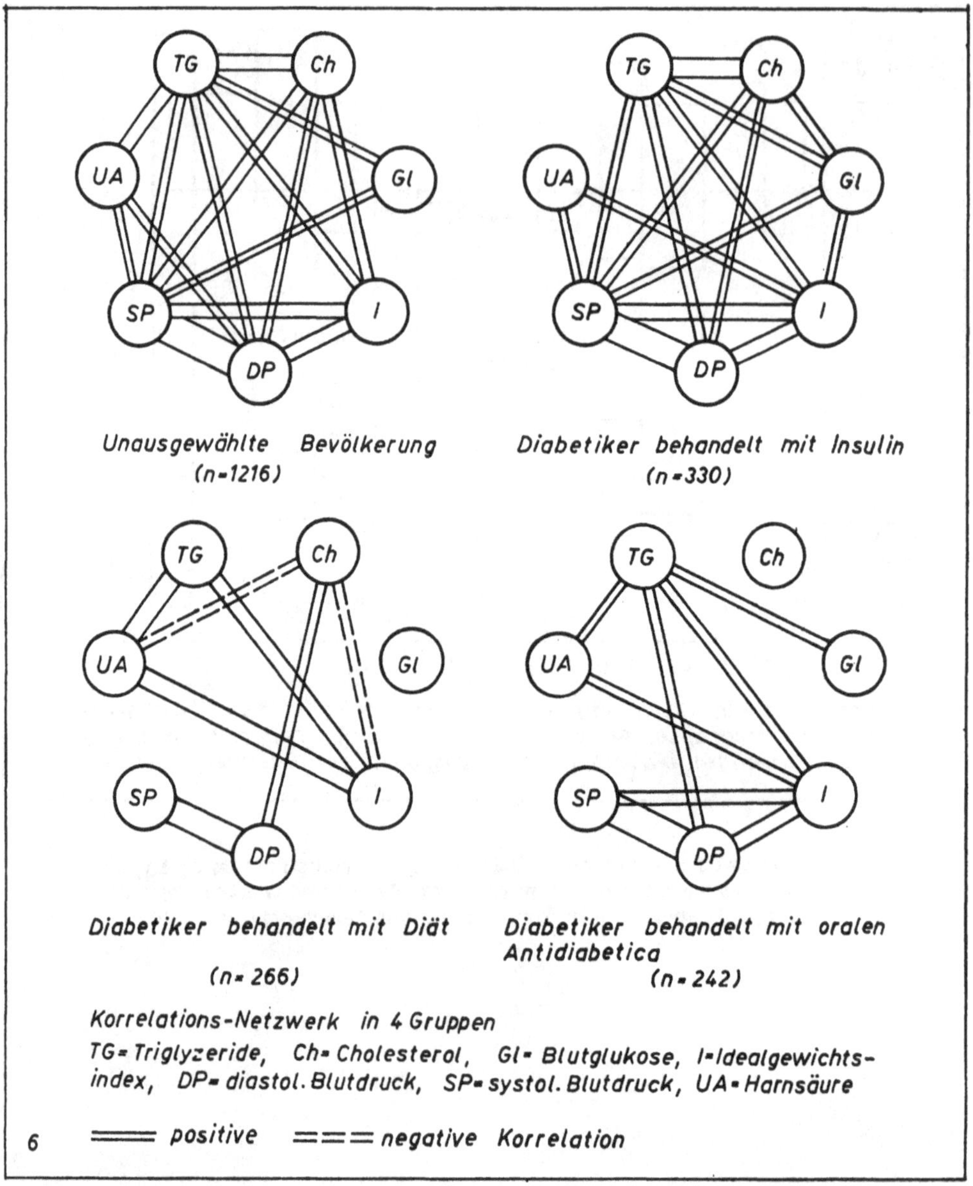

Abb. 6 Netzwerk der Korrelationsfaktoren

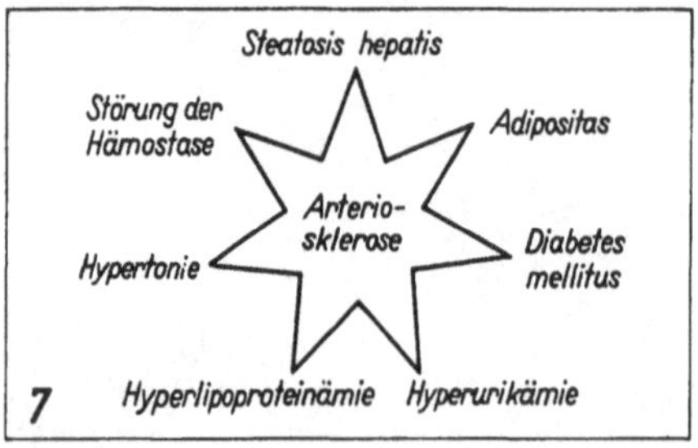

Abb. 7 "Das metabolische Syndrom"

Zentralinstitut für Herz- und Kreislauf-Regulationsforschung der Akademie der Wissenschaften der DDR, Berlin-Buch (Direktor: MR Prof. Dr. sc. med. H. Heine)

Blutdruckverhalten und mögliche Einflußfaktoren im Kindesalter - Ergebnisse der Internationalen Gemeinschaftsstudie zur jugendlichen Hypertonie, Berlin-Pankow

I. Böthig, D. Eisenblätter, M. Weiß und S. Choinowski

Experimentelle, klinische und epidemiologische Forschung sind heute mehr und mehr auf die Prävention der Herz-Kreislauf-Krankheiten des Erwachsenen im Kindes- und Jugendalter gerichtet. Es ist anzunehmen, daß die Faktoren und Bedingungen für die Entstehung der Hypertonie - einem der Hauptrisikofaktoren - bereits im Kindes- und Jugendalter wirksam sind[1, 3, 5, 6, 8, 9, 10, 13].

Die Prävention der Hypertonie vom frühen Lebensalter an setzt die genaue Kenntnis des Blutdruckverhaltens und der möglichen Einflußfaktoren des Blutdrucks voraus.

Dieser Problematik widmet sich eine Internationale Gemeinschaftsstudie, an der wir uns seit 1976 neben Arbeitsgruppen aus der UdSSR, der VR Ungarn und Kuba beteiligen.

Das Ziel dieser Longitudinal-Studie besteht in der Untersuchung des Blutdruckverhaltens und seiner Einflußfaktoren im Kindes- und Jugendalter, um daraus Erkenntnisse über die Entstehung und den Verlauf der Hypertonie sowie mögliche Ansatzpunkte für eine Prävention in diesem Lebensalter zu gewinnen.

Als Ausgangsuntersuchung diente ein Blutdruckscreening, das im Jahre 1977 bei allen im Stadtbezirk Berlin-Pankow wohnhaften Mädchen und Jungen des Geburtsjahrganges 1964 mit einer Beteiligungsrate von 96,3 % durchgeführt wurde. Von den 2 162 untersuchten, 13-jährigen Schulkindern wurden eine sogenannte Bluthochdruckgruppe und eine Vergleichsgruppe für die Längsschnittstudie selektiert. Für die Auswahl der "Gruppe mit höherem Blutdruck" wurde das 95. Perzentil der Blutdruckverteilungskurven zugrundegelegt. Die Vergleichsgruppe entspricht einer gleichgroßen 10 %igen Zufallsstichprobe aus den verbliebenen 90 % der Gesamt-Screeninggruppe.

1978 unterzogen sich 215 Kinder (109 Jungen und 106 Mädchen) der "Bluthochdruckgruppe" (Beteiligungsrate 93,1 %) und 219 Kinder (112 Jungen und 106 Mädchen) der

Vergleichsgruppe (Beteiligungsrate 89,4 %) einer detaillierten Untersuchung, bei der eine besondere Berücksichtigung folgende Merkmale fanden, die möglicherweise die Entwicklung einer Hypertonie besonders beeinflussen[2, 4, 7, 11, 12] (Abb. 1).

Der Vergleich zwischen der "Gruppe mit höherem Blutdruck" und der Vergleichsgruppe ergab (bezüglich einiger der o. g. Parameter) folgende Ergebnisse:

Die sexuelle Entwicklung - ausgedrückt durch den Grad der Ausbildung der sekundären Geschlechtsmerkmale - ist bei den Mädchen in der "Bluthochdruckgruppe" weiter fortgeschritten als bei den Mädchen in der Vergleichsgruppe. Bei den Jungen findet sich kein Unterschied zwischen beiden Gruppen. Ebenso ist der prozentuale Anteil der Mädchen, die schon menstruieren, in der "Bluthochdruckgruppe" mit 86 % signifikant höher als in der Vergleichsgruppe mit 72 % ($p < 0,05$).

Das mittlere Körpergewicht ist in der Bluthochdruckgruppe sowohl für Jungen ($p < 0,001$) als auch für Mädchen ($p < 0,05$) signifikant höher als in der Vergleichsgruppe. Innerhalb der beiden Subgruppen der Mädchen mit und ohne Menstruation sind die Differenzen nicht signifikant zwischen Bluthochdruck- und Vergleichsgruppe. (Abb. 2).

Die Mittelwerte für die Harnsäure differieren bei den Mädchen signifikant zwischen beiden Gruppen ($p < 0,001$), jedoch nicht bei den Jungen (Abb. 3).

Die Blutzuckermittelwerte (1 Stunde nach 50 g oraler Glukosegabe) sind in der "Bluthochdruckgruppe" sowohl für Jungen als auch für Mädchen höher als in der Vergleichsgruppe; die Differenzen sind jedoch nicht signifikant (Abb. 4).

Für das Serumcholesterin wurden bei Jungen und Mädchen keine Differenzen zwischen den beiden Gruppen gefunden. Das Gleiche trifft für die Körperlänge und für den prozentualen Anteil der Raucher zu.

Unsere Ergebnisse zusammenfassend, konnten wir folgende Merkmale bei 14jährigen Schulkindern mit höheren Blutdruckwerten häufiger feststellen als bei gleichaltrigen mit niedrigeren Blutdruckwerten:

- Zeichen der sexuellen Entwicklung bei Mädchen,
- höheres Körpergewicht bei Jungen und Mädchen,
- höhere Serumharnsäurewerte bei Mädchen,
- Trend zu höheren Blutzuckerwerten nach oraler Glukosebelastung bei Jungen und Mädchen.

Keine signifikanten Unterschiede wurden für die Körperlänge, das Serumcholesterin und die Rauchgewohnheiten bei beiden Geschlechtern sowie für die Zeichen der sexuellen Entwicklung und die Serumharnsäurewerte bei Jungen gefunden.

Bei dem Querschnittscharakter des gegenwärtigen Stadiums der Studie wäre es verfrüht, schon jetzt irgendwelche kausale Beziehungen aus den vorhandenen Ergebnissen abzuleiten. Es ist zu erwarten, daß die Längsschnittuntersuchungen der "Bluthochdruck"- und Vergleichsgruppe im Rahmen dieser Internationalen Gemeinschaftsstudie und das

Poolen der Ergebnisse von insgesamt fast 4 000 Kindern aus den 8 beteiligten Zentren zur Klärung der Entwicklung einer Hypertonie im Kindes- und Jugendalter beitragen werden.

Literatur

1 Beaglehole, R., Salmond, C. E., Eyles, E. F., Amer. J. Epidemiol. 105 (1977) 87

2 Biron, P., Mongeau, J. G., Pediatr. Clin. North. Am. 25 (1978) 29

3 Kilcoyne, M. M., Richter, R. W., Alsup, P., Circulation 50 (1974) 758

4 Loggie, J. M. H., Compr. Ther. 3 (1977) 47

5 Londe, S., Clin. Pediatr. 5 (1966) 71

6 Londe, S., Bourgoignie, J. J., Robson, A. M., Goldring, D., J. Pediatr. 78 (1971) 569

7 Londe, S., Pediatr. Clin. North. Am. 25 (1978) 55

8 Miall, W. E., Lovell, H. G., Brit. Med. J. 2 (1967) 660

9 Miall, W. E., Chinn, S., Clin. Sci. Mol. Med. 45 (1973) 23

10 Report of the Task Force on Blood Pressure Control in Children, Pediatrics 59 (Suppl.) (1977) 797

11 Voors, A. W., Webber, L. S., Frerichs, R. R., Berenson, G. S., Amer. J. Epidemiol. 106 (1977) 101

12 Zinner, S. H., Levy, P. S., Kass, E. H., N. Engl. J. Med. 284 (1971) 401

13 Zinner, S. H., Martin, L. F., Sacks, F. et al., Amer. J. Epidemiol 100 (1975) 437

Untersuchte Merkmale

- familiäre Häufung
- rel. Körpergewicht
- Geschlechtsreife
- psychologische F.
- GTT
- Cholesterin
- Harnsäure
- Rauchgewohnheiten

- EKG
- Pulsfrequenz

- Anamnese
- klinischer Status
- Urin

1

			UG	KG
Gewicht (kg)	J		53.4	48.9
	M	M+	55.8	54.2
		M-	45.2	43.3
Länge (cm)	J		164.6	163.0
	M	M+	163.4	162.1
		M-	157.9	156.8

2

		Harnsäure UG	Harnsäure KG
Mittelwert	J	4.8	4.7
	M	4.4	3.9
Medianwert	J	4.8	4.6
	M	4.4	3.8
SD	J	1.1	1.2
	M	0.9	0.8
P90	J	6.4	6.1
	M	5.5	5.0
Min.-Max.	J	2.5 - 7.5	2.6-8.9
	M	2.4 - 7.4	2.6-6.0

3

		Glukose UG	Glukose KG
Mittelwert	J	87.0	82.8
	M	92.1	88.7
Medianwert	J	86	79
	M	89	89
SD	J	19.7	21.5
	M	20.6	23.9
P90	J	113	114
	M	121	123
Min.-Max.	J	55 -142	41-142
	M	55 -139	41-160

4

Abb. 1 Untersuchte Merkmale

Abb. 2 Körpergewicht und -länge für Mädchen (mit und ohne Menstruation) und Jungen in der Gruppe mit höherem Blutdruck (UG) und in der Vergleichsgruppe (Mittelwerte)

Abb. 3 Harnsäurewerte in mg % für Jungen und Mädchen in der Gruppe mit höherem Blutdruck (UG) und in der Vergleichsgruppe (KG)

Abb 4 Glukosewerte in mg % (1h nach oraler Gabe von 50 g Glukose) für Jungen und Mädchen in der Gruppe mit höherem Blutdruck (UG) und in der Vergleichsgruppe (KG)

Aus der Abteilung für Kardiologie (Leiter: MR Prof. Dr. sc. med. J. Knappe) der Medizinischen Klinik (Direktor: Prof. Dr. sc. med. G. Anger) und Poliklinik (Direktor: MR Prof. Dr. sc. med. G. Panzram) der Medizinischen Akademie Erfurt

Komplexe epidemiologische Untersuchungen zur Erfassung der arteriellen Hypertonie im Zusammenhang mit metabolischen Störungen.

J. Knappe, K.-D. Dück, G. Strube, H. Holtz und J. Heinrich

Die Bedeutung komplexer epidemiologischer Studien im Sinne sogenannter Herz-Kreislauf-Vorsorgeuntersuchungen wird am Beispiel der Hypertonie besonders sichtbar. Die frühzeitige Erkennung, Erfassung und Behandlung der Hypertoniker sowie die präventive Betreuung von frühen Stadien bzw. Gefährdeten - auch hier sind bereits metabolische Störungen fassbar - ist eine Aufgabe, der sich die Erfurter Arbeitsgruppe schon seit Jahren mit großer Aufmerksamkeit widmet.

In unseren ersten epidemiologischen Untersuchungen bei Männern der Geburtsjahrgänge 1914/18 und 1919/23 im Rahmen der Erfurt-Süd-Studie stellten wir 1968 Prävalenzraten für die Hypertonie in Abhängigkeit von der jeweiligen Altersgruppe zwischen 15,7 % (45-49 Jahre) und 23,8 % (50-54 Jahre) fest[1]. Immerhin waren fast 70 % der Hypertoniker seinerzeit ihr erhöhter Blutdruck nicht bekannt und nur in 16 % war eine medikamentöse Therapie eingeleitet worden. Während das wenige Jahre später im Zusammenhang mit dem WHO-Projekt "Kaunas-Rotterdam-Interventionsstudie" gestartete Programm in drei Stadtbezirken Erfurts bei 1165 Männern zwischen 40 und 59 Jahren noch ähnliche Ergebnisse brachte, zeichneten sich 1975/76 bei Vorsorgeuntersuchungen in Erfurter Großbetrieben (VEB Optima und Kombinat Umformtechnik) bei 6646 Werktätigen im Alter von 15 bis 75 Jahren bereits höhere Bekanntheits- und Behandlungsgrade ab. Die Prävalenzraten für Hypertoniker betrugen ohne Altersdifferenzierung beispielsweise im Kombinat Umformtechnik (n = 2977, davon 2470 Männer und 507 Frauen) für Männer 15,7 % und für Frauen 13,8 %. Bei der Altersdifferenzierung zeigten sich übrigens die bekannten Korrelationen zwischen Blutdruck und Alter für beide Geschlechter (Abb. 1). Eine Borderline Hypertonie wurde in 23 % (25,3 % der Männer und 18,2 % der Frauen) registriert. 70,5 % der antihypertensiv behandelten Probanden hatten einen erhöhten Blutdruck. 62 % der Hypertoniker wußten bis zum Zeitpunkt unserer Untersuchung nichts von ihrem erhöhten Blutdruck, wobei die Hypertonie bei 64,9 % der männlichen, jedoch nur bei 45,7 % der weiblichen Hypertoniker unbekannt war. Die männlichen Hypertoniker weisen im Vergleich zu den weiblichen auch einen wesentlich schlechteren Betreuungsgrad auf - 84,2 % der Frauen, aber nur 48,5 % der Männer, denen ein erhöhter Blutdruck bekannt war, standen unter ärztlicher Behandlung (Abb. 2). Diese geschlechtsspezifischen Unterschiede sind statistisch signifikant.

Wir fanden eindeutige Korrelationen von Hypertonie und Körpergewicht sowohl bei männlichen als auch bei weiblichen Probanden (Abb. 3 und 4). Die Hypertoniker waren signifikant häufiger und stärker übergewichtig als die Probanden mit normalem Blutdruck. Bei einem Übergewicht, das den Gewichtsklassen 6 bis 9 nach MOEHR[3] entspricht, konnten folgende Ergebnisse festgestellt werden: In der Gruppe der Hypertoniker hatte jeder zweite eine Adipositas, in der Gruppe der Borderline-Hypertoniker jeder vierte und in der Gruppe der Normotoniker jeder neunte Proband.

Wenn auch diese Zusammenhänge statistisch gesichert werden können, muß beachtet werden, daß die relative Häufigkeit der Adipositas auch in unserem Probandengut mit steigendem Alter zunimmt und andererseits die Korrelationen Alter - Blutdruck gesichert sind.

Auch beim Häufigkeitsvergleich pathologischer biochemischer Parameter
(Triglyzeride = 250 mg/100 ml Plasma,
Cholesterin = 260 mg/100 ml Plasma nach der KAPA-Methode[2]) konnte im allgemeinen ein signifikanter Unterschied zwischen den drei Blutdruckgruppen festgestellt werden, auch unter Berücksichtigung des Alters (Abb. 5 und 6). Allerdings war das bei den Plasmacholesterolwerten der weiblichen Probanden, offensichtlich auf Grund der zu geringen Stichproben, nicht so eindeutig. Die Plasmakonzentration von Cholesterin und Triglyzeriden lagen bei unserem Untersuchungsgut unterhalb der in der Literatur angegebenen Verteilungswerte[4]. Die Differenzen sind durch unterschiedliche Interpretation der oberen Normwerte - Grenze sowie durch Untersuchungen an einem selektioniertem Krankengut zu erklären.

63 % der Männer und 40 % der Frauen gaben bei Befragung Zigarettenrauchen an, wobei starke Raucher mit mehr als 20 Zigaretten pro Tag häufiger bei den Männern zu finden waren. Signifikante Unterschiede bezüglich des Zigarettenabusus von mehr als 20 Zigaretten pro Tag konnten zwischen männlichen Hypertonikern und Normotonikern gefunden werden. Alle anderen Betrachtungen bezüglich des Zigarettenrauchens zeigten keine signifikanten Unterschiede, wobei bemerkenswert ist, daß die höchsten Raucherprävalenzen bei den Jugendlichen zu finden waren.

Den bereits in unserer ersten Studie 1968 nachgewiesenen Zusammenhang zwischen Hypertonie und Glukosetoleranzstörung haben wir beim Screening in Erfurter Großbetrieben nicht erneut untersucht

Wir sind der Frage nachgegangen, welche Veränderungen im Blutdruckverhalten in Abhängigkeit von der Einnahme hormonaler Kontrazeptiva festzustellen sind. Die relative Häufigkeit der Ovulationshemmereinnahme stieg von 29,6 % in der jüngsten Altersgruppe rasch auf 47,5 % bei den 25- bis 29jährigen und fiel langsam auf 0 bei den über 50jährigen ab. Aussagen über die Zusammenhänge zwischen oralen Kontrazeptiva und Blutdruck sind, da beide Faktoren altersabhängig sind, nur altersstandardisiert möglich. Die Unterschiede der systolischen Blutdruckmittelwerte in Form höherer Werte bei den Frauen mit Kontrazeptiva sind in den Altersgruppen 30-34, 35-39 und 45-49 statistisch signifikant. Mit zunehmendem Alter ist ein Trend zu größeren Mittelwertsunterschieden zu erkennen. Bezüglich diastolischer Blutdruckmittelwerte sind bei den 45-49jährigen Frauen unter Antikonzeption höhere Mittelwerte statistisch signifikant.

Parallel zu den höheren systolischen Blutdruckmittelwerten der antikonzeptionell behandelten Frauen zeigen sich höhere Cholesterol- und Triglyzerid-Konzentrationen.

Unsere Untersuchungen unterstreichen die Bedeutung von Vorsorgeuntersuchungen zur Erfassung und Betreuung der Hypertonie. Die Framingham-Studie hat in Auswertung des 20 Jahre - FOLLOW Up zeigen können, daß einer Zunahme des systolischen Blutdruckwertes - unabhängig vom Ausgangswert um 10 mm Hg einer Zunahme der Entwicklung arteriosklerotischer Gefäßkrankheiten um 30 % entspricht.

Da die Blutdrucksteigerung unter Ovulationshemmern offensichtlich abhängig ist von einer familiären Disposition im Hinblick auf Hypertonie und Diabetes mellitus, die selbst herzkreislaufrelevante Risikofaktoren darstellen, kommt es zu einer Häufung von Risikofaktoren, die das Erkrankungsrisiko anwachsen lassen. Insofern ist die Wertung der Hypertonie als Risikofaktor für Herz-Kreislaufkrankheiten stets komplex zu betrachten.

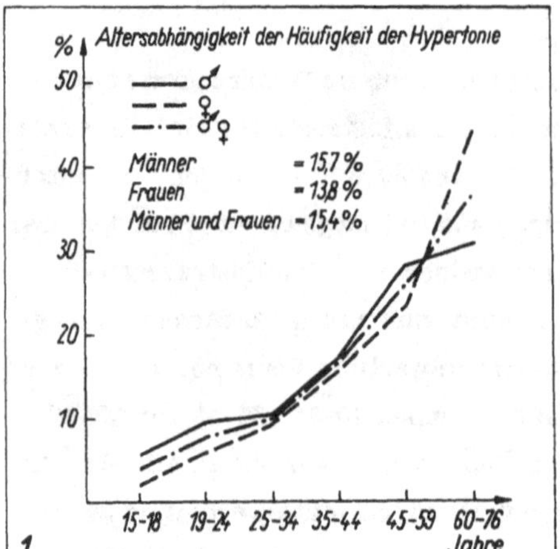

Altersabhängigkeit der Häufigkeit der Hypertonie
%
Männer = 15,7 %
Frauen = 13,8 %
Männer und Frauen = 15,4 %
15-18 19-24 25-34 35-44 45-59 60-76
Jahre

1

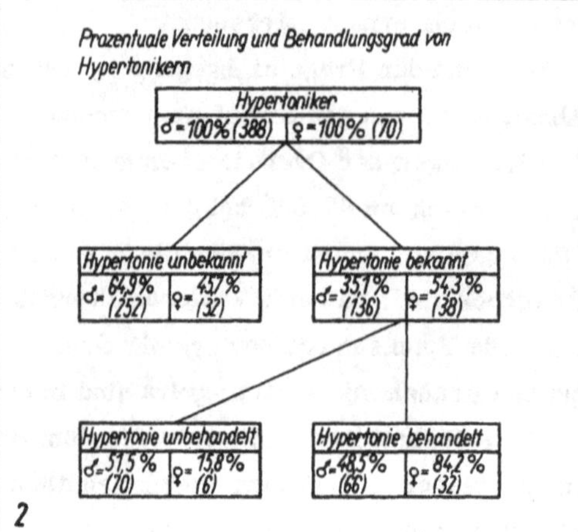

Prozentuale Verteilung und Behandlungsgrad von Hypertonikern
Hypertoniker
♂=100% (388) ♀=100% (70)
Hypertonie unbekannt
♂=64,9% (252) ♀=45,7% (32)
Hypertonie bekannt
♂=35,1% (136) ♀=54,3% (38)
Hypertonie unbehandelt
♂=51,5% (70) ♀=15,8% (6)
Hypertonie behandelt
♂=48,5% (66) ♀=84,2% (32)

2

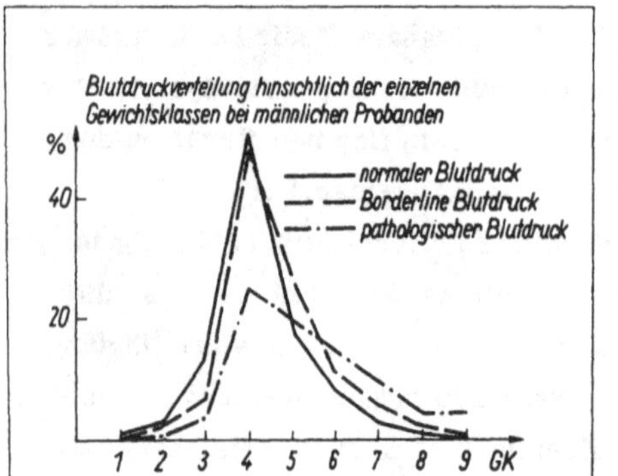

Blutdruckverteilung hinsichtlich der einzelnen Gewichtsklassen bei männlichen Probanden
%
normaler Blutdruck
Borderline Blutdruck
pathologischer Blutdruck
GK

3

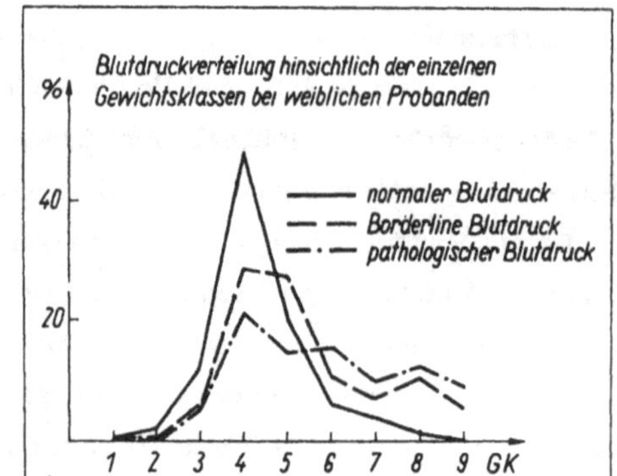

Blutdruckverteilung hinsichtlich der einzelnen Gewichtsklassen bei weiblichen Probanden
%
normaler Blutdruck
Borderline Blutdruck
pathologischer Blutdruck
GK

4

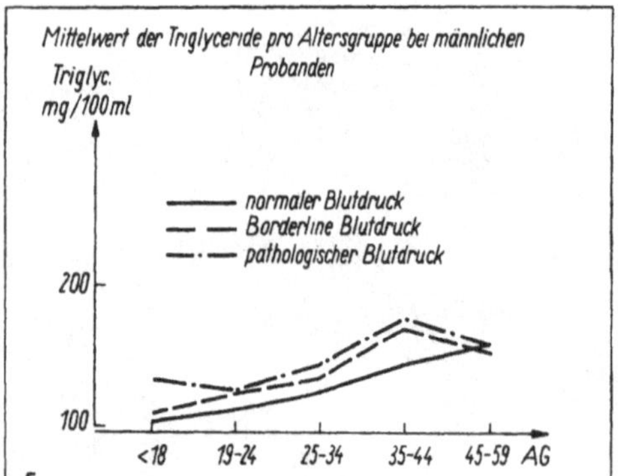

Mittelwert der Triglyceride pro Altersgruppe bei männlichen Probanden
Triglyc. mg/100 ml
normaler Blutdruck
Borderline Blutdruck
pathologischer Blutdruck
<18 19-24 25-34 35-44 45-59 AG

5

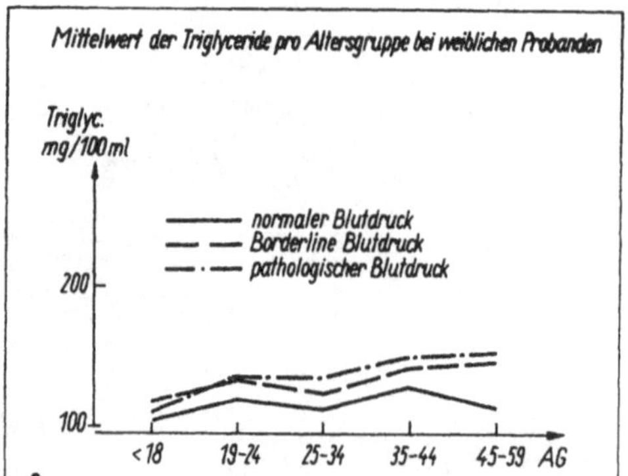

Mittelwert der Triglyceride pro Altersgruppe bei weiblichen Probanden
Triglyc. mg/100 ml
normaler Blutdruck
Borderline Blutdruck
pathologischer Blutdruck
<18 19-24 25-34 35-44 45-59 AG

6

Abteilung für Röntgendiagnostik (Leiter: OMR Prof. Dr. sc. med. K. Richter) der I. Medizinischen Klinik (Komm. Direktor: OMR Doz. Dr. sc. med. A. Haase), Medizinische Poliklinik des Bereiches Medizin (Charité) der Humboldt-Universität zu Berlin, Forschungsverband für Herz-Kreislaufkrankheiten (Leiter: Prof. Dr. sc. med. G. Anders) des Bereiches Medizin (Charité) der Humboldt-Universität zu Berlin

Hypertonie und Herzhypertrophie - Bedeutung für Therapie und Diagnose

K. Richter, W. E. Hempel und H. Cobet

Die im Gefolge der Hypertonie durch links ventrikuläre Belastung auftretende Größenzunahme der linken Herzkammer sowie die möglichen Rückwirkungen auf den linken Vorhof, die Lungenstrombahn und das rechte Herz führen zu morphologischen Veränderungen der entsprechenden Herzabteilungen und Gefäße. Diese Veränderungen werden mit Hilfe einfacher Röntgenaufnahmen bei bestimmter Ausprägung durch charakteristische Merkmale und deren Kombination faßbar.

Herzhypertrophie bedeutet Zunahme des Herzgewichtes durch Muskelfaserwachstum. Die Diagnose Herzhypertrophie ist also ein Autopsiebefund. Mit klinischen, elektrokardiographischen sowie invasiven und nicht invasiven bildgebenden Untersuchungsmethoden läßt sich das Vorliegen einer Herzhypertrophie mit mehr oder weniger Sicherheit vermuten. Einfache Röntgenaufnahmen lassen Änderungen der äußeren Kontur des Herzschattens, d. h. die Größenzunahme der Herzkammer erkennen. Da Hypertrophie und Dilatation fast stets zusammen und an den gleichen Herzabschnitten angetroffen werden, läßt sich bei Vorliegen einer Vergrößerung mit einiger Wahrscheinlichkeit auf eine Hypertrophie schließen. Der Nachteil einfacher Röntgenübersichtsaufnahmen in der Beurteilung des Hypertonieherzens besteht darin, daß die Anteile von Hypertrophie und Dilatation an einer Vergrößerung der linken Herzkammer nicht gegeneinander differenziert werden können. Dem steht als entscheidender Vorteil die Möglichkeit gegenüber, gleichzeitig Informationen über den linken Vorhof zu gewinnen, eine differenzierte Beurteilung der Lungengefäße vorzunehmen und Aussagen über das rechte Herz zu treffen.

Die röntgendiagnostischen Aussagen richten sich nach dem Stellenwert, der dieser Methode in der jeweiligen Diagnosestrategie zukommt. Prinzipiell sind zwei verschiedene Situationen unterscheidbar:

1. Situation: Die Röntgenuntersuchung wird bei Personen durchgeführt, bei denen ein

erhöhter Blutdruckwert bekannt ist. In dieser Situation können einfache Röntgenaufnahmen des Thorax einen wesentlichen Beitrag zur Beurteilung der Rückwirkungen der Hypertoniekrankheit auf das Herz leisten.

Ist bei bekannter Hypertoniekrankheit der röntgenologische Herzbefund unauffällig, stehen therapeutisch blutdrucksenkende Maßnahmen im Vordergrund. Zeigt die Aufnahme eines Hypertonikers die Zeichen einer hämodynamischen Rechtsrotation nach SCHAD (Erstes Befundmuster der Klasse 1 nach RICHTER und Mitarbeitern), d. h. eine Vergrößerung des linken Ventrikels, so liegt eine hypertone Herzkrankheit vor. Therapeutisch ist der Einsatz von Glykosiden zu erwägen. Das gilt insbesondere dann, wenn neben der hämodynamischen Rechtsrotation oder als isolierter Befund bereits eine Linksverbreiterung des Herzschattens nachweisbar ist. Besteht bei Hypertoniekrankheit der Befund einer links atrioventrikulären Belastung (Klasse 2 nach RICHTER und Mitarbeitern), ist u. E. eine Glykosidbehandlung indiziert, denn die hypertone Herzkrankheit hat bereits zu Rückwirkungen auf den linken Vorhof geführt. Finden wir im Röntgenbild neben den Zeichen der Vergrößerung des linken Ventrikels und des linken Vorhofes erweiterte Lungenvenen oder andere Kriterien einer Lungenstauung, so ist anzunehmen, daß bereits eine konsekutive Rechtsherzbelastung vorliegt (links prävalierend beidseitig belastetes Herz, Klasse 3 nach RICHTER und Mitarbeitern). Beweisen läßt sich die konsekutive Rechtsherzbelastung, wenn gleichzeitig eine Kaliberzunahme der zentralen Pulmonalarterien vorliegt. Hier ist ein strengeres Therapieregime indiziert. Im weiteren Verlauf steht manchmal die konsekutive Rechtsherzbelastung mit Erweiterung der Einflußbahn im Vordergrund, d. h. es liegt ein Befund der Klasse 4 nach RICHTER und Mitarbeitern vor. Klinisch finden wir in solchen Fällen meist Stauungszeichen im grossen Kreislauf, die jedoch nach unseren Erfahrungen den Patienten durchaus nicht immer zum Arzt führen. Dann kann der Röntgenbefund wegweisend für die Therapie sein.

Die 2. Situation ist der Einsatz nicht ivasiver Röntgenuntersuchungen der Thoraxorgane bei Reihenuntersuchungen ohne Kenntnis des Blutdrucks oder anderer klinischer bzw. paraklinischer Parameter, d. h. die Röntgenuntersuchung dient als Screening für kardiovaskuläre Erkrankungen. Nach unseren Erfahrungen, die sich auf die Durchsicht von über 165 000 Schirmbildern aus Modelluntersuchungen beziehen, ist bei dem Bevölkerungsdurchschnitt der DDR in etwa 10 % der Schirmbilder mit einem auffälligen Befund zu rechnen (Abb. 1).

Abb. 1 zeigt die aus einer repräsentativen Stichprobe unserer Modelluntersuchung EBMO-Cor aus dem Stadtbezirk Berlin-Friedrichshain berechneten Häufigkeiten der bestätigten Befundträger in der Bevölkerung. Zwar ist der Anteil in den jüngeren Jahrgängen gering, doch kommt es nach dem 40. Lebensjahr zu einem steilen, nahezu kontinuierlichen Anstieg. Der Vergleich mit den Häufigkeiten der mit dem Schirmbild erfaßten Hochdruckkranken der gleichen Stichprobe (Abb. 2) zeigt, daß die Zahlen der

Befundträger weitgehend von der hypertonen Herzkrankheit bestimmt werden.

Aus der Zuordnung der Röntgenbefunde zu den differentialdiagnostischen Klassen ergibt sich unter den Bedingungen einer Reihenuntersuchung die Dringlichkeit einer Einbestellung der aufgefallenen Befundverdächtigen zur Intervention. Das läßt sich aus dem oben über die einzelnen röntgenologischen Klassen bzw. Befundmuster Gesagten ableiten. Bei Befunden der Klasse 3 z. B. ist eine Herzinsuffizienz und damit eine vordringliche Behandlungsbedürftigkeit anzunehmen, während Befundverdächtige der Klasse 1 besonders in höheren Altersgruppen bei begrenzten Betreuungskapazitäten erst in zweiter Linie berücksichtigt werden können.

Entscheidend für die Beurteilung des Wertes eines Screening sind die Ergebnisse der Intervention. Die Behandlung erfolgte in Berlin-Friedrichshain durch die in fünf vorhandenen Behandlungsstellen ständig tätigen Fachärzte mit standardisierten Methoden nach entsprechender Schulung. Tabelle 2 zeigt die Erfolge der Intervention nach 1 Jahr am Beispiel des Blutdruckwertes. Bei Hypertonikern erfolgte im Durchschnitt eine Senkung um etwa 18 bzw. 12 Torr, bei borderline-Hypertonien um etwa 3 - 4 Torr. Es zeigt sich aber auch, daß eine Intervention nur dann erfolgversprechend ist, wenn sie nach wissenschaftlich begründeten Methoden erfolgt. Unsere Nachprüfungen haben nämlich ergeben, daß sich die Behandlungsstelle Nr. 5 nicht an die vorgegebenen Therapiestandards gehalten hat. Das spiegelt sich in den schlechten Behandlungsresultaten wider. Daraus folgt, daß durch Qualifizierung der beteiligten Ärzte noch Reserven für breitenwirksame Erfolge in der Bekämpfung der Hypertonie erschlossen werden können, und daß Schlußfolgerungen auf die Wirksamkeit der Screening-Methode und der daraus abgeleiteten Intervention erst nach genauer Analyse aller Einflußfaktoren gezogen werden dürfen, da sonst ein evtl. negativer Therapieerfolg zu Unrecht der Methodik angelastet wird.

Tabelle 1

Modelluntersuchungen des Forschungsverbandes Herz-Kreislauf-Krankheiten in der DDR

Territorium	Zahl der Personen untersucht	befundverdächtig	Prozentzahl der Befundverdächtigen
Modell Hoyerswerda 1968	12 147	1 239	10,20 %
Modell 1162 Berlin 1972	12 007	1 144	12,30 %
EBMO-Cor Berlin 1975	140 893	13 071	9,28 %
insgesamt	165 047	15 754	9,54 %

Screening auf Herz-Kreislauf-Krankheiten mittels Röntgenschirmbild

Tabelle 2

Einrichtung	Durchschnittliche Blutdruckänderung in Torr			
	systolisch		diastolisch	
	pathol.	borderline	pathol.	borderline
1	30,9	8,6	23,3	10,0
2	20,8	6,1	12,7	4,3
3	18,7	2,8	11,5	3,8
4	20,3	5,6	14,5	0,0
5	6,9	+ 1,0	3,9	+ 0,2
ø	18,1	3,7	11,8	3,5

Durchschnittliche Blutdrucksenkung nach den 5 Behandlungsstellen (EBMO-Cor Berlin-Friedrichshain 1977)

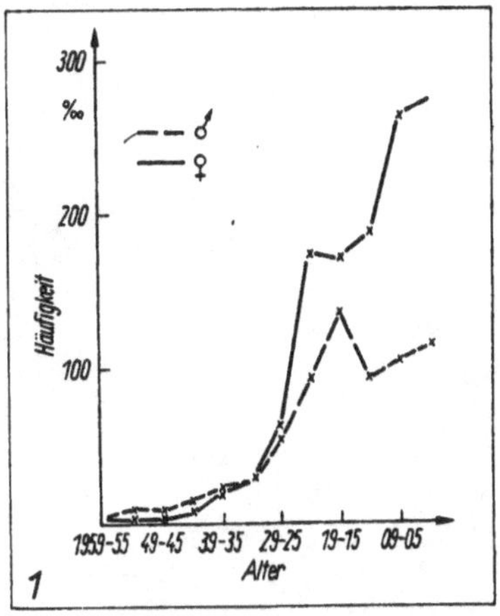

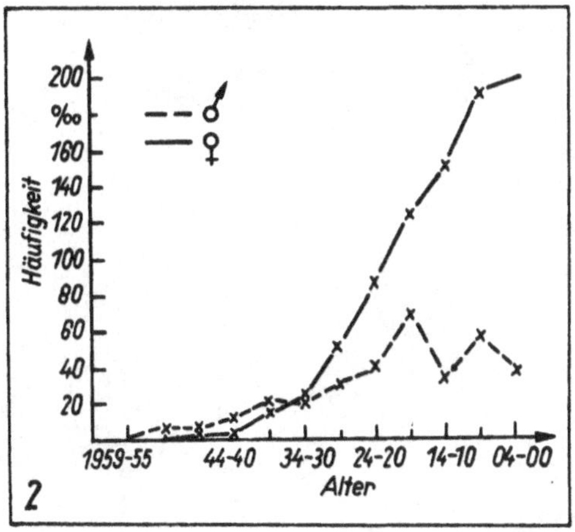

Abb. 1 Häufigkeiten der Befundträger in der Bevölkerung im Altersgang nach Röntgenschirmbildscreening (EBMO-Cor Berlin-Friedrichshain 1975/76). Die Altersangabe erfolgt nach Geburtsjahrgängen.

Abb. 2 Hypertoniehäufigkeiten der Bevölkerung im Altersgang nach Röntgenschirmbildscreening (EBMO-Cor Berlin-Friedrichshain 1975 /76). Die Altersangabe erfolgt nach Geburtsjahrgängen.

Zentralinstitut für Herz- und Kreislauf-Regulationsforschung der Akademie der Wissenschaften der DDR, Berlin-Buch (Direktor: MR Prof. Dr. sc. med. H. Heine)

Die Bedeutung der arteriellen Hypertonie bei der Schlaganfall-Prophylaxe

D. Eisenblätter und I. Böthig

Nachdem die klinische Medizin bereits lange einen kausalen Zusammenhang zwischen arterieller Hypertonie und zerebrovaskulären Insulten, insbesondere zu intrazerebralen Blutungen, gesehen hatte, konnte die epidemiologische Forschung der letzten beiden Jahrzehnte diese Beziehung sichern und zugleich quantifizieren.

So ist die arterielle Hypertonie, die ein bedeutender Risikofaktor auch für andere kardiovaskuläre Erkrankungen ist, heute für die zerebrovaskuläre Krankheit als der Hauptrisikofaktor im Sinne eines dominierenden Einzelfaktors anzusehen. Das gilt sowohl im Hinblick auf intrazerebrale Blutungen als auch gleichermaßen für atherothrombotische Hirninfarkte.

Langjährige Beobachtungen im Rahmen großer prospektiver epidemiologischer Studien haben gezeigt, daß das Schlaganfall-Risiko von Hypertonikern 4 - 7mal höher ist als das von Normotonikern[7, 9]; (Übersicht[3]). Das Erkrankungsrisiko steigt mit der Höhe des systolischen und des diastolischen Blutdrucks bereits von normotonen Werten kontinuierlich an, ohne daß es einen markanten Grenzwert mit sprunghafter Risikoerhöhung gäbe[7, 9]. So haben Personen mit Borderline-Hypertonie bereits eine gegenüber Normotonikern deutlich erhöhte Schlaganfall-Mortalität. Abb. 1 verdeutlicht dies an Ergebnissen der Framingham Studie[10]. Dabei wird erkennbar, daß das hypertoniebedingte Schlaganfall-Risiko mit steigendem Lebensalter geringer wird.

Die Bedeutung der arteriellen Hypertonie in der Pathogenese zerebrovaskulärer Insulte wird auch offenbar in ihrer hohen Prävalenz bei Kranken, die einen Insult erlitten haben. Nach den Ergebnissen des Schlaganfall-Registers Berlin-Lichtenberg[4] war nahezu 2/3 der Kranken vor dem Insult eine Hypertonie bekannt, aber nur gut die Hälfte wurde antihypertensiv behandelt. Bei der ersten Blutdruckmessung nach dem Insult wiesen 83 % der Kranken Werte im hypertonen Bereich auf, und auch 3 Wochen später waren 74 % der Patienten entweder hyperton oder erhielten antihypertensive Pharmaka. Zwischen den einzelnen Formen des Insults - ischämischer oder hämorrhagischer Genese - bestanden keine signifikanten Differenzen hinsichtlich einer Hypertonie-Anamnese oder dem Vorliegen einer Hypertonie nach dem Insultereignis (Abb. 1). Das unterstreicht, daß Hypertoniker gleichermaßen durch einen Hirninfarkt wie durch eine intrazerebrale Blutung gefährdet sind. Allerdings handelt es sich um in ihrer Pathogenese sehr unterschiedliche Komplikationen, die auf differenten Gefäßveränderungen beruhen.

Hypertoniekomplikationen sind 2 Gruppen zuzuordnen:

1. Hypertoniespezifische, direkt druckabhängige Komplikationen
   Dazu gehören u. a. neben der Herz- und Niereninsuffizienz die intrazerebrale Blutung und die hypertensive Enzephalopathie. Die zugrundeliegenden Veränderungen an den kleinen Arterien und Arteriolen - fibrinoide Medianekrosen und speziel im Gehirn lokalisierte miliare Mikroaneurysmen - sind durch therapeutische Blutdrucksenkung weitgehend reversibel bzw. zu verhüten.
2. Arteriosklerotische Komplikationen
   Die Arteriosklerose als selbständiger, primär nicht an die Hypertonie gebunddener Gefäßprozeß wird durch chronisch erhöhte Blutdruckwerte beschleunigt und verstärkt. Die entsprechende Organkomplikation am Gehirn ist der atherothrombotische Hirninfarkt. Bisher ist nicht bewiesen, daß arteriosklerotische Hypertoniekomplikationen durch antihypertensive Behandlung zu verhüten sind.

Es stellt sich nun die Frage, in welchem Maße das erhöhte Schlaganfall-Risiko des Hypertonikers durch eine konsequente antihypertensive Therapie reduziert werden kann.

Man kann als gesichert festhalten, daß die arterielle Hypertonie einerseits der bedeutenste Wegbereiter des zerebrovaskulären Insults ist, andererseits aber auch der einzige unter den bisher bekannten Risikofaktoren, der nicht nur beeinflußbar ist, sondern dessen Beeinflussung tatsächlich auch zu einer eindeutigen Abnahme des Erkrankungsrisikos an spezifischen Komplikationen führt. Ein derartiger Nutzen ist für schwere und mittelschwere Hypertonieformen bewiesen. Nach den jüngsten Ergebnissen der Australian National Blodd Pressure Study scheint er auch für die milde Hypertonie gegeben zu sein, zumindest bei Blutdruckwerten über 100 mm Hg diastolisch[13].

In der Veterans Administration Cooperative Study hatte sich ergeben, daß zerebrovaskuläre Komplikationen in der Plazebo-Gruppe viermal häufiger als in der aktiven Behandlungsgruppe auftraten. Bei tödlichen zerebrovaskulären Komplikationen - meist Hirnblutungen - betrug das Verhältnis sogar 12 : 1[5]. Interessanterweise zeigte sich, daß die Schlaganfall-Inzidenz schon günstig zu beeinflussen war, wenn der Blutdruck nur teilweise normalisiert werden konnte. Allerdings waren nur bei optimal eingestellten Patienten Schlaganfälle völlig zu verhüten[15]. Im übrigen ist mehrfach gezeigt worden, daß die zerebrovaskuläre Komplikationsrate direkt von der Güte der antihypertensiven Behandlung abhängig ist[2, 11].

Verhütet werden in erster Linie unmittelbar druckabhängige Komplikationen, im Bereich des Gehirns also Hochdruckenzephalopathie, zerebrale Massenblutungen und die kleinen multiplen Hirninfarkte. Da atherothrombotische Komplikationen, wie der Myokardinfarkt, bisher nicht sicher zu beeinflussen sind, hat sich das Spektrum der Todesursachen bei behandelten Hypertonikern verschoben: Schlaganfall als zunächst führende Todesursache wurde zugunsten des Myokardinfarkts zurückgedrängt[1].

Es ist geschätzt worden, daß, wenn die Prinzipien der modernen antihypertensiven Therapie allen in der Bevölkerung lebenden behandlungsbedürftigen Hypertonikern zugute kämen, d. h. bei einer planvollen Erfassung und Betreuung der Hypertoniker auf Bevölkerungsebene, die Schlaganfall-Inzidenz um 40 - 50 % gesenkt werden könnte. Inzwischen hat sich erwiesen, das dies durchaus real erreichbar ist.

Ein Beispiel ist das Hypertoniebekämpfungsprogramm der Japanischen Eisenbahnen, in dessen Verlauf parallel zur Abnahme der Prävalenz schwerer Hypertonieformen die Schlaganfall-Todesfälle eindrucksvoll absanken[16]. Ebenfalls in Japan, in einer kleinen Gemeinde mit ca. 5 000 Einwohnern, wurde durch Maßnahmen der Hypertoniebekämpfung ein Inzidenzrückgang zerebrovaskulärer Insulte in einer Größenordnung von 50 bis über 60 % erzielt, der in erster Linie Blutungen betraf[8] (Abb. 3). Auch im Rahmen des Nordkarelien-Projekts, einem Programm der multifaktoriellen Intervention mit Betonung der Hypertoniebekämpfung, kam es zu einem entsprechenden Rückgang der Schlaganfall-Morbidität in der Bevölkerung, der mit Hilfe von Schlaganfall-Registern belegt wurde[14].

Es werden die großen therapeutisch-prophylaktischen Chancen deutlich, die die arterielle Hypertonie bietet. Daraus ergibt sich die hohe Verantwortung, das Hypertoniebekämpfungsprogramm der DDR unter Ausnutzen der Vorzüge des sozialistischen Gesundheitswesens durchzusetzen und damit in breitem Umfang zur Verhütung von vorzeitigem Tod und Behinderung beizutragen.

Literatur

1 Bauer, G. E., Drugs 11, Suppl. 1 (1976) 39

2 Beevers, D. G., Faiman, M. J., Hamilton, M. u. Harpur, J. E., Lancet I (1973) 1407

3 Eisenblätter, D. u. Böthig, I., Dt. Ges.wesen 33 (1978) 596

4 Eisenblätter, D., Zillmann, K., Hausding, W. D., Todt, B., Ihle, E. u. Böhm, M., Dt. Ges.wesen 33 (1978) 153

5 Freis, E. D., Effect of treatment of hypertension on the occurrence of stroke. In: Whisnant, J. P. u. Sandok, B. A. (Hrsg.), Cerebral Vascular Diseases. Grune & Stratton, New York, London 1975

6 Fukuda, Y., Kondo, K., Sakuma, K., Morioko, M., Kusano, S. u. Hashimoto, T., Hypertension control in Japanese National Railways. In: WHO Meeting on Community Control of Stroke and Hypertension. Internat. Document CVD/S/72.9, Copenhagen/Geneva November 1972

7 Heyden, S., u. Hames, C. G., Dt. med. J. 22 (1971) 401

8 Isomura, K., Problems of stroke control in rural settings in Japan. In: S. Hatano, I. Shigematsu u. T. Strasser (Hrsg.), Hypertension and Stroke Control in the Community. WHO, Geneva 1976

9 Kannel, W. B., Dawber, T. R., Cohen, M. E. u. McNamara, P. M., Amer. J. Publ. Hlth. 55 (1965) 1355

10 Kannel, W. B., Gordin, T., Wolf, P. A. u. Mc Namara 3 (1972) 409

11 Kojima, S., In: S. Hatano, I. Shigematsu u. T. Strasser (Hrsg.), Hypertension and Stroke Control in the Community. WHO, Geneva 1976

12 Komachi, Y.u. Takahashi, H., Progress report on hypertension control and stroke registration program in Osaka and Akita, Japan. In: WHO Meeting on Community Control of Stroke and Hypertension, Internat. Document CVD/S/72.5, Copenhagen/ Geneva November 1972

13 Reader, R., Abstracts 6th Scientific Meeting of the International Society of Hypertension, Göteborg June 11 - 13, 1979

14 Salonen, J., Puska, P. u. Mustaniemi, H., Brit. med. J. 2(1979) 1178

15 Taguchi, J., u. Freis, E. D., Circul. Res. 36 (Suppl. I) (1975) 257

Tabelle 1

Artdiagnose	Zahl der erkrankten Patienten	Hypertonie-Prävalenz (Erstmess.) %
Subarachnoidalblutung	5	75, 0
Intrazerebrale Blutung	40	88, 9
Hirninfarkt, nicht embolisch	261	81, 9
Hirnembolie	67	80, 0
undifferenziert	9	100, 0
alle Insultformen	382	82, 6

Tabelle 2

Komplikationen der arteriellen Hypertonie

HYPERTONIESPEZIFISCH

- Herzinsuffizienz
- Herzvergrößerung
  Hypertrophie des linken Ventrikels
- Hirnblutung
- Aneurysma dissecans der Aorta
- Hypertensive Enzephalopathie
- Maligne Hypertonie
- Niereninsuffizienz
- Retinopathie

ARTERIOSKLEROTISCH

- Ischämische Herzkrankheit
  Plötzlicher Tod
  Myokardinfarkt
  Angina pectoris
- Atherothrombotischer Schlaganfall
- Periphere arterielle Verschlußkrankheit
- Aortenaneurysma
- Sekundäre renovaskuläre Hypertonie

Tabelle 3

	Durchnittl. jährl. Inzidenz		%
	1959 - 1965	1966 - 1972	Abnahme
intrazerebrale Blutung			
Hirninfarkt			
Subarachnoidalblutung			
zerebrovaskulärer Insult insgesamt			

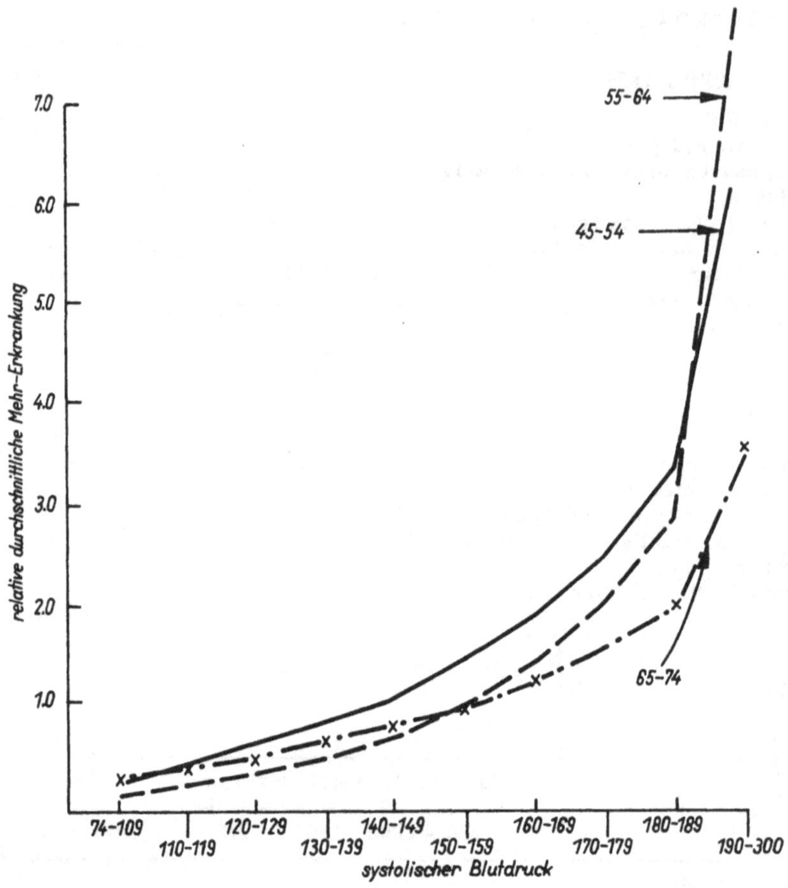

1

Abb. 1 Relative Wahrscheinlichkeit der Entwicklung eines Hirninfarktes in Abhängigkeit von der Höhe des systolischen Blutdrucks. Framinham-Studie, 45 - 74-jährige Männer (nach [10])

Zentralinstitut für Herz- und Kreislauf-Regulationsforschung der Akademie der Wissenschaften der DDR, Berlin-Buch (Direktor: MR Prof. Dr. sc. med. H. Heine)
II. Medizinische Klinik der Humboldt-Universität Berlin (Prof. Dr. med. F. Renger)

Einfluß der Hypertonie auf den Verlauf der Arteriosklerosis obliterans in verschiedenen Kreislaufregionen

H. Heine, L. Heinemann, C. Norden, H. Schmidt

Untersuchungen zur Prognose von Patienten mit Gefäßkrankheiten - speziell der Arteriosklerose - haben eine wesentliche Bedeutung für die Entwicklung von Bekämpfungsmaßnahmen, Therapieempfehlungen oder Forschungsstrategien.

Unsere Arbeitsgruppe untersuchte die Prognose von drei Kollektiven mit klinisch manifester Arteriosklerose über einen Zeitraum von ca. 10 Jahren.

1 193 Patienten mit peripheren arteriellen Durchblutungsstörungen (PAD)
257 Patienten nach klinisch überstandenem Herzinfarkt (MI) und
331 Patienten mit extrakraniell bedingten zerebrovaskulären Durchblutungsstörungen (CVD)

In allen drei Kollektiven bestand als häufigste kardiovaskuläre Begleitkrankheit eine Hypertonie:

- bei den 1 193 Patienten mit Arteriosklerosis obliterans zur Zeit der Erstuntersuchung in 35 %, bei der Nachuntersuchung in 40 %;
- bei den Patienten nach Herzinfarkt bei der Erstuntersuchung in 29 %, bei der Nachuntersuchung in 35 %;
- bei den 331 Patienten mit zerebrovaskulärer Insuffizienz in 35 % bei der Erstuntersuchung und bei der Nachuntersuchung in 54 %.

Oder einfacher ausgedrückt: bei jedem 3. Patienten mit Arteriosklerosis obliterans oder Herzinfarkt kommt es nach im Mittel 5 Jahren zum Auftreten einer Hypertonie, beim Vorliegen einer zerebrovaskulären Krankheit sogar bei jedem 2. Patienten. Das heißt, die Arteriosklerose kommt selten isoliert vor (Abb. 1).

Welchen Einfluß hat die Hypertonie auf die Prognose der Grundkrankheit:

- Ist die Lebenserwartung gegenüber einer Normalpopulation verkürzt.

- ist die Lebenserwartung der Patienten mit Gefäßkrankheiten ohne Hypertonie oder andere Herz-Kreislauf-Krankheiten günstiger,
- und welchen Einfluß hat die Hypertonie auf das Auftreten weiterer Komplikationen.

50 % der bei der Nachuntersuchung unter 65-jährigen sind verstorben, ihre Prognose entspricht der einer 15 Jahre älteren Normalpopulation.

Interessant ist bei der Langzeitbeobachtung der Patienten, daß die Prognose der Patienten mit extrakranieller Arteriosklerose (CVD) günstiger ist, als die der Patienten mit arteriosklerotisch bedingten peripheren arteriellen Durchblutungsstörungen (PAD), die Prognose wird aber auch hier durch die Koinzidenz mit der Hypertonie geprägt.

Überlebensraten in den drei untersuchten Kollektiven zeigen die ungünstige Wirkung einer begleitenden Hypertonie auf die Spätprognose der Grundkrankheit quoad vitam (Abb. 2). Vergleichen wir die beiden Kollektive (PAD und CVD) mit und ohne Hypertonie, so finden wir jeweils eine deutliche Zunahme der Letalität bei Vorliegen einer Hypertonie:

z. B. isolierte Durchblutungsstörungen 47 % Todesfälle und Durchblutungsstörungen mit Hypertonie 56 % Todesfälle (Abb. 3).

Welche Risikofaktoren beeinflussen die Prognose der Patienten mit Arteriosklerosis obliterans quod vitam:

Rauchen hat bei manifester Arteriosklerose keine signifikant lebensverkürzende Bedeutung (+ 9 % Letalität), ebenso hatte eine Hypercholesterinämie (+1 %) keinen statistisch signifikanten wesentlichen Einfluß. Signifikant beeinflußten nur Diabetes (+21) und Hypertonie (+13 % Letalität) die Lebenserwartung unserer Patienten. Besonders ungünstig ist die Wirkung der Kombination Diabetes, Fettstoffwechselstörung und Hypertonie sowie Diabetes, Hypertonie und ischämische Herzkrankheit bei Arteriosklerosis obliterans (Abb. 4).

Prüfen wir den Einfluß der Hypertonie auf kardiovaskuläre Komplikationen: Kombinationen von Hypertonie mit anderen Risikofaktoren und Begleiterkrankungen hatten eine signifikant höhere Inzidenz von Herzinfarkt, Schlaganfall und Tod zur Folge verglichen mit Arteriosklerose ohne zusätzliche Risikofaktoren (Abb. 5).

Zusammenfassung

1. Die Letalität ist abhängig vom Schweregrad der Grundkrankheit - das gleichzeitige Vorliegen der Arteriosklerose und Hypertonie verkürzt die Lebenserwartung einer männlichen Population von im Mittel 52 Jahren signifikant.

2. Patienten mit Arteriosklerose und Hypertonie haben um 15 % häufiger Herz-Kreislauf-Todesursachen als Patienten ohne Hypertonie - unabhängig vom Alter.
Diese Feststellung besagt, daß eine effektive Hypertoniebehandlung bei manifester Arteriosklerose eine conditio sine qua non ist.

3. **Bei der Prognostizierung des Verlaufs der Arteriosklerose scheint die Hypertonie eine besondere Wichtung zu besitzen.**

Long-term development of cardiovascular diseases

	PAD		CVD		MI	
Hypertension	+14%	382/548	+20%	127/198	+6%	75/91
Ischemic heart disease	+18%	455/677	+19%	129/193	—	
Myocardial infarction	+18%	125/340	+11%	25/62	+29%	41/116
Stroke	+9%	98/207	+16%	23/76	+3%	13/21
Peripheral arterial disease	—		+5%	224/241	+24%	0/64

1

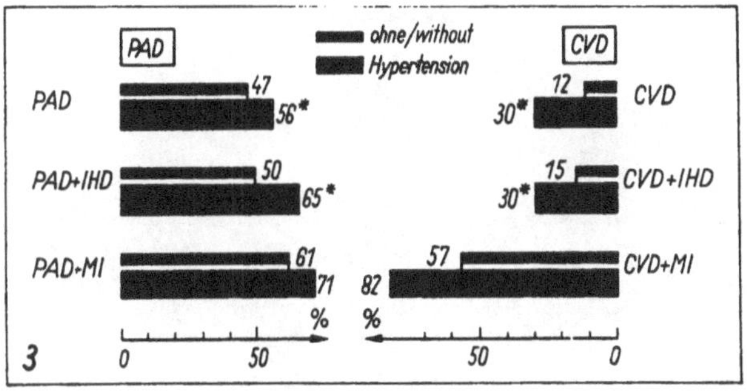

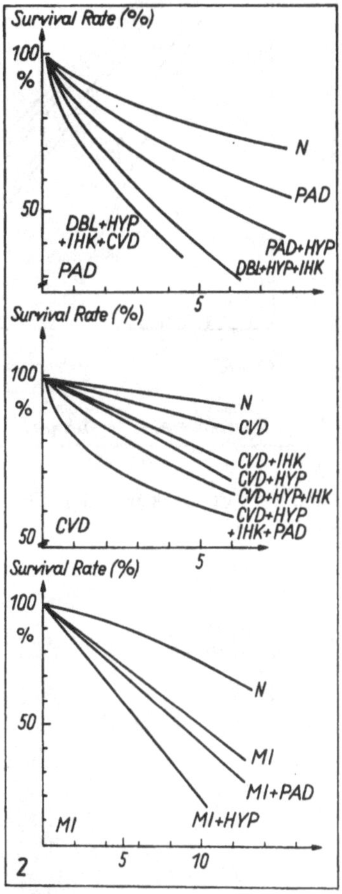

Abb. 1 Entwicklung von Begleitkrankheiten

Abb. 2 Survivalrate bei drei Arteriosklerotiker-Kollektiven

Abb. 3 Letalität in zwei Arteriosklerotikerkollektive mit und ohne Hypertonie

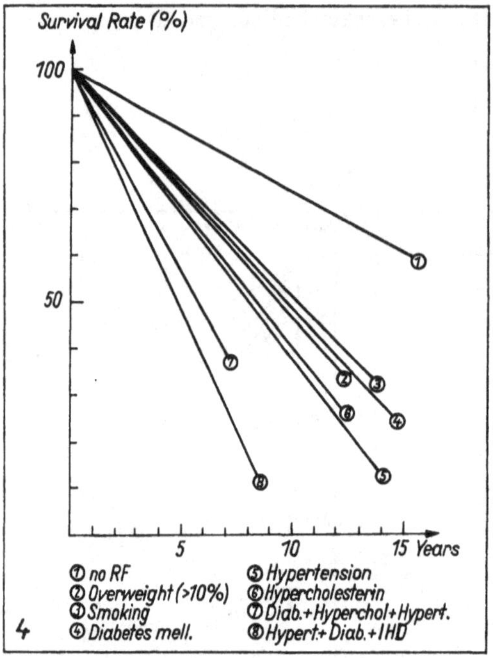

Abb. 4 Entwicklung der Überlebensraten in Abhängigkeit von den Risikofaktoren

Abb. 5 Inzidenzen akuter Herz-Kreislauf-Komplikationen und Risikofaktoren

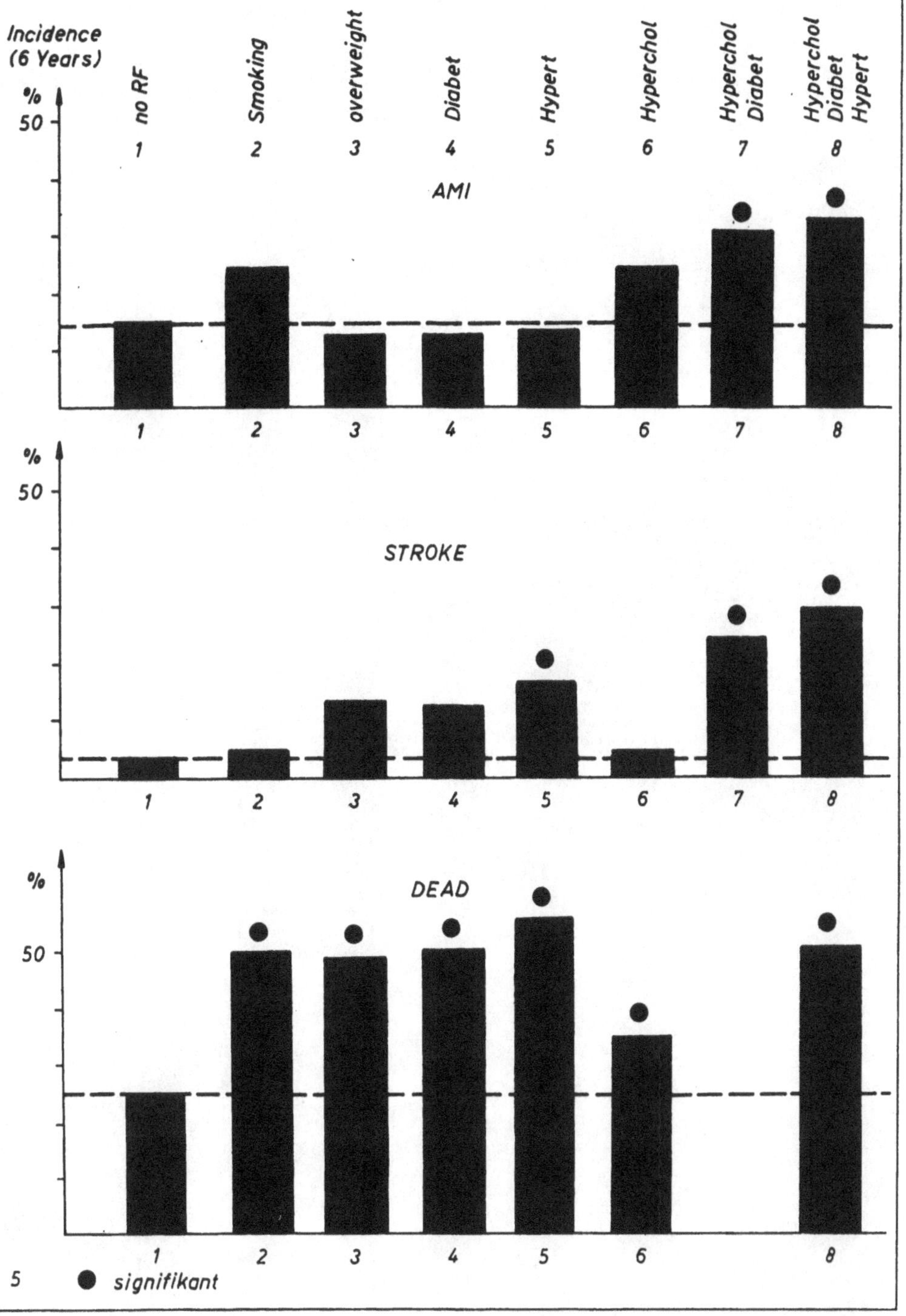
Incidence
(6 Years)
%
50
no RF
Smoking
overweight
Diabet
Hypert
Hyperchol
Hyperchol Diabet
Hyperchol Diabet Hypert
1 2 3 4 5 6 7 8
AMI
1 2 3 4 5 6 7 8
%
50
STROKE
1 2 3 4 5 6 7 8
%
DEAD
50
1 2 3 4 5 6 8
signifikant

5

Zentralinstitut für Herz- und Kreislauf-Regulationsforschung der Akademie der Wissenschaften der DDR, Berlin-Buch (Direktor: MR Prof. Dr. sc. med. H. Heine)

Hypertonie und Störung psychischer Funktionen bei Arteriosklerose

L. Heinemann, H. Heine und C. Norden

Der arteriellen Hypertonie wird eine entscheidende Rolle in der Ätiopathogenese zerebraler Durchblutungsstörungen beigemessen.[1, 2, 6, 7]

Wir versuchten der Frage nachzugehen, welche Bedeutung Arteriosklerose, Alter und Hypertonie bezüglich zerebraler Funktionsstörungen haben. Zu diesem Zweck analysierten wir bei Patienten mit Arteriosklerose extrakranieller Gefäße (mit und ohne Hypertonie), bei gleichaltrigen Herz-Kreislauf-Gesunden sowie bei Hypertonikern zerebrale kognitive Funktionen und subjektive Beschwerdekomplexe, die auf zerebrale Funktionsstörungen hindeuten.

Es handelt sich um 161 Probanden mit Läsionen der extrakraniellen Karotis- und Vertebralisstrombahn (AS), 56 Hypertoniker (HYP) verschiedener Schweregrade und Krankheitsdauer und 98 Herz-Kreislauf-Gesunden (NP) einer Betriebsreihenuntersuchung.

Das mittlere Alter liegt bei 54 Jahren. Alle 211 Probanden wurden nach einheitlichen Kriterien untersucht:
- klinischer, herz-kreislaufbezogener Untersuchungsbefund;
- Blutdruckmessung unter Standardbedingungen;
- standardisierte Befragung nach Herz-Kreislauf-Erkrankungen, zerebralen Beschwerden und subjektiven zerebralen Funktionsstörungen (110 Fragen des ZFB);[4, 5]
- Testung der zerebralen Informationsverarbeitung mit dem Zerebralfunktionstest (ZFT).[3] Hierbei wird u. a. ein strukturanaloges Informationsmaß bestimmt (Garner).

Als Störung der zerebralen Funktion wurden subjektive Symptome neurologischer bzw. psychischer Art sowie somatische und leistungsbezogene Beschwerden gerechnet, aber es wurden auch Hinweise gewertet, die sich aus dem Lösungsverhalten im Zerebralfunktionstest, einem psychischen Leistungstest, ergaben.

Darüber hinaus wurden aus subjektiven und objektiven Angaben mittels diskriminanzanalytischer Trennverfahren Probanden mit und ohne zerebrovaskuläre Funktionsstörungen diagnostiziert. Als weiteres multivariates Analysenverfahren wurde die Faktorenanalyse (mit Zielrotation auf das Merkmal Hochdruck) herangezogen. Auf diese Weise versuchten wir den realen, d. h. von Scheinkorrelationen gesäuberten Einfluß der Hypertonie in bezug auf zerebrale Funktionsstörungen darzustellen.

Ergebnisse:

Subjektive zerebrale Beschwerden sind bei Hypertonikern häufiger erfaßbar als bei Normotonikern, am häufigsten bei Arteriosklerose mit Hypertonie als Begleitkrankheit. Völlige Beschwerdefreiheit fanden wir bei 29 % der Normalpersonen, 18 % der normotonen Arteriosklerotiker, bei 13 % der Hypertoniker und nur bei 10 % der hypertonen Patienten mit extrakraniellen arteriosklerotischen Gefäßläsionen.

In fast allen geprüften Symptomgruppen bestehen signifikante Unterschiede zwischen Normalpersonen und Arteriosklerotikern, jedoch nur bezüglich Hör- und Sehstörungen, Bewußtseinsstörung und Leistungsinsuffizienz Unterschiede zwischen Normalpersonen und einer Gruppe über 75jähriger herzkreislaufgesunder Greise.

Bei Arteriosklerotikern mit und ohne Hypertonie ließen sich nur Differenzen hinsichtlich Allgemeinsymptome, Antrieb, Hör- und Sehstörungen, Schlaf-Wach- sowie dezenten neurologischen Störungen zu Ungunsten der Hypertoniker nachweisen (Abb. 1).

Getestete zerebrale psychische Leistungsfähigkeit in Form der Informationsverarbeitung zeigt ebenfalls bei Normalpersonen die günstigsten Werte, gefolgt von normotonen Arteriosklerotikern, Hypertonikern und Patienten mit extrakraniellen Gefäßläsionen und Hypertonie.

Diskriminanzanalytisch bestimmte zerebrale Funktionsstörungen wiesen wir in 19, 3 % der Normalpersonen, in 24, 5 % der nichtarteriosklerotischen Hypertoniker, in 48 % der normotonen Arteriosklerotiker und in 72 % der Arteriosklerotiker mit Hypertonie nach.

Signifikante Unterschiede konnten wir zu Ungunsten der hypertonen Arteriosklerotiker hinsichtlich Abbau geometrischer Denkleistungen sowie zerebraler Gesamtleistung nachweisen (Abb. 2), während ein Abbau logischen Denkens und visuell-motorischer Fertigkeit nicht statistisch sicher waren.

Im Vergleich zu Normalpersonen fanden wir bei hypertensiven Arteriosklerotikern Produktivität und Kombinationsfähigkeit im logischen sowie geometrischen Denken signifikant gestört. Hypertoniker ohne Arteriosklerose zeigten im Zerebralfunktionstest keine signifikanten Unterschiede zur Gruppe der Normalpersonen.

Die Dauer des Bestehens eines Hypertonus, d. h. die Laufzeit korreliert sowohl in der Hypertonie- als auch Arteriosklerosegruppe signifikant positiv mit der subjektiven

Beschwerdehäufigkeit, nur insignifikant mit der objektiven Leistungsminderung (Abb. 3).

Je höher der Schweregrad einer Hypertonie, desto häufiger fanden sich Störungen der subjektiven wie objektiven zerebralen Leistung (diskriminanzanalytisch) besonders bei Arteriosklerose und Hypertonie: Im Stadium I (WHO) in 11 %, im Stadium II in 24 % und im Stadium III in 36 %. Die Korrelationen der produktivitätsabhängigen Untertests mit dem Schweregrad sind am deutlichsten.

Die Blutdruckhöhe zeigt im systolischen Bereich sowohl bei Normotonikern als auch Hypertonikern signifikante Korrelationen zur subjektiven Beschwerdehäufigkeit sowie zur produktivitätsabhängigen objektiven Leistungsminderung, besonders bei Hypertonie. Keine Beziehungen konnten wir zum diastolischen Blutdruck herstellen (Abb. 4).

Bei einer Subgruppe von 44 normotonen Probanden mit Arteriosklerose sowie 15 hypertonen Arteriosklerotikern wurde das Verhalten der objektiven zerebralen Informationsverarbeitung, wie sie mit dem ZFT geprüft wird, über 4 Jahre verglichen (Abb. 5). Es zeigte sich, daß in dem Maße, wie die Zahl der Hypertoniker zunahm, ein Anstieg zerebrovaskulärer Durchblutungsstörungen nachgewiesen werden konnten, auch ein signifikanter Abfall der zerebralen Informationsverarbeitung stattfand.

Mittels Faktorenanalyse haben wir bei insgesamt 350 Probanden geprüft, welche Faktoren die große Variation der Beschwerden und der Leistungsfähigkeit im Test erklären könnten. Dabei fanden wir 5 erklärende Faktoren, die wir wie folgt bezeichnet haben:

- bildungsabhängige und unabhängige zerebrale Leistungsfähigkeit
- persönlichkeitsabhängiges Leistungsverhalten
- zerebrovaskulärer Insuffizienzfaktor
- allgemeiner Arteriosklerosefaktor

  und
- Hypertoniefaktor

Der Hypertoniefaktor unterstreicht mit seinen Ladungen:
Der Hypertonus gibt überwiegend eine Erklärung für zerebrale Beschwerden, die ihrerseits kaum Beziehung zum Alter haben, aber deutlich weniger für die im ZFT gefundene zerebrale Leistungsminderung. Zu Variablen der zerebralen Leistungsminderung hat der allgemeine Arteriosklerosefaktor und besonders der zerebrovaskuläre Insuffizienzfaktor die ausgeprägtesten Beziehungen.

Die in frühen Stadien des Hypertonus subjektiv gestörten psychischen Funktionen und die relativ geringeren Veränderungen der geprüften objektiven zerebralen Funktionen, sprechen u. E. dafür, daß bei weitgehend noch fehlender zerebraler Arteriosklerose die hämodynamisch-kompensatorischen, d. h. autoregulativen Mechanismen stärkere, d. h. mit Testmethoden erfaßbare, Veränderungen verhindern.

Zusammenfassung

Es wurde festgestellt, daß die arterielle Hypertonie neben der Arteriosklerose selbständig, zerebrale Funktionsstörungen hervorruft, die aber überwiegend im subjektiven Bereich statistisch zu sichern sind. Objektive Einschränkung der zerebralen Informationsverarbeitung sprechen für eine arteriosklerotische Genese.

Literatur

1 Atanov, A. C., Sov. Med. 33 (1970) 74

2 Bechgard, P., Der Spontanverlauf der benignen Hypertonie. In: Bock, K. D. und P. Cottier: Essentielle Hypertonie. Springer Verlag, Verlin - Heidelberg - New York 1960

3 Heinemann, L., Heine, H. und Bramby, J., Dtsch. Gesd. wesen 29 (1974) 2271

4 Heinemann, L., Heine, H., Seidel, K. und Schulze, H. A. F., Dtsch. Ges. wesen 30 (1975) 881

5 Heinemann, L., Heine, H., Lemaitre, I., Schwarz, B., Przybilla, I., Diegmann, L. und Heinemann, G., Dtsch. Gesd. wesen 30 (1975) 881

6 Kanareikin, K. F. und Babamkova, S. V., Z. Nevropatol. i Psichiat. im S. S. Korsakova 69 (1969) 1294

7 Meyer, J. S., The neurological examination, diagnosis and prevention of stroke. In: De Forest, R. E.: Proceedings of the national Stroke Congres, Rehabilitation - Management - Prevention, Charles K. Thomas, Springsfield 1966

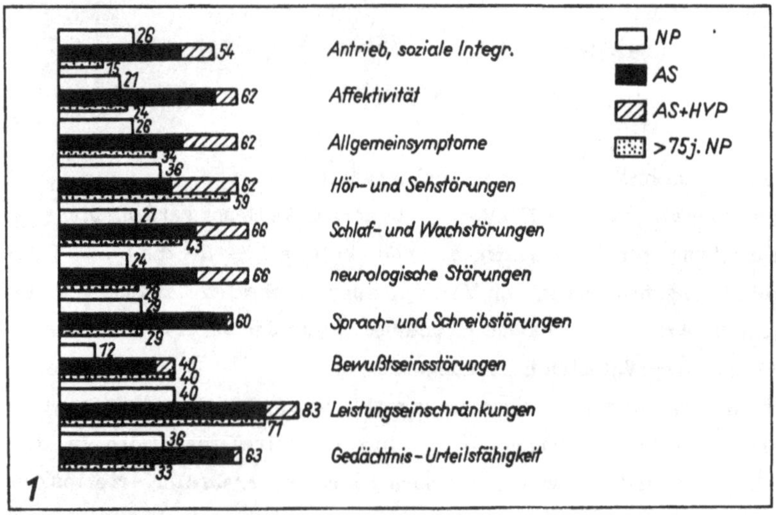

Abb. 1 Psychische Störungen bei Arteriosklerotikern mit und ohne Hypertonie und Greisen

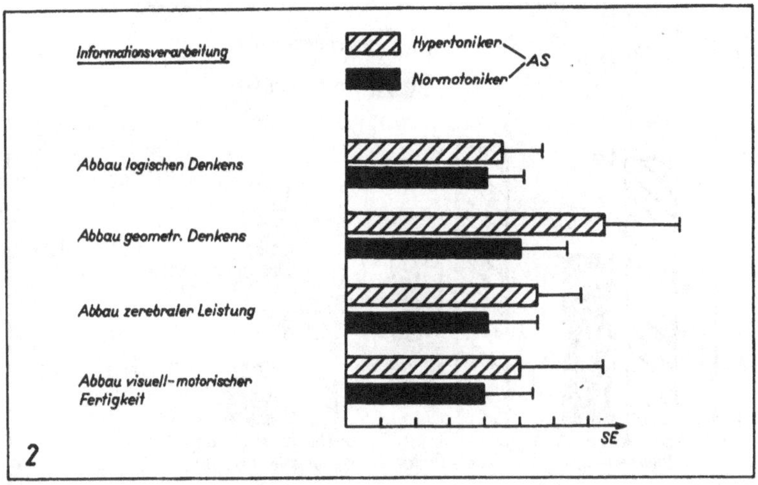

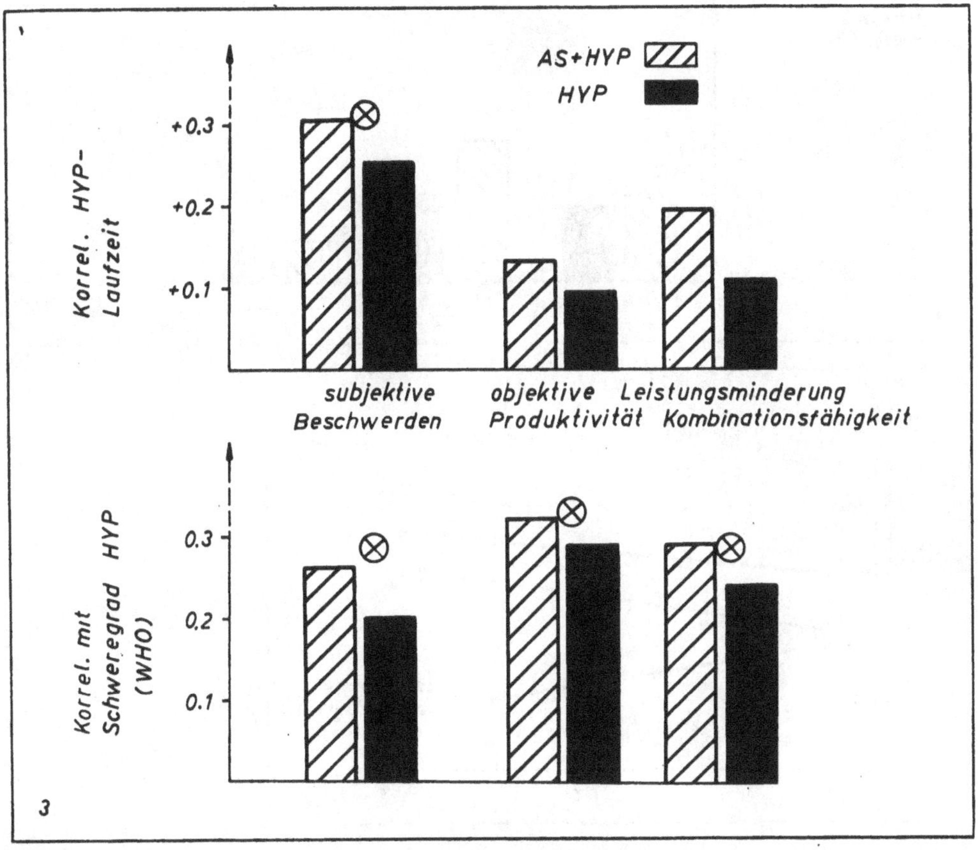

Abb. 2 Abbau psychischer Funktionen bei normo- und hypertonen Arteriosklerotikern

Abb. 3 Subjektive Beschwerden und objektive zerebrale Leistungsfähigkeit in Abhängigkeit von Hypertonielaufzeit und Dauer

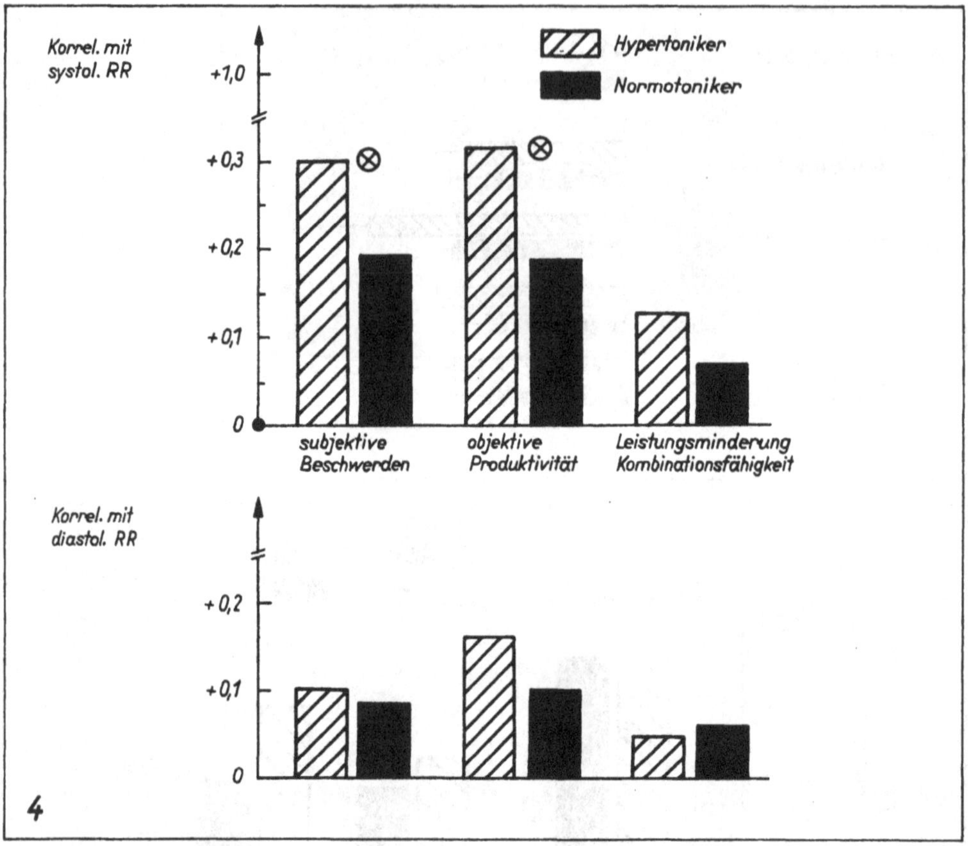

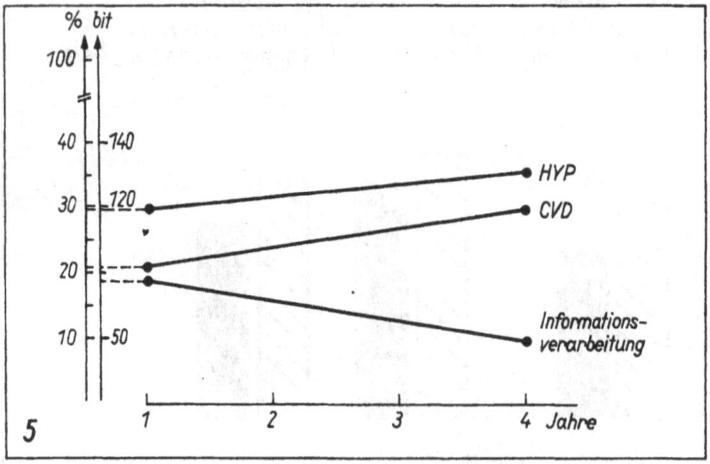

Abb. 4 Subjektive Beschwerden und objektive zerebrale Leistungsfähigkeit in Abhängigkeit von der Blutdruckhöhe
Abb. 5 Entwicklung von Hypertoniehäufigkeit, cerebrovaskulären Durchblutungsstörungen und zerebraler Leistungsfähigkeit

Zentralinstitut für Herz- und Kreislauf-Regulationsforschung der Akademie der Wissenschaften der DDR, Berlin-Buch (Direktor: MR Prof. Dr. sc. med. H. Heine)
Regierungskrankenhaus der DDR, Berlin (Direktor: Prof. Dr. H. Wittbrot)

Computer-Voraussage der Langzeitprognose bei Arteriosklerose und Hypertonie

G. Heinemann, B. Seidel, B. Bülte, L. Heinemann, H. Heine

Wir analysierten im Rahmen einer Langzeitstudie bei 1 800 normotonen und hypertonen Arteriosklerotikern und weiteren 1 000 Patienten aus 2 Berliner Dispensaireeinrichtungen die Prognose bezüglich Überlebens und akuter kardiovaskulärer Komplikationen.

Wir konnten feststellen, daß die Prognose entscheidend von Alter, Manifestationsort und von der Art und Zahl kardiovaskulärer Begleiterkrankungen, insbesondere der arteriellen Hypertonie, abhängt.

Aus unseren Erfahrungen haben wir die Hypothese abgeleitet, daß mit mathematischen Methoden die Prognose auch langfristig voraussagbar ist. Mathematische Prognose-Indices zur Voraussage des Verlaufs nach akutem Herzinfarkt werden bereits als Hilfsmittel benutzt. Modelle zur Voraussage von Herzinfarkt, Schlaganfall und Tod selbst bei manifester Arteriosklerose sind international bislang nicht gebräuchlich.[1-9]

Anhand uns bekannter Verläufe manifester Arteriosklerose, d. h. von Modellgruppen, haben wir mittels Diskriminanzanalyse Gesetzmäßigkeiten zusammengestellt, warum bei einem Patienten eine gute, bei einem anderen eine schlechte Prognose zu erwarten ist. Das ist unser Prognosemodell.

Mit diesem Prognosemodell scheint es möglich zu sein, allein mit den Erstuntersuchungsdaten eine individuelle fernere Prognose zu stellen.

Wie man in der Abb. 1 erkennt, werden Variable mit ihren Gewichten multipliziert und zu einem Prognose-Index aufsummiert. Wir benutzen 30 Merkmale. Es sind einfach zu erfassende anamnestische Daten zu Herz-Kreislauf-Krankheiten, Komplikationen, Risikofaktoren und Therapie. Die Alters- und Zeitbeziehungen spielen eine ausschlaggebende Rolle.

Wieweit entspricht unsere berechnete Prognoseeinschätzung dem tatsächlichen Verlauf bezüglich Überlebens:
Bei extrakranieller Arteriosklerose fanden wir in 84 %, bei peripherer Arteriosklerose

in 81 % und bei koronarer Arteriosklerose in 70 % Übereinstimmung zwischen Voraussage anhand Prognose-Indices und tatsächlichem Verlauf.

Sehen wir uns nun die Kurven an: Sie zeigen, daß die Zahl Lebender zunimmt, wenn der rechnerische Prognose-Index positiver wird. Umgekehrt, die Zahl Verstorbener steigt an, wenn der Prognose-Index negativer wird (Abb. 2).

Wir sehen in diesem Modell 15 - 30 % falsch bestimmter Prognosen, d. h. Lebende, die sich im Prognosebereich Toter und umgekehrt, Tote, die sich im Prognosebereich Lebender befinden. Wir haben diese Patienten näher analysiert:

- unter den 5 % tatsächlich Toten, die nach Prognoseeinschätzung noch leben sollten, fanden wir fast alle Todesfälle an Neoplasmen, Blutungen, Suiciden und Operationszwischenfällen (die Prognoseaussage bezog sich aber nur auf Herz-Kreislauf-Todesursachen)
- Bei den rund 10 % Lebenden, die nach Prognoseeinschätzung verstorben sein könnten, handelt es sich um Schwerkranke. 70 % von ihnen hatten 3 - 4 verschiedene Herz-Kreislauf-Krankheiten gleichzeitig, 80 % einen Herzinfarkt und/oder eine Apoplexie und zur Hälfte bereits zu Beobachtungsbeginn eine klinisch manifeste Herzinsuffizienz.

Nun zur Herzinfarkt- und Schlaganfallvoraussage:
Bei aller notwendigen Zurückhaltung erwies sich die Prognose auch hier für wissenschaftliche Zwecke als ausreichend geeignet. In 70 - 80 % traf die Computer-Voraussage von Herzinfarkt, Schlaganfall ein, d. h. 25 % falsche Voraussagen bei Herzinfarkt und 24 % bei Schlaganfall waren nachweisbar. Wie in Abb. 2 zu erkennen, ist die Zahl von falschen Prognosen bei Hypertonikern bei allen 3 Komplikationsarten deutlich häufiger, d. h. bei Vorliegen von arterieller Hypertonie werden v. a. D. häufiger falsch positive Prognosen gestellt. Bei Patienten ohne Hypertonie ist die Zahl falscher Voraussagen kleiner.

Aus diesen Ergebnissen haben wir für jede Komplikation eine 5stufige Gefährdungsskala festgelegt: in der ersten Stufe liegt jeweils eine 10%ige und in der fünften Stufe eine über 90%ige Gefährdung vor (Abb. 4).

Diese Gefährdungsskala ist Grundlage möglicher praktischer Konsequenzen bei der Planung präventiver Maßnahmen. Die individuelle Betreuungshäufigkeit ergibt sich aus der Gefährdung bezüglich Herzinfarkt, Schlaganfall, Tod.

Laufende Untersuchungen konnten zeigen, daß eine intensive Kontrolle und Therapie häufig ungünstige Prognose verhindern konnte, d. h. unter spezieller Herz-Kreislauf-Dispensaire-Behandlung fanden wir sehr viel häufiger falsch positive Komplikationsvoraussagen (42 %) als bei fehlendem (6 %), seltenem (22 %) und regelmäßigem Arztkontakt (23 %).

Unter Dispensairebetreuung war die Zahl falsch positiver Komplikationsvoraussagen, d. h. solcher die möglicherweise durch eine Behandlung verhindert wurden, am höchsten bei Patienten mit mehreren gleichzeitig bestehenden Krankheiten insbesondere arterieller Hypertonie, denen auch die intensivste Betreuung (Arztkonsultation, Zahl von Kuren u. a.) gegolten hatte (Abb. 5).

Wir wollen nochmals betonen, daß es sich noch um vorläufige Ergebnisse, basierend auf den Erfahrungen von über 2 500 Patienten mit manifester Arteriosklerose, handelt.

Die vorgelegten Untersuchungen zeigen, daß es möglich ist, bei Patienten mit schweren Stadien der Arteriosklerose in 3/4 aller Fälle richtig vorauszusagen.

Gegenwärtig laufende Studien werden uns Erfahrungen vermitteln, ob diese Ergebnisse auch für Patienten mit leichteren Stadien der Arteriosklerose, für Risikofaktorträger ohne sichere Arteriosklerose oder gar Herz-Kreislauf-Gesunde generalisiert werden können.

Nicht zu beantworten ist gegenwärtig die Frage nach der Anwendbarkeit bei Screening auf Bevölkerungsebene, bei Gefährdeten und Risikoträgern.

Beim gegenwärtigen Untersuchungsstand glauben wir aber, daß für die klinisch manifeste Arteriosklerose eine Voraussage des Verlaufs bezüglich der Komplikationsgefährdung möglich ist und die vorgestellten Modelle schon jetzt in Pilotstudien als Entscheidungshilfe für ärztliche Kontroll-und Therapiemaßnahmen vorgeschlagen werden können.

Literatur

1 Gallitz, T., Sandel, F., Jahrmärker, R., Rackwitz, R., Haider, M., Dtsch. med. Wochenschr. 100 (1975) 2517

2 Helmers, C., Acta med. scand. Suppl. 555 (1974) 1

3 Heinemann, L., Heine, H., Heinemann, G., Zimmermann, N., Fichter, N., Scholze, J., Schmidt, Dtsch. Ges.wesen 33 (1978) 670

4 Heinemann, L., Heine, H., Heinemann, G., Scholze, J., Ney, P., Fichtner, N., Norden, C., Dtsch. Ges.wesen 33 (1978) 718

5 Kannel, W. B., Amer. J. Cardiol. 37 (1976) 269

6 Madsen, G. B., Svendsen, T. L., Rasmussen, S., Dan. Med. Bull. 25 (1978) 248

7 Oxman, H. A., Connolly, D. C., Nobrega, F. T., Elveback, I. R., Titus, J. L., Kurland, L. T., Circulation 45 (1972) Suppl II, 200

8 Rose, S., Hamilton, P. J. S., Keen, H., Reid, D. D., McCartney, P., Jarnett, R. J., Lancet I (1977) 105

9 Stupelis, I. G., Wiburgiris, A. I, Grudnaja chirurgija (1968) H. 5, 48

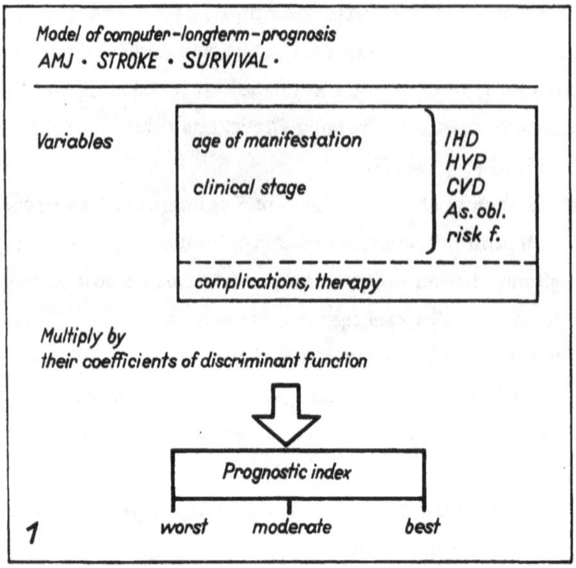

Abb. 1 Schema des Computer-Voraussagemodells

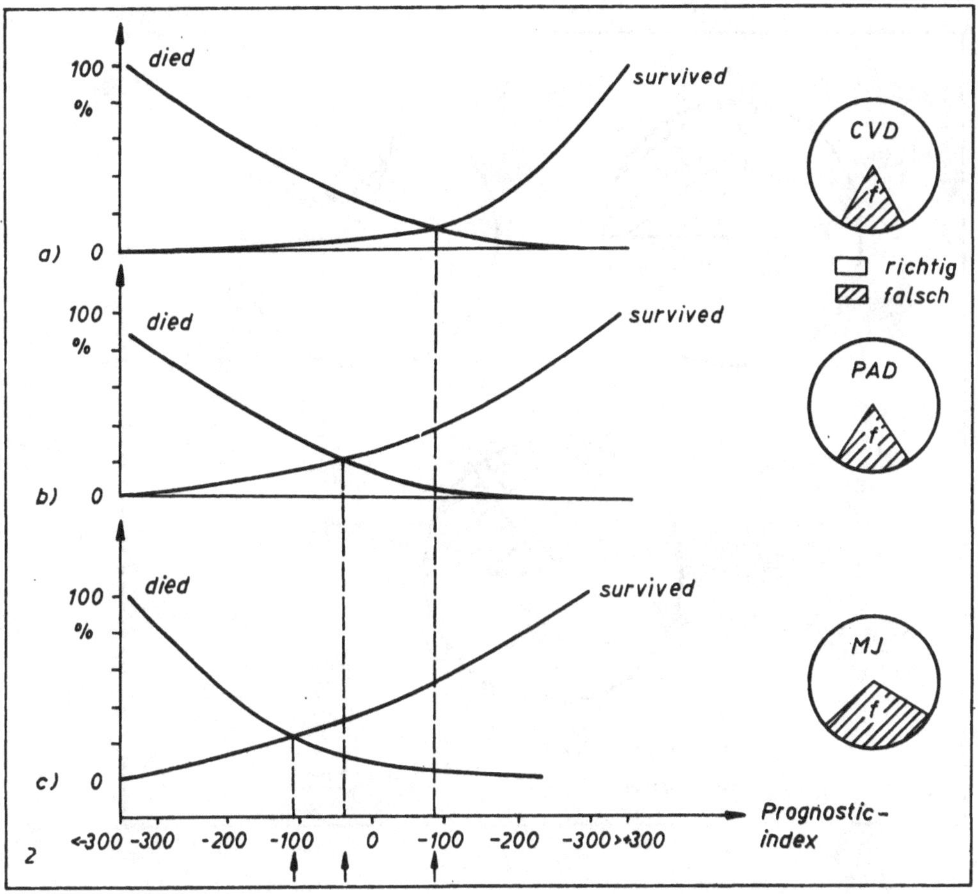

Abb. 2 Kumulative Häufigkeiten von Verstorbenen in Abhängigkeit vom Prognose-Index

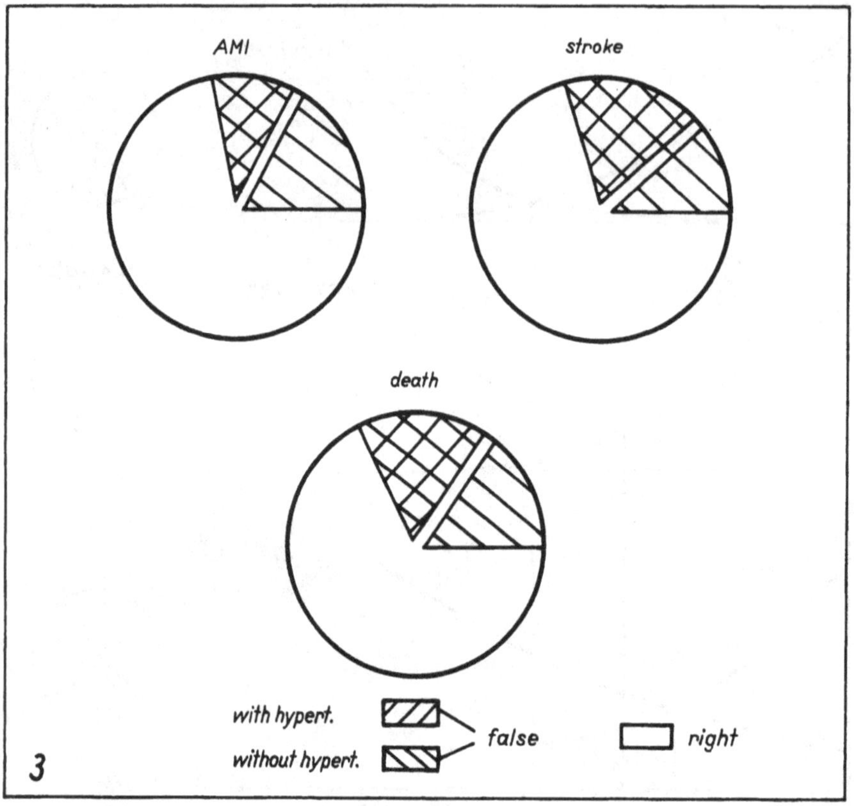

Abb. 3 Falsche Voraussagen bei Patienten mit und ohne Hypertonie

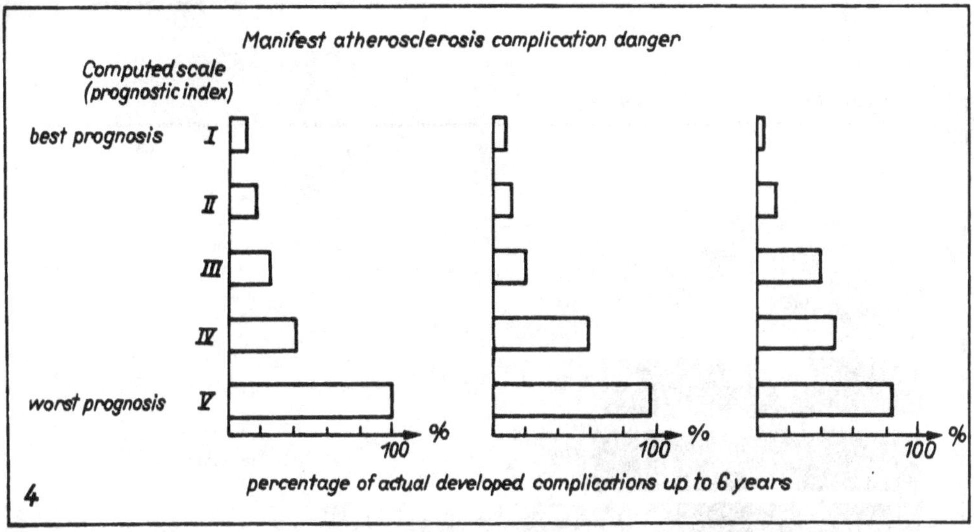

Abb. 4 Erscheinen von Komplikationen in Abhängigkeit vom Prognose-Index

Abb. 5a Falsch positive Komplikationsvoraussagen in Abhängigkeit von Kontrolluntersuchungen

Abb. 5b Abhängigkeit falsch positiver Komplikationsvoraussagen von der Zahl gleichzeitig bestehender Krankheiten

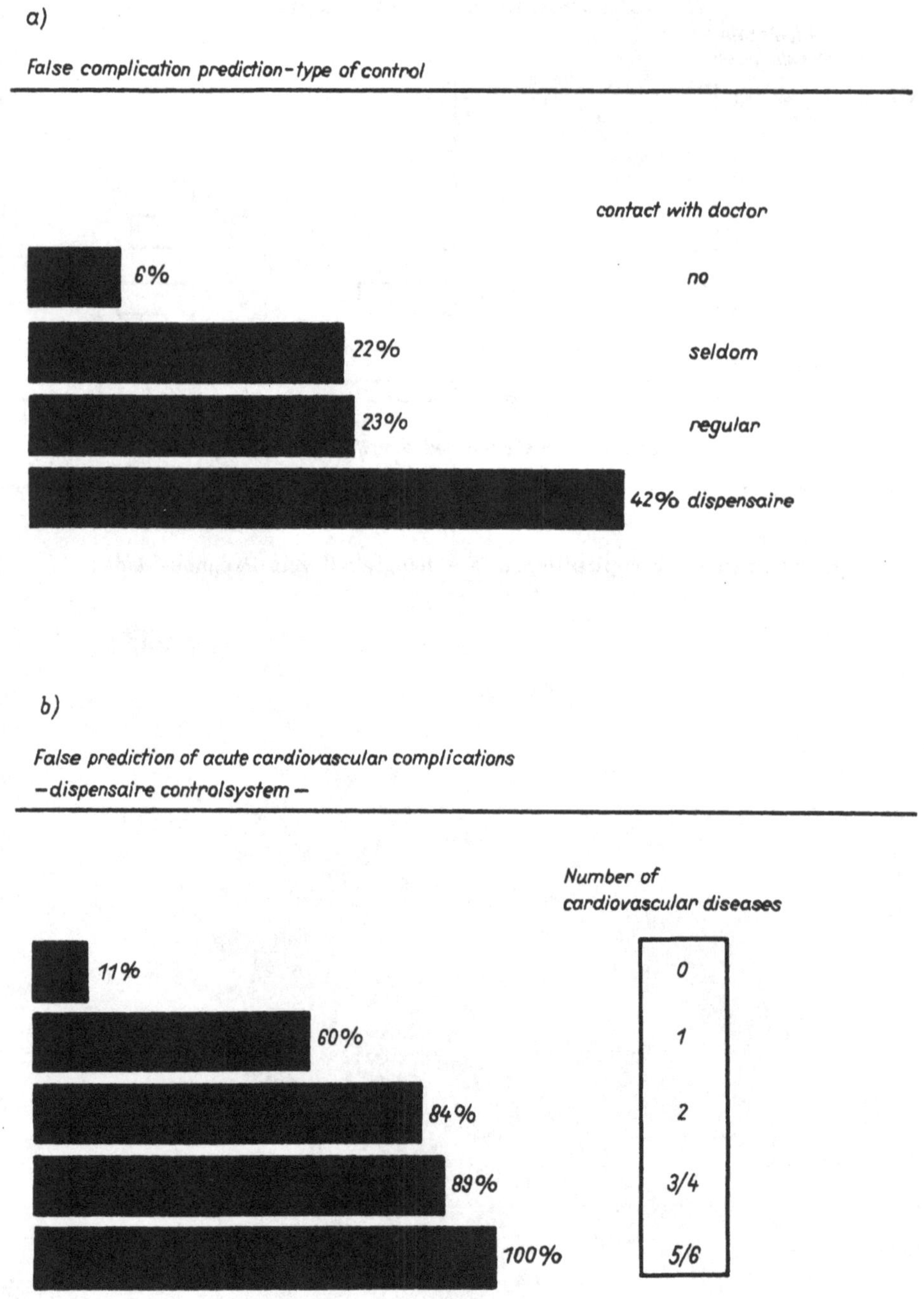
a)
False complication prediction-type of control
contact with doctor
6%
no
22%
seldom
23%
regular
42%
dispensaire
b)
False prediction of acute cardiovascular complications
-dispensaire controlsystem-
Number of
cardiovascular diseases
11%
0
60%
1
84%
2
89%
3/4
100%
5/6

5

Zentralinstitut für Herz- und Kreislauf-Regulationsforschung der Akademie der Wissenschaften der DDR, Berlin-Buch (Direktor: MR Prof. Dr. sc. med. H. Heine)
Regierungskrankenhaus der DDR, Berlin (Direktor: Prof. Dr. H. Wittbrot)

Einfluß der Hypertonie auf die Prognose cerebrovaskulärer Durchblutungsstörungen

B. Seidel, L. Heinemann, H. Heine und G. Heinemann

Der Zusammenhang von arteriellem Hypertonus und Entwicklung einer cerebrovaskulären Durchblutungsstörung (CVD) ist aus klinischen und epidemiologischen Studien international berichtet worden.

Material und Methodik

Anhand einer klinisch-epidemiologischen Verlaufsbeobachtung von 1 700 Patienten mit chronischen Herz-Kreislauf-Krankheiten (Arterieller Hypertonus, Ischämische Herzkrankheit und arterielle Durchblutungsstörungen peripher sowie extrakraniell) über einen mittleren Verlaufszeitraum von 14 Jahren (4 - 22 Jahre) wurde mittels Nachuntersuchungen der Zusammenhang von Hypertonie und CVD-Entwicklung untersucht. (Erstuntersuchungsalter der Patienten im Mittel 52 Jahre).

Die Nachuntersuchungen erfolgten nach 1 Jahr, nach 2 - 5, 6 - 10 sowie 11 - 20 Jahren nach dem ersten stationären Aufenthalt.

Dabei wurde

- Art und Zahl der Herz-Kreislauf-Krankheiten und Risikofaktoren
- der Schweregrad der Erkrankungen und die
- therapeutischen Aktivitäten erfaßt.

Unterschieden wurde zwischen akuten Formen der CVD (transitorische ischämische Anfälle - TIA -, progressive und completed stroke) sowie chronischen Verlaufsformen (Pseudoneurasthenie, Psychoorganisches Syndrom und Demenz).

Ergebnisse

Die Häufigkeit der Hypertonie nimmt im Beobachtungszeitraum fast linear zu. Es besteht ein signifikanter Zusammenhang zwischen Häufigkeitszunahme der Hypertonie und dem

Anstieg der CVD-Häufigkeit (akute und chronische Formen). Ein Zusammenhang zur Zunahme der Schlaganfälle liegt besonders bei langer Hypertonielaufzeit vor (Abb. 1)

Bei Erstuntersuchung litten 12 % der Normotoniker bzw. 36 % der Hypertoniker unter Zeichen der cerebrovaskulären Durchblutungsstörungen, bei der Nachuntersuchung 31 % der Normotoniker und 52 % der Hypertoniker.

Akute Formen der cerebrovaskulären Durchblutungsstörungen entwickeln sich bei Normotonikern in 6,3 % (Schlaganfälle 4,9 %), bei Hypertonikern in 18,5 % (Schlaganfälle in 16 %) im Beobachtungsintervall von 14 Jahren.

Mit steigender Beobachtungsdauer und damit Hypertonuslaufzeit nimmt die Zahl der akuten cerebrovaskulären Ereignisse signifikant zu. Bei mehr als 11jähriger Beobachtung fanden sich bei Normotonie 12 % (Schlaganfälle 10 %) und bei Hypertonie 27 % (Schlaganfälle 20 %) akute Formen einer CVD (Abb. 2).

Bei 145 Patienten mit transitorischen ischämischen Anfällen entwickelte sich im Laufe von durchschnittlich 6 Jahren unter arterieller Hypertonie in 20 % ein Insult bei Normotonikern nur in 8 % (Abb. 3) TIA-Patienten hatten bei Erstuntersuchung in 40 % eine arterielle Hypertonie, 14 Jahre danach in 57 %. Bei Insult-Kranken stellte sich von anfangs 53 % nach 14 Jahren in 72 % ein Hypertonus ein. Patienten, bei denen eine CVD vorlag starben darüber hinaus signifikant häufiger (53 %) als Patienten ohne diese Komplikation (44 %), besonders wenn ein arterieller Hypertonus bestand.

Bei 17,5 % der Normotoniker und 42,5 % der Hypertoniker fanden wir Zeichen des Pseudoneurasthenischen und Psychoorganischen Syndroms, nur in Einzelfällen eine Demenz. Es besteht ein signifikanter Zusammenhang zwischen Beobachtungsdauer, der Hypertonielaufzeit und der CVD-Häufigkeit auch bei diesen chronischen Formen (Abb. 4): 13 % bzw. 37 % bei Erstuntersuchung von Normo- bzw. Hypertonie kontrastieren mit 19 % bzw. 57 % bei den länger als 11 Jahre Beobachteten. Die Zahl der Hypertoniker bei Patienten mit chronischer CVD nahm von anfangs 45 % auf 53 % nach 14 Jahren Beobachtungsdauer zu. Patienten mit chronischer Form der CVD erkrankten bei gleichzeitig bestehendem Hypertonus in 17 % an einer transitorischen ischämischen Attacke oder Insult, ohne Hypertonie in 21 %. Dieser Unterschied ist statistisch nicht signifikant.

Zusammenfassend kann festgestellt werden, daß der enge Zusammenhang von Hypertonie und Entwicklung einer cerebrovaskulären Durchblutungsstörung sowohl für die akute Form (wie international bekannt) als auch die chronische Form als erwiesen angesehen werden kann.

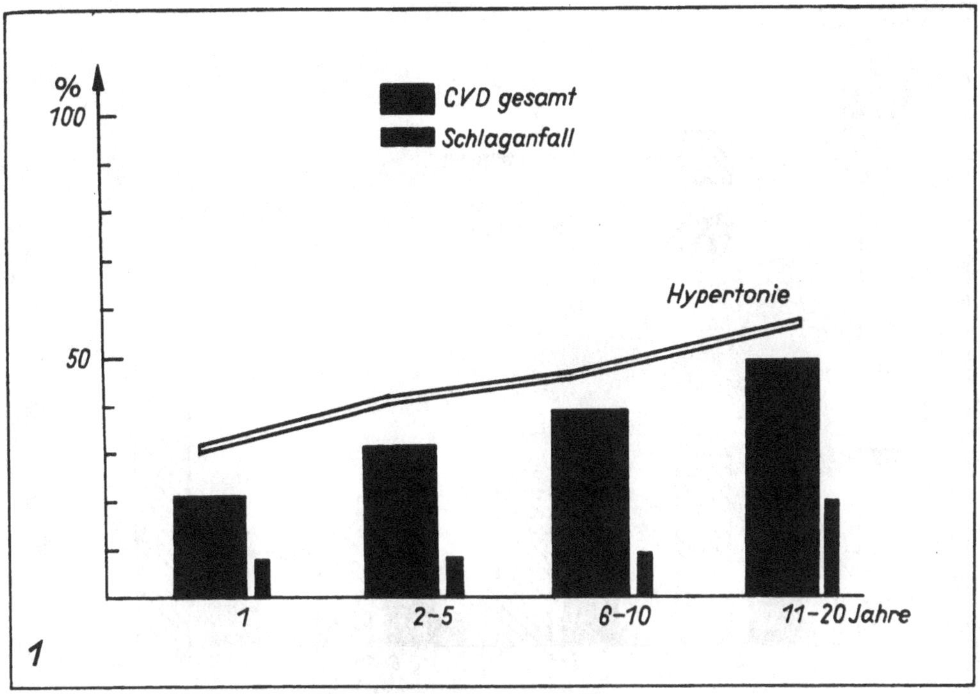

Abb. 1 Entwicklung von Hypertonie- und CVD-Häufigkeit

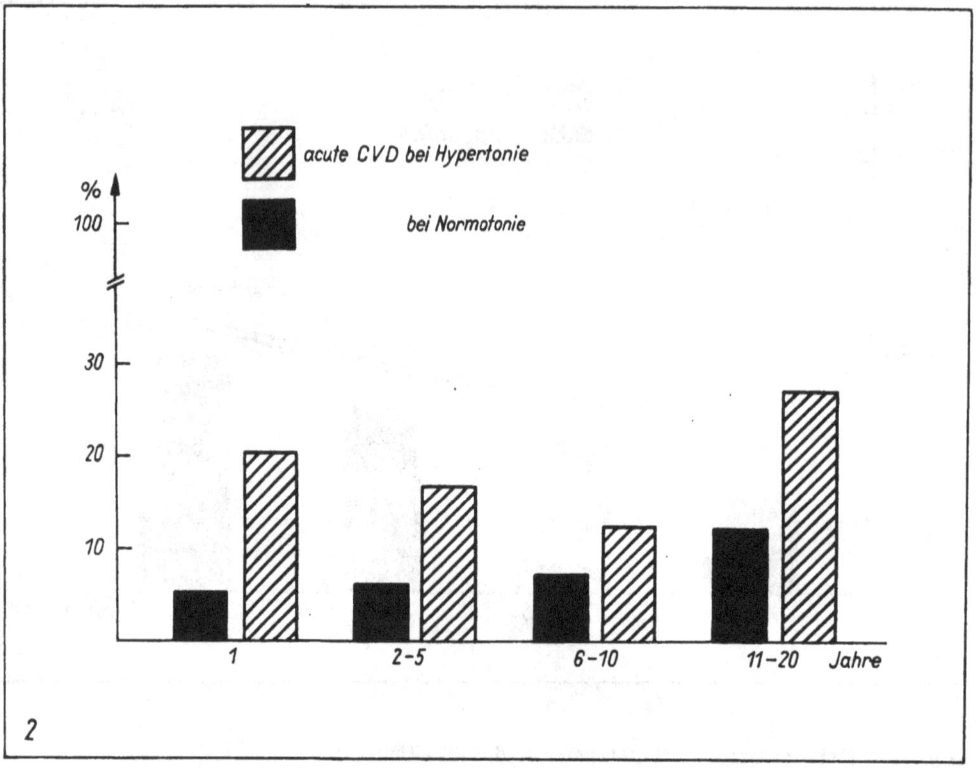

Abb. 2 Entwicklung der CVD bei Hyper- und Normotinikern

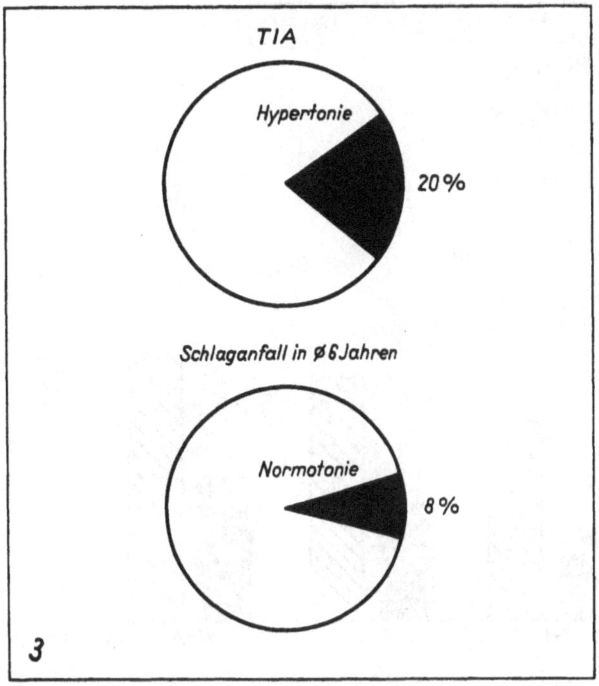

Abb. 3 Entwicklung von Schlaganfällen bei TIA unter den Bedingungen von Normo- und Hypertonie

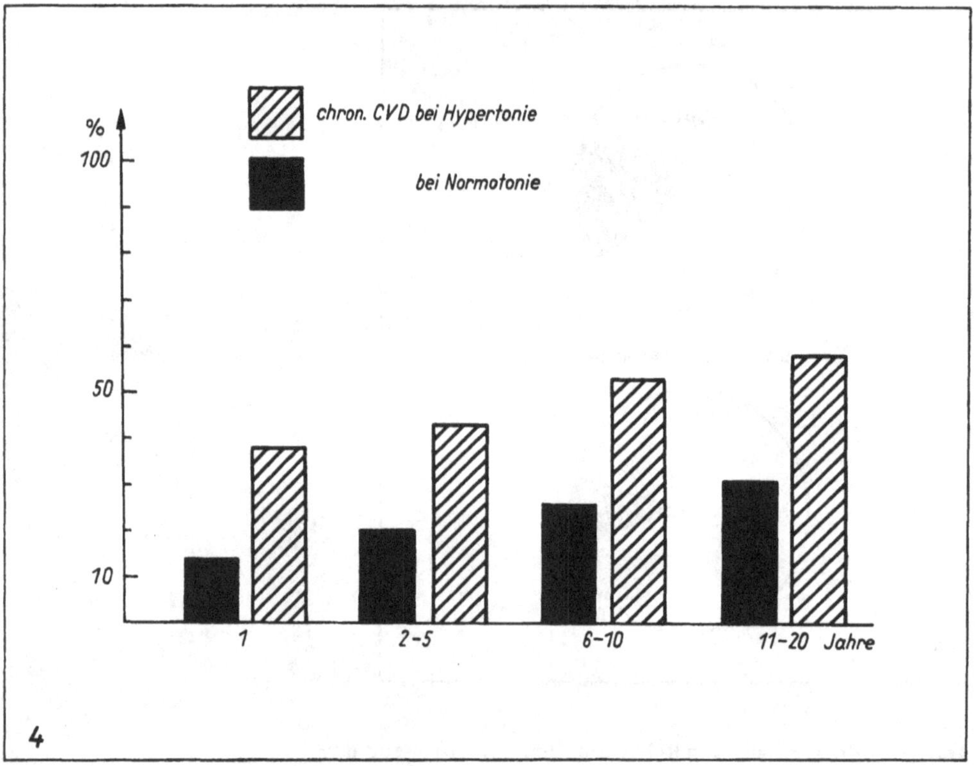

Abb. 4 Häufigkeit chronischer CVD bei Normo- und Hypertonie im Zeitraum der Beobachtung

Medizinische Klinik der Medizinischen Akademie Erfurt (Direktor: Prof. Dr. sc. med. G. Anger), Abteilung für Kardiologie (Leiter: MR. Prof. Dr. sc. med. J. Knappe)

Die Regulation der Hirndurchblutung beim Hypertoniker

K. Großmann und I. Heerklotz

Die Durchblutung des Gehirns wird durch den Mechanismus der Autoregulation weitestgehend konstant gehalten[7]. Die Anpassung an die sich entsprechend der wechselnden körperlichen Belastung variierenden Blutdruckwerte erfolgt im wesentlichen über die myogene Autoregulation. Dabei paßt sich der Tonus der Arterienwand dem intravasalen Druck dahingehend an, daß die arterielle Blutströmung konstant bleibt.

Bei länger bestehender arterieller Hypertonie wird durch die dabei auftretenden Folgeerscheinungen an der Gefäßwand auch dieser Regulationsprozeß beeinflußt[2, 6].

Es kommt zu einer Verschiebung der unteren und oberen Grenze des Regulationsniveaus, was auch in der Therapie der Hypertonie beachtet werden muß[2]. Letztlich wird auch die Prognose der Hypertonieerkrankung dadurch verändert.

Die Bestimmung des pulsierenden cerebralen Blutflusses (p CBF) mit Hilfe der Rheoenzephalographie (REG) erlaubt auch dem Kliniker einen Einblick in diese Regulationsvorgänge[2, 3, 6].

Material und Methoden

Es wurden 50 Patienten (26 Männer, 24 Frauen, Durchschnittsalter 43 Jahre) mit einer arteriellen Hypertonie der Schweregrade II und III untersucht. In 40 Fällen lag eine essentielle und in 10 Fällen eine renale Hypertonie vor.

Nach der anfänglichen Untersuchung erfolgte eine Behandlung mit einem Saluretikum, Dihydralazin und einem Beta-Rezeptorenblocker in unterschiedlicher Dosierung.

Nach 4 bis 6 Wochen der medikamentösen Therapie wurde ein REG beider Hirnhemisphären aufgezeichnet.

Bei 39 Hypertonikern gelang es, den Blutdruck von im Mittel 28,46/15,96 kPa auf Werte unter 18,62/11,97 kPa zu senken. Bei 11 Patienten konnte keine nennenswerte Senkung des Blutdruckes erzielt werden.

Bei allen untersuchten Hypertonikern gab es sowohl anamnestisch, als auch in Bezug auf die klinischen und paraklinischen Befunde keine sicheren Hinweise auf eine zerebrovaskuläre Insuffizienz. Die Rheoenzephalogramme wurden über beiden Hemisphären (frontoretromastoideale Ableitungen) mit dem Gerät "Impedanz I" (Hersteller: Dr. Ing. Tischmeyer, Technische Hochschule Ilmenau/DDR) auf einem Elektrokardiographen Typ 6 NEK 4 (Hersteller: VEB Meßgerätewerk Zwönitz/DDR) aufgezeichnet.

In den Kurven wurden die Gipfelzeit (msec.), die Pulsgipfelverspätungszeit (msec.) und der pulsierende zerebrale Blutfluß (pCBF) in ml/min/100 ml Gewebe bestimmt.

Neben der Berechnung der Mittelwerte $\bar{x}$, der Standardabweichung s und der Varianz V erfolgte die Überprüfung der Signifikanz mit dem t-Test nach Student.

Ergebnisse

Bei allen Hypertonikern zeigten sich Abweichungen der REG-Parameter, wie sie bei der zerebralen Gefäßsklerose nachweisbar sind (Abb. 1 u. 2).

Unter den 39 Hypertonikern, deren Blutdruckwerte unter der Therapie in den Normbereich gebracht werden konnte, gelang bei 30 Patienten = Gruppe 1 (Tab. 1) eine weitgehende Angleichung des pCBF an gefäßgesunde Probanden (Abb. 3).

Die verbleibenden 9 Patienten = Gruppe 2 zeigten trotz der erfolgreichen Senkung des arteriellen Blutdruckes keine Beeinflussung der pulsierenden Blutströmung (Abb. 4). Auch die anderen Parameter des REG blieben unverändert.

Bei den 11 Patienten, deren Blutdruckwerte nahezu unbeeinflußt hoch blieben, konnten auch bei 8 Patienten = Gruppe 3 keine Veränderungen des pCBF festgestellt werden.

In der Gruppe 4 sind 3 Patienten verzeichnet, bei denen es trotz gleichbleibend hohen Blutdruckwerten zu einer deutlichen Verminderung des pCBF gekommen war.

Diskussion

Die dauerhafte Erhöhung des arteriellen Blutdruckes führt zu einer Veränderung der Schwingungsfähigkeit der arteriellen Gefäßwand, die der zerebralen Gefäßsklerose als eigenständigen organischen Gefäßprozeß sehr nahe kommt. Wird der arterielle Druck normalisiert, so wird bei einem Teil der Patienten wieder eine reguläre Schwingungsfähigkeit erreicht.

Hier ist die Prognose sicherlich als gut zu bezeichnen. Bei einem Teil (Gruppe 2) ist dies aber nicht der Fall. Hier bleiben trotz normalen Blutdruckes die erheblich veränderten Kurven erhalten. Der pulsierende Blutfluß steigt nicht an. In diesen Fällen hat die Hypertonie offenbar bereits zu Folgen im Sinne eines organischen Gefäßprozesses geführt und damit die Prognose der Erkrankung negativ belastet. Auch mit anderen Funktionsproben ist dieses Verhalten reproduzierbar[6].

Für die Deutung der Meßwerte in den Gruppen 3 und 4 sind noch weitere Untersuchungen erforderlich, insbesondere ob bei gleichbleibend hohem Blutdruck die Abnahme des pCBF in Gruppe 4 als Hinweis auf einen medikamentös ausgelösten Steal-Effekt angesehen werden darf.

Resumierend kann gesagt werden, daß es mit Hilfe der Rheoenzephalographie gelingt, Veränderungen in der Regulation der zerebralen Durchblutung beim Hypertoniker praxisrelevant zu erfassen.

Durch weitere Untersuchungen in dieser Richtung könnten sich prognostisch und therapeutisch wichtige Konsequenzen im Hypertoniebekämpfungsprogramm ergeben.

Literatur

1 Eichhorn, K., Schweiz. Rundsch. f. Med. 64 (1975) 861

2 Großmann, K., Endler, S., Scholle, H. Ch., Dtsch. Ges. wesen 33 (1978) 342

3 Heerklotz, L., Die Möglichkeiten einer quantitativen Auswertung des Rheoenzephalogramms. Med. Diss. (Promotion A), Erfurt 1979

4 Kobinger, W., Wien. Klin. Wschr. 89 (1977) 253

5 Osburne, R. C., Halsey, J. H. jr., Arch. Neurol. 33 (1975) 457

6 Scholle, H. Ch., Endler, S., Großmann, K., Psychiatr. Neurol., Med. Psychol. 31 (1979) 661

7 Toole, J. F., Moosby, J., Janeway, R., Cerebral Vascular Disease. Grune u. Stratton New York, London 1971

Tabelle 1

Gruppe	n	RR	vor Therapie	nach Therapie
1	30	↓	31,66	51,97
2	9	↓	31,66	33,47
3	8	=	37,78	36,72
4	3	=	42,52	33,58

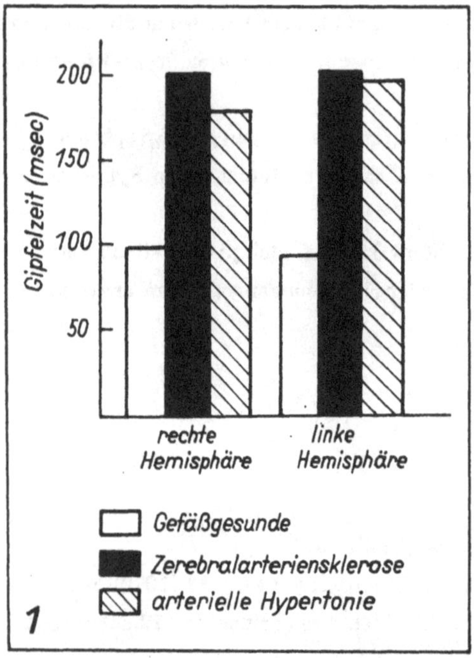

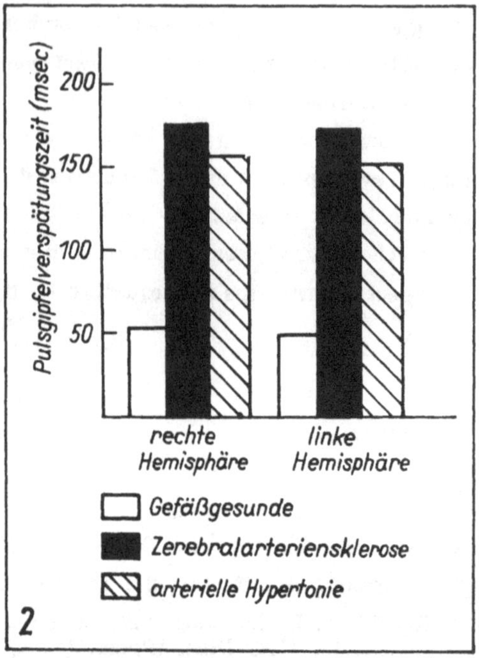

Abb. 1 Gegenüberstellung der mittleren Gipfelzeit von Gefäßgesunden, Hypertonikern und Patienten mit einer zerebralen Gefäßsklerose[3].

Abb. 2 Schematische Darstellung der Ergebnisse für die Pulsgipfelverspätungszeit[3]

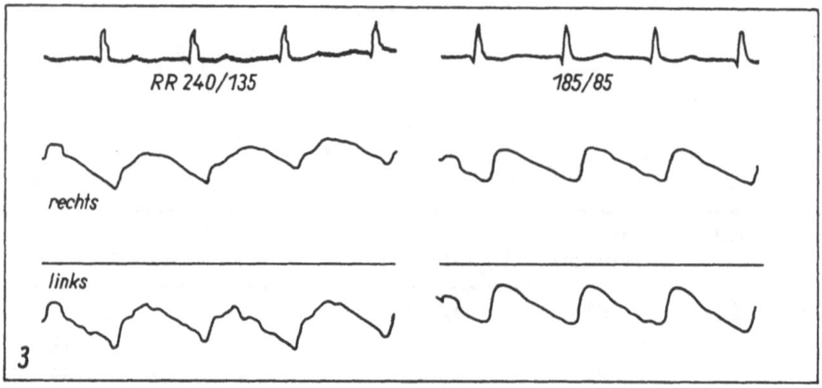

Abb. 3 Kurvenbeispiel für die Gruppe 1. Die Blutdruckwerte betrugen vor der Therapie 31, 92/17, 95 kPa und lagen nach Behandlung bei 14, 60/11, 30 kPa

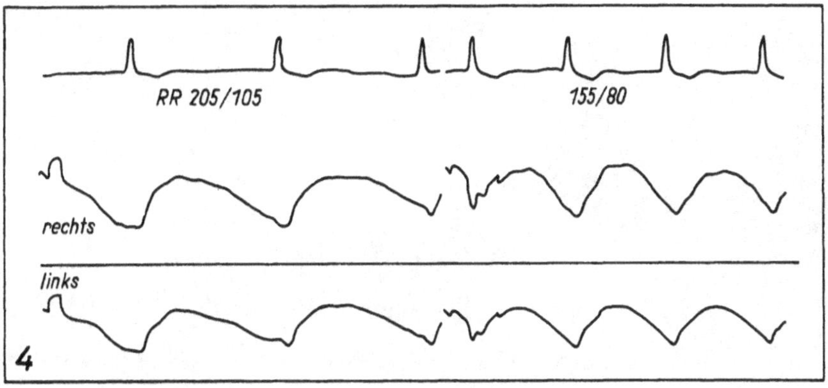

Abb. 4 Kurvenbeispiel für die Gruppe 2. Trotz Senkung des arteriellen Blutdruckes von 27, 26/13, 96 kPa auf 20, 61/10, 64 kPa bleiben die Kurven unverändert

XIII. Therapie der arteriellen Hypertonie

Urologische Klinik und Poliklinik des Städt. Krankenhauses im Friedrichshain, Lehrstuhl für Urologie der Humboldt-Universität zu Berlin (Direktor: Prof. Dr. sc. med. M. Mebel), Abteilung für kardio-vaskuläre Diagnostik des Städt. Krankenhauses im Friedrichshain (Leiter: OA Dr. sc. med. J. H. A. Müller), Zentralinstitut für Herz- und Kreislauf-Regulationsforschung der Akademie der Wissenschaften der DDR (Direktor: Prof. Dr. sc. med. H. Heine)

Nebennierentumoren und Hypertonie

M. Mebel, W. Hartroth, J. H. A. Müller, B. Topel, V. Homuth

Akademiemitglied Prof. Tschasow hat kürzlich eindrucksvoll dargestellt, welche außerordentlich große Bedeutung den Umweltfaktoren in der Entwicklung der Herzkreislauferkrankungen zukommt. Insbesondere auf die gewachsenen Anforderungen an die Adaptationsfähigkeiten des menschlichen Organismus innerhalb eines sehr kurzen Zeitraumes wurde die Aufmerksamkeit gelenkt. Mit den Auswirkungen dieser Tatsache werden wir tagtäglich konfrontiert und nicht nur bei den vielfältigen Krankheitsbildern des Herzkreislaufsystems. Jedoch ist das nur eine Seite des Problems.

Wenn ich vor diesem hochkompetenten Gremium das Wagnis unternehme, über Nebennierentumoren und Hypertonus zu referieren, so geschieht das in dem Bestreben aufzuzeigen wie durch arbeitsteilige interdisziplinäre Zusammenarbeit eine richtige Diagnose gestellt und Patienten durch eine chirurgische Intervention geholfen werden kann. Die frühzeitige indizierte Operation ist geeignet, die negativen Auswirkungen des Hypertonus auf den Organismus so gering wie möglich zu halten.

Wir haben in den letzten Jahren 21 Patienten an einem Nebennierentumor operiert, wobei die präoperative Diagnostik bis auf die vasographische Sicherung des Befundes sowie die Nachsorge im Zentralinstitut für Herz-Kreislauf-Forschung erfolgte.

Von den 21 operierten Patienten hatten 13 einen primären Hyperaldosteronismus. Bei weiteren 6 Patienten fanden wir ein Phäochromozytom und bei zwei Patienten ergab die Histologie trotz zwingenden Verdachts keinen pathologischen Befund.

Unsere Patienten mit primären Hyperaldosteronismus befanden sich im 31. bis 52. Lebensjahr. Der Hypertonus bestand bei ihnen zwischen einem und 14 Jahren.

Bei 6 Patienten fanden wir alle Anzeichen des Conn-Syndroms (Abb. 1):

- Chronische Hypertonie
- Hypokaliämie
- Niedrige Reninaktivität (nicht stimulierbar!)

- Vermehrte Aldosteronausscheidung

Histologisch handelte es sich viermal um ein solitäres Adenom und zweimal lag eine noduläre Hyperplasie der Zona glomerulosa vor.

Diese Patientengruppe zeigte die besten Operationserfolge - eine dauerhafte Normotonie. Die bei 2 Patienten gefundene noduläre Hyperplasie kann im Zusammenhang mit dem absoluten Operationserfolg als unilateraler Prozeß angesehen werden. Es sind das außerordentlich seltene Fälle des primären Hyperaldosteronismus.

Bei weiteren 7 Patienten fehlte die Hypokaliämie, alle waren normokaliämisch. Der histologische Befund ergab in 4 Fällen ein Nebennierenrindenadenom und in den restlichen 3 eine umschriebene noduläre Hyperplasie.

Auch nach der Operation stehen diese Patienten unter einer antihypertensiven Therapie, sie ist aber besser einstellbar.

Man kann annehmen, daß es sich bei den Patienten mit einer Hyperplasie um einen idiopathischen bilateralen Prozeß handelt. Die Nebennierenrindenadenome dürften zu den mit 10 - 30 % in der Literatur angegebenen Fällen gehören, bei denen die Operation nur eine begrenzte Erfolgschance bietet.

Die präoperative Diagnose mit ihrer bekannten klinischen Symptomatik, die chemischen und biochemischen Untersuchungsverfahren müssen durch die Darstellung des pathologischen Substrates gesichert werden. In unserer Arbeitsgruppe hat sich die selektive Nebennieren-Phlebographie bestens bewährt (Abb. 2). In allen 13 Fällen konnte ein präoperativ festgestellter pathologischer Befund histologisch bestätigt werden.

Auch ein erfahrener Operateur vermag an der freigelegten Nebenniere bei nicht augenfälligen Befund keine andere Entscheidung als die Entfernung der Nebenniere zu treffen. Eine zuverlässige präoperative Diagnostik bestimmt den Erfolg der Operation.

Untersuchungen, wie die ^{131}J-19-Jodcholesterol-Szintigraphie und Aldosteronbestimmung aus dem Nebennierenvenenblut, können zusätzliche diagnostische Hinweise geben, insbesondere in der Differenzierung zwischen Adenom und idiopathischer bilateraler Hyperplasie. Bei letzterer scheint eine optimale antihypertensive Therapie sinnvoller als eine Operation.

Liegt bei den Patienten ein typisches Conn-Syndrom vor, so ist anhand unserer Erfahrungen mit einer Normalisierung des Blutdruckes durch die Adrenalektomie zu rechnen.

Noch seltener als die aldosteronproduzierenden Tumoren der Nebenniere sind die Phäochromozytome die Ursache eines Dauerhcchdrucks oder paroxysmaler hypertensiver Krisen. Die Häufigkeit wird im Schrifttum mit 0,5 % aller Hypertonien angegeben. Besonders bei jugendlichen Hypertonikern sollte man nicht vergessen nach einem Phäochromozytom zu suchen. Bei klinischem Verdacht ist die Diagnose meistens durch Messung der Vanillin-Mandelsäure (VMS) und der Katecholamine unproblematisch. Liegt eine Normotonie vor mit gelegentlichen Hochdruckkrisen, so liefert der Provokationstest mit Glucagon sowie gezielte Blutentnahmen aus möglichst allen in die Vena cava einmündenden Nebennierenvenen zusätzliche Informationen.

Unsere 6 Patienten mit einem Phäochromozytom befanden sich um 17. bis 58. Lebensjahr. Lediglich zwei hatten einen Dauerhochdruck, bei den anderen 4 Patienten kam es meist nach körperlicher Belastung zu Blutdruckkrisen mit der typischen Symptomatik wie Tachykardie, Schmerzen im Bauchraum, Übelkeit, Erbrechen und Ohnmachtsneigung.

Die VMS war bei allen Patienten erhöht. Noradrenalin und Adrenalin im 24 h-Harn wurden dreimal gemessen und ergaben immer erhöhte Werte. Durch die Nebennierenangiographie konnte in allen Fällen der gut vaskularisierte Tumor lokalisiert werden.

Bei 2 Patienten kam es während der Adrenalektomie zu den gefürchteten Blutdruckkrisen, die aber mit Regitin gut beherrschbar waren. Nach dem Eingriff hatten alle Patienten normotone Blutdruckwerte. Eine ambulante Kontrolluntersuchung nach 1 1/2 bis 7 Jahren zeigt, daß alle Patienten beschwerdefrei waren, die VMS lag im Normbereich. Liegt der begründete Verdacht eines Phäochromozytoms vor, so ist die Adrenalektomie indiziert.

Die Anzahl der Hypertonien, die durch Nebennierentumoren induziert wird, ist klein. Jedoch ist hinreichend bekannt, daß nicht selten die Diagnose verkannt, weil der klinischen Symptomatik nicht die gebührende Aufmerksamkeit geschenkt wird und deshalb nicht alle diagnostischen Verfahren ausgeschöpft werden.

In der Endkonsequenz bedeutet das, eine adäquate Therapie bzw. sogar Heilung zu versagen, wo sie heute bereits möglich ist.

Conn-Syndrom

- Chronische Hypertonie
- Hypokaliämie
- Niedrige Reninaktivität (nicht stimulierbar)
- Vermehrte Aldosteronausscheidung

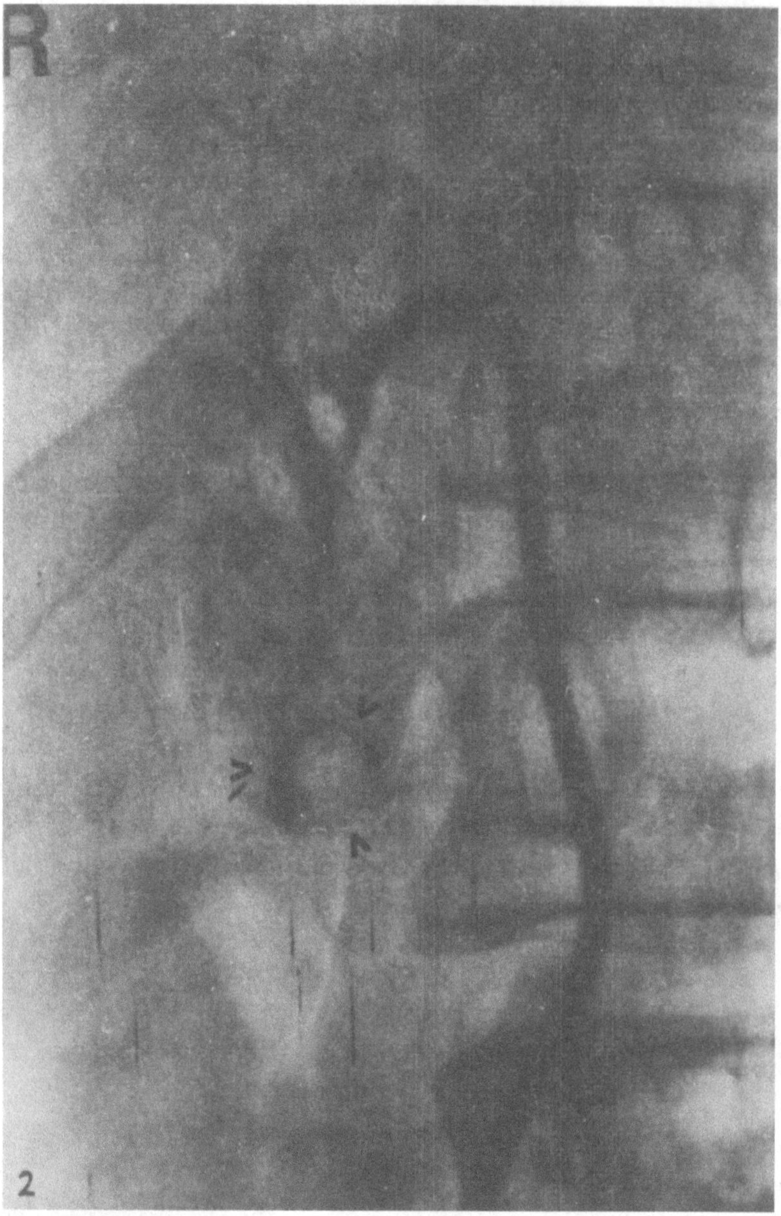

Abb. 2 Selektive Nebennierenphlebographie rechts.
Solitäres Nebennierenadenom (kirschkerngroß)

Bezirkskrankenhaus Dresden-Friedrichstadt II. Medizinische Klinik (Chefarzt: Dr. med. P. K. H. Schmidt)

Nierenarterienstenose und Langzeitprognose bei Hypertonie

P. K. H. Schmidt und G. Linß

In den letzten zwei Jahrzehnten ist man in der Hypertoniediagnostik und -therapie auf dem Wege, die Häufigkeit der essentiellen Hypertonie einzuschränken. Renale bzw. renovaskuläre Ursachen der Hypertonie werden dagegen immer mehr aufgedeckt. Dazu hat die Entwicklung der Diagnostik und der aktiven chirurgischen Therapie wesentlich beigetragen. Durch spezielle Untersuchungsverfahren, wie z. B. der röntgenologischen Gefäßdarstellung durch Kontrastmittel, der Bestimmung der Plasma-Renin-Aktivität, besonders mit Hilfe der Kathetertechnik im Blute der Nierenvenen, ist es möglich, nicht nur Veränderungen an den zu- und abführenden Gefäßen der Nieren darzustellen, sondern auch ihre Wirksamkeit besser einzuschätzen. Demgegenüber steht die Einführung immer wirksamerer antihypertensiver Medikamente, die unabhängig von der Ursache der Hypertonie anwendbar sind und zum großen Teil zum Erfolg führen. Der anfängliche Enthusiasmus in Bezug auf die Wirksamkeit operativer Maßnahmen hingegen schwand etwas, nachdem größere Reihen von Patienten vorlagen, die über längere Zeit nachbeobachtet worden sind.

Prinzipiell muß zwischen zwei Behandlungsarten bei der renovaskulären Hypertonie unterschieden werden:

die medikamentöse und die chirurgische Therapie.

Immer noch ist die Entscheidung zwischen diesen beiden Formen schwierig. Eine sichere Voraussage der Operationsergebnisse ist nicht möglich. Die Frage nach der renalen Verursachung der Hypertonie ist nach Dustan u. Mitarb. (1963), Arnold (1970), Dutz u. Mitarb. (1973) erst nach der Operation zu beantworten.

Arnold gibt folgende Kombinationen bei angiographisch nachgewiesener Nierenarterienstenose an:

1. Hypertonie als Folge einer Nierenarterienstenose;

2. Hypertonie ursprünglich infolge einer Nierenarterienstenose, wobei sich die Hypertonie inzwischen verselbständigt hat;
3. primäre Hypertonie plus den Hypertonus zusätzlich beeinflussende Nierenarterienstenose;
4. primäre Hypertonie plus unabhängig bestehende Nierenarterienstenose.

Nach einer Sammelstatistik von Eigler (1973) führte in 42,5 % die chirurgische Behandlung der Nierenarterienstenose zur Normotonie, in 30 % zur Besserung und in 21,5 % blieb der Blutdruck unverändert. Nach unseren eigenen Untersuchungen konnten bei einer Nachbeobachtungsperiode von 5,7 $\pm$ 2,9 Jahre in 31 % Normotonie, in 28,6 % Besserung und in 40,4 % trotz zusätzlicher medikamentöser Therapie keine Besserung festgestellt werden. Aufgrund eigener Erfahrungen empfehlen wir bei der Untersuchung der Hypertoniker und damit zur Erfassung renovaskulärer Verursachungen ein diagnostisches Drei-Stufenprogramm, das sich aus einem Grundprogramm, einem erweiterten Grundprogramm und einem speziellen invasiven diagnostischen Programm zusammensetzt[7, 8].

Das Ausscheidungsurogramm, das bereits in die zweite Diagnostikstufe, nämlich das erweiterte Grundprogramm gehört, hat eine hohe Aussagekraft. Nach unseren Untersuchungen ist eine Seitendifferenz von 2 cm und mehr zwischen der Stenoseniere und der kontralateralen Niere ein wichtiger Hinweis für eine Nierenarterienstenose, die eine Hypertonie verursachen könnte. Die Renovasographie ist die sicherste Methode, um einen Nierengefäßprozeß darzustellen. Sie erlaubt eine Beurteilung der hämodynamischen Wirksamkeit. Die Renovasographie liefert allerdings keine Angaben darüber, ob die gefundene Nierenarterienstenose die Hypertonie verursacht. Erst die Bestimmung des Reninquotienten aus der Plasma-Renin-Aktivität des Blutes der Nierenvenen mittels Kathetertechnik und die Bestimmung der Plasma-Renin-Aktivität aus dem peripheren Venenblut geben mit hoher Wahrscheinlichkeit den Hinweis auf die Wirksamkeit der Nierenarterienstenose in Bezug auf die Hypertonie.

Wir haben die renovaskulären Hypertonieformen nach therapeutischen Gesichtspunkten in drei Gruppen eingeteilt und zwar in medikamentös zu beeinflussende Formen, in medikamentös und/oder chirurgisch zu beeinflussende Formen und in chirurgisch zu behandelnde Formen (Abb. 1). Demzufolge wäre beim Vorliegen von Nierenarterienstenosen oder fibromuskulären Hyperplasien, wie sie durch die Renovasographie nachgewiesen werden können, die gesamte dritte Diagnostikstufe der invasiven diagnostischen Maßnahmen anzuwenden. Wird durch die Renovasographie eine renovaskuläre Hypertonieform aufgedeckt, die unbedingt chirurgisch behandelt werden muß, wie z. B. die Kompression der Nierenarterien durch einen raumfordernden Prozeß, erübrigen sich die weiteren speziellen diagnostischen Maßnahmen.

Unseren Erfahrungen entsprechend wenden wir bei der Entscheidung zwischen medikamentöser oder chirurgischer Therapie einen Kriterienkatalog (Abb. 2) an. Diese Kriterien, die in ihrer Wertigkeit verschieden sind, sprechen je nach Zahl und Kombination für die operative oder medikamentöse Therapie. Die beiden wichtigsten Kriterien, die für ein chirurgisches Vorgehen sprechen, sind der pathologische Reninquotient und die schlechte Ansprechbarkeit auf Medikamente bzw. die völlige Therapieresistenz vorwiegend bei Patienten in einem Alter unter 40 Jahren. Eine kurze Hochdruckanamnese läßt am ehesten an eine Hypertonie als Folge einer Nierenarterienstenose denken. Doppelseitig auftretende Nierenarterienstenosen sollten möglichst nicht operiert werden. Als wichtiges Kriterium wird dann noch die Ätiologie genannt. Da die fibromuskuläre Hyperplasie häufig auch intrarenal auftritt und besonders bei ihr eine stark verzögerte Progredienz zu beobachten ist, sollte man sich in diesem Falle eher für eine medikamentöse Therapie entscheiden. Vor dem chirurgischen Eingriff sollte nachgewiesen werden, daß keine Funktionseinschränkung und keine Arteriosklerose im Bereich der kontralateralen Niere vorliegt.

Abb. 1 Einteilung der renovaskulären Hypertonieformen nach therapeutischen Gesichtspunkten

Medikamentös zu beeinflussende Formen	Medikamentös und/ oder chirurgisch beeinflußbare Formen	Chirurgisch zu behandelnde Formen
Peristeriitis nodosa und andere Arteriitiden	Nierenarterienstenose	Aortenaneurysma im Bereich der Nierenarterien
Niereninfarkt	fibromuskuläre Hyperplasie	Nierenarterienaneurysma
arterielle Mehrfachversorgung einer oder beider Nieren	Av. Fistel im Nierenbereich Angiome im Nierenbereich Nierenembolie und -thrombose (venös und arteriell)	Kompression der Nierenarterien durch raumfordernden Prozeß

Über die Lanzeitprognose bei Hypertonie infolge Nierenarterienstenose nach gefäßchirurgischem Eingriff gibt es eine Vielzahl von Literaturangaben, wie sie anfangs am Beispiel von Eigler, dem eine Sammelstatistik zugrunde liegt, erwähnt worden ist,

Es gibt allerdings kaum Untersuchungen über die Langzeitprognose von Hypertonikern mit Nierenarterienstenosen. Die Kenntnis der Veränderung der Nierenarterienstenose, den Kollateralkreislauf und die Veränderung der Nierengröße während eines längeren Zeitraumes aber sollte bei der Indikation der Operation berücksichtigt werden. Meaney u. Mitarb. (1968) führten bei 39 Patienten eine solche Langzeitbeobachtung durch.

Abb. 2 Kriterien zur Festlegung der Therapieform bei Nierenarterienstenose

Kriterien	für chirurgische Therapie	für medikamentöse Therapie
1. Untersuchung eines möglichen Zusammenhanges zwischen Hypertonus und Nierenarterienstenose - 3. Diagnostikstufe	Reninquotient 1,8 und Erhöhung der Reninaktivität im peripheren venösen Blut	Reninquotient 1,8
2. Medikamentöser Therapieversuch	schlechte oder keine Ansprechbarkeit auf Medikamente	gute Ansprechbarkeit auf Medikamente
3. Dauer der Hypertonie	kurze Hypertonieanamnese	lange Hypertonieanamnese
4. Lokalisation der Stenose	extrarenal, einseitig	intrarenal, doppelseitig
5. Ätiologie	fibromuskuläre Hyperplasie - altersunabhängig, Arteriosklerose bei unter 40-jährigen	fibromuskuläre Hyperplasie - altersabhängig, Arteriosklerose bei über 40-jährigen
6. Zustand der kontralateralen Niere	keine Funktionseinschränkung, keine Arteriolosklerose	Funktionseinschränkung um 50 %, Arteriolosklerose

Aufgrund zahlreicher eigener Einzelbeobachtungen entstand der Eindruck, daß die Progredienz der Nierenarterienstenose außerordentlich langsam ist. Es wurden deshalb bei 34 Hypertonikern mit 41 angiographisch gesicherten Nierenarterienstenosen renovasographische Kontrolluntersuchungen durchgeführt. Der älteste Patient war zur Zeit der Erstuntersuchung 63, der jüngste 16 Jahre alt. Unter den Patienten befanden sich 23 Männer und 11 Frauen. 3 Nierenarterienstenosen wurden angiographisch als fibromuskuläre Hyperplasie gedeutet. Das längste Zeitintervall zwischen zwei Angiographien betrug 96, das kürzeste 13 und das arithmetische Mittel 39 Monate. Insgesamt wurde bei 5 Stenosen eine Zunahme, bei 4 ein Verschluß und bei 5 Patienten infolge der Stenose eine Organverkleinerung beobachtet. Die 3 durch fibromuskuläre Hyperplasie verursachten Nierenarterienstenosen zeigten im Beobachtungsintervall keine Veränderungen. Einer fibromuskulären Hyperplasie liegt die Zeitdistanz von 80 Monaten zugrunde. Eine Altersabhängigkeit zum Verlauf ließ sich nicht feststellen. In den meisten Fällen war ein ausgebildeter Kollateralkreislauf nachweisbar. Insgesamt konnte aufgrund dieser Untersuchungen festgestellt werden in Übereinstimmung mit Meaney, daß die Nierenarterienstenose nur eine mäßige Tendenz zur Verschlechterung zeigt. In der Mehrzahl der Fälle kommt es zu keiner Verkleinerung der Niere, auch bei Zunahme der Stenose oder Verschluß der Nierenarterie. Das läßt auf einen gut funktionierenden Kollateralkreislauf schließen[6].

Das Fehlen einer sicheren Indikation zur Gefäßrekonstruktion, die geringe Progredienz der Nierenarterienstenose über Jahre, die nur geringgradige Organverkleinerung, auch bei völligem Verschluß einer Nierenarterienstenose, das hohe Operationsrisiko und der nicht selten ausbleibende Dauererfolg nach der Operation sollte unter dem Aspekt der relativ guten medikamentösen Beeinflußbarkeit, auch des renovaskulären Hochdruckes, zu größerer Zurückhaltung gegenüber der Gefäßrekonstruktion führen.

Literatur

1 Arnold, O. H., Therapie der arteriellen Hypertonie. Erfolge - Möglichkeiten - Methoden. Berlin-Heidelberg-New York, Springer Verlag 1970, S. 202

2 Dustan, H. P., Page, I. H., Poutasse, E. F. und Wilson, L., Circulation 27 (1963) 1018

3 Dutz, H. und Schmidt, P. K. H., Zbl. Chir. 98 (1973) 657

4 Eigler, F. W., Möglichkeiten der operativen Hochdruckbehandlung. Nauheimer Fortbildungslehrgänge, Bd. 37, 62; Dr. Dietrich Steinkopff Verlag, Darmstadt 1973

5 Meaney, Th. F., Harriet, P., Dustan, M. D. und McCormack, L. J., Radiology 91 (1968) 881

6 Schmidt, P. K. H., Dieterich, W.-R., Gotsche, A., Linß, G., Schmidt, J. und Zimmermann, H. B., Dtsch. Ges.wesen 28 (1973) 1650

7 Schmidt, P. K. H., Linß, G. und Günther, K. H., Z. ärztl. Fortbild. 69 (1975) 592

8 Schmidt, P. K. H., Linß, G. und Günther, K. H., Z. ärztl. Fortbild. 69 (1975) 642

Chirurgische Klinik, Bereich Medizin (Charité) der Humboldt-Universität Berlin, DDR
(Direktor: Prof. Dr. H. Wolff)

Operative Behandlung der Nierenarterienstenose und Prognose

K. Bürger

Während zahlreiche Patienten mit einem renovakulären Hochdruck erfolgreich konservativ behandelt werden können, ist bei einem wesentlich geringeren Prozentsatz der Hypertoniker eine chirurgische Therapie erfolgversprechend. Aus den Erfahrungen, die wir gemeinsam mit unseren Kollegen der Inneren Medizin gewonnen haben, möchte ich zunächst folgendes bemerken:

Wir sehen die Indikation zum gefäßrekonstruktiven Eingriff bei Patienten mit einem mittleren bis schweren, medikamentös nicht zu beeinflussenden oder zunehmenden vasorenalen Hochdruck. Eine weitere Indikation zur operativen Behandlung stellt die fortschreitende Niereninsuffizienz dar. - Im jugendlichen Alter sollte bei einer funktionell wirksamen Gefäßstenose immer eine operative Behandlung durchgeführt werden. - Bei Patienten über 40 Jahre müssen im Hinblick auf die zu erwartende Drucksenkung im arteriellen System Zeichen einer koronaren oder zerebralen Mangeldurchblutung als Kontraindikationen besondere Berücksichtigung finden. Eine prophylaktische Operation, d. h. Beseitigung der Gefäßveränderungen bei fehlendem Hochdruck ist abzulehnen, da sich nur bei etwa 15 % aller Patienten mit nachgewiesener Nierenarterienstenose in den folgenden 5 Jahren ein Hochdruck entwickelt. Sind jedoch andere abdominale Gefäßkonstruktionen vorgesehen, z. B. die Operation eines Bauchaortenaneurysmas oder eines hohen Aortenverschlusses, so sollte die Rekonstruktion einer stenosierten Nierenstenose mit einbezogen werden. -

Die chirurgischen Behandlungsmöglichkeiten verteilen sich beim vasorenalen Hochdruck auf Operationen an der Niere selbst und revaskularisierende Eingriffe. Die revaskularisierenden Maßnahmen werden zunächst von der lokalen Operabilität bestimmt, d. h. der stenosierende Gefäßprozeß muß sich in einem rekonstruierbaren Arteriensegment befinden. Weiterhin sollten an der poststenotischen Niere eindeutige ischämische Funktionsstörungen nachweisbar sein. Krankhafte Veränderungen des Organs sprechen gegen eine Gefäßrekonstruktion. Erfolgt die Rekonstruktion unter der Zielstellung Normalisierung der Blutdruckwerte, so hat die Altersgrenze von etwa 40 bis 45 Jahren eine besondere Bedeutung. Jenseits dieser Begrenzung führen revaskularisierende Maßnahmen an der Niere nur bei etw einem Drittel der Kranken zu einer Blutdrucksenkung. - Eine chirurgische Intervention allein zur Organerhaltung ist umstritten und auch nur eim Einzelfall indiziert.

Drei typische gefäßchirurgische Operationsmethoden kommen heute bei der Rekonstruktion der stenosierten Nierenarterie zur Anwendung: die Ausschälplastik, der Bypass und die Resektionsplastik. In den meisten Fällen benötigt man zur Rekonstruktion der Nierenarterien venöse Transplantate, die als Venenbypass, Venenpatch oder Veneninterponat verwendet werden. Bei der Wiederherstellung der Nierenarterie sollten Kunststoffe nach Möglichkeit nicht mehr verwendet werden, da ihre Nachteile, die größere Thrombosierungshäufigkeit, der sekundäre Lumenverlust und die Restenose bei diesen kleinkalibrigen Gefäßen besonders auffällig werden.

Die Operationsletalität liegt bei rekonstruktiven Eingriffen an der Nierenarterie durchschnittlich zwischen 5 und 17 %. Obwohl bei jüngeren Patienten die Letalität insgesamt deutlich niedriger ist, kann sie bei Kranken über 40 Jahre bis zu 20 % betragen. Im eigenen Krankengut von 48 Patienten überlebten alle Operierten. - Mit einer postoperativen Normalisierung des Blutdrucks ist nach Literaturangaben etwa in 30 bis 70 % der Fälle zu rechnen. Allerdings sinkt die Erfolgsquote nach einer statistischen Untersuchung von MORRIS und de BAKEY mit zunehmender Beobachtungsdauer deutlich. Es zeigte sich, daß nach einem Jahr 41 % der operierten Patienten normoton waren, nach 2 Jahren 30 % und nach 5 Jahren nur noch 18 %.

Von unseren 48 operierten Kranken wurden bei einer Nachbeobachtungszeit von 6 1/2 Jahren 17 Patienten normoton, 14 Kranke zeigten nach der Operation eine eindeutige Besserung. Bei 18 Patienten blieb die Gefäßrekonstruktion ohne Einfluß auf den Hypertonus.

Auch aus der Literatur wissen wir, daß bei etwa einem Drittel der Patienten die Operation ohne Auswirkungen auf den Hypertonus bleibt. Dazwischen liegen Besserungen, bei denen durch zusätzliche medikamentöse antihypertensive Nachbehandlung entweder Normotonie oder eine deutliche Senkung des Blutdrucks erreicht werden kann. In den jüngeren Altersgruppen, bei denen es sich in der Mehrzahl um Stenosen durch fibröse oder fibromuskuläre Dysplasien handelt, sind die Ergebnisse insgesamt deutlich besser. Mehr als zwei Drittel der operierten Patienten werden normoton. - Die Ergebnisse rekonstruktiver Maßnahmen an arteriosklerotisch veränderten Nierenarterien sind wesentlich schlechter. In der Altersgruppe über 45 Jahre wird höchstens ein Drittel der operierten Kranken normoton. Gerade deshalb ist es erforderlich, bei diesen Patienten die Indikation zur Gefäßrekonstruktion sehr eng zu begrenzen. Die Operation allein zur Organerhaltung ist wie gesagt nur im Ausnahmefall indiziert und auch nur dann berechtigt, wenn der völlige Funktionsverlust einer oder beider Nieren absehbar ist. Aus gefäßchirurgischer Sicht bleibt die Schlußfolgerung: Entscheidend für das Ergebnis der operativen Behandlung ist immer die Indikationsstellung zum revaskularisierenden Eingriff. Sie sollte nur in enger Kooperation mit dem Internisten erfolgen. Indikationsstellung und chirurgisches Vorgehen werden dabei maßgebend von der Ätiologie der Stenose, dem Alter des Patienten und den sekundären Hochdruckschäden bestimmt. Veränderungen der Nierenfunktion oder des Renin-Angiotensin-Systems sind zunächst von sekundärer Bedeutung.

Институт Кардиологии им.А.Л.Мясникова
Всесоюзного научного кардиологического центра АМН СССР,
Москва

Е.В.Эрина

Изменения центральной и регионарной гемодинамики у больных гипертонической болезнью под влиянием обзидана, гидралазина и их комбинации

В последние годы для лечения артериальной гипертонии все шире используются блокаторы бета-адренорецепторов. Применение их особенно эффективно у больных с ранними стадиями гипертонической болезни и наличием гиперкинетического типа кровообращения, но нередко недостаточно у больных с высокой и стойкой гипертонией (Балясная I , Глезер 2 , Эрина и др. 5, 6, 7 , Hansson I3 , Simpson I7). При этих формах гипертонии ведущим гемодинамическим механизмом поддержания высокого артериального давления является значительно повышенное периферическое сопротивление сосудов. Для их лечения в первую очередь нужны средства, понижающие тонус сосудов (Эрина 4 , Hansson 12 , Freis 10 , Zacest 18).

К вазодилятаторам относятся гидралазин, працозин, миноксидил и другие. Гидралазин обладает умеренно выраженным гипотензивным действием, так как в ответ на снижение миогенного тонуса сосудов развивается рефлекторная активация симпато-адреналовой системы с увеличением сердечного выброса крови (Ablad 8 , Freis 10 , Zacest I8 , Эрина и др. 7), а также повышением активности ренина в плазме (Zacest и др. I8 , Pettinger и др. I5). В связи с этим большой интерес представляет комбинированная терапия вазодилятаторами с -блокаторами.

Данные о влиянии гидралазина на показатели гемодинамики получены главным образом при внутривенном введении больших доз препарата (Ablad 8 , Freis 10).
Неясно в какие сроки перерального лечения развиваются те или иные изменения. В литературе отсутствуют данные о влиянии гидралазина на мозговое и периферическое кровообращение, а в отношении - блокаторов такие работы единичны 6 .

Задачей настоящей работы явилось изучение изменений в центральной и регионарной гемодинамике, развивающихся в разные сроки лечения больных с гипертонической болезнью средними терапевтическими дозами гидралазина, обзидана и их комбинацией.

Материал и методы

Исследования проводились у 80 больных гипертонической болезнью II стадии (59 мужчин и 2I женщин) в возрасте от I8 до 59 лет.

Для динамических определений показателей центральной гемодинамики использовали тетраполярную грудную реографию по методу Кубичека, несколько модифицированную в Институте Кардиологии им. А.Л.Мясникова ВКНЦ АМН СССР Ю.Т.Пушкарем и др. 3 . Методика исследования и принцип расчета ударного объема крови были подробно описаны ранее 3, 6 .

Для оценки регионарной гемодинамики использовали реоэнцефалографию (при лобно-сосцевидном наложении электродов с обеих сторон головы) и реографию голеней. Для количественной характеристики реограмм рассчитывали следующие показатели: реографический систологический индекс (РСИ), характеризующий пульсовое кровенаполнение исследуемой области, угол наклона анакроты, отражающий скорость кровенаполнения и степень растяжимости артерий ( ); отношение времени максимального кровенаполнения к продолжительности всего сердечного цикла (AC/R-R) и коэффициент асимметрии реограмм (di S).

Исследования проводились на 5 - 7 день контрольного периода, а затем на 5 - 7, I0 - I5; 20 - 25 и 30 - 45 дни лечения.

У 32 больных с выраженными признаками гиперсимпатикотонии с частям и лабильным пульсом (особенно при переходе в ортостатику), жалобами на сердцебиение и боли в области сердца, лечение начинали с обзидана. Исходное артериальное давление в среднем I90,9/ II2,7 мм. Обзидан назначали сначала по I0 мг 3 раза в день, а затем увеличивали дозу до 80 - I60 мг в день. В случаях недостаточного эффекта через I5 - 20 дней добавляли гидралазин (апрессин от 30 до 75 - I00 мг в день).

Лечение начинали с апрессина у других 32 больных с более высокой и стойкой диастолической гипертонией (от II0 - до I50 мм рт.ст) без клинических признаков симпатикотонии и с тенденцией к брадикардии. Исходное артериальное давление составляло в среднем I92/II9 мм рт.ст. Через I5 - 20 дней, если гипотензивный эффект был недостаточным, добавляли обзидан. Еще у I6 больных назначали обзидан и апрессин одновременно, у 6 из них присоединяли диуретик гипотиазид.

Результаты и их обсуждение

В I группе больных, у которых начинали лечение с обзидана, в большинстве случаев (у 24 из 32) был выявлен гиперкинетический тип кровообращения. Ударный индекс составлял в среднем 60,83 ±I,9 мл/м^2 (вместо 49,I ± 0,8 мл/м^2 у здоровых; р 0,00I), а сердечный индекс 4,8 ± 0,6 л/мин/м^2 (вместо 3,56 ± 0,6 л/мин/м^2; р 0,0I).

При лечении обзиданом наблюдалось заметное урежение частоты сердечных сокращений (ЧСС) и уменьшение сердечного выброса крови (рис. I). Рефлекторное повышение общего периферического сопротивления (ОПС) было по степени всегда меньше, чем сокращение минутного объема крови, и в результате постепенно понижалось артериальное давление. В связи с хорошим гипотензивным эффектом и субъективным улучшением I2 больных продолжали лечение одним обзиданом, а остальным добавлен апрессин. У этих больных заметно снизилось ОПС, и лишь незначительно повысился сердечный индекс и ЧСС. Ударный индекс возрастал в меньшей степени. К концу наблюдения артериальное давление (АД) снизилось у этих больных от I94,4/II4,4 до I43,I/85 мм рт.ст (т.е. на 26,4/25,7 %; р 0,00I) главным образом за счет уменьшения тонуса сосудов и ОПС (на I6,3 %; р 0,00I) при умеренном уменьшении сердечного индекса (на II,3 %; р 0,05).

Во II группе больных, у которых начинали лечение с апрессина, у 2/3 больных был выявлен гипокинетический (вернее резистивный) тип кровообращения со значительным повышением ОПС - в среднем до I8I2,25 ± 58,4 дин.сек.см$^{-5}$ (норма - II20,2 ± 29,36 дин.сек.см$^{-5}$). Артериальное давление понижалось довольно быстро (с 5 - I0 дня лечения) за счет достоверного уменьшения ОПС, но при этом отмечалось рефлекторное увеличение сердечного выброса и ЧСС (рис. 2). После I5 - 20 дней лечения АД нормализовалось у 5 больных, у других 5 больных были добавлены диуретики, а у 22 больных проводилась комбинированная терапия апрессином с обзиданом. При этом быстро уменьшалась частота сердечных сокращений (на I5,4 %), ударный и сердечный индекс (соответственно на 2I,I и 33,4 %; р 0,00I) и отмечалось преходящее повышение ОПС (на 23,I %). В последующие 2 - 3 недели комбинированной терапии наблюдалось увеличение сердечного выброса до исходных величин, понижение ОПС к концу 5 - 6 недели на 24,8 %; р 0,00I и дальнейшее снижение АД (до I45/90 мм рт.ст., т.е. на 24,6/24,3 %; р 0,00I).

Анализ результатов показал, что обзидан и апрессин обладают прямо противоположным действием на основные параметры гемодинамики. Сочетанное применение этих лекарств оказывает более выраженное гипотензивное действие, чем каждый препарат в отдельности и нивелирует нежелательные эффекты в отношении структуры гемодинамики. Так, при добавлении обзидана к апрессину быстро уменьшалась рефлекторная стимуляция сердечной деятельности, которая ограничивает гипотензивный эффект вазодилататора. В свою очередь назначение апрессина на фоне предварительного применения обзидана уменьшало рефлекторное повышение ОПС и предохраняло от чрезмерного падения сердечного выброса, уменьшало брадикардию. Таким образом, комбинация средств давала возможность проявиться основному ценному свойству апрессину - ослаблению тонуса артериол и дальнейшему понижению артериального давления. Аналогичные изменения гемодинамики были получены и при внутривенном введении гидралазина и пропранолола (Chidsey et al. 9 , Sannerstedt et al. 16, Zacest 18) При одновременном назначении апрессина с обзиданом (а также добавлении диуретика) группе больных с очень высоким уровнем кровяного давления наблюдалось наиболее быстрое снижение АД (рис.3). При этом характер гемодинамических сдвигов определялся преобладающим влиянием вазодилататора на ранних сроках лечения (I - 2 недели), а -блокатора - на поздних сроках. Вероятно, это зависело от соотношения доз обзидана и апрессина и преимущественного увеличения доз обзидана. Суточные дозы апрессина варьировали от 60 до I00 мг, а обзидана - от 80 до I60 мг.

Полученные нами данные о хорошем гипотензивном эффекте сочетания обзидана с апрессином (и диуретиком) согласуются с результатами сообщений других авторов (Hansson 12 , Goble 11 , Pettinger et al. 15 , Zacest et al. 18).

При изучении изменений регионарной гемодинамики выявлены неоднородные сдвиги. При лечении обзиданом у половины больных выявлены признаки уменьшение тонуса артерий мозга (рис. 4). Об этом свидетельствовало небольшое увеличение реографического систолического индекса, достоверное уменьшение времени максимального кровенаполнения (на 7 %) и увеличение соотношения систолической и диастолической волн (на 10,2 %). Что касается изменения тонуса артерий голеней, то у трети больных наблюдалась тенденция к его повышению: уменьшалось пульсовое кровенаполнение и нарастал его продолжительность. Эти изменения отмечены у больных с наибольшим падением ударного объема крови. Эти данные согласуются с нашими более ранними исследованиями, проведенных у больных с более легкими формами гипертонии (Е.В.Эрина и др., 6 , а также материалами других клиницистов, обнаруживших уменьшение кровотока в предплечье, возникновение болей и судорог в икроножных мышцах, зябкость рук при длительном лечении индералом, усуглубление симптомов перемежающейся хромоты (Magnani и др. 14 , Simpson 17 , Zacharias 19 , Эрина и др. 5).

Большой интерес представляло то, что одновременно выявлялось достоверное уменьшение межполушарной асимметрии реоэнцефалограмм, особенно в первую неделю лечения (на 33 %; p 0,01) и реограмм голеней (на 16,4 %; p 0,05).

При лечении апрессином выявлялась отчетливая положительная динамика основных показателей, характеризующих мозговое и периферическое кровообращение в нижних конечностях (рис. 5), возрастал реографический индекс, угол наклона анакроты ( ). Увеличение AC/R-R , т.е. времени максимального кровенаполнения отражает, по нашему мнению, увеличение систолического прироста объема крови. Но при этом значительно нарастал коэффициент асимметрии реограмм мозга и голеней.

Мы считаем, что изменения степени асимметрии реограмм зависят не только от непосредственного влияния апрессина и обзидана на тонус сосудов изучаемых областей, но и от сдвигов в общей гемодинамике, развивающихся в процессе лечения. Уменьшение ударного объема крови в процессе лечения обзиданом сопровождалось адаптивными изменениями тонуса сосудов, реализующихся через -адренорецепторы. При лечении апрессином увеличение степени асимметрии реограмм обусловлена одновременной вазодилатацией и увеличением ударного объема крови, при которых больше проявляются как дистонические, так и органические изменения артерий, неспособных к равномерному расширению.

Мы полагаем, что именно это увеличение пульсового кровенаполнения мозга является причиной такой нежелательной реакции как возникновение пульсирующих головных болей, которые мы наблюдали у 6 больных, при быстром увеличении доз апрессина от 40 до 100 мг. Добавление обзидана быстро устраняло эти явления.

При комбинированной терапии обзиданом с апрессином (рис. 6) чаще наблюдались сдвиги, указывающие на улучшение мозгового и периферического кровообращения. Коэффициент асимметрии РЭГ после незначительного повышения, обусловленного влиянием апрессина, достоверно уменьшался, что отражало преобладание действия обзидана.

Таким образом, наши исследования показали, что обзидан и апрессин обладают полезным синерго-антагонизмом в отношении влияния на основные параметры гемодинамики. Комбинированная терапия весьма целесообразна и с теоретической и практической точки зрения: апрессин угнетает миогенный тонус артерий, способствует вазодилатации, а обзидан контролирует рефлекторное усиление сердечной деятельности (т.е. проявления активации симпато-адреналовой системы) и способствует уменьшению секреции ренина.

Совместное применение этих препаратов позволяет с большим эффектом снизить кровяное давление и быстрее обеспечить субъективное улучшение состояния больных. При этом можно применять небольшие дозы обзидана и апрессина и проводить лечение длительно без побочных эффектов. Мы не встретились у наших больных с развитием симптомов ухудшения кровоснабжения нижних конечностей (даже при лечении в течение 6 - 12 месяцев), так как апрессин противодействует вазоконстрикторным влиянием обзидана и способствует улучшению перфузии тканей, как это видно из представленных выше данных. Поэтому эта комбинация препаратов может считаться наиболее рациональной для лечения больных со стойкой гипертонией.

Кроме этого, мы убедились в ценности использования комплекса неинвазивных методов исследования структуры гемодинамики как для выбора наиболее показанных гипотензивных средств и последовательности их назначения, так и для контроля за величиной и соотношением доз применяемых препаратов.

Литература

I. Балясная, Н.Ф.
Изучение лечебного эффекта индерала у больных начальными формами гипертонической болезни.
Автореферат дисс.канд., Москва, I974.

2. Глезер, Г.А., Москаленко Н.П., Метрелишвили Р.И., Зильберт Н.Л.
Гипотензивный эффект пропранолола и влияние его на кровообращение.
Терап. архив., 46 (I974), 9, 48 - 53.

3. Пушкарь, Ю.Т., Большов В.М., Елизарова Н.А., Кухарчук В.В., Цветков А.А., Хеймец Г.И., Шпилькин В.М.
Определение сердечного выброса методом тетраполярной грудной реографии и его метрологические условия.
Кардиология, 7, (I977), 85 - 9I.

4. Эрина, Е.В.
Лечение гипертонической болезни.
Медицина, Москва, I973.

5. Эрина, Е.В., Смелова М.А., Балясная Н.Ф., Пушкарь Ю.Т., Елизарова Н.А., Сидельникова Т.Я., Хеймец Г.И.
Лечение гипертонической болезни бета-блокаторами в амбулаторных условиях.
Терап.архив, 49 (I977), 9, I5 - 22.

6. Эрина, Е.В., Басишвили Н.З.
Применение бета-адренергических блокаторов в лечении артериальной гипертонии.
Кардиология, 3 (I978), 28 - 35.

7. Эрина, Е.В., Озокво Г.И.
Влияние апрессина и его комбинации с обзиданом на показатели центральной гемодинамики при лечении больных гипертонической болезнью.
Кардиология, 9 (I978), I05 - III.

8. Ablad, A.
A study of the mechanism of hemodynamic effects of hydralazine in man.
Acta Pharmacol., Toxicol. (Kbh.),20, Suppl. 1 (1963), 1 - 53.

9. Chidsey, Ch.A., Th.B.Gottlieb
The pharmacological basis of antihypertensive therapy: the role of vasodilator drugs.
Progress in Cardiov. Dis., 17 (1974), 2, 99 - 113.

10. Freis, E.D.
Hydralazine in Hypertension.
Am.Heart J., 67 (1964), 1, 133 - 147.

11. Goble, A.J.
Diuretics, beta-blockers and vasodilators - dosage in mild and moderate hypertension.
Med. J.Austr., Spec. Suppl. Jan 4 (1975), 14 - 17.

12. Hansson, L.
Treatment of hypertension with propranolol and hydralazine.
Acta med. Scand., 190 (1971), 531 - 539.

13. Hansson, L.
Beta-adrenergic blockade in essential hypertension.
Effects of propranolol on haemodynamic parameters and renin activity.
Acta med., Scand., Suppl. 55 (1973), 1 - 40.

14. Magnani, B., E.Ambrosioni, A.Brandi, A.Maresta, F.Picchio, F.Russa, M.Sanguinetti
Indagini sul meccanismo dell' azione anti-ipertensiva del propranololo.
Minerva cardio-angiol., 21 (1973), 4, 284 - 297

15. Pettinger, W.A., H.C.Mitchell
Additive effect of beta-adrenergic blockers in combination with vasodilators in lowering blood pressure.
Austr., N.Z.J.Med., 6, Suppl. 6 (1976), 76 - 83.

16. Sannerstedt, R., J.Stenberg, A.Vedin, C.Wilhelmsson, L.Werko
Chronic beta-adrenergic blockade in arterial hypertension. Haemodynamic influence of dihydralazine and dynamic exercise and clinical effects of combined treatment.
Amer. J. Cardiol., 29 (1972), 718 - 723.

17. Simpson, F.O.
Beta-adrenergic blocking drugs in hypertension.
Drugs, 7 (1974), 1- 2, 85 - 105.

18. Zacest, R., E.Gilmore, J.Koch-Weser
Treatment of essential hypertension with combined vasodilatation and beta-adrenergic blockade.
New Engl. J., Med., 286 (1972), 617 - 622.

19. Zacharias, F.J.
Patients acceptability of propranolol and occurance of side effects.
Postgrad. Med., J., 52, Suppl. 4 (1976), 87 - 89.

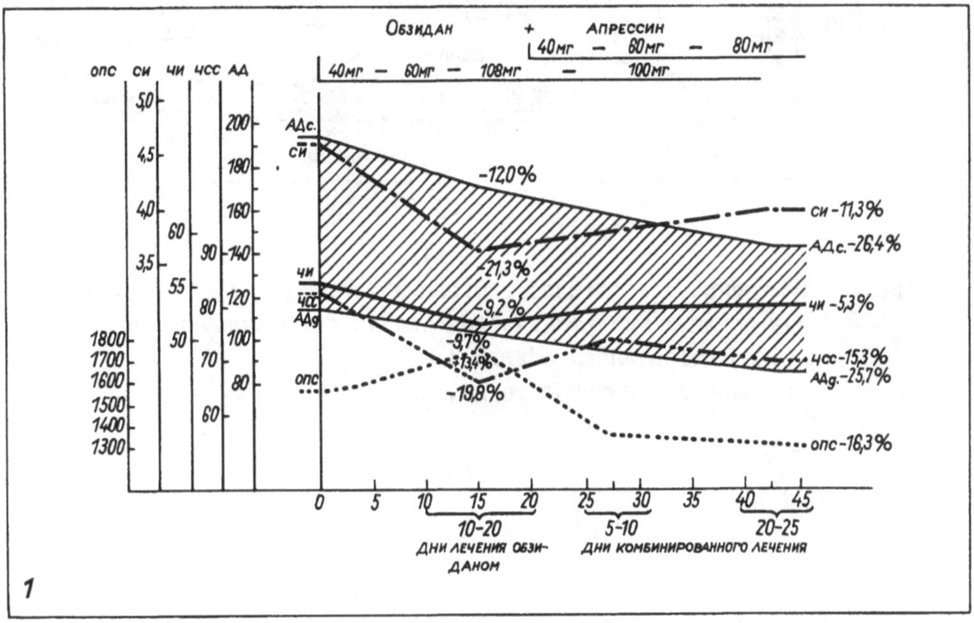

Рис.I. Изменение показателей центральной гемодинамики при лечении больных гипертонической болезнью обзиданом с последующим добавлением апрессина.
Условные обозначения: АДс – артериальное давление систолическое; АДд – артериальное давление диастолическое; СИ – сердечный индекс; УИ – ударный индекс; ЧСС – частота сердечных сокращений; ОПС – общее периферическое сопротивление.

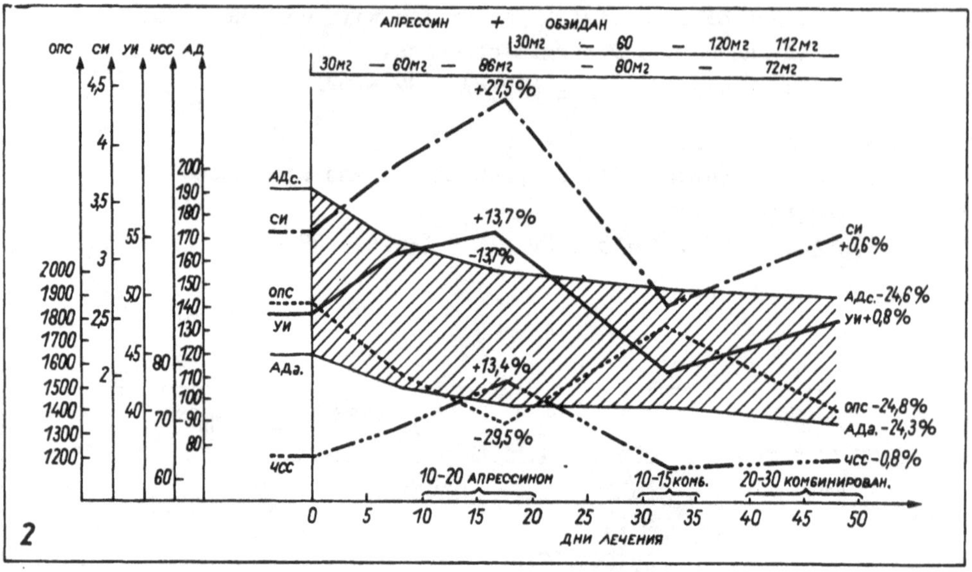

Рис.2. Изменение показателей центральной гемодинамики при лечении больных гипертонической болезнью апрессином с последующим добавлением обзидана.
Условные обозначения те же, что и на рис. I.

Рис.4. Изменение показателей реограмм мозга и голеней у больных гипертонической болезнью в процессе лечения обзиданом. Условные обозначения: РСИ – реографический систолический индекс; – угол наклона анакроты; AC/R-R – отношение времени максимального кровенаполнения к продолжительности всего сердечного цикла; р – достоверность различия по сравнению с показателями до лечения.

Рис.5. Изменение показателей реограмм мозга и голеней у больных гипертонической болезнью в процессе лечения апрессином. Условные обозначения те же, что и на рис. 3.

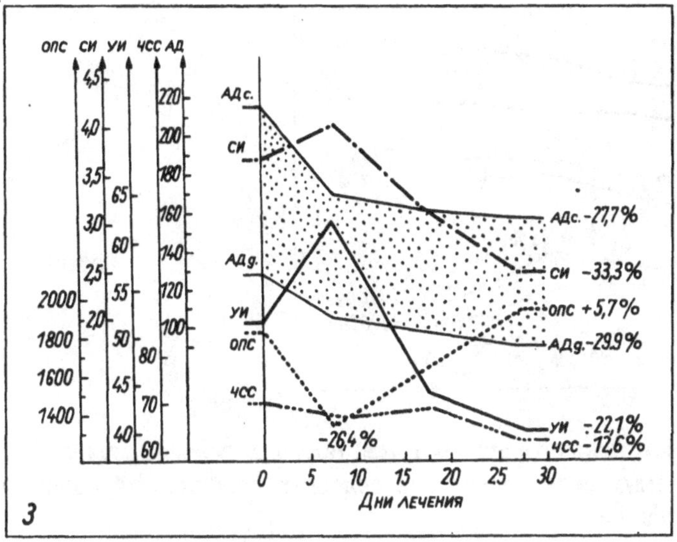

Рис.3. Изменение показателей центральной гемодинамики при лечении комбинацией апрессина с обзиданом.
Условные обозначения те же, что и на рис.I.

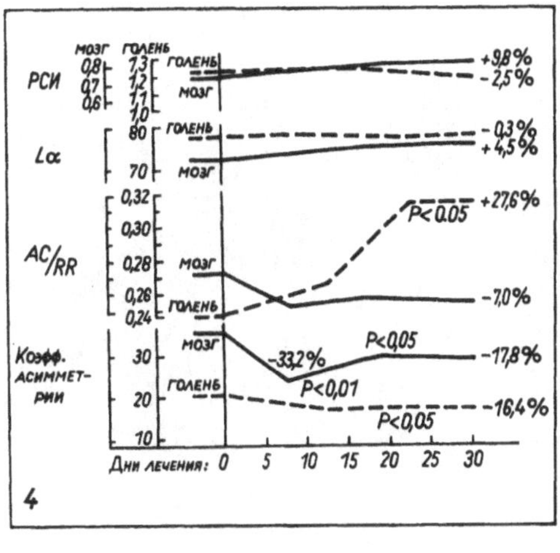

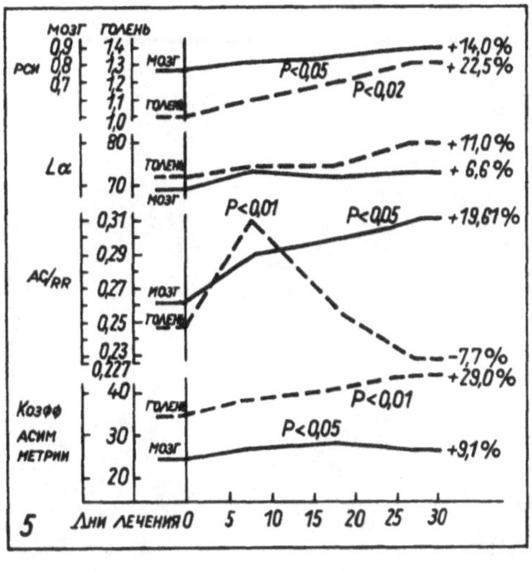

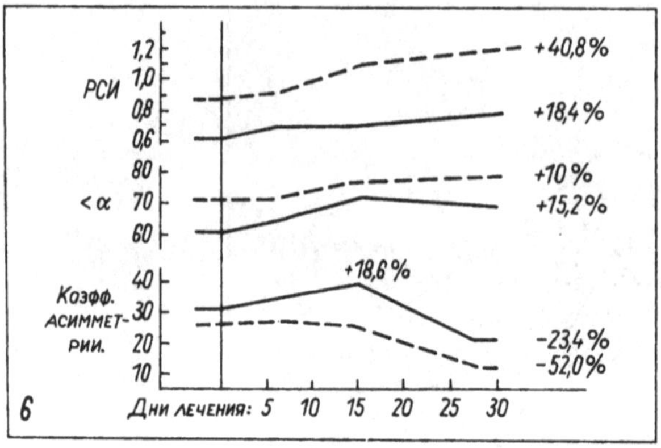

Рис.6. Изменение показателей реограмм мозга и голеней при лечении больных гипертонической болезнью комбинацией обзидана с апрессином.
Условные обозначения те же, что и на рис. 3.

Zentralinstitut für Herz- und Kreislauf-Regulationsforschung der Akademie der Wissenschaften der DDR, Berlin-Buch (Direktor: MR Prof. Dr. sc. med. H. Heine)

Behandlung der Frühstadien der arteriellen Hypertonie unter besonderer Berücksichtigung der Pharmakotherapie

H.-D. Faulhaber, M. Menz, R. Gohlke, M. Taeuscher, R. Fiedler u. A. Viergutz

Anläßlich des vorhergehenden Deutsch-Sowjetischen Symposiums im Jahre 1973 nahmen wir zur Frage Stellung, wann in den Frühstadien der arteriellen Hypertonie eine antihypertensive medikamentöse Langzeittherapie indiziert ist. Bereits aus Untersuchungen von THOMSEN, KANNEL, JULIUS und anderen Autoren ist bekannt, daß schon eine dauernde Erhöhung des Blutdruckes in den Grenzwertbereich eine Verminderung der Lebenserwartung und eine Erhöhung der kardiovaskulären Morbidität bedeutet und diese um so ausgeprägter ist, je früher sie auftritt.

Diesem nachgewiesenen erhöhten kardiovaskulären Risiko steht gegenüber, daß die Langzeitanwendung von Pharmaka eine mögliche Gefährdung durch Nebenwirkungen in sich birgt und somit der Nachweis zu fordern ist, daß die medikamentöse Senkung des Blutdruckes auch gleichbedeutend mit einer Verminderung bzw. Aufhebung dieses Risikos ist und nicht mit möglichen Nebenwirkungen erkauft wird. Für die höheren Schweregrade der Hypertonie (diastolisch 105 mmHg bzw. 14,0 kPa und höher) ist das seit etwa zehn Jahren bewiesen (FREIS u. a.).

Für die Grenzwert- und milde diastolische Hypertonie bzw. den klinischen Schweregrad I nach NITSCHKOFF, BAUMANN und GRAFF steht dieser Beweis weiterhin aus. Hinweise dafür, daß auch im Bereich der diastolischen milden Hypertonie eine antihypertensive Pharmakotherapie die kardiovaskuläre Komplikationsrate vermindert, ergeben sich aus den im Jahr 1979 veröffentlichten Ergebnissen der Australian Blood Pressure Study und des Hypertension Detection and Follow-up Programm in den USA.

Untersuchungen, die in den letzten Jahren auch von unserer Gruppe vor allem zum Verhalten von jugendlichen Hochdruckkranken im Frühstadium einer arteriellen Hypertonie durchgeführt wurden, zeigten in Übereinstimmung mit dem internationalen Schrifttum, daß mindestens 20 % dieser Patienten innerhalb eines Beobachtungszeitraumes von etwa sechs Jahren normoton werden, also keiner Pharmakotherapie bedürfen. Bisher sind uns keine eindeutigen prognostisch verwendbaren Faktoren bekannt, die eine Voraussage ermöglichen, ob ein jugendlicher Hochdruckkranker normoton wird oder eine Progredienz der Hypertonie zu erwarten ist.

Nach Untersuchungen von WIDIMSKY und JANDOVA sowie nach eigenen Untersuchungen scheinen die familiäre hypertonielle Belastung und der Nachweis weiterer Risikofaktoren wie Kohlehydrat- und Lipidstoffwechselstörungen eine prognostisch ungünstige Bedeutung zu besitzen (Abb. 1).

Diese Resultate führen uns zu Empfehlungen für die Arzneimitteltherapie in den Frühstadien der arteriellen Hypertonie, in denen ein differenziertes Vorgehen befürwortet wird, das heißt, dann eine antihypertensive Pharmakotherapie durchzuführen, wenn zusätzliche Risiko- oder Einflußfaktoren nachweisbar sind. In jedem Fall werden nichtmedikamentöse Maßnahmen empfohlen: Verminderung des Kochsalzverbrauchs und wenn erforderlich, Reduktion eines bestehenden Übergewichts und Elimination anderer kardiovaskulärer Risikofaktoren. Auch hier muß noch einmal darauf hingewiesen werden, daß der Langzeiteffekt der nichtmedikamentösen Behandlung bisher noch nicht nachgewiesen worden ist.

Seit 1974 wird in Berlin-Pankow eine Pilotstudie zur Hypertonie-Bekämpfung durchgeführt. Ein wesentliches Ziel dieser Studie ist, eine Aussage zum Verlauf und zur Beeinflussung der Hypertonie im jugendlichen Alter zu treffen. Deshalb werden vor allem die 15 bis 29jährigen Hochdruckkranken in eine engmaschige Kontrolle einbezogen. Insgesamt sind 754 Hochdruckkranke dieses Altersbereiches erfaßt und jährlich nachuntersucht worden.

Ein besonderes Problem in diesem Altersbereich ist die höhere drop-out-Rate. In unserer Studie betrug die Beteiligungsrate bei der ersten Nachuntersuchung nach einem Jahr 80,9 %, im zweiten Jahr 75,3 %, im dritten Jahr 70,1 % und im vierten Jahr 71,3 % (Abb. 2).

Bisher liegen die Untersuchungen zum Blutdruckverhalten nach einer dreijährigen Beobachtungszeit vor (Abb. 3 und 4). Sie zeigen eine signifikante Senkung des systolischen und diastolischen Blutdrucks, wobei nach dieser Zeit kein eindeutiger Unterschied zwischen Pharmakotherapie und nichtmedikamentöser Behandlung nachweisbar ist. Auffällig ist eine ausreichende systolische Blutdrucksenkung, während die Beeinflussung des diastolischen Blutdruckes als unzureichend erscheint.

Im Rahmen der Pilotstudie Berlin-Pankow führten wir weiterhin 1979, fünf Jahre nach Beginn, eine Nachuntersuchung der 1974 im Rahmen einer 10 %igen Stichprobenuntersuchung erfaßten 15 bis 29jährigen Bürger durch.

In Ergänzung zu den bereits dargestellten Ergebnissen war diese Untersuchung zur Verlaufsbeurteilung, vor allem hinsichtlich des Erfassungs- und Behandlungsgrades von Bedeutung. Die Abb. 5 zeigt, daß Längsschnittuntersuchungen in diesem Altersbereich in einer großstädtischen Bevölkerung auf Schwierigkeiten stoßen. Ein hoher Prozentsatz war auf Grund eines Wohnungswechsels oder zeitweiliger Abwesenheit für diese Nachuntersuchung nicht erreichbar. Schließt man diesen Anteil von der Berechnung aus, ergibt sich eine Beteiligungsrate von 68 %.

Die Abb. 6 und 7 demonstrieren die erhaltenen Ergebnisse. Sie zeigen eine erwartete Zunahme der Hypertonieprävalenz, die etwa der 1974 für die 20 bis 34jährigen ermittelten Häufigkeit entspricht. Obwohl die Hypertonieprävalenz höher liegt, ist eine signifikante Senkung des systolischen Blutdrucks nachweisbar. Auch hier zeigt sich aber eine unzureichende Beeinflussung des diastolischen Blutdrucks. Bei den weiblichen Hochdruckkranken ist sogar ein leichter Anstieg nachweisbar.

Die Analyse des Erfassungs- und Behandlungsgrades ergibt eine Verbesserung der Situation (Abb. 8). Der Anteil effektiv behandelter Hochdruckkranker ist erwartungsgemäß angestiegen.

In dieser Gruppe sind allerdings nur die medikamentös behandelten Hochdruckkranken erfaßt. Die während der fünfjährigen Kontrollperiode normoton gewordenen Hypertoniker, bei den Männern 30 % und bei den Frauen 67 %, für die wir gegenwärtig keine eindeutigen Kriterien in der Hand haben, ob diese Entwicklung auf empfohlene nichtmedikamentöse Maßnahmen zur Blutdrucksenkung oder eine spontane Normalisierung zurückzuführen ist, werden in dieser Darstellung für 1979 nicht berücksichtigt.

Zur differenzierten Einschätzung unterschiedlicher Antihypertensiva können wir erst nach einer längeren Beobachtungsperiode Stellung nehmen. Bisher durchgeführte Analysen lassen keine eindeutigen Unterschiede hinsichtlich der Blutdrucksenkung erkennen. Übereinstimmend mit anderen Autoren wie zum Beispiel WEIDMANN und FAGARD vertreten wir weiterhin die Ansicht, daß bei jugendlichen Hypertonikern die primäre Anwendung von Saluretika wegen ihrer Nebenwirkungen im Kohlehydrat- und Lipidstoffwechsel vermieden werden sollte. Auf Grund des Wirkungsmechanismus der Beta-Rezeptorenblocker, des wesentlichen pathogenetischen Anteils des sympathoadrenalen Systems in der Entstehungsphase der Hypertonie und der relativ geringen subjektiven Nebenwirkungen wird diese Gruppe vorrangig zur Behandlung jugendlicher Hochdruckkranker empfohlen.

Aus unseren Ergebnissen sind folgende Schlußfolgerungen zu ziehen:

1. Die Indikation für die Anwendung antihypertensiver Pharmaka bei jugendlichen Hochdruckkranken des klinischen Schweregrades I bzw. im Bereich der milden Hypertonie (bis 13,5 kPa) und des Grenzwerthochdrucks ist weiterhin als nicht geklärt anzusehen. Deshalb wird weiterhin ein differenziertes Vorgehen unter Berücksichtigung zusätzlicher Risikofaktoren empfohlen. Eine möglichst vollständige Erfassung ist aber erforderlich, um die Anwendung nichtmedikamentöser antihypertensiver Maßnahmen zu gewährleisten.

2. Die Einbeziehung dieser Altersgruppe in ein Hypertonie-Bekämpfungsprogramm führt zu einer Senkung vorwiegend des systolischen Blutdrucks, zu einer verbesserten Erfassung und einer erhöhten Effektivität der antihypertensiven Therapie. Die Beeinflussung des diastolischen Blutdrucks war in der dargestellten Pilotstudie unzureichend.

Literatur

1 Fagard, R., Amery, A., De Plaen, J. F., Lijnen, P. und Missotten, A., Acta Cardiol., T. XXXI, 5 (1976) 411

2 Faulhaber, H.-D., Böthig, I., Menz, M., Gohlke, R., Kahrig, C., Förster, R., Viergutz, A. und Andler, St., Dtsch. Ges.wesen 33 (1976) 1537

3 Faulhaber, H.-D., Böthig, I., Gohlke, R., Taeuscher, M., Menz, M., Viergutz, A., Müller, W., Hajdú, I. und Gödicke, W., Hypertension Control in the Young. In: Essential Hypertension. Hrsg. R. H. Thurm. Year Book Medical Publishers, Chicago/London 1979, 371

4 Freis, E. E., The Veterans Administration Cooperative Study. In: Epidemiology and Control of Hypertension. Hrsg. O. Paul, Stratton Intercont. Med. Book Corp. New York u. London 1975, 449

5 Hypertension Detection and Follow-up Program Cooperative Group Five-Year Findings of the Hypertension Detection and Follow-up Program I. Reduction in Mortality of Persons. With High Blood Pressure, Including Mild Hypertension JAMA 242 (1979) 2562

6 Hypertension Detection and Follow-up Program Cooperative Group Five-Year Findings of the Hypertension Detection and Follow-up Program II. Mortality by Race-Sex and Age. JAMA 242 (1979) 2572

7 Julius, S. und Esler, M., Anatomic Nervous Cardiovascular Regulation in Boderline Hypertension. Amer. J. Cardiol. 36 (1975) 685

8 Kannel, W. B. und Lorlie, P., Hypertension in Framingham. In: Epidemiology and Control of Hypertension. Hrsg. O. Paul. Stratton Intercont. Med. Book Corp. New York und London 1975, 553

9 Nitschkoff, St. und Baumann, R., I. u. II. Teil, Dtsch. Ges.wesen 23 (1968) 4 u. 49

10 Raeder, R., Initial Results of Australian National Blood Pressure Study. 6th Scientific Meeting of International Society of Hypertension, Göteborg, Juni 1979

11 Thomson, K. J., Proc. Méd. Sect. Amer. Life Conv. 38 (1950) 85

12 Weidmann, P. u. Fuss, O., Schweiz. med. Wschr. 108 (1978) 1

13 Widimsky, J. u. Jandova, R., Intern. J. Cardiovasc. Res. 19 (1977) 299

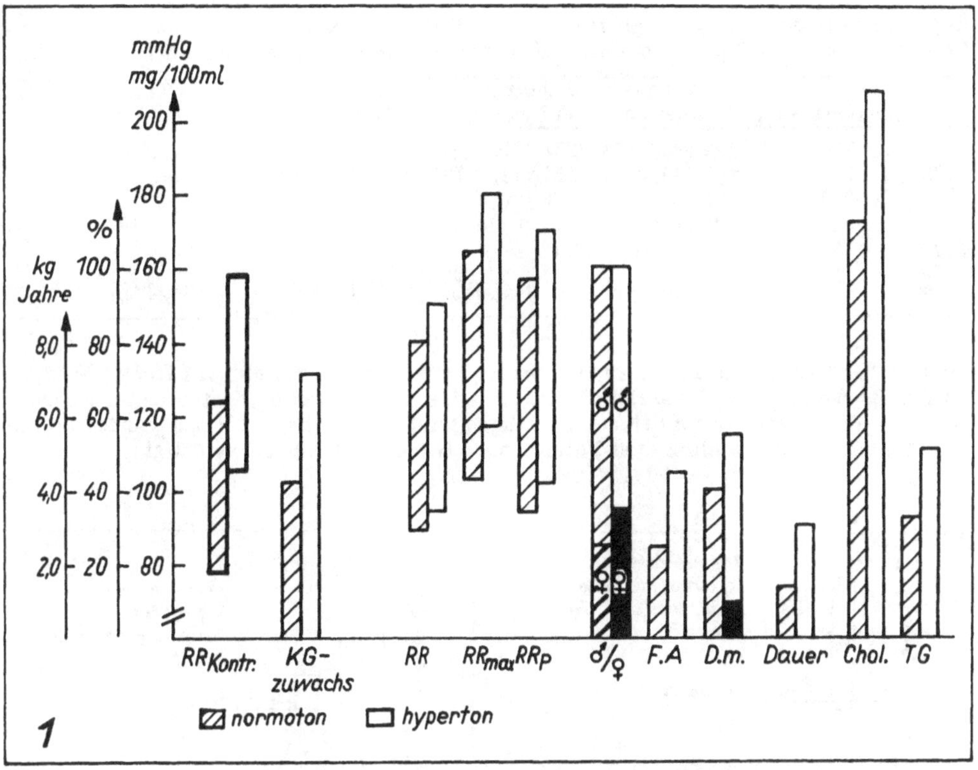

Abb. 1 Vergleich von Daten der stationären Erstuntersuchung bei 90 jugendlichen Hochdruckkranken, die bei einer Kontrolluntersuchung nach 6 Jahren normoton (20 = 22,2 %, schraffierte Säulen) bzw. weiterhin hyperton (40 = 44,5 %, leere Säulen) waren.

RR-Kontrolle = Wert bei der Nachuntersuchung, KG-Zuwachs = Gewichtszuwachs im Beobachtungszeitraum; RR = Durchschnitt des Tagesprofils, RR_{max} = maximaler stat. systolischer und diastolischer Blutdruck, RR_P = maximaler RR bei psychophysiol. Screeningtest, F. A. = pos. Familienanamnese in %, D. m. = % asymptomat. Diabetesfälle (schwarz = manifest), bek. Dauer der Hypertonie und Cholesterol und Triglyzeride bei stationärer Erstuntersuchung

Hypertonie-Bekämpfungs-Programm - Studie Berlin-Pankow
Beteiligungsrate an Follow-up-Untersuchungen bei 15-29-jährigen Bürgern

	Ersterfassung	1-Jahres-Follow-up	2-Jahres-Follow-up	3-Jahres-Follow-up	4-Jahres-Follow-up
1974	296	237 (80,1%)	236 (79,7%)	215 (72,6%)	211 (71,3 %)
1975	192	160 (83,0%)	137 (71,4%)	127 (66,1%)	-
1976	108	89 (82,4%)	76 (70,4%)	-	-
1977	107	83 (77,6%)	-	-	-
1978	51	-	-	-	-
n =	754	(80,9%)	(75,3%)	(70,1%)	(71,3 %)

Abb. 2 Erfassung von 15 bis 29jährigen Hypertonikern im Stadtbezirk Berlin-Pankow in den Jahren 1974-1978 und Beteiligungsrate bei den jährlichen Kontrolluntersuchungen. Bei der Angabe der mittleren Beteiligungsrate in der letzten Zeile wurden jeweils nur die bereits abgeschlossenen Follow-up-Untersuchungen berücksichtigt.

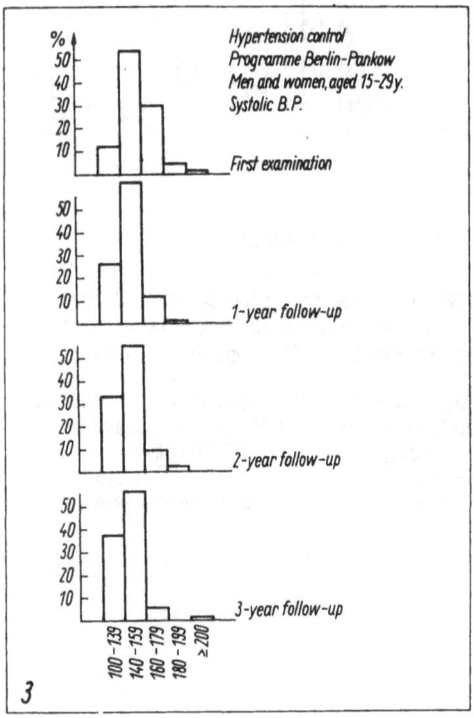

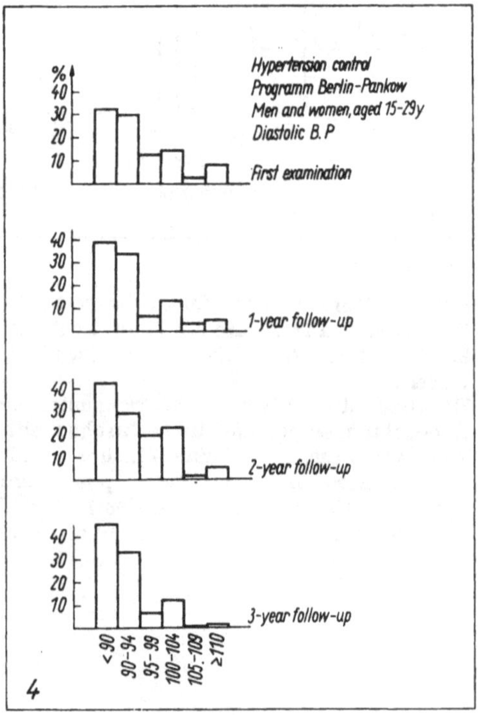

Abb. 3 Verhalten des systolischen Blutdrucks während einer 3jährigen Kontrollperiode bei 370 15 bis 29jährigen Hypertonikern (Studie Berlin-Pankow).

Abb. 4 Verhalten des diastolischen Blutdrucks während einer 3jährigen Kontrollperiode bei 370 15 bis 29jährigen Hypertonikern (Studie Berlin-Pankow)

Kontrolluntersuchung 1979 - Studie Berlin-Pankow
20-34-jährige Bürger

eingeladen (1974 untersucht):	1301
davon	
verzogen:	198
zeitweilig abwesend:	63
verstorben:	5
	1035
zur Untersuchung erschienen:	704 (68, 0 %)
nicht erschienen:	328 (31, 7 %)
verweigert:	3 (0, 3 %)

Abb. 5 Beteiligung an der 1979 durchgeführten Kontrolluntersuchung nach 5 Jahren von 20 bis 34jährigen Bürgern, die 1974 anläßlich der Stichprobenuntersuchung im Stadtbezirk Berlin-Pankow erfaßt wurden.

Kontrolluntersuchung 1979 - Studie Berlin-Pankow
20-34-jährige Bürger
n = 701, 317 Männer, 384 Frauen

	1974			
MÄNNER:				
hyperton	47 (14, 8 %)		61 (19, 2 %)	
Mittelwerte:		XX		XX
syst. RR	156, 4 ± 14, 7 mmHg		145, 9 ± 13, 3 mmHg	
	(20, 85 ± 1, 96 kPa)		(19, 45 ± 1, 77 kPa)	
diast. RR	92, 6 ± 8, 7 mmHg		93, 7 ± 12, 5 mmHg	
	(12, 27 ± 1, 16 kPa)		(12, 49 ± 1, 67 kPa	

(XX p 0, 01)

Abb. 6 5-Jahres-Nachuntersuchung von 317 20 bis 34jährigen männlichen Bürgern, die 1974 anläßlich der ersten Stichprobenuntersuchung im Stadtbezirk Berlin-Pankow untersucht wurden.
Vergleich des Anteils und der Blutdruckmittelwerte 1974 und 1979 erfaßter Hochdruckkranker (1974 erfaßte Hypertoniker, die ohne Pharmakotherapie bis 1979 normoton wurden, sind in den Zahlen für 1979 nicht berücksichtigt).

Kontrolluntersuchung 1979 - Studie Berlin-Pankow
20-34-jährige Bürger

n = 701, 317 Männer, 384 Frauen

	1974	1979
FRAUEN:		
hyperton	25 (6,5 %)	29 (7,6 %)
Mittelwerte:		
syst. RR	146,6 ± 10,6 mmHg	146,7 ± 14,2 mmHg
	(19,55 ± 1,41 kPa)	(19,56 ± 1,89 kPa)
diast. RR	92,9 ± 5,8 mmHg	96,7 ± 8,8 mmHg
	(12,39 ± 0,77 kPa)	(12,89 ± 1,17 kPa)

Abb. 7 5-Jahres-Nachuntersuchung von 384 20 bis 34jährigen weiblichen Bürgern, die 1974 anläßlich der ersten Stichprobenuntersuchung im Stadtbezirk Berlin-Pankow untersucht wurden.
Vergleich des Anteils und der Blutdruckmittelwerte 1974 und 1979 erfaßter Hochdruckkranker (1974 erfaßte Hypertoniker, die ohne Pharmakotherapie bis 1979 normoton wurden, sind in den Zahlen für 1979 nicht berücksichtigt).

Kontrolluntersuchung 1979 - Studie Berlin-Pankow
20-34-jährige Hochdruckkranke

Hypertonie	1974 (n = 72)	1979 (n = 90)
nicht bekannt	35 %	27 %
bekannt, aber nicht behandelt	39 %	22 %
ineffektiv behandelt	6 %	12 %
effektiv behandelt (diast. RR 100 mmHg)	20 %	39 %

Abb. 8 Vergleich des Erfassungs- und Behandlungsgrades der beiden 1974 und 1979 erfaßten Gruppen von Hochdruckkranken (auch hier wurden 1974 erfaßte Hypertoniker, die ohne Pharmakotherapie bis 1979 normoton geworden sind, in den Angaben für 1979 nicht berücksichtigt).

Zentralinstitut für Herz- und Kreislauf-Regulationsforschung der Akademie der Wissenschaften der DDR, Berlin-Buch (Direktor: MR Prof. Dr. sc. med. H. Heine)

Zur Anwendung eines psychophysiologischen Therapieprogramms bei arteriellen essentiellen Hypertonikern

E. Richter-Heinrich, V. Homuth, B. Heinrich, K. H. Schmidt und R. Wiedemann
in Zusammenarbeit mit H.-R. Gohlke, K. Buhlig und I. Bendel

Arterielle essentielle Hypertoniker zeigen besonders in den Frühstadien der Erkrankung eine erhöhte Ansprechbarkeit zentralnervöser, vegetativer und neuroendokriner Systeme sowohl auf geringfügige wie auch stressende Einwirkungen bei einem bereits erhöhten tonischen Erregungsniveau (Baumann[1], von Eiff[3], Richter-Heinrich[6], Richter-Heinrich u. a.[8]). In der medikamentösen Therapie werden dementsprechend häufig Pharmaka mit ZNS-dämpfenden oder sympathikolytischen Wirkungskomponenten angewendet. Darüber hinaus ist es naheliegend zu fragen, ob nicht auch schon durch nicht-medikamentöse psychophysiologische Therapieverfahren das überhöhte Erregungsniveau sowie die vegetative Hyperreaktivität beeinflußt werden können. In den letzten Jahren führten wir systematische Grundlagenstudien über die blutdrucksenkende Wirksamkeit von Biofeedback- und Entspannungsverfahren durch (Knust[4], Richter-Heinrich u. a.[9]). Darauf aufbauend erproben wir zur Zeit ein psychophysiologisches Langzeitbehandlungsprogramm, über das im folgenden berichtet wird.

Unsere Ausgangshypothese war, daß eine derartige Therapie aufgrund der bisher im Detail nicht geklärten multifaktoriellen Genese der essentiellen Hypertonie nicht in jedem Falle erfolgreich eingesetzt werden kann, sondern bei bestimmten Patienten 1. zur Unterstützung der Pharmakotherapie und 2. evtl. bei Borderlinepatienten als alleinige Therapiemethode.

20 arterielle essentielle Hypertoniker der klinischen Schweregrade I und II wurden bisher mit unserer Therapie über einen Mindestzeitraum von 3 Monaten bis zu einem Jahr behandelt. Im Mittelpunkt der Therapie steht die Anwendung eines ateminduzierten Entspannungstrainings, das während der stationären (ca. 14tägigen) Therapiephase mit Biofeedbackunterstützung erlernt wird und dann ambulant täglich weiter geübt werden muß. Tägliche Blutdruckselbstmessungen dienen der Therapieverlaufskontrolle.

Weitere Elemente der Behandlung sind: a) stationär: Atem- und Kreislaufgymnastik, konzentrative Muskelentspannung, b) stationär und ambulant: im Bedarfsfall Psychotherapie, im Bedarfsfall Diät.

Nach einer ausführlichen klinischen und psychophysiologischen Diagnostik in der 1. Woche des stationären Aufenthaltes beginnt die ca. 14tägige stationäre Therapiephase. Danach werden die Patienten noch 14 Tage krankgeschrieben und kommen in dieser Zeit 2mal wöchentlich sowie nach der Gesundschreibung für ca. 8 Wochen 14täglich zu kontrollierten Trainingssitzungen in die Klinik. Nach insgesamt 3monatiger Behandlung wird die prätherapeutische Diagnostik zur Ermittlung des Therapieerfolgs wiederholt und entschieden, ob die Patienten medikamentös oder nichtmedikamentös weiterbehandelt werden.

Abb. 1 demonstriert anhand einer Falldarstellung Blutdruckverläufe der Fremd-, Selbst- und Trainingsmessungen während der 3monatigen Therapiephase.

Es handelt sich um einen 21jährigen Bauarbeiter, klinisch diagnostiziert als essentieller Hypertoniker des Schweregrades I mit Tendenz zu II. Vor Beginn der Therapie zeigte er einen durchschnittlichen Klinikmeßwert von 152/95 mm Hg. Während der stationären Behandlung unterschieden sich die klinischen Fremd- und Selbstmeßwerte des Patienten nicht signifikant. Sie liegen bereits im Borderlinebereich. Am Ende der 3monatigen Therapiephase liegt der Blutdruck durchgängig im Normbereich. Der Patient befindet sich jetzt seit über einem Jahr in unserer Behandlung. Die niedrigen Blutdruckwerte halten an. Vorübergehend, über etwa 20 Tage, als der Patient im 3-Schichtsystem arbeitete, waren die Blutdruckwerte wieder erhöht.

Ergebnisse:

In einem ersten Schritt werden die Behandlungsresultate der ersten 3 Monate anhand der Verläufe der Blutdruckselbstmessungen analysiert. Mittels des Trendtests von Cox u. Stuart[2] wurde untersucht, ob sich die Blutdruckwerte des ersten Therapiesechstels (ca. 14 Tage) von denen des letzten Therapiesechstels signifikant unterscheiden. Global kann zunächst gesagt werden, daß von den 20 behandelten Patienten nach 3monatiger Therapie 15 Patienten (d. h. 75 %) signifikante Senkungen des systolischen und/oder diastolischen Blutdrucks zeigten. 2 Patienten zeigten keine signifikanten Blutdruckänderungen, blieben aber mit ihren Werten im Norm- bzw. Borderlinebereich. 4 Patienten zeigten signifikante Anstiege des systolischen Blutdrucks.

Für eine detailliertere Betrachtung teilten wir die Patienten entsprechend ihres Therapieerfolges in 2 Gruppen ein. Als eindeutigen Behandlungserfolg betrachten wir: signifikante Blutdrucksenkungen auf ein normales Blutdruckniveau oder auf Blutdruckwerte 145/95 mm Hg. Diese beiden Kriterien erreichten die Patienten der Gruppe 1. Die Gruppe 2 setzt sich aus den restlichen 10 Patienten zusammen, die keinen oder - bezogen auf die genannten Kriterien - einen nicht ausreichenden Therapieerfolg aufwiesen. Auf Abb. 2 sind die Behandlungsresultate der Blutdruckbeeinflussung beider Gruppen gegenübergestellt. Beide Gruppen unterscheiden sich sowohl in den stationären Messungen durch Ärzte oder Schwestern vor und während des ersten Therapiesechstels nicht signifikant. Die mittleren Blutdruckausgangswerte der Selbstmessungen der Gruppe 1 betragen 149/96 mm Hg (± 6,9/2,7), die der Gruppe 2 152/100 mm Hg (± 5,5/ 6,3). Während des letzten Therapiesechstels liegen jedoch die Mittelwerte der Gruppe 1 hochsignifikant niedriger. Mit 134/84 mm Hg (± 5,0/3,8) liegen sie im Normbereich, die der Gruppe 2 mit 144/93 mm Hg (± 7,5/9,1) im Borderlinebereich. Gruppe 1 zeigt in ihren Selbstmeßwerten vom ersten zum letzten Therapiesechstel hochsignifikante Senkungen des systolischen und diastolischen Blutdrucks, Gruppe 2 dagegen nicht.

Betrachtet man auf der rechten Seite der Abbildung die Mittelwerte der Einzelpatienten, wird deutlich, daß Gruppe 1 homogener zusammengesetzt ist als Gruppe 2. In Gruppe 1 zeigen mit Ausnahme von zwei Patienten die übrigen acht deutliche Senkungen des systolischen Blutdrucks. Nur zwei Patienten liegen mit ihren Durchschnittswerten noch im Borderlinebereich. Alle Patienten zeigen signifikante Senkungen des diastolischen Blutdrucks und erreichen mit Ausnahme eines Patienten Mittelwerte unter 90 mm Hg.

In Gruppe 2 zeigen einige Patienten zwar signifikante Senkungen des systolischen und/oder diastolischen Blutdrucks, bleiben aber in den posttherapeutischen systolischen und/oder diastolischen Werten oberhalb des geforderten Limits von 145/95 mm Hg. Es handelt sich hier um drei Patienten, die zusätzlich eine medikamentöse Behandlung benötigen. Einige Patienten haben bereits im ersten Therapiesechstel sehr niedrige Blutdruckwerte und zeigen keine signifikanten Änderungen im Verlauf der Therapie. Sie benötigen vorerst keine Medikamente. Es kann jedoch zunächst noch nicht entschieden werden, ob für die das Training erfolgreich war, oder ob es sich um eine Spontanentspannung handelt. Nur ein Patient zeigte während der Behandlung trotz hoher Therapiemotivation einen kontinuierlich steigenden Trend. Seine Blutdruckwerte konnten dann durch Verabreichung von Betablockern normalisiert werden.

Zur Testung des Therapieerfolges vor und am Ende der Therapie wurde u. a. der in der Abteilung Psychophysiologie entwickelte Screeningtest angewendet. Es handelt sich um einen kognitiv-emotionalen Belastungstest, der üblicherweise als Routinetest zur Differenzierung von Normo- und Hypertonikern der klinischen Schweregrade I und II in unserer Klinik eingesetzt ist. Die Ergebnisse der Prä- und Postmessungen, getrennt für beide Gruppen, sind auf Abb. 3 dargestellt. Mittels t-Test für unabhängige Stichproben wurden in jeder Gruppe die Unterschiede zwischen Prä- und Postmessungen auf Signifikanz geprüft.

Bei Betrachtung des systolischen Blutdrucks wird deutlich, daß bei etwa gleichen

Ausgangswerten in der ersten Untersuchung nur die erfolgreiche Gruppe 1 ihren systolischen Blutdruck in der posttherapeutischen Wiederholungsuntersuchung senkt. Die Unterschiede sind in den beiden Belastungssituationen Rechnen und Satzbildung sowie in der Ruhe-II-Situation signifikant.

Noch drastischer sind die Unterschiede beider Gruppen in bezug auf die Verläufe des diastolischen Blutdrucks. Bei wiederum etwa gleichen Ausgangswerten zeigt die Gruppe 1 in der zweiten Untersuchung deutliche Senkungen des diastolischen Blutdrucks (signifikant in der ersten und letzten Ruhesituation), die Gruppe 2 dagegen Anstiege, die in den beiden Bereitschaftsphasen und in der Ruhe-II-Phase signifikant sind. Die Herzfrequenzverläufe sind dagegen für beide Gruppen nahezu identisch.

Nach diesen Ergebnissen hat sich der von uns entwickelte Screeningtest als ausreichend sensibel für die Testung des Therapieerfolgs erwiesen.

Diskussion:

Bei den hier vorgetragenen Untersuchungsresultaten handelt es sich um erste Ergebnisse einer umfangreichen, noch nicht vollständig ausgewerteten Studie, die nur zurückhaltend interpretiert werden kann. Wir konnten zeigen, daß bei bestimmten Patienten mit labilen Blutdruckwerten die psychophysiologische Therapie als alleinige Behandlungsmethode anwendbar ist.

Eine Prüfung, ob eine derartige Therapie bei relativ hohem und stabilem Blutdruck die Pharmakotherapie wirksam unterstützen kann, steht noch aus. Die drastischen, aber nicht ausreichenden Blutdrucksenkungen der 3 Patienten mit den höchsten Blutdruckausgangswerten in unserer Untersuchung sprechen dafür. Die weniger erfolgreiche Gruppe unterschied sich von der erfolgreichen in der posttherapeutischen Stresstestanwendung durch einen Anstieg der diastolischen Werte. Das ist möglicherweise ein Anzeichen dafür, daß bei diesen Patienten bereits Gefäßschäden vorliegen, die natürlich einer rein psychologischen Therapie nicht zugänglich sind. Ferner ist aber auch zu bemerken, daß in dieser Gruppe häufiger Complianceprobleme auftreten. Wir konnten beobachten, daß eine längere Unterbrechung des Trainings wieder zu erhöhten Blutdruckwerten führt. Wesentlich für den Fortbestand des Therapieerfolgs scheint also ein regelmäßig durchgeführtes Training zu sein (s. auch Patel[5]).

Erfolgbegünstigend scheint auch die Stärkung der Selbstverantwortung der Patienten zu wirken. Sie werden von vornherein als aktive Partner des Therapeuten in die Behandlung einbezogen. Die täglichen Blutdruckselbstmessungen vermitteln den Patienten auch außerhalb der Labor-Biofeedbackuntersuchungen im Alltagsleben Informationen über ihr Blutdruckverhalten. Die Selbstmessungen wirken dadurch nicht nur verstärkend auf ihre Therapiemotivation, sondern bieten gleichzeitig eine gute Kontrollmöglichkeit des Therapieverlaufs.

Eine detaillierte Analyse der über ein Jahr lang gewonnenen Daten wird weitere Aufschlüsse über Grenzen und Möglichkeiten dieser Behandlung liefern.

Literatur

1 Baumann, R., Dtsch. Ges.wesen 29 (1974) 673 (1. Mitteilung); 29 (1974) 721 (2. Mitteilung)

2 Cox und Stuart, zit. bei L. Sachs (Hrsg.) Angewandte Statistik. Berlin - Heidelberg New York 4 (1974)

3 Eiff, A. W. von, Janssen, P., Jesdinsky, H. J. und Jörgens, H., Psychophysiologie des Blutdrucks. In A. W. v. Eiff (Hrsg.) Essentielle Hypertonie. Verlag Georg Thieme, Stuttgart 1967

4 Knust, U., Dtsch. Ges.wesen 33 (1978) 1993

5 Patel, C. und North, W. R. S., Lancet 2 (1975) 93

6 Richter-Heinrich, E., GSR Components of the Orienting Reaction. In: I. Ruttkay-Nedecky et al. (Eds.) Mechanisms of Orienting Reaction in Man. Artia-Verlag, Prag 1967, 229

7 Richter-Heinrich, E., Borys, M., Sprung, H. und Läuter, J., Dtsch. Ges.wesen 26 (1971), 1481

8 Richter-Heinrich, E., Knust, U., Müller, W., Schmidt, K. H. und Sprung, H., J. Psychosom. Res. 19 (1975) 251

9 Richter-Heinrich, E., Knust, U., Lori, M. und Sprung, H., Z. Psychol. 184 (1976) 538

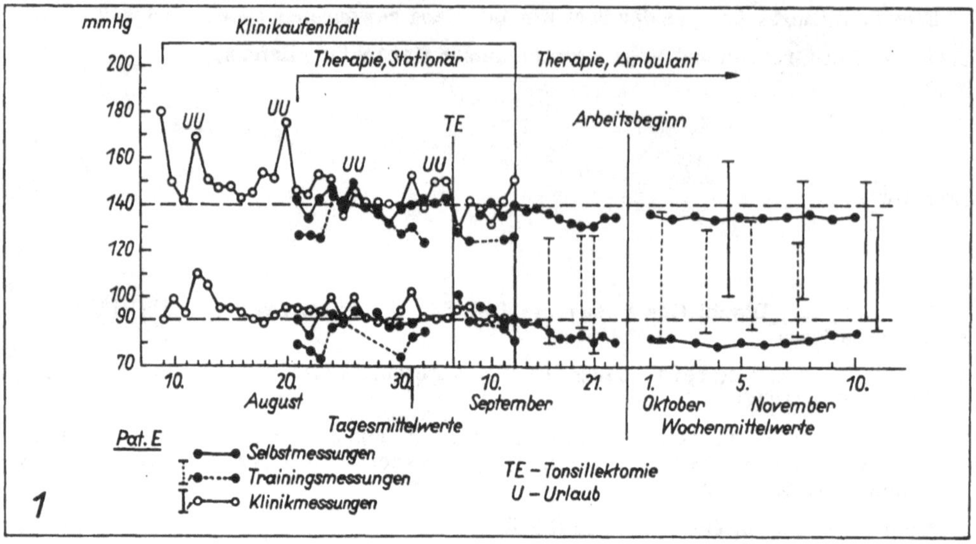

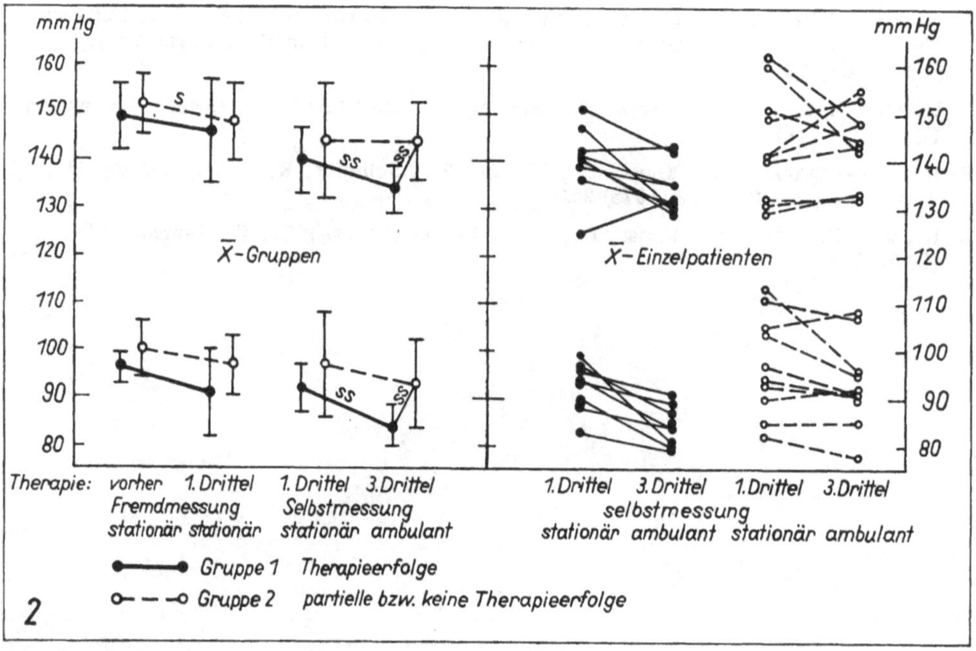

Abb. 1 Blutdruckverlauf eines Patienten während der ersten 3monatigen Therapiephase. Punkte: Tages- bzw. Wochenmittelwerte. Säulen: Mittelwerte der kontrollierten Trainingssitzungen bzw. ambulanten Arztmessungen

Abb. 2 Änderungen der systolischen und diastolischen Blutdruckwerte in der ersten 3monatigen Therapiephase: Mittelwertvergleiche von Fremd- und Selbstmessungen für 2 Gruppen mit unterschiedlichem Therapieerfolg

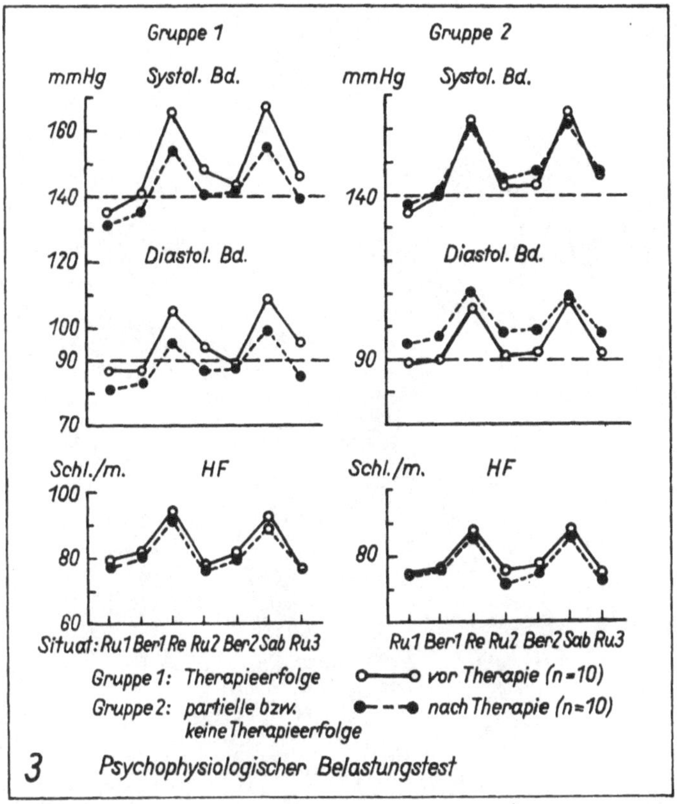

Abb. 3 Ergebnisse der Anwendung eines kognitiv-emotionalen Belastungstests vor und nach 3monatiger Therapie. Der Test gliedert sich in 7 Zweiminutenabschnitte: 3 Ruhe-, 2 Bereitschafts- und 2 Belastungssituationen (Kopfrechnen, Satzbildung) (Details siehe Richter-Heinrich u. a.[7])

Zentralinstitut für Herz- und Kreislauf-Regulationsforschung der Akademie der Wissenschaften der DDR, Berlin-Buch (Direktor: MR Prof. Dr. sc. med. H. Heine)

Untersuchungen zur blutdrucksenkenden Wirksamkeit der adrenergen Betarezeptorenblocker Propranolol (Obsidan^R) und Talinolol (Cordanum^R) im Vergleich zu einem psychophysiologisch orientierten, nichtmedikamentösen Behandlungsprogramm

V. Homuth, E. Richter-Heinrich, H. R. Gohlke, H.-D. Faulhaber, G. Rostock, B. Heinrich und R. Wiedemann

Die antihypertensive Therapie der arteriellen Hypertonie ist gegenwärtig eine der wesentlichsten Möglichkeiten, die kardiovasculäre Morbidität und Mortalität zu senken. Unter den zur Zeit bekannten Therapieverfahren der essentiellen Hypertonie hat die antihypertensive Pharmakotherapie vorrangige Bedeutung, insbesondere bei der Behandlung fortgeschrittener Schweregrade. Einer der wesentlichsten Wirkmechanismen vieler blutdrucksenkender Pharmaka ist die Verminderung sympatho-adrenerger Einflüsse auf das kardio-vasculäre System. Obwohl die letzten zwei Jahrzehnte eine entscheidende Entwicklung blutdrucksenkender Arzneimittel aufzuweisen haben, bilden Nebenwirkungen und Effektivitätseinschränkungen ein noch nicht zufriedenstellend gelöstes Problem. Eine bei Frühstadien mögliche Alternative, bei der fortgeschrittenen Hypertonie sinnvolle Ergänzung sind nichtmedikamentöse Behandlungsverfahren der physischen und psychischen Konditionierung eines verminderten Sympathikotonus.

Unsere hier vorzustellenden Untersuchungen erfolgten unter zwei Aspekten. Zum einen war im Sinne einer Optimierung der Pharmakotherapie die antihypertensive Effektivität des selektiven Betarezeptorenblockers Talinolol im Vergleich zu dem nicht spezifischen, aber schon seit über einem Jahrzehnt als Antihypertensivum bewährten Betablocker Propranolol zu beurteilen. Andererseits sollten Aussagen über die blutdrucksenken Wirksamkeit eines psychophysiologisch orientierten, nichtmedikamentösen Behandlungsprogramm an einem vergleichbaren Patientenkollektiv gewonnen werden.

In die Untersuchung wurden 30 Hypertoniepatienten beiderlei Geschlechts der klinischen Schweregrade I und II nach Nitschkoff, Baumann und Graff im Alter zwischen 20 und 48 Jahren einbezogen. Bei allen Patienten wurde stationär ein standardisiertes erweitertes Hypertoniediagnostikprogramm durchgeführt. Diese Patienten wurden in nach Anzahl, Alter und Hypertonieschweregrad vergleichbaren Gruppen ambulant auf eine Talinolol- oder Propranololmedikation oder das psychophysiologisch orientierte Behandlungsprogramm eingestellt. Die medikamentöse Einstellung erfolgte in aufsteigender Dosierung bis zum erwünschten Therapieeffekt oder einer Maximaldosierung von 900 mg Talinolol bzw 225 mg Propranolol/die innerhalb einer 12-wöchigen Behandlungsperiode. Die gewählte, als äquipotent vermutete Dosisrelation zwischen Talinolol und Propranolol von 4 : 1 basierte auf bisherigen klinischen Beobachtungen.

Nach 3-monatiger Therapie war in den einzelnen Behandlungsgruppen eine Senkung des systolischen Blutdrucks erkennbar, die nur in der Talinololgruppe statistisch gesichert werden konnte (siehe Abb. 1). Die nahezu identische Verminderung des systolischen Blutdrucks innerhalb der Propranololgruppe und der Patienten mit psychophysiologischem Therapieprogramm kann demnach nur als Trend angesehen werden. Allerdings war eine signifikante Differenz der systolischen Blutdruckwerte dieser beiden Gruppen im Vergleich zur Talinololgruppe nach 12 Wochen nicht erkennbar. Hinsichtlich des diastolischen Blutdrucks konnte eine ausgeprägtere Senkung in den beiden medikamentös behandelten Gruppen registriert werden, die im Vergleich zu der nur geringfügigen Veränderung unter nichtmedikamentöser Therapie signifikant war. Wie erwartet, konnte bei den mit Betablockern behandelten Patienten eine Senkung der Ruhe-Hf im Liegen und im Stehen beobachtet werden. Interessanterweise war eine Verminderung der HF im Liegen auch nach dem psychophysiologischen Therapieprogramm signifikant, unter Orthostasebedingungen im Stehen dagegen nicht.

Unser vorrangiges Interesse galt dem Blutdruckverhalten der 3 Behandlungsgruppen unter emotionalen Belastungen. Zu den Untersuchungsmethoden, die diesbezüglich zur Testung des Therapieerfolges vor und am Ende der Therapie angewendet wurden, gehörte u. a. der in der hiesigen Abteilung Psychophysiologie entwickelte psychophysiologische Screeningtest, ein kognitiv-emotionaler Belastungstest, der als Routinetest zur Differenzierung von Normo- und Hypertonikern der klin. Schweregrade I und II in unserer Klinik eingesetzt wird.

Die Ergebnisse der Prä- und Postmessungen, getrennt für beide Gruppen, sind auf Abb. 2 dargestellt. Der Test gliedert sich in folgende Situationen, die jeweils 2 Minuten dauern:

1. Ruhe I (letzte 2 Min. einer 10-minütigen Ruheperiode)
2. Bereitschaft I (Ankündigung von Kopfrechenaufgaben)
3. Kopfrechnen (Multiplikation zweistelliger Zahlen)
4. Ruhe II
5. Bereitschaft II (Ankündigung von Satzbildungsaufgaben)
6. Satzbildung (Sätze aus 5 Wörtern mit gleichen vorgegebenen Anfangsbuchstaben)
7. Ruhe III

Die Punkte stellen Gruppenmittelwerte der einzelnen Situationen dar. Die Mittelwerte basieren jeweils auf den höchsten Blutdruckwerten der Personen innerhalb der einzelnen Situationen. Bei Betrachtung des systolischen Blutdrucks zeigt die Talinololgruppe im Vergleich zur prätherapeutischen Untersuchung posttherapeutisch deutlich niedrigere Werte. Die Differenzen zwischen der ersten und zweiten Untersuchung sind mit Ausnahme der ersten beiden Situationen (Ruhe und Bereitschaft) in allen folgenden Situationen signifikant. Ein ähnliches Bild zeigt die Propranololgruppe. Die Abfälle des systolischen Blutdrucks sind allerdings hier etwas geringer und nur in den beiden Belastungssituationen (Kopfrechnen und Satzbildung) signifikant. Auch beim diastolischen Blutdruck zeigen beide Gruppen niedrigere Werte in der zweiten Untersuchung. Ebenfalls sind hier die Senkungen der Talinololgruppe ausgeprägter. Sie sind signifikant während des Kopfrechnens und während der Satzbildungsaufgaben, die Senkungen der Propranololgruppe dagegen in keiner Situation. Bezüglich der Herzfrequenzwerte zeigen beide Gruppen erwartungsgemäß in allen Situationen signifikante Abfälle.

Bei der Auswertung des psychophysiologischen Belastungstestes bei Patienten mit dem nichtmedikamentösen psychophysiologisch orientierten Therapieprogramm konnten 2 Gruppen mit unterschiedlichem Therapieeffekt differenziert werden, die im Vortrag von Richter-Heinrich und Mitarbeitern analysiert werden.

Die Ergebnisse des Belastungstestes zeigen somit eine gute Übereinstimmung mit den vorher demonstrierten Ergebnissen der poliklinischen Blutdruck- und Pulsmessungen und erlauben die Schlußfolgerung, daß dieser Test ein geeignetes Instrument zur Messung des Therapieerfolges darstellt.

Während der letzten Jahre ist eine Vielzahl von adrenergen Betarezeptorenblockern für die Behandlung der arteriellen Hypertonie angewendet worden. Unter dem Aspekt unterschiedlicher pharmakologischer Eigenschaften, besonders der selektiv Beta-1-blockierenden Wirkung, wurde auch eine differente antihypertensive Effektivität der einzelnen Substanzen postuliert. Mehrfache Vergleichsstudien zwischen zahlreichen Betablockern konnten in der Praxis keine Unterschiede dieser Effektivität finden und belegen, daß isodyname Dosen der Betarezeptorenblockade auch isopotent antihypertensiv wirken. Hinsichtlich Senkung des Blutdrucks in Ruhe und unter physischen Belastungen scheint diese Aussage gegenwärtig ausreichend belegt zu sein. Dagegen existieren zur Beeinflussung des Blutdruckanstieges unter psychischen Belastungen mit Betablokkern noch wenig Untersuchungen. Die uns bekannten Arbeiten zu dieser Thematik beschreiben mit wenigen Ausnahmen und unabhängig von der Art des verwendeten Betablockers keine wesentliche Veränderung des Blutdruckanstieges im Vergleich zum Plazeboversuch. Dieser noch nicht ausreichend geklärten Problematik galt unser Interesse, insbesondere vor dem Hintergrund der kürzlich von R. Baumann und Mitarbeitern[1] mitgeteilten Befunde eines stärkeren Adrenalinanstieges beim Schweregrad II der essentiellen Hypertonie unter emotionalen Belastungsbedingungen. Unter Adrenalininfusion konnte experimentell eine auf Grund der pharmako-dynamischen Eigenschaften zu erwartende differente Blutdrucksenkung mit einem selektiven Beta-1-Blocker im Vergleich zu einer globalen Betablockade nachgewiesen werden. Die hier vorgestellten Befunde unter dem selektiven Betablocker Talinolol tendieren zu dieser Deutung, lassen aber eine sichere Aussage nicht zu. Eine weitere Selektion des Patientengutes und dazugehöriger Katecholaminanalysen sind dazu erforderlich, was nur durch eine Vergrösserung der gegenwärtig vorliegenden Fallzahl möglich erscheint.

Der scheinbar größere antihypertensive Effekt von Talinolol gegenüber Propranolol auf den Ruheblutdruck ist ebenfalls in der kleinen Probandenzahl zu sehen, was auch durch das Ergebnis einer multizentrischen Doppelblindstudie, in deren Rahmen unsere Untersuchungen erfolgten, bewiesen wird.

Das eine hier nur im Trend darzustellende Blutdrucksenkung durch das vorliegende psychophysiologische Therapieprogramm zu realisieren ist, zeigt der Vortrag von Richter-Heinrich und Mitarbeitern. Wie bei jeder antihypertensiven Therapie ist auch hier die Erarbeitung von Selektionskriterien des Respondertyps notwendig. Die angestrebte Konditionierung des verminderten Sympathikotonus unter emotionalen Belastungen, zu denen mit Einschränkung der sog. Sprechstundenblutdruck zu rechnen ist, kommt neben der Blutdrucksenkung in der signifikant gesenkten Ruhe-Herzfrequenz im Liegen zum Ausdruck. Dagegen scheinen andere adrenerge Reizmechanismen wie orthostatische und physische Belastungen durch diese Therapieform weniger beeinflußbar zu sein.

Obwohl die vorgestellten Untersuchungen keine ausreichende Basis für Therapieempfehlungen darstellen, stützen sie Vorstellungen von der wesentlichen Bedeutung nichtmedikamentöser, psychotherapeutischer Behandlungsverfahren, die im Einzelfalle als alleinige Therapie bei fortgeschrittenen Hypertonieschweregraden erfolgreich sind und als Monotherapie ihr Hauptindikationsfeld bei den Frühformen haben. Von seiten des pharmako-therapeutisch orientierten Arztes bestehen vor allem Hoffnungen auf die Möglichkeit einer effektiven Kombination mit Antihypertensiva bei einer nicht unerheblichen Zahl schwer einstellbarer, fortgeschrittener Hypertonien, die trotz einer Vielzahl verordneter Medikamente unter psychischen Belastungen oft nicht vermeidbare krisenhafte Blutdruckerhöhungen zeigen.

1 Baumann, R., Baumann, H., Singer, P., Ziprian, H., Enderlein, J., Naumann, E., Hartrodt, W. und Gödicke, W., Dtsch. Ges.wesen 34 (1979) 2390

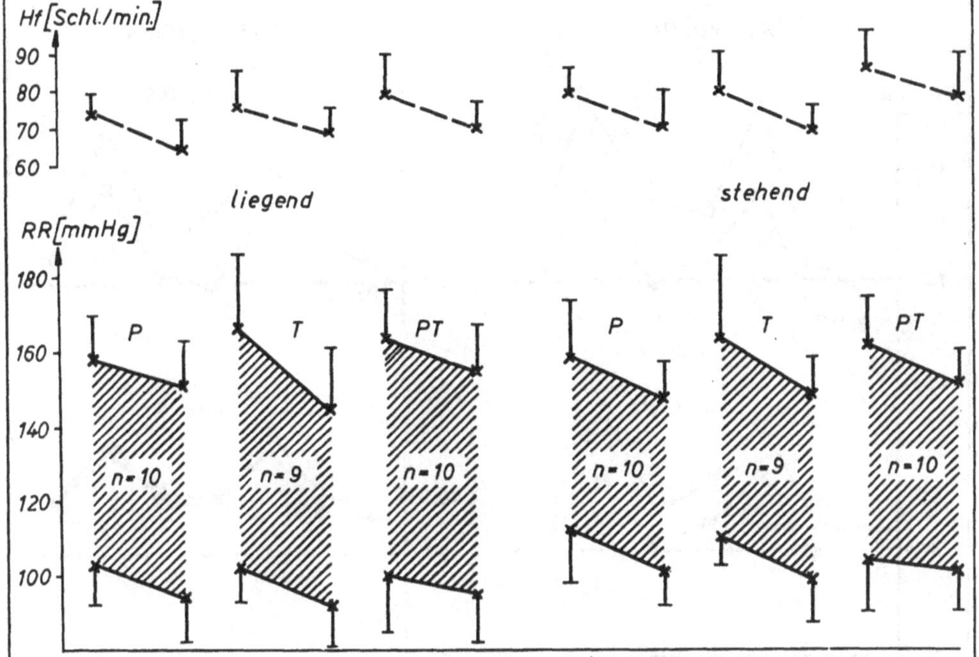

Liege- und Stehblutdruck und Herzfrequenz von Hypertoniepatienten vor und nach einer Langzeittherapie mit Propranolol (P), Talinolol (T), sowie einem psychophysiologisch orientiertem nichtmedikamentösem Therapieprogramm (PT)

1

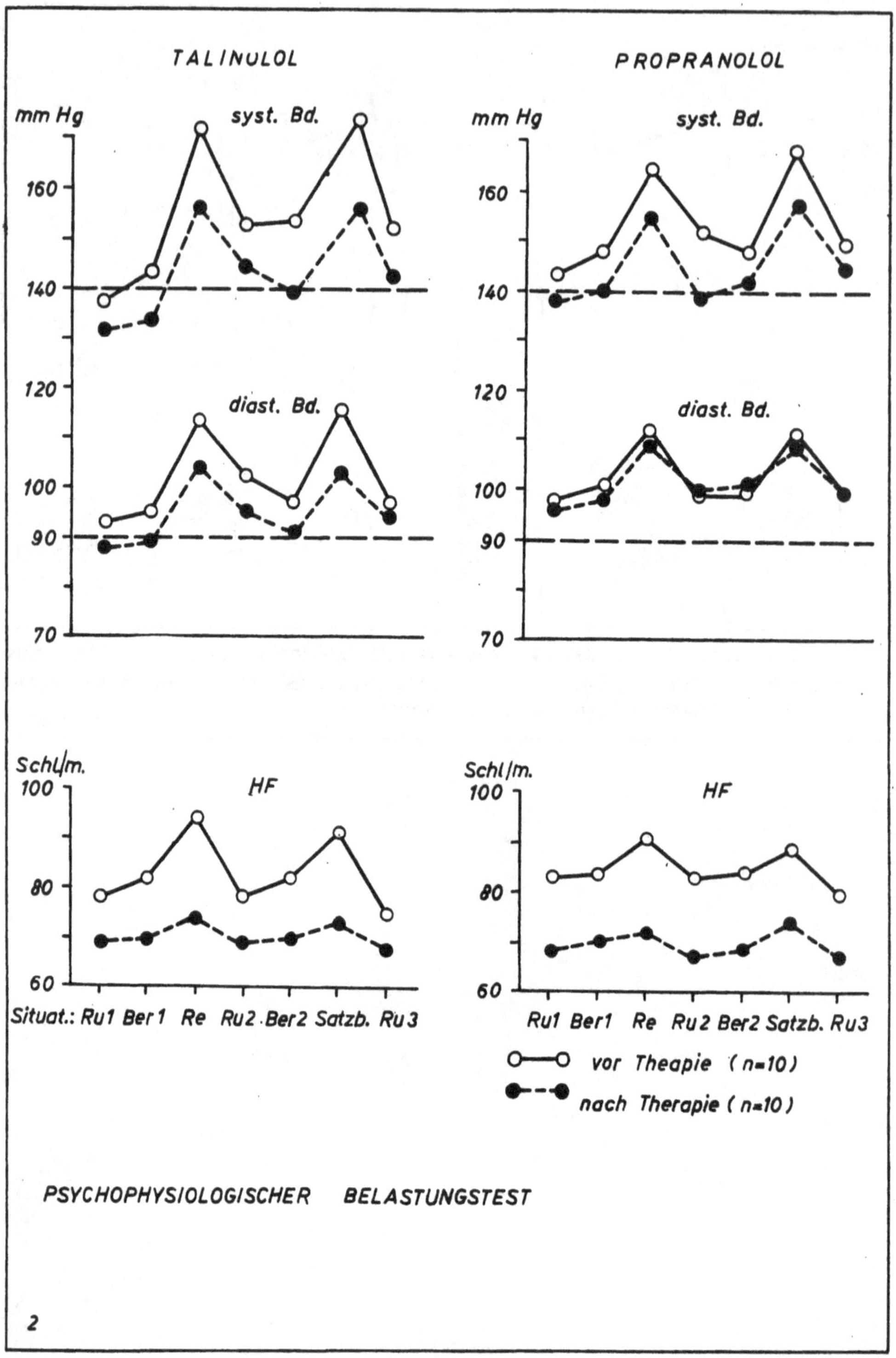
TALINULOL
PROPRANOLOL
mm Hg
syst. Bd.
diast. Bd.
160
140
120
100
90
70
Schl/m.
HF
100
80
60
Situat.: Ru1 Ber1 Re Ru2 Ber2 Satzb. Ru3
vor Theapie (n=10)
nach Therapie (n=10)
PSYCHOPHYSIOLOGISCHER BELASTUNGSTEST
2

Zentralinstitut für Herz- und Kreislauf-Regulationsforschung der Akademie der Wissenschaften der DDR, Berlin-Buch (Direktor: MR Prof. Dr. sc. med. H. Heine)

Einfluß des physischen Trainings auf die Regulation des Herz-Kreislaufsystems bei Patienten mit essentieller Hypertonie

U. Priebe, U. Wagner und J. Läuter

Bei der Diskussion über die kardiozirkulatorischen Auswirkungen eines physischen Trainings bei Hypertoniepatienten scheint es notwendig, Kriterien zu suchen, die es dem Arzt ermöglichen, den Patienten zu raten, inwieweit ein körperliches Training angebracht wäre. Bei manifester arterieller Hypertonie ist es unwahrscheinlich, daß die physische Konditionierung allein größere haemodynamische Veränderungen mit Verminderung des Blutdrucks bewirkt.

An Hand früherer Ergebnisse[3, 4] zum Effekt der physischen Konditionierung bei Hochdruckpatienten im Frühstadium der Erkrankung, erschien es als interessant, die unterschiedlichen Reaktionsweisen innerhalb einer Gruppe auf das körperliche Training zu untersuchen und dieses Verhalten durch die Analyse weiterer Parameter zu charakterisieren.

Methodik

Wir untersuchten 88 normalgewichtige Hypertoniker des klinischen Schweregrades I nach Nitschkoff, Baumann und Graff[2] im durchschnittlichen Alter von 23 Jahren. Vor und nach einem 4-wöchigen stationären Training auf dem Velomed führten wir eine ergometrische Leistungsprüfung auf dem Lode-Ergometer durch. Zweimal täglich trainierten die Hypertoniepatienten 15 min unter der Kontrolle des Physiotherapeuten. Für jeden Patienten wurde ein individuelles leistungssteigerndes Training aufgebaut, wobei eine Herzfrequenz von 130 Schl./min erreicht werden mußte.

Ergebnisse

Durch die Trainingsbehandlung konnte bei 38 Patienten, das sind 42 %, eine eindeutige systolische Blutdrucksenkung erzielt werden. Bei diesen Patienten lagen der Ruheblutdruck, die Belastungswerte und der Blutdruck in der Erholungsphase signifikant unter den Blutdruckwerten vor dem körperlichen Training. Die Blutdrucksenkung betrug 24 mm Hg auf der 2., 25 mm Hg auf der 3. und 23 mm Hg auf der 4. Belastungsstufe. Wir ordneten erst dann die Hypertoniepatienten der trainierbaren Gruppe zu, wenn die Blutdrucksenkung größer als 15 mm Hg war.

Bei 51 Patienten, das sind 58 %, konnte sowohl in Ruhe als auch auf den Belastungsstufen keine eindeutige Blutdrucksenkung erzielt werden (Abb. 1).

Der diastolische Blutdruck war bei beiden Hypertonikergruppen in Ruhe nicht wesentlich erhöht. Auffällig war das Verhalten unter der Belastung. Während es bei den trainierbaren Hypertonikern zu einer signifikanten Senkung auf den einzelnen Belastungsstufen kam, änderten sich die Werte bei den nichttrainierbaren Hochdruckkranken nicht. (Abb. 2)

Über die Effektivität des durchgeführten Trainings gab uns in erster Linie die Herzfrequenz Auskunft. Bei beiden Patientengruppen fiel die Herzfrequenz nach der physischen Konditionierung signifikant ab, wobei die Herzfrequenzsenkung in den Belastungsstufen und in der Erholungsphase bei beiden Gruppen etw gleich war. Der Herzfrequenzabfall betrug auf allen Stufen über 10 Schl./min (Abb. 3).

Als weitere Leistungsparameter zogen wir die PWC_{170}, die PWC_{130} und die maximale Sauerstoffaufnahme zur Beurteilung der kardiozirkulatorischen Leistungsfähigkeit heran. Die PWC_{170}, das maximale relative steady state, stieg bei beiden Gruppen signifikant an, ebenso die maximale Sauerstoffaufnahme bezogen auf das Körpergewicht. Nicht so eindeutig war der Anstieg der Ausdauerleistungsfähigkeit, wie es aus der PWC_{130} ersichtlich ist (Abb. 4).

Unter Hinzuziehung weiterer Parameter wollten wir die Kriterien finden, die uns ermöglichen, geeignete Hypertoniepatienten für die Therapieform auszuwählen. Neben haemodynamischen Parametern, wie Schlagvolumen, Herzminutenvolumen und peripheren Widerstand wurden anamnestische Daten (familiäre Hypertoniebelastung, Sportanamnese), biochemische Parameter sowie protodiabetische Kohlehydratstoffwechselstörungen berücksichtigt. Diese Angaben wurden mittels Kodezahlen verschlüsselt. An Hand der Daten versuchten wir eine Trennung zwischen den beiden Gruppen vorzunehmen.

Wir suchten also Merkmale, die die eine Hypertoniegruppe mit Blutdrucksenkung unter der Konditionierung gegenüber der anderen Gruppe ohne Blutdrucksenkung, auszeichnete. Als statistische Methode wählten wir die mehrdimensionale Diskriminantenanalyse. Die Korrelation der Diskriminatoren betrug 0,75.

Die Diskriminanzanalyse wies die 3 Auswahlmengen aus, wobei die 1. und 2. Auswahlmenge mit einem Trennmaß von 0,69 beziehungsweise von 0,56 in ihrem Aussagewert am größten sind (Tab. 1). Auswahlmenge wird durch das Hauptmerkmal systolischer Belastungsblutdruck charakterisiert. Weitere Parameter sind Veränderungen im Kohlehydratstoffwechsel, der diastolische Belastungs- und Erholungsblutdruck, die maximale Sauerstoffaufnahme pro kg Körpergewicht und der Köprperindex. Bei der 2. Auswahlmenge stehen die Produkte aus Herzfrequenz x systolischen Blutdruck in der Erholungsphase und unter der Belastung, der ambulant gemessene diastolische Blutdruck sowie die Familien- und Sportanamnese im Vordergrund.

Die trainierbare Gruppe hatte vor Trainingsbeginn einen höheren systolischen Belastungs- und Erholungsblutdruck (Tab. 2). Der diastolische Ruheblutdruck war bei dieser Gruppe niedriger als bei der nichttrainierbaren Gruppe. Kohlehydratstoffwechselstörungen traten bei der trainierbaren Gruppe häufiger auf. Der ambulant gemessene diastolische Blutdruck lag bei der nichttrainierbaren Gruppe höher. Eine familiäre Hypertoniebelastung kam bei dieser Gruppe weniger vor. Sport hatte die trainierbare Gruppe vor Trainingsbeginn häufiger getrieben. Das Produkt aus Herzfrequenz und systolischem Blutdruck lag bei der trainierbaren Gruppe höher.

Biochemische Parameter, wie der aktuelle Triglyzerid- und Cholesterinspiegel wiesen bei beiden Gruppen keine Unterschiede auf. Das Schlagvolumen, das Herzminutenvolumen und der periphere Widerstand als weitere haemodynamische Parameter zeigten bei beiden Gruppen eine hyperkinetische Arbeitsweise auf, unterschieden sich aber nicht untereinander

Diskussion

Eine Reihe von kardiologischen und sportmedizinischen Zentren[1, 5-8] haben sich in der letzten Zeit mit Untersuchungen zur Beeinflussung der Haemodynamik während des Trainings beschäftigt. Es besteht die Annahme, daß es im Verlauf eines Trainings zu einer Betablockade kommt. Über die Entstehung der Betablockade bestehen recht unterschiedliche Meinungen. Es gibt eine Reihe von Hinweisen, daß sich die Situation des Herzens auch beim Hypertoniepatienten bessert, insbesondere durch eine Senkung des sympathischen Antriebes auf das Herz und damit durch eine Abnahme des myokardialen Sauerstoffverbrauchs.

So sind auch die Ergebnisse unserer Untersuchungen einzuordnen. Die physische Konditionierung bewirkte bei einem Teil der Patienten nach dem vierwöchigen Training eine deutliche Abnahme des Blutdrucks. Die kardiozirkulatorische Leistungsfähigkeit nahm entsprechend der Herzfrequenzabnahme bei allen Patienten zu.

Es muß jedoch offen bleiben, ob durch Training die Progression der Krankheit vermindert werden kann. Über Erfolg oder Nichterfolg eines körperlichen Trainings könnten Langzeitstudien Auskunft geben. Schwierigkeiten, über körperliche Aktivität Longitudinaluntersuchungen durchzuführen, bestehen aber darin, daß jede Art dieser Untersuchungen einen Eingriff in den normalen Lebensablauf bedeutet.

Das Primat der Behandlung der Hypertonie vor allem der höheren Schweregrade ist der gezielte Einsatz der Pharmakotherapie. Die Trainingsbehandlung könnte bei bestimmten Hypertoniepatienten eine Ergänzung für das einseitige angewandte medikamentöse Vorgehen sein.

Literatur

1 Chrastek, J. und Souckowa, Review of Czechoslovak medicine 23 (1977) 167

2 Nitschkoff, St., Baumann, R. und Graff, Ch., Dtsch. Ges.wesen 23 (1968) 49

3 Priebe, U., Wagner, U., Homuth, V., Hajdu, J. und Läuter, J., Dtsch. Ges.wesen 32 (1977) 1547

4 Priebe, U. und Wagner, U., Med. u. Sport 19 (1979) 55

5 Ressl, J., Chrastek, J. und Jandova, R., Acta Cardiologica XXXII (1977) 121

6 Rost, R., Therapiewoche 28 (1978) 3945

7 Sannerstedt, R., Adv. Cardiol., Vol. 24 pp 164

8 Schwalb, H. und Behrens, K. H., Sportarzt u. Sportmedizin 23 (1972) 174

Tab. 1 Ergebnisse der Diskriminanzanalyse

	1. Auswahlmenge	2. Auswahlmenge	3. Auswahlmenge
Trennmaß	0.69	0.56	0.28
Hauptmerkmal	syst. RR IV Belastungsstufe	HF x syst. RR 10' Erholung	HF 10' Erholung
	Kohlehydratstoffwechselstörung	HF x syst. RR IV Belastungsstufe	syst. RR III Belastungsstufe
	diast. RR III Belastungsstufe	HF x syst. RR 1' Erholung	% Ist-PWC_{170} zur Soll - PWC_{170}
	VO_2 max/kg	Sportanamnese	HF III Belastungsstufe
	syst. RR 1. Erholung	Familienanamnese	HF IV Belastungsstufe
	diast. RR 10' Erholung	ambulant gemessener diast. RR	
	Körperindex		

Tab. 2 Hauptmerkmale, die die trainierbare und nichttrainierbare Gruppe charakterisieren

MERKMAL	trainierbare Gruppe n = 37	nichttrainierbare Gruppe n = 51
systolischer Belastungsblutdruck		
diastolischer Ruheblutdruck		
systolischer Erholungsblutdruck		
HF x syst. RR unter der Belastung		
HF x syst. RR in der Erholung		
ambulant gemessener diast. RR		
Kohlehydratstoffwechselstörungen		
Körperindex		
Sportanamnese		
Familienanamnese		
HF unter der Belastung		

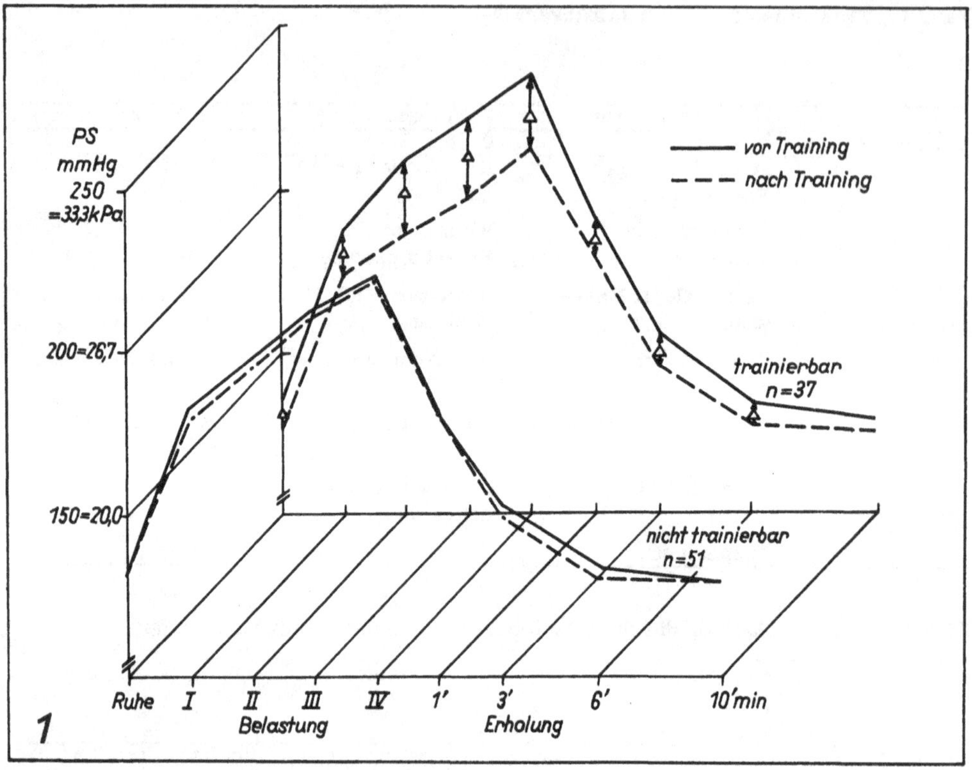

Abb. 1 Verhalten des systolischen Blutdrucks vor und nach dem physischen Training

Abb. 2 Verhalten des diastolischen Blutdrucks vor und nach dem physischen Training

Abb. 3 Herzfrequenzverhalten vor und nach dem physischen Training

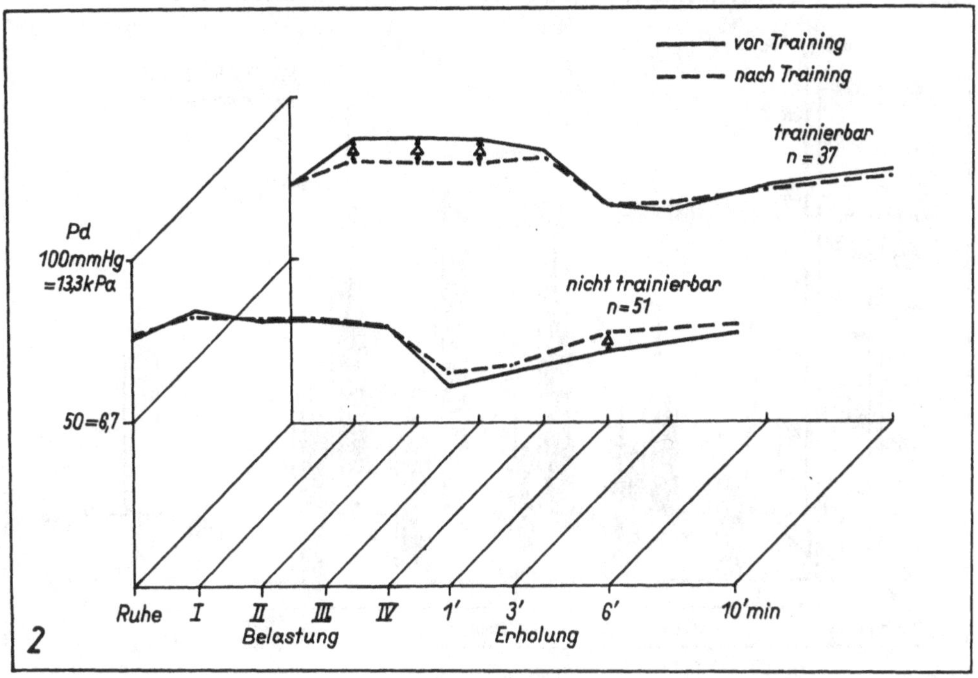
vor Training
nach Training
trainierbar
n = 37
Pd
100mmHg
=13,3kPa
nicht trainierbar
n=51
50=6,7
Ruhe
I
II
III
IV
1'
3'
6'
10'min
Belastung
Erholung

2

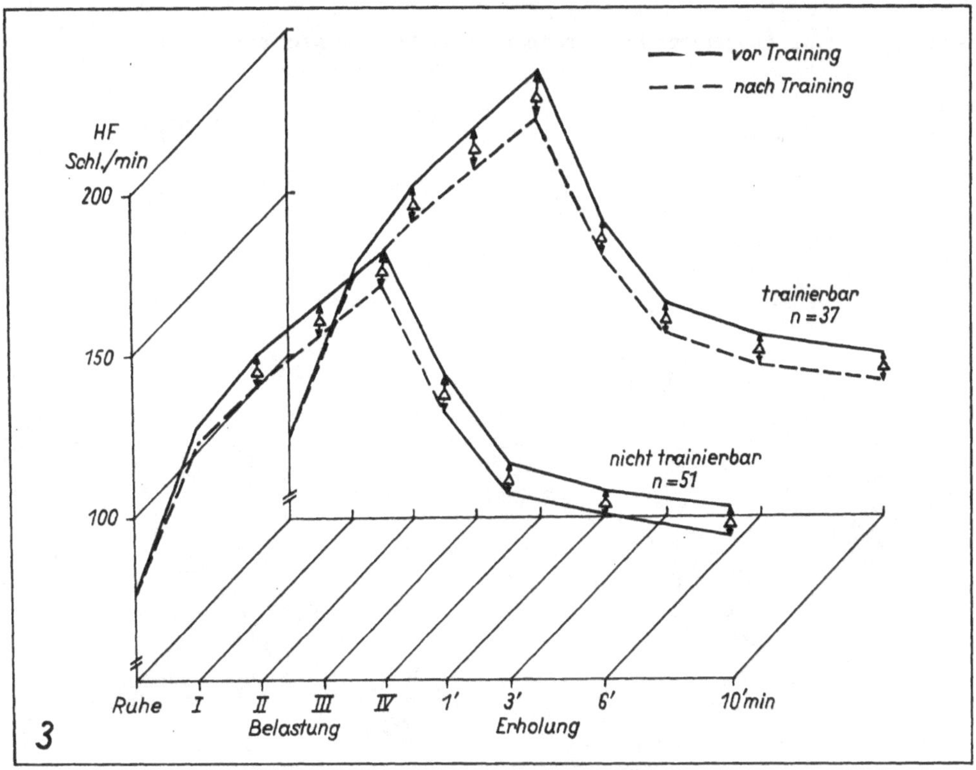
vor Training
nach Training
HF
Schl./min
200
150
100
trainierbar
n =37
nicht trainierbar
n =51
Ruhe
I
II
III
IV
1'
3'
6'
10'min
Belastung
Erholung

3

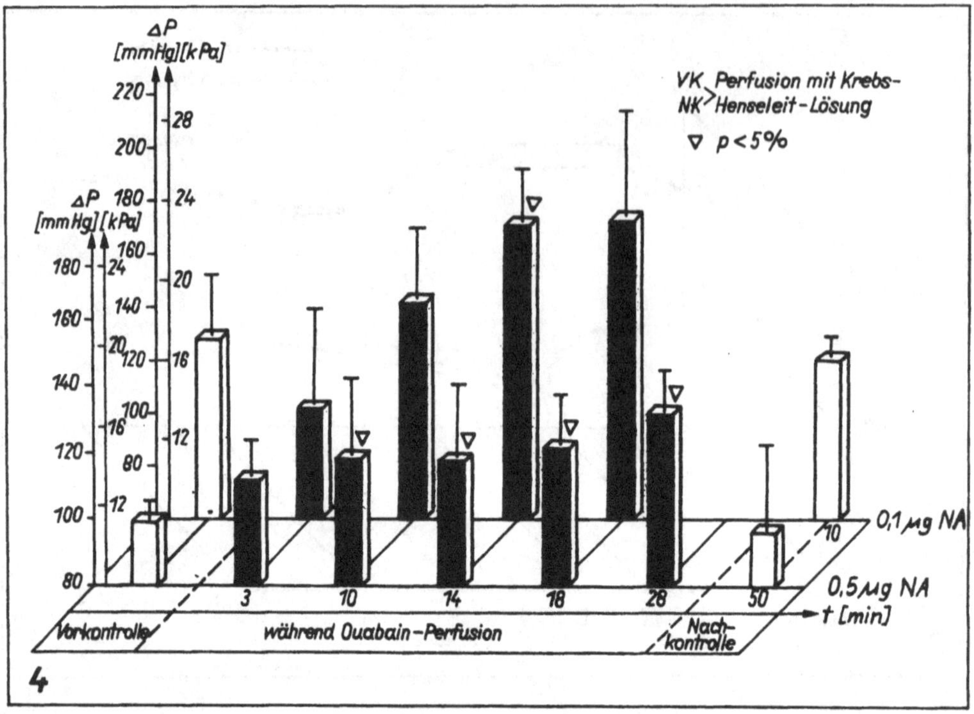

Abb. 4 Veränderungen der Leistungsparameter vor und nach dem Training

II. Medizinische Klinik des Bereichs Medizin (Charité) der Humboldt-Universität zu Berlin (Direktor: Prof. Dr. F. Renger)

Auswirkungen antihypertensiver Therapie auf die periphere Hämodynamik

W. Mohnike, H. Siewert, D. Strangfeld, J. Schmidt und G. Linß

Häufigkeit und Folgen der arteriellen Hypertonie haben dazu geführt, daß dieser Regulationskrankheit in zunehmendem Maße Beachtung geschenkt wird. Um eine effektive und nebenwirkungsarme Therapie durchführen zu können, ist es notwendig, sich einen möglichst genauen Überblick über Ursachen und grundlegende Pathomechanismen dieser Regulationskrankheit zu verschaffen. Bereits 1940 gelang es PAGE, in der sogenannten Mosaiktheorie einen Überblick über wesentliche Zusammenhänge zu geben (Abb. 1). Durch medikamentöse Therapie nehmen wir nun in vergleichsweise wenig differenzierter Art Einfluß auf einen oder mehrere der aufgeführten Parameter. Das muß zwangsläufig zu häufig nicht beabsichtigten Rückwirkungen auf weitere Regelgrößen und damit zu den bekannten Nebenwirkungen führen. Diese theoretischen Überlegungen sollen am Beispiel der ß-Rezeptorentherapie dargestellt werden und Möglichkeiten zur Coupierung dieser Effekte durch eine pathophysiologisch sinnvolle Kombinationstherapie nachgewiesen werden.

Seit Einführung der ß-Rezeptorenblocker im Jahre 1963 durch PRICHARD ist diese interessante Stoffgruppe ausgiebig untersucht worden. Das bisherige Schrifttum umfaßt 5 Millionen Patientenjahre. Dennoch wissen wir bis heute relativ wenig über den genauen antihypertensiven Wirkungsmechanismus.

Unsere Untersuchungen, die wir an 24 Patienten der Hypertoniestadien I-III (WHO) vornahmen, dienten speziell der Aufklärung peripherer Wirkungsmechanismen. Zunächst untersuchten wir unsere Patienten im therapiefreien Intervall und im Anschluß daran unter Obsidan-Monotherapie. Schließlich folgte die Medikamentenkombination Propranolol/Dihydralazin.

Als Parameter dienten uns die Radiokardiographie zur Bestimmung des Herzminutenvolumens und des Schlagvolumens sowie die Xenon-133-Muskelperfusionsmessung. Als mathematische Größen bestimmten wir den totalen peripheren Widerstand (aus dem HMV und dem Pw) und den funktionell wirksamen Gefäßquerschnitt A (aus der Xenon-133-HWZ und Pm).

Im einzelnen konnten wir folgende Ergebnisse erzielen: Unter 5-wöchiger oraler Propranolol-Monotherapie von 200 - 240 mg senkte sich das Herzminutenvolumen signifikant aufgrund einer reduzierten Pulsfrequenz bei konstantem Schlagvolumen. Der mittlere arterielle Druck war deutlich gesenkt und der totale periphere Widerstand erhöhte sich signifikant.

Die Xenon-133-Halbwertzeit verlängerte sich signifikant und der funktionell wirksame Gefäßquerschnitt A verminderte sich (Abb. 2).

GILMORE wies 1970 erstmals auf die zu erwartenden günstigen Auswirkungen der Kombination von ß-Rezeptorenblockern und Vasodilatantien hin. Dabeo sollten sich nicht nur die ungünstigen hämodynamischen Veränderungen inhibieren, sondern auch gleichermaßen eine gute klinische Verträglichkeit resultieren. Auf unsere Ergebnisse unter Monotherapie mit Dihydralazin soll an dieser Stelle nicht näher eingegangen werden. Der Vollständigkeit halber sei lediglich darauf hingewiesen, daß wir in Übereinstimmung mit einer Vielzahl anderer Autoren ebenfalls eine Sympathikusaktivierung mit typischer Tachykardie, pectanginösen Beschwerden und einen mäßigen antihypertensiven Effekt beobachten konnten.

Unter Kombination von Propranolol und Dihydralazin konnten wir folgende wesentliche hämodynamische Effekte beobachten, die in der Abb. 3 zur Darstellung kommen: Von den insgesamt 16 Untersuchten wurde in 14 Fällen der Druck um mehr als 10 mm Hg gesenkt. Der totale periphere Widerstand senkte sich leicht.

Wie aus der Abb. 4 hervorgeht, besteht eine deutliche Korrelation zwischen dem Blutdruckverhalten und dem Verhalten des funktionellen Gefäßquerschnittes A. Der Erfolg der kontinuierlichen Hochdruckbehandlung mit Propranolol und Dihydralazin ist an eine Senkung des Arteriolentonus gebunden.

Diskussion:

In Übereinstimmung mit Literaturmitteilungen erweist sich die Arzneimittelkombination Propranolol/Dihydralazin als außerordentlich effektiv. Der kardiodepressive Effekt des Propranolol wird in idealer Weise durch das Dihydralazin kompensiert, so daß das Herzminutenvolumen nicht verändert wird. Nach Ansicht verschiedener Autoren ist jedoch die Coupierung der Hydralazin-induzierten Tachykardie keine ausreichende Erklärung der ausgeprägten Blutdruckwirksamkeit der Kombination.

Wenn wir von den weitgehend gesicherten Tatsachen zum Wirkungsmechanismus beider Pharmaka ausgehen, läßt sich ihr Zusammenspiel in der Kombination wie folgt erklären (Abb. 5):

1. Dihydralazin führt primär zu einer Verminderung des Arteriolentonus, was sekundär zu einem reflektorischen Anstieg der Sympathikusaktivität führt. Als Hinweise dafür können erhöhte Herzfrequenz, gesteigertes Herzminutenvolumen und möglicherweise auch die (reflektorische) Verkleinerung des funktionell wirksamen Gefäßquerschnittes aufgefaßt werden.

2. Unter Gabe von ß-Rezeptorenblockern kommt es zu einer verminderten Katecholaminausschüttung als Ausdruck einer Senkung der sympathischen Aktivität.

3. Das Zusammenwirken von Vasodilatans und ß-Blocker würde somit zunächst zu einer peripheren Vasodilatation führen, deren konsekutive Erhöhung der Sympathikusaktivität unmittelbar durch den ß-Blocker wieder aufgehoben würde. Neben der sekundären Vasodilatantien-Wirkung käme es zur Entfaltung der weiteren, bereits dargestellten Mechanismen der ß-Rezeptorenblocker.

Zusammenfassung:

Unter dem ß-Rezptorenblocker Propranolol vollzieht sich im Untersuchungszeitraum eine deutliche periphere Vasokonstriktion mit Erhöhung des peripheren Widerstandes. Unter der Einwirkung des Vasodilatans Dihydralazin sinkt der totale periphere Widerstand bei reflektorischer Sympathikusstimulation deutlich ab.

Die Kombination beider Wirkstoffe hebt diesen Reflexmechanismus völlig auf, so daß die hämodynamischen Auswirkungen günstiger als bei den Einzelkomponenten beurteilt werden können.

Insgesamt kann das Wirkungsspektrum der Arzneimittelkombination Propranolol/ Dihydralazin als außerordentlich effektiv bezeichnet werden, so daß eine noch breitere Anwendung empfohlen werden kann.

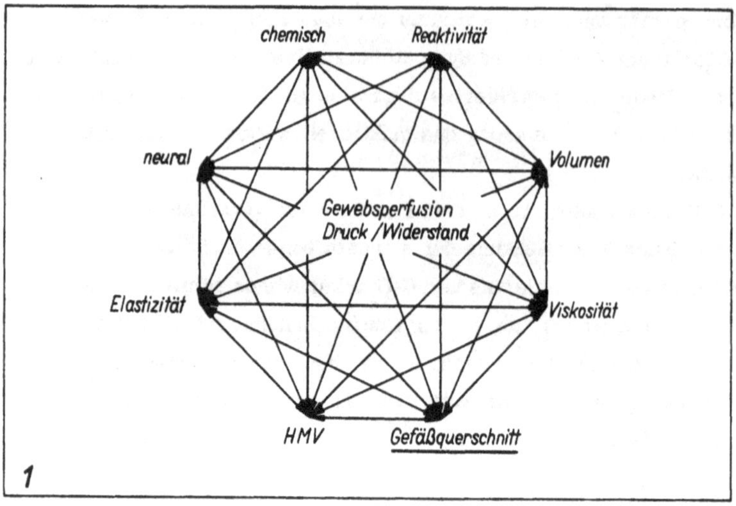

Abb. 1 Die bereits 1940 von PAGE inaugurierte Mosaiktheorie beschreibt die engen Wechselbeziehungen zwischen den hämodynamischen Parametern und weiteren Determinanten

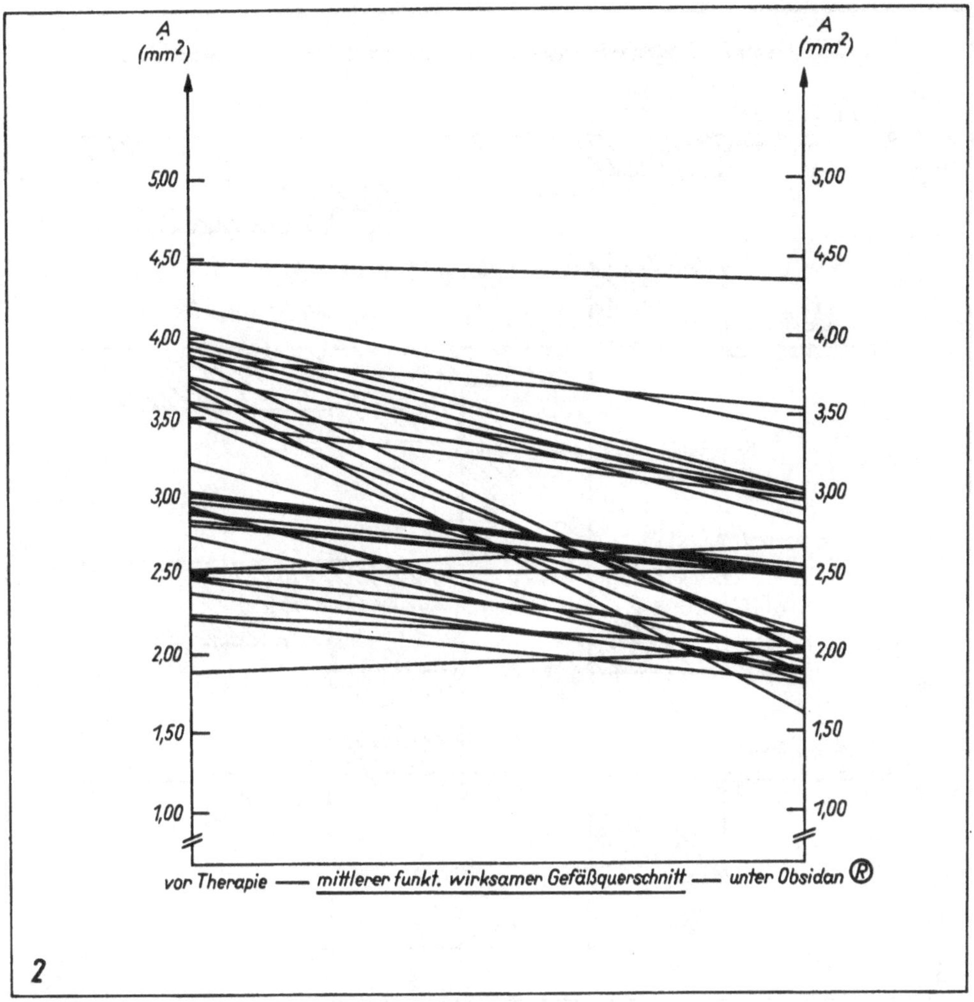

Abb. 2 Der funktionell wirksame Gefäßquerschnitt A sinkt unter 5-wöchiger oraler Propranololtherapie signifikant ab.

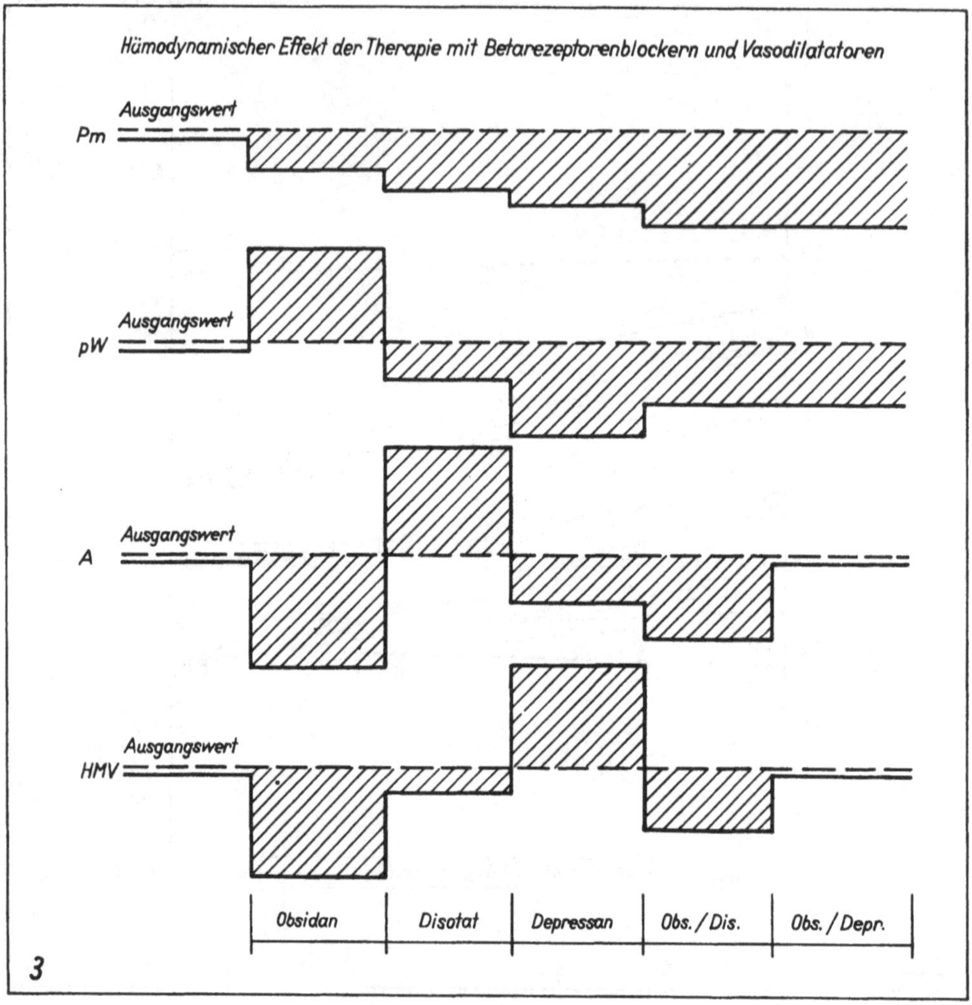

Abb. 3 Das Schema gibt die Wechselbeziehungen zwischen ß-Rezeptorenblockern und den peripher wirksamen Präparaten Disotat (DIPA) sowie Depressan (Dihydralazin) wieder. Wie aus der Abbildung deutlich wird, sind die günstigsten hämodynamischen Auswirkungen sowie der deutlichste Blutdruckeffekt unter der Kombination von Propranolol und Dihydralazin zu erwarten.

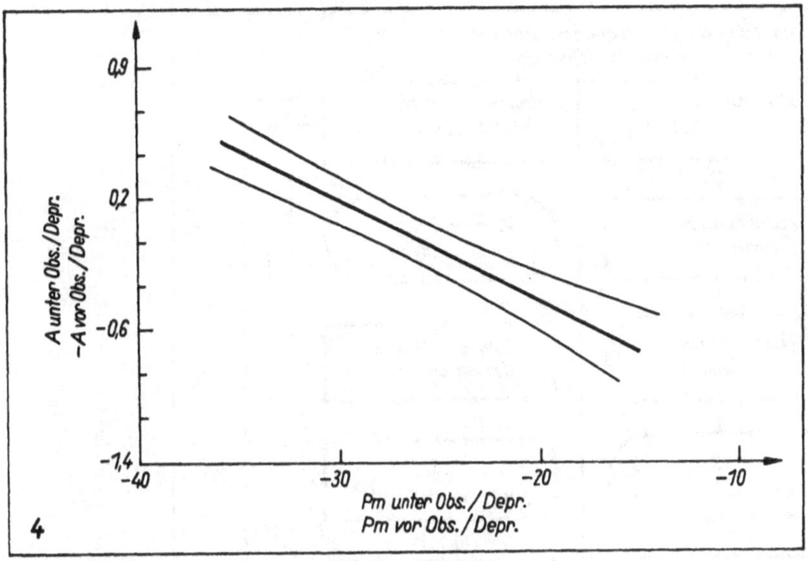

Abb. 4 Blutdruck- und Gefäßquerschnittverhalten stehen in einer engen korrelativen Beziehung zueinander

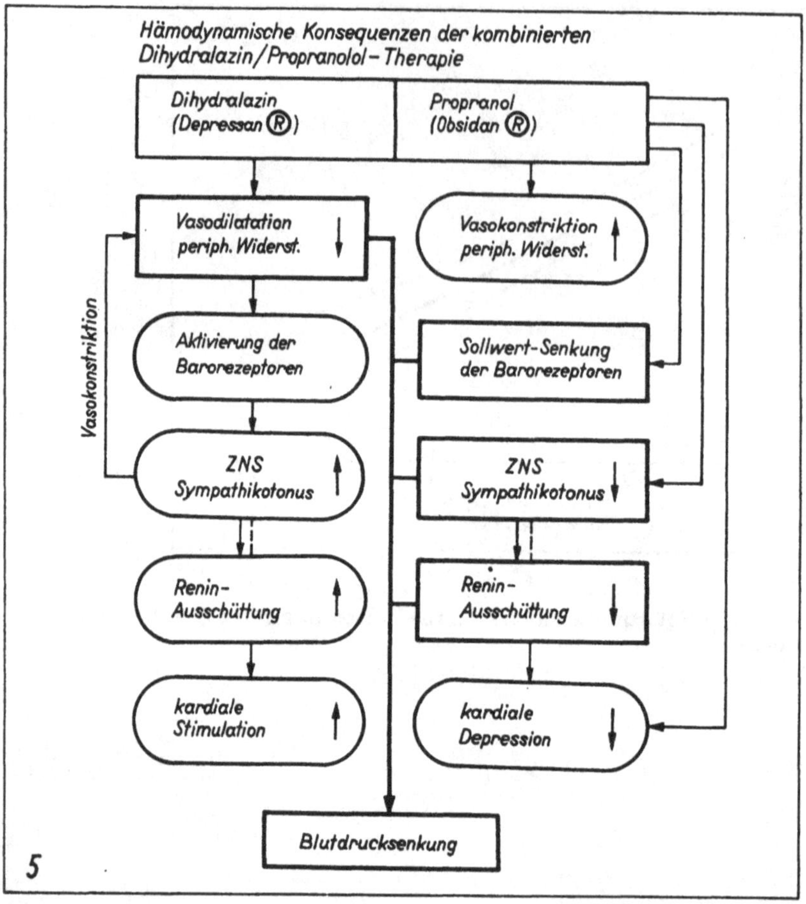

Abb. 5 Die Abbildung verdeutlicht, daß durch die Kombination des Vasodilatans Dihydralazin mit dem ß-Rezeptorenblocker Propranolol eine weitgehende Aufhebung der unerwünschten Nebenwirkungen und eine nachhaltige Blutdrucksenkung resultiert

Zentralinstitut für Herz- und Kreislauf-Regulationsforschung der Akademie der Wissenschaften der DDR, Berlin-Buch (Direktor: MR Prof. Dr. sc. med. H. Heine)
Medizinische Klinik der Medizinischen Akademie Erfurt (Direktor: Prof. Dr. G. Anger)

Blutdrucksenkung durch Kalziumantagonisten und Nitrokörper

H. Fiehring, I. Aßmann, G. Oltmanns und H. Schwela

Nitrokörper und Kalziumantagonisten sind neben Beta-Rezeptorenblockern die wirkungsvollsten Pharmaka für die Therapie der ischämischen Herzkrankheit. In Anbetracht der häufigen Kombination von ischämischer Herzkrankheit und Hypertonie werden diese Pharmaka in zahlreichen Fällen auch bei der Hypertonie eingesetzt. Für Kalziumantagonisten und Nitrokörper sind jedoch noch wichtige Fragen der Wirkung bei der Hypertonie unbeantwortet:

- bei akuter und chronischer Herzinsuffizienz ergeben sich zusätzliche Wirkungsmöglichkeiten, die bei Nitrokörpern nützlich, bei Kalziumantagonisten eher ungünstig sein könnten,
- offen ist die Frage, inwieweit Nitrokörper und Kalziumantagonisten gezielt als Antihypertensiva eingesetzt werden können,
- nutzbar könnten die antiarrhythmischen Potenzen der Kalziumantagonisten sein.

Eigene Untersuchungen erfolgten unter verschiedenen Fragestellungen mit Nitroglyzerin (GTN), Pentaerythrityltetranitrat (PETN), Verapamil (VP) und Nifedipin (Nif).

Methodik

GTN wurde im Akutversuch an 10 Patienten mit essentieller Hypertonie II/III geprüft, bei 5 unter Ruhebedingungen, bei 5 unter ergometrischer Belastung: Einschwemmkatheterismus, Thermodilution, EKG, Mechanokardiographie, arterieller Blutdruck. Zur Bewertung kamen insbesondere pulmonale und periphere Druckwerte, Kreislaufwiderstände, HMV, systolische Zeitintervalle (STI), Herzfrequenz und Leistung. Die Messungen erfolgten vor sowie bis 15 min nach 1-2 maliger Gabe von 1,6 mg Nitroglyzerin sublingual. Am Tag nach der Untersuchung erfolgte eine Einstellung auf 4 x 80 mg PETN für meist 3 Wochen, ab 2. Woche wurde mit dem kardioselektiven ß-Blocker

Talinolol kombiniert (4 x 50 mg). Therapeutische Versuche mit wiederholter GTN-Gabe sublingual erfolgten an 10 Patienten bei Hypertoniekrise und Lungenödem und/oder Apoplexiesyndrom.

VP wurde an 24 Patienten im Akutversuch geprüft, 5 mg i. v., Messungen bis 60 min (EKG und Blutdruck). Krankengut: 11 renale, 9 essentielle Hypertonie, 4 hypertone Krise.

Nif wurde an 20 Fällen mit und ohne Hypertonie (10 Gesunde, 10 Herzkreislaufkranke) im Hinblick auf das Verhalten von STI HZV, Herzfrequenz, Druckwerten und Widerständen im Klein- und Großkreislauf untersucht, in der Regel unter Ruhebedingungen.

Ergebnisse

Unter den GTN kam es bei den meisten schweren Hypertonieformen zu einer deutlichen Senkung des systolischen arteriellen Blutdrucks um 28-43 und des diastolischen um 3-28 mm Hg. Der pulmonale Druck verhielt sich ähnlich. Auch unter Belastung war dieses Verhalten nachweisbar. In gleichen Belastungsstufen lagen die arteriellen und insbesondere die pulmonalen Druckwerte deutlich niedriger. Der periphere Widerstand nahm ab, das HMV glieb unbeeinfluß (Tab. 1 u. 2). Die arterielle Blutdrucksenkung bei Langzeitverabreichung von PETN war deutlich, jedoch auch bei Kombination mit Talinolol nicht ausreichend (Tab. 3). Hier ist allerdings zu beachten, daß es sich vorwiegend um schwere Hypertonieformen handelte.

Die GTN-Wirkung beim Apoplexie-Syndrom und bei Hypertonie-Krise einschließlich Lungenödem war im Hinblick auf Meßwerte und klinischen Befund ausgesprochen effektiv. Die Blutdruckwerte fielen z. T. drastisch, das Lungenödem bildete sich schnell zurück, die zerebrale Symptomatik (Bewußtseinslage usw.) zeigte eine günstige Entwicklung, dieses Ergebnis gelang häufig ohne Zusatzmedikation (Tab. 4).

Die i. v.-Verabreichung von VP an Patienten mit renaler und essentieller Hypertonie sowie in der Hypertonie-Krise erbrachte ausgeprägte arterielle Drucksenkungen ohne nachteilige Auswirkungen auf die Herzfunktion. Die Herzfrequenz erhöhte sich bei Sinusrhythmus um 5-10/min. Die PQ-Zeit verlängerte sich bei der Mehrzahl um 20-30 msec, in 2 Fällen wurde ein passagerer AV-Block 1. Grades beobachtet[1].

Nif (20 mg bukkal) zeigte bei Gesunden und Herzkreislaufkranken etwas unterschiedliche Wirkungen[2]. In beiden Gruppen wurde der arterielle Mitteldruck deutlich gesenkt, die Zusammensetzung des Krankengutes ließ allerdings keine großen Druckänderungen erwarten. Die Übertragung der Befunde auf verschiedene Hypertoniegrade und -formen ist nur mit Vorbehalten möglich. Einzelbeobachtungen zeigten jedoch unter Belastung eine Abnahme der Spitzendruckwerte und eine beschleunigte Erholungsphase. Das HMV blieb unter Belastung bei Vergleich mit dem Leerversuch unbeeinflußt.

Tab. 1

Verhalten hämodynamischer Parameter in Ruhe vor und nach 2 x 1,6 mg Nitroglyzerin (GTN) sublingual (n = 5).

	Hf (min^{-1})	Psa	Pda (mmHg)	Pma	Psp	Pdp (mmHg)	Pmp	Rper	Rpulm dyn· s· cm^{-5})	HMV (l/min)	SV (ml)	SWJ (gm/m^2)	PEP / LVET
Leer	68	210	128	160	23,0	12,8	17,0	1750	133	7,6	112	130	0,455
	±10	±22	±14	±16	±6,0	±4,4	±5,1	±510	±60	±2,4	±40	±43	±0,071
GTN	75	184	119	145	16,8	10,2	12,8	1520	85	7,9	105	111	0,500
max. I.	±9	±14	±7	±10	±4,7	±3,3	±3,6	±390	±43	±2,3	±31	±31	±0,048
GTN	71	174	116	139	16,6	9,8	12,2	1470	78	7,5	108	108	0,567
max. II.	±13	±21	±11	±13	±4,8	±3,0	±3,3	±350	±36	±1,1	±22	±22	±0,115

Erklärung der Abkürzungen:

Hf = Herzfrequenz

Psa, Pda, Pma = arterieller Druck

Psp, Pdp, Pmp = pulmonaler Druck

Rper = peripherer Widerstand

Rpulm = pulmonaler Widerstand

HMV = Herzminutenvolumen

SV = Schlagvolumen

SWJ = Schlagarbeitsindex

PEP = Praejektionsperiode

LVET = linksventrikuläre Austreibungszeit

Tab. 2

Verhalten hämodynamischer Parameter in Ruhe und unter submaximaler Belastung vor und nach 1, 6 mg GTN sublingual (n = 5)

		Hf (min^{-1})	S	Psa (mmHg)	S	Pda (mmHg)	S	Psp (mmHg)	S	Pdp (mmHg)	S	Hf· Psa $(\cdot 10^3$ mmHg/min)	S	PEP / LVET	
	vor	85		165		108		27		15		13, 92		0, 464	
Ruhe		±22	+	±12	-	±15	-	±7	+	±6	+	±3, 12	+	±0, 107	-
	nach	96		160		107		16		9		15, 28		0, 562	
		±18		±10		±11		±5		±4		±2, 42		±0, 060	
	vor	111		210		122		39		24		23, 22		0, 413	
Belastung		±18		±25		±18		±13		±4		±3, 32		±0, 151	
(Ende)			+		-		+		+		+		-		+
	nach	123		205		107		28		16		25, 12		0, 539	
		±20		±25		±16		±8		±4		±5, 17		±0, 090	
	vor	90		168		108		24		12		15, 06		0, 480	
5 min Erholung		±19		±16		±13		±6		±4		±2, 66		±0, 077	
	nach	95	-	157	+	101	-	15	+	9	-	14, 75	-	0, 558	-
		±11		±10		±9		±4		±2		±1, 79		±0, 073	

Erklärung der Abk. Tab. 1

S = Signifikanz: + 0, 05

\- n. s.

Tab. 3

Blutdruckverhalten (mmHg) in der chronischen Behandlungsphase mit PETN

Pat.	RR Ausgangswert	Glykosid	PETN 320 mg/die	PETN (320 mg/die) + Talinolol (200 mg/die)	RR bei zusätzlicher Gabe von Antihypertensiva	Erfolg unter PETN + Talinolol
1	175/125	-	150/120	130/90-125/85	-	++
2	215/135	-	170/100	165/110	-	+
3	205/115	-	210/110	210/110	200/110	-
4	230/135	+	190/120	190/120	175/120-155/110	(+)-
5	235/145	+	180/120	180/120-205/120	180/125	(+)-
6	180/90	-	140/90-170/90	130/90	-	+

Tab. 4

Therapieversuche (mehrmals 0, 33 mg GTN sublingual) bei hypertonen Krisen mit zerebralen und/oder kardialen Komplikationen

Pat.		Alter Jahre	Geschlecht	Diagnose außer Hypertonie	Therapieerfolg RR 1. Tg.	zerebrale Sympt. 2. -5. Tg.	pulmonale Kongestion
1.	Z. R.	49	m	IHK, zerebrale Ischämie	+	++	∅
2.	B. C.	63	w	zerebrale Ischämie	+	++	∅
3.	G. C.	49	m	zerebrale Ischämie	++	++	∅
4.	R. H.	52	m	zerebrale Ischämie	++	++	∅
5.	F. E.	70	m	IHK, Linksherzversagen	∅	∅	++
6.	W. R.	51	w	IHK, Linksherzversagen Schwindel	++	++	++
7.	P. G.	49	m	IHK	∅	∅	∅
8.	B. L.	57	w	IHK, Linksinsuffizienz	∅	∅	++
9.	W. L.	72	m	IHK, Linksinsuffizienz	∅	∅	++
10.	F. S.	63	w	IHK, Linksinsuffizienz Schwindel	++	++	++

Zeichenerklärung:

∅ nicht vorhanden

+ Besserung

++ Verschwinden der Symptome

syst. Blutdrucksenkung 30 mm Hg
50 mm Hg
80 mm Hg

Diskussion

GTN wirkt stark dilatierend an den Kapazitätsgefäßen des venösen Systems, weniger am arteriellen Gefäßbett. Pulmonaler Druck, ventrikulärer Füllungsdruck sowie enddiastolisches und endsystolisches Volumen werden reduziert. Das Schlagvolumen bleibt nahezu unverändert. Arterieller Druck und peripherer Widerstand werden in unterschiedlichem Maße gesenkt. Die drastische Herzentlastung wird bei akuter Herzinsuffizienz genutzt, insbesondere beim Myokardinfarkt und beim Lungenödem[5-7, 12, 13]

Unsere Untersuchungen bestätigten die Vermutung, daß mit GTN bei der arteriellen Hypertonie eine effektive Drucksenkung und eine Herzentlastung zu erreichen sein sollten. Unter Ruhebedingungen wurden arterielle Druckwerte und peripherer Widerstand deutlich reduziert. Bei geringer Schlagvolumensenkung und Herzfrequenzsteigerung blieb das HMV unverändert. Unter ergometrischer Belastung wurden der Druckanstieg vermindert und die Erholungsphase verkürzt. Von besonderer Bedeutung dürfte sein, daß sich der diastolische Pulmonalisdruck nicht mehr in pathologische Bereiche steigerte.

Bedeutsam erscheinen weiterhin die therapeutischen Ergebnisse bei Anwendung von GTN in der hypertonen Krise mit zerebralen und/oder kardialen Komplikationen. Bei allen Patienten gelang innerhalb kurzer Zeit oder nach 1 bis 2 Tagen die Rückbildung von Zeichen einer zerebralen Ischämie und Linksherzinsuffizienz.

Offen ist die Frage, welche Potenzen Nitrokörper für die Langzeittherapie bei Hypertonie haben könnten. Im Regelfall dürfte GTN in Anbetracht der flüchtigen Wirkung ungeeignet sein. Das Interesse konzentriert sich auf PETN und Isosorbiddinitrat, die oral angewendet werden können und eine protrahierte Wirkung entfalten. Unsere ersten orientierenden Untersuchungen mit PETN an Patienten mit vorwiegend schwerer Hypertonie verliefen im Hinblick auf das Ansprechen der Hypertonie positiv, unbefriedigend jedoch im Hinblick auf die Stärke der Drucksenkung. Auch bei Kombination mit ß-Rezeptorenblockern oder anderen Antihypertensiva war das Ergebnis noch unzureichend.

Kalziumantagonisten hemmen den transmembranären Ca^{2+}-Influx. Herzarbeit und Sauerstoffbedarf des Herzens werden auf ein niedrigeres Niveau gesenkt. Durch Hemmung der elektromechanischen Kopplung wird der Grundtonus an Herzkranzgefäßen und peripheren Widerstandsgefäßen gesenkt. Die schon seit längerer Zeit bekannte blutdrucksenkende Wirkung von VP ist offenbar vorwiegend auf die Weitstellung der peripheren Gefäße zu beziehen, nicht auf negativ inotrope Effekte, die Förderleistung bleibt unbeeinflußt. In den eigenen Untersuchungen bei essentieller und renaler Hypertonie sowie Hypertonie-Krise gelang in allen Fällen eine klinisch ausreichende und prompte Drucksenkung[1]. Auch Infusionen wurden mit Erfolg angewendet[4]. Ausgeprägte Herzinsuffizienz und wesentliche Leitungsstörungen sind als Kontraindikation anzusehen. Die Beobachtungen zur Langzeitanwendung[3, 4] lassen keine eindeutige Aussage zu, es ist jedoch unwahrscheinlich, daß VP hierfür geeignet ist. Wesentlich günstigere Aspekte liefert Nif, dessen Einflüsse auf das Reizleitungssystem, den kontraktilen Status des Myokards und die Förderleistung des Herzens zurücktreten oder eher günstig sind[2]. So wurde Nif beim akuten Lungenödem[11] und auch in der Langzeittherapie der Hypertonie mit Erfolg eingesetzt[8-10].

Zusammenfassung

In Anbetracht der häufigen Kombination von Hypertonie, ischämischer Herzkrankheit und Herzinsuffizienz gewinnen Blutdruckwirkung sowie Beeinflussung von Pre- und Afterload bei Anwendung von Kalziumantagonisten und Nitrokörpern wachsende Bedeutung. Es steht zur Frage, ob die antihypertensive Wirkung gezielt genutzt werden kann. Es erfolgten klinische und hämodynamische Untersuchungen, vorwiegend in Akutversuchen: Verapamil bei nephrogener Hypertonie und Hypertonie-Krise (24 Pat.), Nitroglyzerin bei Hypertonie-Krise mit lungenödem und/oder Apoplexie-Syndrom (10 Pat.), hämodynamische Messungen bei Hypertonie II und III (10 Pat.), Untersuchungen zur Nifedipin-Wirkung (20 Pat.).

Die günstige Wirkung von Kalziumantagonisten und Nitrokörpern bei Hypertonie-Krise sowie kardiovaskulären Komplikationen im Zusammenhang mit der Hypertonie konnte belegt werden. Die ersten Erfahrungen zur Langzeittherapie der Hypertonie mit Nitrokörpern und Nifedipin lassen Effektivität und besondere Indikationen noch nicht einschätzen, sind jedoch erfolgversprechend. Weitere Studien dürften von besonderem Interesse sein.

Literatur

1 Aßmann, I., Meinung, U. und Fiehring, H., medicamentum 18 (1977) 69

2 Aßmann, I., Herzzyklus und Herzfunktion. Dissertation Promotion B. Medizinische Akademie, Erfurt 1978

3 Bender, F., Arzneimittel-Forsch. 20 (1970) 1310

4 Dieckmann, L. und Hösemann, R., Münch. med. Wschr. 116 (1974) 515

5 Franciosa, J. A., Nordatrom, L. A. und Cohn, J. N., J. Amer. Med. Ass. 240 (1978) 443

6 Miller, R. R., Awan, N. A. und Mason, D. T., Adv. Cardiol. 23 (1978) 173

7 Miller, R. R., Awan, N., Amsterdam, E. A. und Mason, D. T., Adv. Cardiol. 22 (1978) 199

8 Olivari, M. T., Bartorelli, C., Polese, A., Fiorenti, C., Moruzzi, P. und Guazzi, M. D., Circulation 59 (1979) 1056

9 Pedersen, O. L., Mikkelsen, E., Christensen, N. J., Kornerup, H. J. und Pedersen, E. B., Europ. J. clin. Pharmacol. 15 (1979) 235

10 Pedersen, O. L. und Mikkelsen, E., Europ. J. clin. Pharmacol. 14 (1978) 375

11 Polese, A., Fiorentini, C., Olivari, M. T. und Guazzi, M. D., Amer. J. Med. 66 (1978) 825

12 Rudolph, W. und Siegenthaler, S., Nitrat-Wirkung auf Herz und Kreislauf. Urban & Schwarzenberg, München-Berlin-Wien 1976

13 Schwarz, F., Ensslen, R., Thormann, J. und Schlepper, M., Amer. Heart J. 94 (1977) 421

Zentralinstitut für Herz- und Kreislauf-Regulationsforschung der Akademie der Wissenschaften der DDR, Berlin-Buch (Direktor: MR Prof. Dr. sc. med. H. Heine)

Zur Pharmakokinetik von Prazosin bei Hypertonikern nach Applikation einer oralen Einzeldosis

G. Rostock, V. Homuth, P. Morgan und H.-D. Faulhaber

Prazosin stellt ein neuartiges Antihypertensivum dar, das sich aus den bekannten Grundstrukturen des Papaverins und des zyklischen AMP ableitet. Es wirkt auf die alpha-adrenergenen Rezeptoren blockierend, jedoch nur auf die an der postsynaptischen Membran gelegenen (Übersicht bei Brogden und Mitarb., 1977). Dieses Pharmakon wurde uns im Rahmen einer klinischen Prüfung vom VEB Arzneimittelwerk Dresden zur Verfügung gestellt.

Bei 9 Patienten mit arterieller Hypertonie der klinischen Schweregrade I - III führten wir unter stationären Bedingungen Blutspiegelbestimmungen von Prazosin nach einmaliger Applikation einer oralen Dosis von 2 mg durch. Die Applikation des Prazosins erfolgte um 8.00 Uhr morgens nach Einnahme eines leichten Frühstücks. Vor den Blutentnahmen wurden jeweils Blutdruck und Herzfrequenz im Liegen und Stehen registriert. Die Blutentnahme zur Bestimmung von Prazosin erfolgten 30 Minuten; 1Stunde; 1,5 Stunden; 2 Stunden; 3 Stunden; 6 Stunden; 12 Stunden und 24 Stunden nach der oralen Einnahme. Die Konzentration von Prazosin im Plasma wurde spektrofluorimetrisch nach der Methode von Hobbs und Mitarb. (1978) gemessen.

Die Abb. 1 zeigt das Verhalten des Blutdrucks und der Herzfrequenz im Liegen nach Prazosin. Bereits 30 Minuten nach oraler Einnahme kommt es zu einem signifikanten Abfall des systolischen Blutdrucks um 13 % und des diastolischen Blutdrucks um 10 % gegenüber den Ausgangswerten im Liegen. Die maximale Senkung des systolischen Blutdrucks ist nach 1,5 Stunden erreicht und beträgt durchschnittlich 21 %. Der diastolische Blutdruck wird maximal schon nach 1 Stunde um durchschnittlich 19 % gegenüber dem Ausgangswert gesenkt. Im weiteren Verlauf erfolgt ein kontinuierlicher Wiederanstieg des systolischen und diastolischen Blutdrucks, so daß nach 12 Stunden die

Ausgangswerte wieder erreicht sind. Die Herzfrequenz zeigt in den ersten Stunden. nach Prazosin nur unwesentliche geringe Steigerungen. Nach 3 Stunden ist eine maximale Frequenzsteigerung um 13 % vorhanden, die jedoch durch tachykarde Pulsfrequenzen bei einer Patientin zu diesem Zeitpunkt hervorgerufen wurde.

Das Verhalten des Blutspiegels von Prazosin, dargestellt als Mittelwertskurve aller untersuchten Patienten, demonstriert Abb. 2. 2 Stunden nach Applikation einer oralen Dosis von 2 mg Prazosin sind im Plasma maximale Konzentrationen nachweisbar. Danach tritt eine rasche Elimination des Arzneimittels aus dem Organismus bis zum 6 Stundenwert ein, gefolgt von einer langsameren Phase der Elimination. 24 Stunden nach der Einnahme von Prazosin konnte keine Konzentration im Plasma mehr nachgewiesen werden. Dieser charakteristische Verlauf der Blutspiegelkonzentration von Prazosin in Form einer schnellen und einer langsameren Eliminationsphase läßt die Verteilung des Arzneimittels im Organismus in einem Zwei-Kompartiment-Modell vermuten.

Das geht noch deutlicher aus der Abb. 3 hervor, die das Verhalten des Blutspiegels von Prazosin sowie des Blutdrucks im Liegen bei einem Patienten zeigt. Die Abnahme der Konzentration von Prazosin im Plasma wird durch 2 Geraden charakterisiert, die eine unterschiedliche Steilheit besitzen. Während in der 1. Phase der Elimination die Konzentration rasch abfällt, erfolgt nach 6 Stunden in einer 2. langsameren Phase die Eliminierung des Arzneimittels aus dem Organismus.

Ein weiterer charakteristischer Aspekt ist das Verhalten des Blutspiegels und des Blutdrucks im Liegen beim 2 Stunden-Wert. Wie aus der Abbildung zu entnehmen ist, erfolgt die maximale Blutdrucksenkung bei diesem Patienten zum Zeitpunkt des Auftretens der höchsten Plasmakonzentration von Prazosin. Ausgehend von diesem Befund untersuchten wir bei allen Patienten, ob eine Korrelation zwischen der Blutdrucksenkung und dem Blutspiegel von Prazosin besteht.

Wie wir feststellen konnten, besteht eine lineare Abhängigkeit zwischen der Änderung des systolischen Blutdrucks im Liegen und der Prazosin-Konzentration im Plasma. Der errechnete Korrelationskoeffizient r beträgt -0, 92 und ist mit $p < 0{,}01$ statistisch signifikant.

Damit scheint Prazosin zu denjenigen Pharmaka zu gehören, bei denen biologischer Effekt und Konzentration im Plasma miteinander korrelieren.

Die Abbildung 4 gibt die experimentell ermittelten pharmakokinetischen Parameter tabellarisch wieder. Maximale Plasmakonzentrationen wurden zwischen 1,63 und 3.38 ng/ml gefunden bei einer durchschnittlichen Konzentration von 2,63 ng/ml. Diese höchsten Konzentrationen traten im Durchschnitt 2,1 Stunden nach der oralen Einnahme von 2 mg Prazosin auf bei einer Variationsbreite von 1,5 bis 3 Stunden. Unter der Annahme einer Verteilung des Arzneimittels im Zwei-Kompartiment-Modell bestimmten wir eine durchschnittliche schnelle Eliminationsphase mit einer Halbwertszeit von 1,73 Stunden bei einer Schwankungsbreite von 0,5 bis 2,3 Stunden. Die langsame Phase der Eliminations-Halbwertszeit beträgt im Durchschnitt 3,43 Stunden und variiert zwischen 1,1 und 6,8 Stunden.

Ein Vergleich unserer Ergebnisse mit denen von anderen Autoren (Wood und Mitarb., 1976; Hobbs und Mitarb., 1978) bestimmten Daten über das bereits registrierte Prazosin-Präparat MINIPRESS zeigt, daß die Werte der "Peak time" übereinstimmen. Bei den von uns ermittelten Halbwertszeiten ist ein Vergleich nicht direkt möglich, da die genannten Autoren von der Annahme einer Verteilung des Prazosins in einem Ein-Kompartiment-System ausgegangen sind. Bezieht man unsere experimentellen Daten auf ein derartiges Verteilungsmodell, so stimmen unsere Werte mit denen der anderen Autoren gut überein. Da sie jedoch nur wenige Arzneimittel nach einem Ein-Kompartiment-Modell verteilen und meistens neben einem zentralen Kompartiment auch eine Verteilung in ein peripheres Kompartiment besteht und Prazosin ein lipophiles Arzneimittel ist, sind wir der Meinung, daß ausgehend von unseren experimentellen Befunden eine Verteilung in einem Zwei-Kompartiment-System auch für Prazosin anzunehmen berechtigt ist.

Insgesamt schätzen wir unsere bisherigen Ergebnisse als einen Beitrag zur pharmakologischen Charakterisierung des Prazosin-Präparates aus dem Arzneimittelwerk Dresden ein. Weitere Untersuchungen sind notwendig, um die bisher wenigen Befunde, die in der Literatur über das pharmakokinetische Verhalten des Prazosins vorliegen, zu erweitern.

Literatur

Brogden, R. N., Heel, R. C., Speight, T. M. und Avery, G. S., Drugs 14 (1977) 163

Hobbs, D.C., Twomey, T. M. und Palmer, R. F., J. Clin. Pharmacol. 18 (1978) 402

Wodd, A. J., Bolli, P. und Simpson, F. O., Brit. J. Clin. Phamacol. 3 (1976) 199

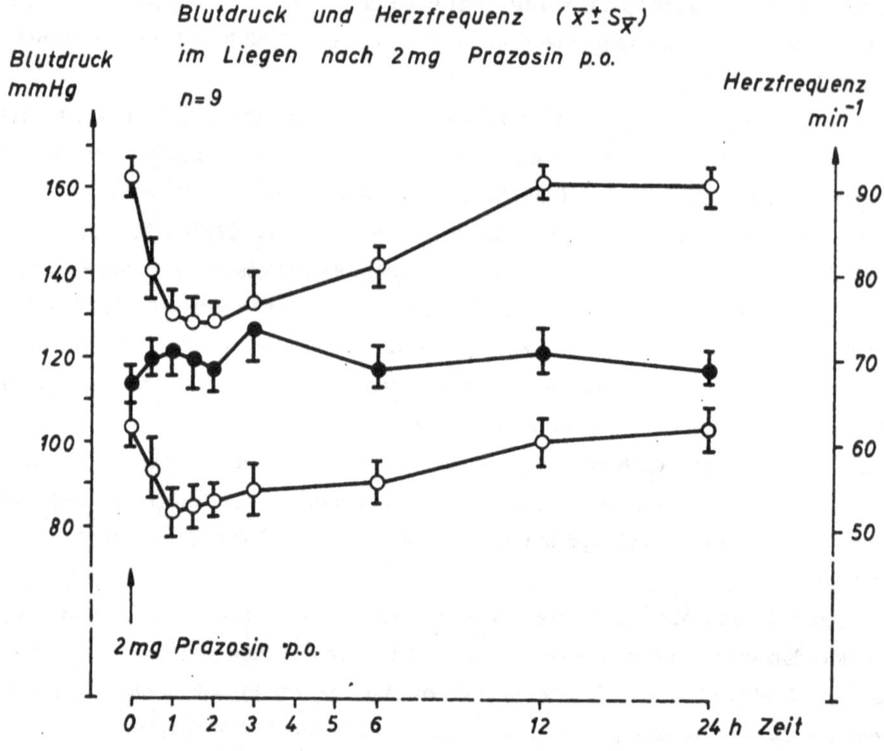
Blutdruck und Herzfrequenz ($\bar{x} \pm S_{\bar{x}}$)
im Liegen nach 2mg Prazosin p.o.
n=9
Blutdruck
mmHg
Herzfrequenz
min^{-1}
160
140
120
100
80
90
80
70
60
50
2mg Prazosin p.o.
0 1 2 3 4 5 6 12 24 h Zeit

1

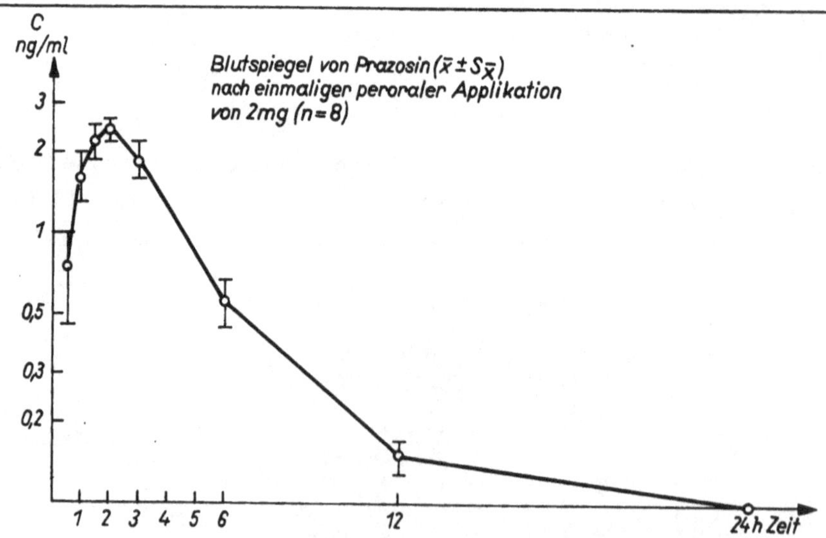
C
ng/ml
Blutspiegel von Prazosin ($\bar{x} \pm S_{\bar{x}}$)
nach einmaliger peroraler Applikation
von 2mg (n=8)
3
2
1
0,5
0,3
0,2
1 2 3 4 5 6 12 24h Zeit

2

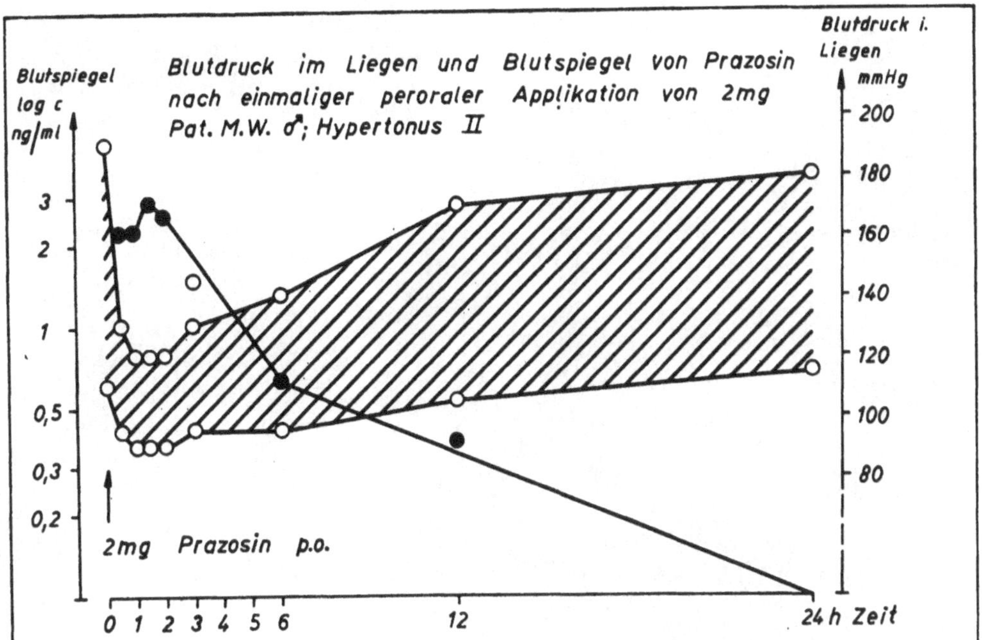

3

Abb. 4 Pharmakokinetische Parameter nach oraler Applikation von 2 mg Prazosin

Pat.	Peak level (ng/ml	Peak time (h)	fast t 1/2 (h)	slow t 1/2 (h)
1	2, 25	1, 75	0, 5	1, 1
2	3, 25	1, 5	1, 1	4, 6
3	2, 36	2, 0	2, 3	3, 5
4	2, 50	3, 0	2, 3	3, 0
5	3, 38	2, 0	1, 9	2, 2
6	2, 88	1, 5	2, 0	6, 8
7	2, 75	3, 0	1, 4	3, 5
8	1, 63	2, 0	2, 3	2, 7
$\bar{x}$	2, 63	2, 10	1, 73	3, 43
$s\bar{x}$	0, 201	0, 211	0, 235	0, 603
Range	1, 63-3, 38	1, 5-3, 0	0, 5-2, 3	1, 1-6, 8

Autorenregister

FSC
www.fsc.org
MIX
Papier | Fördert
gute Waldnutzung
FSC® C083411

Kolibri 360 GmbH
Ferdinand-Jühlke-Straße 7
99095 Erfurt, Deutschland
produktsicherheit@kolibri360.de